XINBIAN ZHONGLIUKE
JIBING ZHENZHI JINGYAO

新编肿瘤科疾病诊治精要

主编 牛丽元 龙欣欣 范玉兰 冯 倩

张树霞 吕 鹏 司书静 陈志彪

上海科学技术文献出版社
Shanghai Scientific and Technological Literature Press

图书在版编目（CIP）数据

新编肿瘤科疾病诊治精要 / 牛丽元等主编 .-- 上海：
上海科学技术文献出版社,2023
ISBN 978-7-5439-8916-0

Ⅰ.①新… Ⅱ.①牛… Ⅲ.①肿瘤－诊疗 Ⅳ.
① R73

中国国家版本馆CIP数据核字（2023）第158388号

组稿编辑： 张 树
责任编辑： 王 珺
封面设计： 宗 宁

新编肿瘤科疾病诊治精要

XINBIAN ZHONGLIUKE JIBING ZHENZHI JINGYAO

主　　编：牛丽元　龙欣欣　范玉兰　冯　倩　张树霞　吕　鹏　司书静　陈志彪
出版发行：上海科学技术文献出版社
地　　址：上海市长乐路746号
邮政编码：200040
经　　销：全国新华书店
印　　刷：山东麦德森文化传媒有限公司
开　　本：787mm×1092mm 1/16
印　　张：22
字　　数：560 千字
版　　次：2023年9月第1版　2023年9月第1次印刷
书　　号：ISBN 978-7-5439-8916-0
定　　价：198.00 元

BIANWEIHUI 编委会

◎ **主　编**

牛丽元　龙欣欣　范玉兰　冯　倩

张树霞　吕　鹏　司书静　陈志彪

◎ **副主编**

徐振刚　田　玮　谢允海　王　娜

孔祥硕　尹义强

◎ **编　委**（按姓氏笔画排序）

王　娜（山东省济南市章丘区人民医院）

牛丽元（东营市人民医院）

尹义强（济南市第四人民医院）

孔祥硕（烟台毓璜顶医院）

龙欣欣（滕州市中心人民医院）

田　玮（淄博市中心医院）

冯　倩（山东省庆云县人民医院）

司书静（高青县人民医院）

吕　鹏（烟台毓璜顶医院）

张树霞（山东省庆云县人民医院）

陈志彪（沂源县人民医院）

范玉兰（高唐县人民医院）

赵琳琳（锦州医科大学附属第一医院）

徐振刚（山东省无棣县人民医院）

谢允海（宁阳县第一人民医院）

前言

由于肿瘤发病隐匿、发展迅速，在就诊时常常错过可治愈的时机，因而肿瘤已成为世界公认的威胁全球人类生命健康的高致死率疾病。但随着肿瘤学及相关学科的进展，肿瘤的发病原因越来越为人类所认识，世界卫生组织提出，1/3 的肿瘤是可以预防的。另外，肿瘤的治疗也从单一的手术治疗、放射治疗、化学治疗逐渐转变成综合治疗，从而提高了肿瘤的治愈率。通过调查，我们发现目前关于肿瘤诊疗的书籍相对较少且书中相关技术和方法已跟不上临床的发展。为此，我们特组织相关专家编写了《新编肿瘤科疾病诊治精要》一书。

本书首先简要介绍了肿瘤学基础、肿瘤的病因与发病机制、肿瘤的病理诊断、肿瘤的介入治疗相关内容；然后详细阐述了临床常见肿瘤的病因、发病机制、病理生理、临床表现、辅助检查、诊疗、健康指导等内容。本书内容丰富、条理清晰，在描述新理论的基础上，融入了大量新技术、新方法的介绍，可帮助临床肿瘤科医师提高对疾病的诊疗能力。本书以突出实用性为原则、以综合治疗为主线，可作为各级医院的医务人员和医学院师生的指导用书。

在编写本书的过程中，编者严谨求实、精益求精，对书稿内容反复斟酌、修改。但由于肿瘤学尚处在不断发展的阶段，且编者经验有限、编写时间仓促，书中难免存在错误和不足之处，希望各位读者能够提出批评和建议，便于我们日后学习与修正。

《新编肿瘤科疾病诊治精要》编委会

2023 年 7 月

目录

第 一 章

肿瘤学基础

第一节　肿瘤的概念

　　肿瘤又称新生物,是机体在各种致病因素的长期作用下发生的细胞过度增殖。肿瘤细胞与正常细胞相比,有结构功能和代谢的异常,具有超常的增殖能力。肿瘤的发生是一个复杂的过程,宿主受某些物理、化学、生物等因素的影响,细胞的 DNA 发生改变,形成变异细胞,此阶段称为启动阶段。再结合某些因素的影响,进入促进阶段,癌细胞开始形成。癌细胞的特性包括细胞的无休止和无序的分裂,并有侵蚀性和转移性。

　　肿瘤一旦形成,不因诱因消除而停止生长。良性肿瘤对机体危害一般较轻;恶性肿瘤则会对机体构成严重威胁。特征为失控性过度生长,并由原发部位向其他部位转移和侵犯,如不能得到控制,将侵犯重要器官和组织,引起衰竭,导致患者死亡。

　　恶性肿瘤以其高发病率和高病死率,严重威胁人民群众的生命安全,并给家庭和社会带来沉重的经济负担。

　　中医学认为,肿大成块,留居不散之物为肿瘤。3500 年前的甲骨文上已有"瘤"字。2000 多年前的《周礼》已记载有专门治疗肿瘤的医师,称为"疡医"。历代中医均对肿瘤进行过描述,病名有 20 余种,如噎膈、反胃、积聚、乳岩、瘿瘤、崩漏、带下、癌等。明代以后才开始用"癌"来统称恶性肿瘤。

(司书静)

第二节　肿瘤的形态与结构

一、大体形态

(一)肿瘤的形状

　　因肿瘤生长的部位不同形态各异,一般呈实性或囊性。膨胀性生长的肿瘤边界清楚或有包膜,浸润性生长的肿瘤边界不清,边缘不规则,常呈犬牙交错状、蟹足样或放射状伸入邻近的正常组织内。常见形状见表 1-1。

表 1-1　肿瘤常见形状

肿瘤生长部位	肿瘤形状
深部组织	多呈结节状
两层致密组织间	扁圆形
神经鞘内	长梭形
椎孔、肋间处	哑铃形或葫芦状
软组织中、实质器官内	圆、椭圆、分叶状
表浅部位	息肉状、菜花状、蕈伞状、乳头状、浅表播散状、斑块状、皮革袋状、空洞状、溃疡状、草莓状、蟹足状等

(二)肿瘤的体积

肿瘤大小不一,一般位于躯体浅表或狭窄腔道(如颅腔、椎管和耳道)的肿瘤较小,位于深部体腔(如腹膜后和纵隔)的肿瘤体积较大。大者可达数十千克,小者小到不易被肉眼发现,微小癌或隐匿性癌直径不超过 1 cm,如甲状腺乳头状微癌;特大肿瘤多为生长缓慢、长在非要害部位的良性或低度恶性的肿瘤;恶性肿瘤生长迅速,易转移,在未达到巨大体积前患者往往已死亡。

(三)肿瘤的颜色

多数肿瘤的切面呈灰白、灰红或灰褐色,体积较大的肿瘤常伴有出血、坏死或囊性变。有时可从肿瘤的色泽推断肿瘤的类型,如脂肪瘤和神经鞘瘤呈黄色,血管瘤呈红色,黑色素性肿瘤呈灰黑色或黑色,粒细胞肉瘤在新鲜标本时呈绿色,软骨性肿瘤呈浅蓝灰色,淋巴管肌瘤切开时可见乳白色液体流出等。但由于肿瘤不断增大,瘤组织营养不良,发生淤血、出血、坏死、纤维化等继发性改变,可致颜色改变,常见肿瘤颜色见表 1-2。

表 1-2　常见肿瘤颜色

肿瘤颜色	原因	常见肿瘤
苍白	供血不足,大量胶原纤维伴玻璃变、钙化	乳腺癌、胃癌、纤维瘤、纤维肉瘤
淡红	供血丰富	血管瘤、肝癌、胃癌
紫红	血管、血窦丰富,继发出血	血管瘤
灰红	组织颜色	肌原性肿瘤
枣红	含大量甲状腺胶质样物质	甲状腺胶质腺瘤、甲状腺滤泡型癌
浅蓝	组织颜色	软骨性肿瘤
淡黄	含脂类多	脂肪瘤、脂肪肉瘤
灰黄	继发坏死	肿瘤坏死区
淡绿	髓过氧化酶引起绿色色素	绿色瘤
铁锈色	陈旧性出血	肿瘤陈旧性出血区
透明胶质状	分泌黏液或伴黏液性变	黏液瘤、黏液癌
黑棕色	黑色素沉着	黑色素瘤、色素性基底细胞癌
多彩	瘤囊腔内含有多种液体	肾透明细胞癌、卵巢黏液型囊腺癌

（四）肿瘤的数目

肿瘤通常单个出现,有时可为多个或呈多中心性生长。但多灶性肿瘤并不罕见,有报道,子宫平滑肌瘤可多达 310 个,多发生骨髓瘤、神经纤维瘤、家族性大肠腺瘤病常见有数百个病灶。转移性肿瘤大多为多个病灶,常累及多种器官,甚至广泛播散到全身,称为弥漫性癌病。

（五）肿瘤的质地

肿瘤的质地取决于肿瘤实质和间质的成分和数量,以及有无伴发变性和坏死等。一般来说,实质多于间质的肿瘤较软,反之则较硬。癌的质地一般硬而脆;而高度恶性的肉瘤则软而嫩,呈鱼肉样;各种腺瘤、脂肪瘤和血管瘤的质地较柔软;纤维瘤病、平滑肌瘤则较坚韧;而骨瘤或伴有钙化、骨化的肿瘤质地坚硬。

1.特别坚硬者

硬癌、骨肿瘤、软骨瘤、钙化上皮瘤。

2.特别柔软者

海绵状血管瘤、脂肪瘤、黏液瘤、髓样瘤。

3.骨骼系统以外的肿瘤

一般都较其起源组织或邻近组织坚硬。

肿瘤组织的坚硬度也可因变性、坏死、囊性变而变软,或因纤维化、钙化、骨化而变硬。

（六）肿瘤的包膜

良性肿瘤一般包膜完整,恶性肿瘤包膜不完整或无包膜。

二、组织结构

任何肿瘤的显微镜下形态结构都可分为实质和间质两部分。

（一）实质

实质是肿瘤的主要部分,由肿瘤细胞组成,决定肿瘤的特性及其生物学行为。良性肿瘤的瘤细胞与其起源组织相似,而恶性肿瘤则多显示与其起源组织有相当程度的差异,这种差异越大,表示肿瘤细胞的分化程度越低,反映出肿瘤的恶性程度越高;反之,瘤细胞在形态上越接近起源组织,则瘤细胞分化程度越高,反映肿瘤的恶性程度越低。因此,根据肿瘤的细胞形态可识别其组织来源,根据肿瘤分化程度,可衡量肿瘤的恶性程度。构成肿瘤实质的瘤细胞类型和形态多种多样。肿瘤病理学通常根据瘤细胞的类型及其排列方式来进行肿瘤的分类、命名和诊断,并根据瘤细胞的分化程度和异型性来确定肿瘤的性质。

（二）间质

间质是肿瘤的支持组织,由结缔组织、血管和神经等组成,起着支持和营养肿瘤实质的作用。间质不具有肿瘤的特性,在各种肿瘤中基本相似,只是在数量、分布、各种间质成分的比例上有差别。肿瘤的生长依靠间质的支持,但又受间质固有成分及浸润细胞等制约,即实质与间质互相依赖又相互拮抗。间质中结缔组织的固有细胞由纤维细胞和成纤维细胞组成,还包括一些未分化间叶细胞和巨噬细胞。未分化的间叶细胞多分布于血管周围,具有多向分化的潜能。结缔组织中的纤维成分包括胶原纤维、弹力纤维和网状纤维。结缔组织的基质由黏多糖和蛋白质组成。间质内往往还有数量不等的淋巴细胞、浆细胞、中性粒细胞和嗜酸性粒细胞浸润,常为宿主针对肿瘤组织的免疫反应。一般来说,淋巴造血组织肿瘤、胃肠道黏液腺瘤、乳腺髓样癌等肿瘤内的结缔组织较少,而乳腺硬癌、胆管癌和一些促进结缔组织增生的肿瘤内的结缔组织则较多。网状纤维多存在于间叶组织肿瘤内,可出现于瘤细胞之间,而在癌组织中,网状纤维仅围绕在癌巢周围,在癌和肉瘤的鉴别诊断中具有一定的参考价值。间质内血管的数量因肿瘤而异,一般来说,生长较快的肿瘤血管丰富,生长缓慢的肿瘤血管稀少。间质内的神经多为固有神经,指纹状、旋涡状或不规则分支状,腔隙常有不规则扩张。

三、超微结构

一般来说,恶性肿瘤的核异形且大,核膜常曲折,核质比例大,核仁及常染色质都较显著,染色质在有丝分裂期凝集成染色体,染色体的数目偏离正常的二倍体,出现超二倍体、亚四倍体、多倍体、非整倍体,形态不规则,表现为易位、断裂、缺失、重复、倒置、环状等。染色体的改变随恶性程度的递增而加重。肿瘤细胞的线粒体变得十分畸形,线粒体嵴变少,排列方向杂乱。粗面内质网在肿瘤细胞中一般是减少,也有的仍保留丰富的粗面内质网,但显畸形。分化较好或分泌功能旺盛的肿瘤中高尔基体发达,恶性程度高的肿瘤细胞内高尔基体不易见到。肿瘤细胞中微丝减少,直径较小。弹力纤维也减少,肿瘤细胞的微管一般也减少。肿瘤细胞的中间丝在结构和数量上无明显改变,各种中间丝的生化组成及其抗原性具有细胞类型的特点,肿瘤细胞仍可能保持这种特点。肿瘤的溶酶体在侵袭性强的瘤细胞中数量显著增多,常见的为多泡体及残余体。生长活跃的肿瘤细胞有丝分裂增多,中心体容易见到。通常肿瘤细胞的细胞膜连接结构减少,细胞表面可出现较丰富的不规则的微绒毛、胞质突起和伪足等。

四、排列方式

(一)常见上皮性肿瘤的排列方式

腺泡状排列、腺管状排列、栅栏状排列、乳头状排列、筛孔状排列、圆柱状排列、菊形团样排列、条索状排列、片状排列、实性团或巢状排列、丛状排列等。

(二)非上皮性肿瘤的排列方式

栅栏状排列,旋涡状排列,洋葱皮样排列,腺泡状排列,分叶状、结节状或弥漫片状排列,交织的条索状或编织状排列,波纹状排列,席纹状或车辐状排列,鱼骨样或人字形排列,器官样排列,丛状排列,菊形团样排列等。

(司书静)

第三节 肿瘤的生长与扩散

恶性肿瘤除了不断生长,还发生局部浸润,甚至通过转移播散到其他部位。本节介绍肿瘤的生长与扩散的生物学特点和影响因素。

一、肿瘤的生长

(一)肿瘤的生长方式

肿瘤的生长方式主要有三种:膨胀性生长、外生性生长和浸润性生长。

1.膨胀性生长

实质器官的良性肿瘤多呈膨胀性生长,其生长速度较慢,随着体积增大,肿瘤推挤但不侵犯周围组织,与周围组织分界清楚,可在肿瘤周围形成完整的纤维性包膜。有包膜的肿瘤触诊时常常可以推动,手术容易摘除,不易复发。这种生长方式对局部器官、组织的影响,主要是挤压。

2.外生性生长

体表肿瘤和体腔(如胸腔、腹腔)内的肿瘤,或管道器官(如消化道)腔面的肿瘤,常突向表面,呈乳头状、息肉状、蕈状或菜花状。这种生长方式称为外生性生长。良性肿瘤和恶性肿瘤都可呈外生性生长,但恶性肿瘤在外生性生长的同时,其基底部往往也有浸润。外生性恶性肿瘤,由于生长迅速,肿瘤中央部血液供应相对不足,肿瘤细胞易发生坏死,坏死组织脱落后形成底部高低不平、边缘隆起的溃疡(恶性溃疡)。

3.浸润性生长

恶性肿瘤多呈浸润性生长。肿瘤细胞长入并破坏周围组织(包括组织间隙、淋巴管或血管),这种现象叫作浸润。浸润性肿瘤没有包膜(或破坏原来的包膜),与邻近的正常组织无明显界限。触诊时,肿瘤固定,活动度小;手术时,需要将较大范围的周围组织一并切除,因为其中也可能有肿瘤浸润,若切除不彻底,术后容易复发。手术中由病理医师对切缘组织作快速冷冻切片检查以了解有无肿瘤浸润,可帮助手术医师确定是否需要扩大切除范围。

(二)肿瘤的生长速度

不同肿瘤的生长速度差别很大。良性肿瘤生长一般较缓慢,肿瘤生长的时间可达数年甚至数十年。恶性肿瘤生长较快,特别是分化差的恶性肿瘤,可在短期内形成明显的肿块。影响肿瘤生长速度的因素很多,如肿瘤细胞的倍增时间、生长分数、肿瘤细胞的生成和死亡的比例等。

肿瘤细胞的倍增时间指细胞分裂繁殖为两个子代细胞所需的时间。多数恶性肿瘤细胞的倍增时间并不比正常细胞更快,所以,恶性肿瘤生长迅速可能主要不是肿瘤细胞倍增时间缩短引起的。生长分数指肿瘤细胞群体中处于增生状态的细胞的比例(图 1-1)。处于增生状态的细胞,不断分裂繁殖;细胞每一次完成分裂、形成子代细胞的过程称为一个细胞周期,由 G_1、S、G_2 和 M四个期组成。DNA 的复制在 S 期进行,细胞的分裂发生在 M 期。G_1 期为 S 期做准备,G_2 期为M 期做准备。恶性肿瘤形成初期,细胞分裂繁殖活跃,生长分数高。随着肿瘤的生长,有的肿瘤细胞进入静止期(G_0 期),停止分裂繁殖。许多抗肿瘤的化学治疗(简称化疗)药物是通过干扰细胞增生起作用的。因此,生长分数高的肿瘤对于化疗敏感。如果一个肿瘤中非增生期细胞数量较多,它对化学药物的敏感性可能就比较低。对于这种肿瘤,可以先进行放射治疗(简称放疗)或手术,缩小或大部去除瘤体,这时,残余的 G_0 期肿瘤细胞可再进入增生期,从而增加肿瘤对化疗的敏感性。

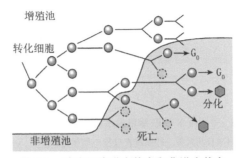

图 1-1 肿瘤细胞增生状态和非增生状态

肿瘤细胞增生过程中,有的细胞进入非增生状态(进入 G_0 期
或分化或死亡),处于增生状态的仅为部分肿瘤细胞

肿瘤细胞的生成和死亡的比例是影响肿瘤生长速度的一个重要因素。肿瘤生长过程中,由

于营养供应和机体抗肿瘤反应等因素的影响,有一些肿瘤细胞会死亡,并且常常以凋亡的形式发生。肿瘤细胞的生成与死亡的比例,可能在很大程度上决定肿瘤是否能持续生长、能以多快的速度生长。促进肿瘤细胞死亡和抑制肿瘤细胞增生是肿瘤治疗的两个重要方面。

(三)肿瘤的血管生成

肿瘤直径达到1~2 mm后,若无新生血管生成以提供营养,则不能继续增长。实验显示,肿瘤有诱导血管生成的能力。肿瘤细胞本身及炎细胞(主要是巨噬细胞)能产生血管生成因子,如血管内皮细胞生长因子(vascular endothelial growth factor,VEGF),诱导新生血管的生成。血管内皮细胞和成纤维细胞表面有血管生成因子受体。血管生成因子与其受体结合后,可促进血管内皮细胞分裂和毛细血管出芽生长。近年研究还显示,肿瘤细胞本身可形成类似血管、具有基底膜的小管状结构,可与血管交通,作为不依赖于血管生成的肿瘤微循环或微环境成分,称为"血管生成拟态"。肿瘤血管生成由血管生成因子和抗血管生成因子共同控制。抑制肿瘤血管生成或"血管生成拟态",是抗肿瘤研究的重要课题,也是肿瘤治疗的新途径。

(四)肿瘤的演进和异质性

恶性肿瘤是从一个发生恶性转化的细胞单克隆性增生而来。肿瘤性增生所具有的这种克隆性特点,在女性可用多态X性联标记,如雄激素受体的杂合性来测定(图1-2)。

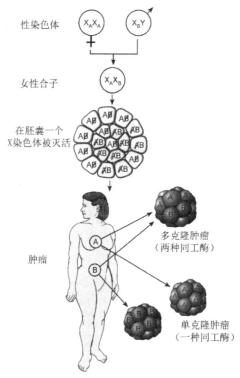

图1-2　用X性联标记显示肿瘤细胞的克隆性

女性的一对X染色体分别来自其父母。胚胎发育过程中细胞内的一个X染色体被随机灭活。每一体细胞中的活化的X-性联标记(如雄激素受体或G6PD同工酶)基因随机来自其父或母(图中的A或B)。分析X-性联标记杂合的女性患者发生的肿瘤,可显示肿瘤细胞中X-性联标记基因或来自母亲的A,或者来自父亲的B,而不是同时具有两个等位基因,说明该肿瘤具有克隆性

理论上,一个恶性转化细胞通过这种克隆增生过程,经过大约40个倍增周期后,达到10^{12}细

胞,可引起广泛转移,导致宿主死亡;而临床能检测到的最小肿瘤(数毫米大),恶性转化的细胞也已增生了大约30个周期,达到10^9细胞(图1-3)。

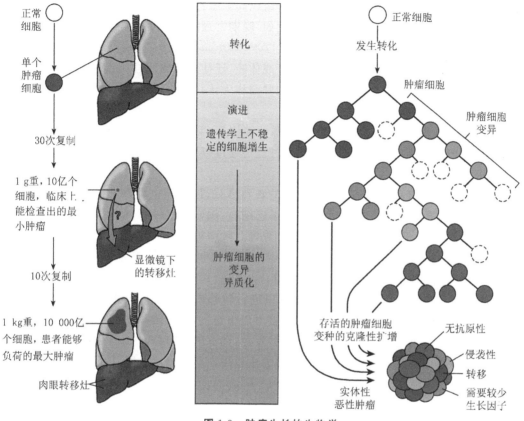

图 1-3 肿瘤生长的生物学

肿瘤的克隆性增生、肿瘤细胞演进与异质性的关系:一个发生了转化的细胞(肿瘤细胞)克隆性增生,并衍生出众多亚克隆;侵袭性更强、更能逃避宿主反应的亚克隆得以存活与繁衍,演进为侵袭性更强的异质性的肿瘤

恶性肿瘤在其生长过程中出现侵袭性增加的现象称为肿瘤的演进,可表现为生长速度加快、浸润周围组织和发生远处转移。肿瘤演进与它获得越来越大的异质性有关。肿瘤在生长过程中,经过许多代分裂繁殖产生的子代细胞,可出现不同的基因改变或其他大分子的改变,其生长速度、侵袭能力、对生长信号的反应、对抗癌药物的敏感性等方面都可以有差异。这时,这一肿瘤细胞群体不再是由完全一样的肿瘤细胞组成的,而是具有异质性的肿瘤细胞群体,即具有各自特性的"亚克隆"。在获得这种异质性的肿瘤演进过程中,具有生长优势和较强侵袭力的细胞压倒了没有生长优势和侵袭力弱的细胞。

近年来对白血病、乳腺癌、前列腺癌、胶质瘤等多种肿瘤的研究显示,一个肿瘤虽然是由大量肿瘤细胞组成的,但其中具有启动和维持肿瘤生长、保持自我更新能力的细胞是少数,这些细胞称为癌症干细胞、肿瘤干细胞或肿瘤启动细胞(tumor initiating cell, TIC)。对肿瘤干细胞的进一步研究,将有助于深入认识肿瘤发生、肿瘤生长及其对治疗的反应,以及新的治疗手段的探索。

二、肿瘤的扩散

恶性肿瘤不仅可在原发部位浸润生长、累及邻近器官或组织,而且还可通过多种途径扩散到身体其他部位。这是恶性肿瘤最重要的生物学特性。

(一)局部浸润和直接蔓延

随着恶性肿瘤不断长大,肿瘤细胞常常沿着组织间隙或神经束膜连续地向周围浸润生长,破坏邻近器官或组织,这种现象称为直接蔓延。例如,晚期宫颈癌可直接蔓延到直肠和膀胱。

(二)转移

恶性肿瘤细胞从原发部位侵入淋巴管、血管或体腔,迁徙到其他部位,继续生长,形成同样类型的肿瘤,这个过程称为转移。通过转移形成的肿瘤称为转移性肿瘤或继发肿瘤,原发部位的肿瘤称为原发肿瘤。

发生转移是恶性肿瘤的特点,但并非所有恶性肿瘤都会发生转移。例如,皮肤的基底细胞癌,多在局部造成破坏,但很少发生转移。恶性肿瘤可通过以下几种途径转移。

1.淋巴道转移

淋巴道转移是上皮性恶性肿瘤(癌)最常见的转移方式,但肉瘤也可以淋巴道转移。肿瘤细胞侵入淋巴管,随淋巴流到达局部淋巴结(区域淋巴结)。例如,乳腺外上象限发生的癌常首先转移至同侧的腋窝淋巴结,形成淋巴结的转移性乳腺癌。肿瘤细胞先聚集于边缘窦,以后累及整个淋巴结(图 1-4),使淋巴结肿大,质地变硬。肿瘤组织侵出包膜,可使相邻的淋巴结融合成团。局部淋巴结发生转移后,可继续转移至淋巴循环下一站的其他淋巴结,最后可经胸导管进入血流,继发血道转移。值得注意的是,有时肿瘤可以逆行转移或者越过引流淋巴结发生跳跃式转移。前哨淋巴结是原发肿瘤区域淋巴结群中承接淋巴引流的第一个淋巴结。在乳腺癌手术中,为了减少同侧腋窝淋巴结全部清扫造成的术后并发症,如淋巴水肿等,临床上做前哨淋巴结术中冷冻活检,判断是否有转移来决定手术方式。该方法也用在恶性黑色素瘤、结肠癌和其他肿瘤的手术中。

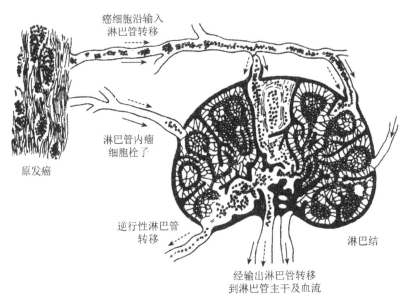

图 1-4 癌的淋巴道转移模式图

淋巴流向(实线箭头);癌细胞流向(虚线箭头)

2.血道转移

瘤细胞侵入血管后，可随血流到达远处的器官，继续生长，形成转移瘤。由于静脉壁较薄，同时管内压力较低，故瘤细胞多经静脉入血。少数亦可经淋巴管间接入血。侵入体循环静脉的肿瘤细胞经右心到肺，在肺内形成转移瘤，如骨肉瘤的肺转移。侵入门静脉系统的肿瘤细胞，首先发生肝转移，例如胃肠道癌的肝转移。原发性肺肿瘤或肺内转移瘤的瘤细胞可直接侵入肺静脉或通过肺毛细血管进入肺静脉，经左心随主动脉血流到达全身各器官，常转移到脑、骨、肾及肾上腺等处。因此，这些器官的转移瘤常发生在肺内已有转移之后。此外，侵入胸、腰、骨盆静脉的肿瘤细胞，也可以通过吻合支进入脊椎静脉丛。例如，前列腺癌可通过这一途径转移到脊椎，进而转移到脑，这时可不伴有肺的转移。

恶性肿瘤可以通过血道转移累及许多器官，但最常受累的脏器是肺和肝。临床上常做肺及肝的影像学检查以判断有无血道转移、确定患者的临床分期和治疗方案。形态学上，转移性肿瘤的特点是边界清楚，常为多个，散在分布，多接近于器官的表面。位于器官表面的转移性肿瘤，由于瘤结节中央出血、坏死而下陷，形成所谓"癌脐"。

3.种植性转移

发生于胸腹腔等体腔内器官的恶性肿瘤，侵及器官表面时，瘤细胞可以脱落，像播种一样种植在体腔其他器官的表面，形成多个转移性肿瘤。这种播散方式称为种植性转移。

种植性转移常见于腹腔器官恶性肿瘤。例如，胃肠道黏液癌侵及浆膜后，可种植到大网膜、腹膜、盆腔器官如卵巢等处。在卵巢可表现为双侧卵巢长大，镜下见富于黏液的印戒细胞癌弥漫浸润。这种特殊类型的卵巢转移性肿瘤称为 Krukenberg 瘤，多由胃肠道黏液癌（特别是胃的印戒细胞癌）转移而来（应注意 Krukenberg 瘤不一定都是种植性转移，也可通过淋巴道和血道转移形成）。

浆膜腔的种植性转移常伴有浆膜腔积液，可为血性浆液性积液，是由于浆膜下淋巴管或毛细血管被瘤栓堵塞、毛细血管通透性增加、血液漏出，以及肿瘤细胞破坏血管引起的出血。体腔积液中可含有不等量的肿瘤细胞。抽取体腔积液做细胞学检查，以发现恶性肿瘤细胞，是诊断恶性肿瘤的重要方法之一。

（陈志彪）

第四节　肿瘤的分级与分期

一、肿瘤的分级

肿瘤的组织学分级依据肿瘤细胞的分化程度、异型性、核分裂象和有无坏死来确定，一般用于恶性肿瘤。对于上皮性瘤，较常采用的是三级法，即Ⅰ级为高分化，属低度恶性；Ⅱ级为中分化，属中度恶性；Ⅲ级为低分化，属高度恶性。如食管或肺的鳞状细胞癌可分为Ⅰ级、Ⅱ级和Ⅲ级。胃或大肠癌类型可分为分化好、分化中等和分化差，或分为低度恶性（包括分化好和中分化）和高度恶性（包括低分化和未分化）。中枢神经系统肿瘤通常分成 4 级，Ⅰ级为良性，Ⅱ级、Ⅲ级和Ⅳ级分别代表低度、中度和高度恶性。Ⅳ级肿瘤包括胶质母细胞瘤、松果体母细胞瘤、髓上皮瘤、室管膜母细胞瘤、髓母细胞瘤、幕上原发性神经外胚层瘤(PNET)和非典型性畸胎样/横纹肌样瘤。

二、肿瘤的分期

目前,被大家普遍应用的为国际抗癌联盟(UICC)制定的 TNM 分期系统。

TNM 分期系统是目前国际上最为通用的分期系统。首先由法国人 Pierre Denoix 于1943—1952 年提出,后来美国癌症联合委员会(AJCC)和国际抗癌联盟(UICC)逐步开始建立国际性的分期标准,并于 1968 年正式出版了第 1 版《恶性肿瘤 TNM 分类法》手册。TNM 分期系统已经成为临床医师和医学科学工作者对于恶性肿瘤进行分期的标准方法。

TNM 分期系统是基于肿瘤的范围("T"是肿瘤一词英文"Tumor"的首字母),淋巴结播散情况("N"是淋巴结一词英文"Node"的首字母),是否存在转移("M"是转移一词英文"Metastasis"的首字母)所构成的,见表 1-3。

表 1-3　肿瘤 TNM 分期

分期符号	临床意义
T_x	原发肿瘤的情况无法评估
T_0	没有证据说明存在原发肿瘤
T_{is}	早期肿瘤没有播散至相邻组织
$T_{1\sim4}$	大小和/或原发肿瘤的范围
N_x	区域淋巴结情况无法评估
N_0	没有区域淋巴结受累(淋巴结未发现肿瘤)
M_0	没有远处转移(肿瘤没有播散至体内其他部分)
M_1	有远处转移(肿瘤播散至体内其他部分)

每一种恶性肿瘤的 TNM 分期系统各不相同,因此 TNM 分期中字母和数字的含义在不同肿瘤所代表的意思不同。TNM 分期中 T、N、M 确定后就可以得出相应的总的分期,即Ⅰ期、Ⅱ期、Ⅲ期、Ⅳ期等。有时候也会与字母组合细分为Ⅱa 或Ⅲb 等。Ⅰ期的肿瘤通常是相对早期的肿瘤有着相对较好的预后。分期越高意味着肿瘤进展程度越高。

(陈志彪)

第 二 章

肿瘤的病因与发病机制

第一节 各种致癌因素

肿瘤的发病过程涉及多种因素及多个步骤,而且多种因素及多个步骤之间相互影响。与肿瘤发病相关的因素,依据其来源、性质与作用方式的差异可以分为内源性和外源性两大类。外源性因素即来自外界环境,与自然环境和生活条件密切相关,主要包括化学因素、物理因素、致瘤性病毒、霉菌等;内源性因素则包括机体的免疫状态、遗传素质、激素水平及 DNA 损伤的修复能力等。

一、化学致癌

人们最先认识的肿瘤病因就是化学致癌因素。1775 年,英国医师 Percivall Pott 报道许多阴囊癌患者童年都有被雇为烟囱清扫工的经历,此后,德国科学家 Rehn 报道接触苯胺的工人易发生膀胱肿瘤,这些发现促进了化学诱癌的动物实验。1915 年,Yamagiwa(山极)和 Ichikawa(市川)反复用煤焦油涂擦兔耳成功地诱发了皮肤癌。Cook 等多位科学家进一步证明了多种化学致癌物与动物肿瘤的关系,从而为人类认识化学致癌提供了一系列的有意义的实验证据。

随着现代化工业的迅速发展,新合成的化学物质与日俱增。目前认为凡能引起人或动物肿瘤形成的化学物质,称为化学致癌物。近些年,科学家已通过实验证实对动物有致癌作用的化学物质达 2 000 余种,其中有些物质可能与人类肿瘤的形成有关。

(一)化学致癌物的分类

根据化学致癌物的作用方式可将其分为直接致癌物、间接致癌物及促癌物三大类。所谓直接致癌物,是指这类化学物质进入机体后能与体内细胞直接作用,不需代谢就能诱导正常细胞癌变的化学致癌物。这类化学致癌物的致癌力较强、致癌作用快速,常用于体外细胞的恶性转化研究。如各种致癌性烷化剂、亚硝酸胺类致癌物等。

间接致癌物是指这类化学物质进入体内后需经体内微粒体混合功能氧化酶活化,变成化学性质活泼的形式方具有致癌作用的化学致癌物。这类化学致癌物广泛存在于外环境,常见的有致癌性多环芳烃、芳香胺类、亚硝胺及黄曲霉毒素等。

促癌物又称为肿瘤促进剂,促癌物单独作用于机体内无致癌作用,但能促进其他致癌物诱发肿瘤形成。常见的促癌物有巴豆油(佛波醇二酯)、糖精及苯巴比妥等。

根据化学致癌物与人类肿瘤的关系又可将化学致癌物分为肯定致癌物、可疑致癌物,以及潜在致癌物。肯定致癌物是指经流行病学调查确定,并且临床医师和科学工作者都承认对人和动物有致癌作用,其致癌作用具有剂量反应关系的化学致癌物。可疑致癌物具有体外转化能力,而且接触时间与发癌率相关,动物致癌实验阳性,但结果不恒定,这类致癌物缺乏流行病学方面的证据。潜在致癌物一般在动物实验中可获得某些阳性结果,但尚无资料证明对人具有致癌性。

(二)化学致癌物的代谢活化

根据间接致癌物代谢活化的程度,一般将未经代谢活化的、不活泼的间接致癌物,称为前致癌物;经过体内代谢转变为化学性质活泼、寿命极短的致癌物称为近致癌物;近致癌物进一步转变成带正电荷的亲电子物质,称为终致癌物。终致癌物与 DNA、RNA、蛋白质等生物大分子共价结合而导致它们的损伤,从而引起细胞癌变。

(三)遗传因素影响对致癌物的敏感性

由于间接致癌物必须通过酶介导的代谢活化而形成终致癌物,所以遗传因素对酶体系活性的影响将影响到致癌物的代谢活化。例如,芳香烃羟化酶(AHH)在组织细胞内的浓度越高,该组织对化学致癌物 3,4-苯并芘的敏感性越强;体外培养细胞内 AHH 酶活性越高,芳香烃类化学致癌物就越容易引起这种细胞的恶性转化。实验已证明,在哺乳动物中,AHH 酶的活性受定位于与控制细胞色素 P450 基因相同或邻近的位点所调控。因此,由于遗传基因的差异而造成的对致癌物代谢活化的差异将影响宿主对致癌物的敏感性。

谷胱甘肽硫基转移酶(GSTs)是一类多功能的二聚蛋白家族,主要催化还原型谷胱甘肽(GSH)与体内各种潜在毒性化学药物的结合反应,使其失去 DNA 结合活性。GST 相关基因的突变和缺失,使其表达产物 GST 酶的解毒功能降低甚至缺如,从而增加患癌风险。

过量饮酒已确定为上消化道、乳腺和大肠等癌的危险因素。乙醛是乙醇代谢的终致癌物。实验证明,使乙醛易在体内积累的乙醇脱氢酶与乙醛脱氢酶的等位基因的过表达可增加个体对此类乙醇相关癌的易感性。

因此,由于遗传因素的差异造成的对致癌物代谢活化的差异将影响宿主对致癌物的敏感性;同时致癌物的多样性及代谢体系的差异最终又决定了机体对某一类的致癌物高度易感,而对另一类的致癌物表现出相对的抵抗性。

(四)化学致癌物的累积和协同效应

人的一生不可避免地接触各种化学致癌物,致癌物同时或相继作用于机体后,表现为化学致癌物的累积作用和协同作用。所谓累积作用是指两种或多种致癌物同时或相继作用于机体,其复合效应等于单独作用之和。此外,实验证明,动物同时暴露于几种致癌物,对靶器官有协同效应,当用二甲基苯蒽和二亚硝基哌嗪同时处理大鼠,鼻咽癌的发生率明显高于两药单独使用的发癌率,而且比分别单独使用两药的发癌率之和还高,发生癌变的时间提前。因此,化学致癌作用与致癌物的剂量有关。

(五)常见的化学致癌物

1.多环芳香烃类

多环芳香烃类是一类含苯环的化学致癌物,又名多环碳氢化合物。这类化合物可形成三环、四环或五环的结构,致癌作用强,小剂量应用就能引起局部组织细胞的恶变。如 3,4-苯并芘、1,2,5,6-双苯并芘、甲基胆蒽、二甲基苯蒽等都是具有强致癌作用的多环芳香烃类致癌物。这些化学物质广泛存在于外环境中,是煤焦油、烟草燃烧的烟雾、煤烟、工业废气中化学致癌物的主要致癌成分,烤制和熏制的鱼肉中也含有 3,4-苯并芘。

2.芳香胺与偶氮染料

芳香胺与偶氮染料是一类含有苯环与氮原子的化学致癌物,主要存在于各种着色剂、除草剂、防氧化剂、人工合成染料中。这类致癌物有较强的致癌作用,如 2-萘胺、联苯胺对人有致膀胱癌作用,在大鼠可引起肝癌。二甲基偶氮苯(奶油黄)是食品工业中常用的着色剂,为肝脏的强致癌物;2-乙酰氨基芴是一种杀虫剂,可诱发大鼠多种器官肿瘤;4-氨基偶氮苯涂擦皮肤可引起皮肤癌,口服可致大肠癌和皮肤癌等。

3.亚硝胺类

亚硝胺类化合物可分为亚硝酸胺和亚硝胺两类。亚硝酸胺为直接致癌物,物理性质不稳定,体外试验可使细胞恶性转化,体内实验可诱发动物多种器官的肿瘤。亚硝胺类为间接致癌物,需经体内代谢后才有致癌性。亚硝胺类化合物在环境中存在的方式有两个显著的特征:一是广泛存在于空气、水、香烟烟雾、熏烤肉类、咸鱼、油煎食品、酸菜中;二是环境中存在很多可以合成致癌性亚硝胺的前身物质,这些物质如亚硝酸盐、硝酸盐、二级胺等普通存在于肉类、蔬菜、谷物、烟草、酒类及鱼类中。亚硝胺前身物质在酸性环境中易于合成亚硝胺。人的胃液 pH 在 1.3～3.0,是亚硝胺合成的理想场所,一般在碱性环境中难于合成亚硝胺,但加入催化剂如甲醛、氰化物、细菌或真菌毒素可以促进亚硝胺的合成。

二、物理致癌

电离辐射是最主要的物理性致癌因素,主要包括以短波和高频为特征的电磁波的辐射,以及电子、质子、中子、α 粒子等的辐射。长期接触镭、铀、氡、钴、锶等放射性同位素可引起恶性肿瘤。长期暴露于放射性钴、氡或其他放射性粉尘的矿工,肺癌发生率明显增高;原子弹爆炸后幸存的居民,白血病的发病率很高;用 ^{131}I 治疗甲状腺癌可引起患者发生白血病;电离辐射也是引起医源性肿瘤的重要因素。

此外,紫外线照射引起的皮肤癌,与 DNA 中形成嘧啶二聚体有关。紫外线诱导的皮肤肿瘤的形成和发生是一个复杂而连续的生物学行为,不同波长的紫外线(UV)对 DNA 的影响机制是不一样的:中波紫外线(UVB)能直接被 DNA 吸收,直接损伤 DNA;长波紫外线(UVA)能产生氧活性物质而引起 DNA 的继发性损伤。电离辐射对生物靶损伤的机制主要是产生电离,形成自由基。自由基的性质非常活泼,可以破坏正常分子结构而使生物靶受伤。DNA 是电离辐射的重要生物靶,电离辐射对 DNA 的损害主要是单链断裂以及碱基结构改变,尤其是嘧啶碱基对电离辐射的敏感性较高。

三、致瘤病毒

人们认识病毒可引起肿瘤已有近百年的历史。早在 1911 年 Peyton Rous 就证明病毒可致鸡肉瘤,这个重要发现使他在 1968 年获得诺贝尔奖。但证明病毒是人类肿瘤的病因却经历了数十年的漫长历程,部分原因是当时人们对病毒与肿瘤的关系没有给予足够重视以及研究受当时技术的限制。感染原往往在人体内潜伏许多年才引起肿瘤,而且只有一小部分慢性感染者才会得病,这使得确定其与肿瘤发生的关系相当困难。总体上说,直到 20 世纪 50 年代 Gross 发现小鼠白血病病毒,病毒肿瘤学领域才开始迅速发展。许多最重要的现代分子生物学进展,如发现反转录、mRNA 剪切、癌基因、肿瘤抑制基因及 DNA 重组技术均来自病毒肿瘤学的研究成果。特别是细胞癌基因的发现,对我们了解非病毒因素(如化学致癌物)的致癌机制具有重要意义。目前至少有 8 种病毒已被证明与人类肿瘤有关。

(一)人乳头状瘤病毒与宫颈癌

人乳头状瘤病毒(HPV)有 60 多个亚型,其中有些亚型与人类异常疣、尖锐湿疣、传染性软疣等三种良性肿瘤的形成有关,与人宫颈癌发病相关的两个亚型是 HPV16 和 HPV18。在大约 90%的宫颈癌组织中可检测到这两型核酸的同源序列,而且可以检测到 E6 和 E7 的转录产物,现认为 E6 和 E7 是 HPV 的癌基因。新近的研究证明 E6 和 E7 蛋白产物可以与 p53 基因结合、与 Rb 基因结合,从而导致这两种重要的抑癌基因蛋白产物失活或降解。

(二)乙型肝炎病毒与肝癌

乙型肝炎病毒(HBV)的感染与人原发性肝细胞癌的发生率呈平行关系;多数肝癌组织内有 HBV DNA 以及 HBV 病毒的 HBX,后者被认为是 HBV 的癌基因,近年来的研究证明原发性肝癌中 p53 基因突变率很高;HBV 感染以及暴露于黄曲霉毒素被认为是原发性肝癌发病的主要原因。

(三)EB 病毒与鼻咽癌

EB 病毒主要与四种不同类型的人类肿瘤发病有关:Burkitt 淋巴瘤(BL)、鼻咽癌(NPC)、HIV 感染导致免疫抑制个体的 B 细胞淋巴瘤、霍奇金淋巴瘤。其中关系最明确的是 Burkitt 淋巴瘤以及鼻咽癌。鼻咽癌患者的血清中往往有高滴度的 EBV 抗体,鼻咽癌活检组织中有 EBV 的核酸存在;EBV 协同促癌物 TPA 或丁酸,可以促进人鼻咽上皮的恶性转化。

(四)HTLV 与人类 T 细胞白血病

与人类肿瘤相关的反转录有人类 T 细胞白血病病毒(HTLV)和成人 T 细胞白血病病毒(ATLV)。ATLV 又称为 I 型 HTLV,与 HTLV 有序列上的同源性,属于同一家族。HTLV 的基因组结构为典型的反转录基因组结构,保留完整的结构基因,本身不携带癌基因,但编码两个反式调节蛋白 Tax 及 Rex,Tax 基因可在转基因鼠中诱发多发性间质肿瘤。

四、遗传因素

恶性肿瘤的种族分布差异、癌的家族聚集现象以及遗传性缺陷易致肿瘤形成都提示遗传因素在肿瘤发生中起重要作用,而肿瘤流行病学调查、家系分析、细胞遗传学与分子遗传学研究进展为人们了解肿瘤的遗传机制提供了新的证据。20 世纪 80 年代以来,瘤基因及抑瘤基因的相继发现,使肿瘤发生的遗传机制从染色体水平进入到分子水平。

(一)两次突变学说

早在 20 世纪 70 年代初,Knudson 就以几种儿童期肿瘤为模型为肿瘤的遗传性提出了两次突变假说。以视网膜母细胞瘤为代表,该假说认为遗传型的肿瘤第一次突变发生于生殖细胞,第二次突变发生于体细胞,从而解释了遗传型肿瘤发病年龄早,肿瘤表现为多发性和双侧性;而散发性肿瘤的两次突变均发生于体细胞,故肿瘤发病迟,并且多是单发或单侧性的。两次突变假说不仅可以解释罕见的遗传型肿瘤,而且也为常见肿瘤的遗传易感性的研究提供了一个很好的模型。

(二)遗传性肿瘤综合征

遗传性肿瘤综合征是由某一基因的异常使某一器官或多个器官发生肿瘤,并且在家族中随着异常基因的传递一代代遗传下去。这种基因的异常改变最初一定是发生在生殖细胞或受精卵发育的早期阶段,即所谓胚系的点突变。携带者的全身每一个细胞都有这个基因的异常,当然也包括患者的生殖细胞,由此就构成了疾病向下一代遗传的基础。有别于环境因素所致的个体局部体细胞癌变,后者虽然有遗传物质的损伤,但不涉及向后代遗传的问题,因此不是遗传性疾病。

(三)易感基因与肿瘤的遗传

家族性乳腺癌与遗传易感基因的突变有密切关系,目前已经证实,家族性乳腺癌(尤其是早发性乳腺癌)的发生与 17 号染色体 BRCA1 和 13 号染色体长臂 BRCA2 以及 8 号染色体短臂上的基因缺失有关。它们编码的产物参与了肿瘤生长的抑制过程,基因突变后其编码的蛋白产物会发生截断性突变,从而失去肿瘤抑制功能。从现有的研究资料分析看,BRCA1 和 BRCA2 基因与 DNA 的损伤后修复有关。

结肠癌是一种发病率较高的癌症,有 15%～20% 的结肠癌为家族性发病。遗传性非息肉型结肠癌(HNPCC)占全部病例的 5%～8%,在这些患者中约有 3% 可确定其突变位点,涉及多种错配修复基因 MLH1、MSH2、MSH6、PMS1 和 PMS2,其余大多数病例家系尚未查明其分子变化特点。

肺癌是全球发病率最高的恶性肿瘤之一,流行病学研究表明,肺癌具有家族聚集现象,肺癌先证者的亲属和后代的发病率明显高于普通人群,提示肺癌的发病率具有遗传易感性。目前对化学毒物的代谢酶 CYP 家族的 CYPIA1、CYP2D6、CYP2E1,GST 家族的 GSTM1、GSTP1、GSTTI,以及 NAT 家族的 NAT1、NAT2 与肺癌易感性的关系进行了大量研究,结果显示这些代谢酶基因的多态性与肺癌遗传易感性相关。

五、肿瘤发病的多阶段

无论是在自然还是在实验条件下,绝大多数肿瘤的发生都是一个受多因素作用,表现为多阶段的复杂过程。从致癌因素作用于正常细胞到形成临床上可检测的肿瘤往往需要经过一个很长的潜伏期,从而提示一个正常细胞转化为恶性表型之前必须经历多种变化。

(一)癌变的二阶段学说

1942 年,Berenblun 用阈下剂量的苯并芘处理小鼠皮肤达一年之久,仅 3/102 小鼠发生皮肤肿瘤。若用苯并芘处理几个月后接着用巴豆油作为促癌物处理,就引起许多小鼠发生皮肤癌(36/83)。若先以巴豆油处理数月,再加阈下剂量的致癌物处理,则未见肿瘤发生。长期用巴豆油处理动物皮肤也只是偶尔可见个别癌变(1/106)。Berenblum 和 Subik 据此提出:癌变至少由两个既有区别又有联系的阶段所构成。第一个为特异性的激发阶段,由使用一次小剂量的致癌物所引起,使正常细胞转变为潜伏性瘤细胞。第二个为比较非特异的促进阶段,由巴豆油等促癌物促成,使潜伏性的瘤细胞进一步发展成为肿瘤。现已证明癌变的第二个阶段过程也见于肝癌、肺癌、膀胱癌、结肠癌、食管癌、乳腺癌、胃癌及胰腺癌的体外培养系统。

激发过程是正常细胞经致癌物作用后转变为潜伏性瘤细胞的过程。激发过程比较短暂,一般是不可逆的。已证实大部分致癌物均为诱变物,因此激发过程具有诱变性质,即激发事件涉及遗传突变。促进过程是潜伏性瘤细胞经促癌物作用后转变成瘤细胞的过程。促进阶段的初期具有可逆性,而后期是不可逆的。促癌物本身不具诱变性,促癌过程是被激发细胞进一步增殖,逐步形成克隆的选择过程。在这一过程中激发细胞生长失控,逃脱宿主的免疫监视,逐步形成恶性表型,继而发展成浸润、转移性癌。

(二)人类肿瘤的多阶段模型

实验动物化学致癌过程经致癌物与促癌物的协同作用以及人类肿瘤(如结肠癌)发生过程中所经历的增生、良性肿瘤、原位癌、浸润癌等一系列序贯性变化都为癌变的多阶段性提供了很好的证据。

人类结肠肿瘤的发生及发展过程中所发生的分子事件为理解癌基因与抑癌基因的协同作用致癌提供了一个很重要的模型。由于结肠肿瘤的演进具有很明确的形态学时相,就有可能确定这种类型的肿瘤中基因突变发生的顺序。正常的结肠黏膜最初由上皮增生发展成为良性的腺瘤Ⅰ、Ⅱ、Ⅲ级,再经腺癌发展成为转移癌。Vogelstein 等研究了无癌变和有癌变的腺瘤以及结肠癌标本中抑癌基因与癌基因的变化,发现腺瘤中有 ras 基因突变和抑癌基因 APC 及 DCC 丢失,在癌中和有 ras 基因突变以及抑癌基因 APC、DCC、与 p53 丢失。结肠肿瘤的发生似乎是由于抑癌基因 APC 的杂合性丢失而开始的,APC 的缺失可以发生于生殖细胞或体细胞,导致逐渐增大的良性腺瘤。在良性腺瘤中常常有其中一个细胞发生 ras 瘤基因突变而导致进一步的克隆性发展。随后发生的抑癌基因 DCC 和 p53 缺失促进了从良性到恶性的发展过程。从腺瘤到癌的演进过程中还伴有 DNA 损伤修复基因的突变以及 DNA 甲基化状态的改变,因此,结肠癌变的过程是一个多基因参与,多步骤的过程

(牛丽元)

第二节　遗传易感性因素

根据现代细胞生物学的观点,肿瘤是一类起源于单一体细胞,经异常生长发展而来的基因病,在形成肿瘤克隆的那些细胞内有一系列基因结构或功能的改变,这些改变不断累积最终导致转化细胞具有一系列恶性表型。细胞癌变的发生和发展是一个异常复杂的过程,并且受许多细胞内和细胞外因素的影响。细胞内因素主要包括获得性或遗传性 DNA 修复或细胞周期控制功能障碍、基因调控缺损以及产生和消除内源性致突变剂的代谢基因多态等;细胞外因素主要有环境暴露如饮食和吸烟,以及在细胞内或细胞外起作用的代谢系统的基因多态。癌变通路中的事件一旦发生,则有另一些因素影响其转归。在细胞内,这些因素主要包括影响癌变事件发生作用或影响转化细胞对周围环境反应的各种因素;细胞外因素则可能有相邻细胞的旁分泌作用、机体免疫监视机制以及血循环中激素和生长因子水平等。

现在已经知道,癌基因和抑癌基因是癌变通路的主角,这两类数量过百的基因在调控细胞生长和分化中起中心作用,是肿瘤发生的限速事件。所以,遗传的癌基因或抑癌基因突变使之获得功能(癌基因)或丧失功能(抑癌基因)是强烈的肿瘤易感性因素。成视网膜细胞瘤就是一个典型的例子,其发生可能只涉及两个遗传学改变,即 Rb 基因一个拷贝的胚细胞突变和另一个拷贝的体细胞突变。而其他肿瘤的发生则需要更多的遗传学改变。用连锁分析和定位克隆的方法,已经克隆出包括 Rb 基因在内的多种与遗传性癌综合征有关的肿瘤易感基因。在遗传性癌综合征中,抑癌基因胚细胞突变比癌基因胚细胞突变要常见得多,这可能是因为癌基因的获得功能性突变是致死事件,而抑癌基因胚细胞突变虽然使该等位基因失去功能,但另一正常等位基因尚能发挥功能。然而,抑癌基因胚细胞突变显著增加携带者的肿瘤易感性,因为在生命过程中只要另一

等位基因发生功能丧失即可发生肿瘤。另一组强烈影响肿瘤易感性的因素是涉及 DNA 修复和保持基因组完整性的基因的胚细胞突变,虽然这些基因本身不在癌变通路中,其功能丧失也不是肿瘤发生所必须有的事件,但这些基因功能丧失可能导致基因组的不稳定性和加速癌变通路中其他事件的发生

一、高外显度的遗传综合征与肿瘤易感性

(一)抑癌基因胚细胞突变

目前了解得比较清楚的肿瘤易感基因是一些抑癌基因,此类基因对细胞的生长具有负调节作用,因此其功能丧失将导致细胞生长失控从而形成肿瘤。因抑癌基因突变而易患肿瘤的范例是视网膜细胞瘤和 Li-Fraumeni 综合征,其原因分别是 Rb 基因和 p53 基因的胚细胞突变。对存活的成视网膜细胞瘤患者的随访研究发现,双侧成视网膜细胞瘤患者的子女患该肿瘤的风险为50%,表明所涉及的 Rb 基因的作用方式为孟德尔显性遗传。同时对治疗成功的病例的随访研究发现,此类患者不仅仅会罹患成视网膜细胞瘤,发生其他部位肿瘤特别是骨肉瘤的风险也大大增高。尽管发生其他肿瘤的风险远没有成视网膜细胞瘤那样高,但 Rb 突变携带者在 40 岁前发生非眼部肿瘤的风险显著高于正常人,这些研究结果进一步提示 Rb 基因是一个较"广谱"的肿瘤易感基因。

家族性结肠腺瘤样息肉病(FAP)也是一种罕见的遗传性癌综合征。早在 20 世纪 80 年代,临床上就观察到此种综合征,其特征是患者在青壮年时结肠中有数百个腺瘤样息肉,此种个体到40 岁左右几乎都发生结肠癌。后来发现在有该遗传综合征的一些家族中,还出现与 FAP 相关的其他肿瘤如骨瘤、其他胃肠道和肝胆系统肿瘤、肾上腺皮质和脑垂体等内分泌系统肿瘤,但其发生率比结肠癌低得多。随后的研究发现,FAP 与定位于染色体 5q21 的抑癌基因 APC 胚细胞突变有关,APC 的蛋白产物位于细胞质,其功能可能是与微管细胞骨架一起维持细胞与细胞之间的相互作用。用显微切割方法对细胞进行纯化后的研究证明,野生型 APC 等位基因缺失在结肠腺瘤样息肉发生的早期就已经出现。与 Rb 基因和 p53 基因突变可直接导致恶性表型不同,APC 突变本身不足以导致细胞癌变而只引起癌前病变即多发性息肉病。然而,由于 FAP 患者结肠中腺瘤样息肉可多达数百个,所以其中一个或多个腺瘤样息肉发生癌变的概率几乎是100%。据估计,到 45 岁时 FAP 患者发生结肠癌的风险比正常人高 700 倍。虽然 APC 基因胚细胞突变相当罕见,由其导致的结肠癌可能不到结肠癌总发生率的 1%,但 APC 基因体细胞突变可能是结肠腺瘤和腺癌形成的常见通路。FAP 患者被认为是进行肿瘤化学干预和预防的理想对象,实际上此类干预实验已经开展并获得了令人鼓舞的良好结果。

(二)DNA 修复缺陷和基因不稳定性

20 世纪初,Warthin 观察到结肠癌和其他胃肠道肿瘤的另一类家族聚集现象,此种家族聚集肿瘤与上述 FAP 无关,而是由"遗传性非息肉病性结肠癌"(HNPCC)的常染色体显性遗传综合征引起的。此种遗传综合征有结肠癌、子宫内膜癌、乳腺癌以及其他胃肠道肿瘤的家族聚集性,而且发病年龄较轻。HNPCC 占全部结肠癌的 4%～13%,患者在 50 岁前发生结肠癌、子宫内膜癌以及其他胃肠道和泌尿生殖道肿瘤的风险非常高。微卫星(基因组中短小的串联重复核苷酸序列)分析表明,HNPCC 患者的肿瘤 DNA 呈现显著的微卫星不稳定性。进一步研究发现,此种表型与 DNA 错配修复缺陷有关。根据连锁分析计算,HMSH2 和 HMLH1 胚细胞突变所致 HNPCC 至少占 50%。错配修复系统的主要功能是纠正 DNA 聚合酶工作时产生的错配核苷

酸,以及 DNA 重组或重复序列复制时由于滑动而产生的小片段插入或缺失环。错配修复缺陷大大增加了基因的突变频率,例如,体外实验发现,有微卫星不稳定性的癌细胞系比没有微卫星不稳定性的癌细胞系的突变频率高 100 倍。错配修复缺陷者易患结肠癌可能与结肠癌变相关基因如 APC、ras 和 p53 突变不能被及时和有效修复所致,但此种组织特异性的机制至今还不清楚。

(三)癌基因胚细胞突变

在常见肿瘤的发生过程中,原癌基因的功能激活是常见的遗传学改变。然而,对于遗传性肿瘤易感综合征来说,原癌基因的功能激活性突变则十分罕见。迄今为止,仅有的例子是家族性甲状腺髓样癌和Ⅱ型多发性内分泌腺瘤,这两种遗传性肿瘤综合征与原癌基因 Ret 胚细胞突变有关。Ret 原癌基因定位于染色体 10q11.2,编码嵌合受体酪氨酸激酶,在遗传性和散发性甲状腺髓样癌中,该基因呈杂合型,即癌细胞既表达正常产物也表达突变的产物。Ⅱ型多发性内分泌腺瘤又分Ⅱ A 型和Ⅱ B 型,在Ⅱ A 型多发性内分泌肿瘤和甲状腺髓样癌患者中,Ret 基因突变多发生在编码细胞内酪氨酸激酶区域;而散发性甲状腺髓样癌常有细胞内酪氨酸激酶编码区的体细胞改变。研究发现,该基因突变可能导致酪氨酸激酶的组成性激活。家族性甲状腺髓样癌以常染色体显性方式遗传。70 岁时的临床外显率为 60%;但用五肽胃泌素进行的早期筛检发现,实际上到 30 岁时的外显率已接近 95%。这两种Ⅱ型多发性内分泌腺瘤综合征所伴随的其他异常不同,Ⅱ A 型患者发生嗜铬细胞瘤和甲状旁腺功能亢进症的风险极高;而Ⅱ B 型患者除更严重之外,还伴有骨骼异常、胃肠道神经节瘤和黏膜神经瘤等。

二、基因-环境相互作用与肿瘤易感性

如上节所述,通过对遗传性或家族性癌综合征的研究,人们已经鉴定出一些符合孟德尔遗传的高外显度的肿瘤易感基因。因为这些基因处于癌变通路中,所以其胚细胞突变携带者具有很高的癌症风险(易感性)。事实上大多数常见肿瘤是散发性的而不是家族型的,对整个人群来说,由遗传性癌综合征引起的肿瘤只占一小部分,大部分人类肿瘤是起源于环境致癌因素的作用。但是,肿瘤在人群中的分布具有显著的不均一性,即便是同样暴露于特定致癌物,有些人发病而另一些人不发病。例如吸烟与肺癌,吸烟已经肯定是肺癌的病因,但在正常生命期发生肺癌的吸烟者却少于 20%。这些事实提示,大多数常见肿瘤归因于基因-环境相互作用。动物实验和药理遗传学研究表明,对外源性和内源性致癌物的代谢能力,个体之间的差异可高达数倍乃至数百倍。假定可以将这种差异直接外推到与之相关的肿瘤,那么对任何给定暴露量的致癌物,不同代谢能力的个体对其致癌性的敏感性可能相差数倍至数百倍。现在已经知道,不同个体的一些代谢酶和 DNA 修复酶的活性差异与基因单核苷酸多肽关系非常密切,正是这些基因单核苷酸多肽影响或"修饰"不同个体对环境因素作用的敏感性。若干常见肿瘤如皮肤癌、肺癌、膀胱癌和结肠癌等通过基因-环境相互作用而发生的机制已经比较确定。在众多的环境致癌因素中,吸烟可能是最确定的致癌因素,许多基因-环境相互作用与肿瘤易感性关系的例子来自对吸烟相关性肿瘤的研究。接下来以皮肤癌和肺癌为例,进一步阐述肿瘤的遗传易感性。

(一)基因-环境相互作用与皮肤癌

皮肤癌是一种常见肿瘤,但不同人种的皮肤癌发生率差异极其显著。白色人种的皮肤癌发生率很高,例如美国每年发现的 50 万新病例主要是白人,在美国的夏威夷,白人皮肤癌的发生率是亚裔的 40 倍。我国尚无皮肤癌发病率资料,只有死亡率资料。1990-1992 年中国人的皮肤

癌(包括恶性黑色素瘤)死亡率为 0.7/10 万,仅占全部死因构成的 0.6%。日光中的紫外线 B 是皮肤基底细胞癌和鳞状细胞癌的致癌因素,但暴露于日光后发生皮肤癌的风险则决定于个体的遗传背景。皮肤中的黑色素对紫外线辐射具有屏障作用,因此不同肤色人种对紫外线诱发的皮肤癌敏感性不同,而肤色是由遗传性状决定的。一些罕见的遗传综合征患者接触日光后皮肤癌风险大大增加。有一种单基因遗传综合征称"眼与皮肤白化病",此种遗传病是因调节黑色素产生的基因突变而引起的。白化病患者由于皮肤黑色素产生缺陷,使基底层上皮过度地暴露于紫外线而易患皮肤癌。

(二)基因-环境相互作用与肺癌

全世界每年死于肺癌的人数超过 100 万,更严重的是在许多国家和地区包括中国,肺癌的发病率仍然在较快增长。前瞻性流行病学研究已经提供了令人信服的证据,表明吸烟是肺癌的主要病因。然而,在吸烟者中发生肺癌的不到 20%,而且肺癌的发生似乎也有一定程度的家族聚集性。1963 年,Tokuhata 和 Lillienfeld 进行了划时代的肺癌病例对照研究,证明肺癌患者亲属的肺癌死亡率高于一般人群。在该研究中,最主要的发现是吸烟与肺癌患者亲属的肺癌发生有协同作用。在男性肺癌中,吸烟的作用比家族性因素的作用更强,但在女性,家族性因素似乎是主要的危险因素。以不吸烟的对照人群为参照,吸烟和家族性因素使肺癌死亡率增加的风险如下:不吸烟的患者亲属增加 4 倍,吸烟的对照亲属增加 5 倍,吸烟的患者亲属增加 14 倍。随后的分离分析表明,肺癌家族的遗传分离符合显性单基因的孟德尔分离定律,但至今尚未发现引起肺癌的高外显度的易感基因。这些事实表明,基因-环境相互作用可能是导致肺癌发生的主要机制。

(三)基因多态与肿瘤易感性的种族差异

众所周知,人类不同种群的特定癌症发病率和死亡率有很大的差别。例如在多种族的美国,黑人食管癌的发病率是白人的 3 倍,多发性骨髓瘤、肝癌、子宫颈癌和胃癌发病率是白人的 2 倍。而白人的黑色素瘤、白血病、淋巴瘤、膀胱癌、卵巢癌等发病率均比黑人高。美国的拉美人种总的癌症发病率比黑人和白人低,但不同民族的拉美人群的癌症发病率又有实质上的差别。中国人的癌"谱"及常见癌症的发病率与其他人种也不一样,例如,世界上一半以上的食管癌患者发生在中国人中,中国人的鼻咽癌和肝癌发病率也高于其他人种。这些癌的种族差别,一方面与不同种族人们的生活方式以及环境暴露不同有关,另一方面,人种之间生物学上的差异可能也是重要的决定因素。例如,美国的资料显示,白人和黑人以及不同民族的白人肺癌发病率的显著差异无法以吸烟的差异来解释。研究表明,黑人吸烟者尿中香烟特异性亚硝胺 NNK 代谢产物和血清中尼古丁代谢产物的浓度均比白人吸烟者高,这与黑人吸烟者各种吸烟相关性癌症发病率比白人吸烟者高的资料一致,可能反映了白人和黑人在某些生物学特性上的差异。

总之,越来越多的研究证明,癌症不仅仅是环境因素引起的,个人的遗传易感性因素也是导致肿瘤发生的重要原因。肿瘤的发生和发展涉及多因素的作用、多步骤形成和多基因的参与。因此,不可能有哪一个人类种群对癌症不易感,也不可能有哪一个人类种群始终比其他人类种群对肿瘤更易感。在论及肿瘤病因和遗传易感性时,不能离开特定的人群和环境两个背景,更不能把一个特定人群的研究结果简单地外延到另一个不同的人群。

三、遗传易感性因素鉴定在肿瘤防治中的应用

阐明肿瘤的遗传易感性具有重要的意义。近半个世纪以来,通过对癌综合征的遗传学研究

已经鉴定并阐明了一些致病性基因突变及其分子机制。这不但使人们对恶性肿瘤发生和发展的生物学有了实质性的认识，而且对细胞增殖、分化和凋亡等生命活动中最普遍的生物学现象的分子机制也有了深入的了解。此外，对基因环境相互作用以及"癌变通路"以外的基因变异与肿瘤易感性的研究，使人们从更大的范围内认识了肿瘤发生的相关过程，以及肿瘤作为多基因疾病的异常复杂性。这些巨大的研究成果和相关的新的知识已被应用于肿瘤的防治实践，主要体现在癌家族高风险个体的遗传咨询和检测上，具体内容如下。

目前，一些确认的高度外显的癌症易感基因如 APC、Ret、Rb1、VHL、BRCA1/2 等的检测已成为特定癌家族家庭医疗保健的重要部分。肿瘤易感基因检测有助于对特定遗传性癌综合征的确诊，有助于了解癌家族中无症状者对特定癌症的易感程度和患癌风险，有助于对携带易感基因的高风险个体的预防和治疗做出恰当的决策，同时还可免除携带非易感基因的家庭成员的心理压力。目前应用较多的是家族性结肠癌（APC 基因或 hMLH1/hMSH2 基因）和家族性乳腺-卵巢癌（BRCA1/2 基因）的筛查，因为这两类基因所引起的肿瘤有很高的组织特异性。其他易感基因如 p53 胚细胞突变的作用较广，特异性低。对于常染色体显性遗传的癌综合征，癌家族成员一旦携带突变基因，其终生患癌风险一般都非常高。

例如，HNPCC 患者到 65 岁时发生结肠/直肠癌的风险度为 $68\% \sim 75\%$，发病年龄可早至 25 岁。因此，对易感性基因携带者应进行定期的监测和筛查，及时发现癌前病变或早期癌并进行处理，同时还可采取适当的化学干预或预防性手术等措施，以阻止或延缓肿瘤的发生。然而，不同家族之间和同一家族不同个体之间，肿瘤易感基因的外显度及其严重性可有很大差异，这是因为肿瘤易感基因的外显程度可因存在另外的修饰因素（包括其他基因）而改变。例如，有 H-ras 基因胚系突变的个体对 BRCA1 基因突变的效应特别敏感；其他低外显度但高频率的遗传学改变对高度易感基因相关表型的表达，也有很重要的作用。环境因素也是影响特定肿瘤易感基因外显度的重要因素，如携带 ATM 基因胚系突变的个体对各种形式的辐射效应异常敏感。此外，突变的类型和定位不同外显度也可能不同，发生此种情况以错义突变较截短突变的可能性更大。因此，在通报发生肿瘤的风险时，必须带有较宽的可信区限范围。

必须指出，肿瘤基因检测也存在和带来一系列问题，使基因检测的应用受到了一定的限制。首先是肿瘤基因检测本身还存在的理论和技术上的不完善。例如，在目前情况下，肿瘤基因检测还面临着未知的新易感基因、遗传异质性、对结果解释和风险评估的不确定性等问题。其次是基因检测带来的社会学、心理学、伦理学以及经济等问题。如可能在就业和医疗保险等方面产生的遗传学歧视、对个人隐私权的侵害和个人心理和家庭关系的冲击等。然而，更重要的问题，可能是对易感基因阳性者的医疗处理。肿瘤基因检测的最终目的，是力图通过目标明确的化学预防、细致的监测和筛查，以及预防性手术，增进高风险人群和个体对癌症的预防。如果不能为易感基因阳性者提供有效的防治措施，那么肿瘤基因检测不但没有意义，还会有负面作用。

（牛丽元）

第三节　癌　基　因

肿瘤是基因病，这种说法已获得了明确、广泛的证据。肿瘤（尤其是恶性肿瘤）细胞的重要生物学行为如不受控生长、凋亡能力受到抑制、浸润、游走、转移等,在很大程度均找到了相对应的基因改变,这些基因在正常细胞内行使重要的生物学功能,而当基因功能过度活化时可导致肿瘤的发生,因而,这些基因被称为癌基因。

细胞癌变为多种致癌因素作用、多种肿瘤相关基因参与的综合病变过程,本质上为细胞增殖与分化的失衡进而使细胞获得不死性及恶性表型。癌基因或抑癌基因编码的蛋白产物广泛地分布于细胞膜、胞浆和胞核内。在生理状态下,这些蛋白产物作为生长因子、生长因子受体、膜相关信号传导分子、蛋白激酶及核转录因子等,发挥调节细胞增殖、分化与凋亡的重要作用。在致癌因素诱导细胞癌变过程中,癌基因或抑癌基因发生了基因扩增、重排、缺失、点突变及异源启动子的掺入诱导表达等改变,从而被错误地激活或灭活而赋予细胞恶性表型(如细胞不受控生长、浸润和转移等)。癌基因突变为功能激活型突变,父方和母方来源的等位癌基因单基因突变即可改变蛋白产物的正常结构或基因表达模式。早在 20 世纪 80 年代初第一个癌基因 ras 被克隆,其后的 20 年间人们一直没有停止对肿瘤基因改变的研究,截止到当前已鉴定了 100 多个癌基因。由于细胞功能、分子调控和信号传导的复杂性,仍将不断有新的肿瘤相关基因被发现。

一、细胞癌基因的功能分类

目前已鉴定的癌基因按照它们在细胞内的功能可以分为以下 4 类。

(一)生长因子类

生长因子多为多肽类分子,与相应的细胞膜受体结合后,触发信号传导机制,进而调节细胞的增殖、分化与凋亡过程。依照氨基酸序列同源性及相应的膜受体,生长因子被划分为几个家族:PDGF 家族、EGF 家族、FGF 家族和 Wnt 家族等。v-sis 基因为第一个被发现的具有生长因子作用的癌基因,其氨基酸序列与 PDGF 的 β 链同源,属 PDGF 家族。其他生长因子家族的主要成员包括 EGF、TGF-α、fgf 和 Wnt-1 等。已有证据表明肿瘤细胞可以通过自分泌生长因子 EGF 和 TGF-α 刺激细胞的过度增殖,诱导细胞恶性转化。

(二)生长因子受体类

生长因子受体多为具有酪氨酸激酶活性的跨膜多肽类分子,其分子结构包括三个部分:胞外配体结合区、跨膜区和胞内酪氨酸激酶活性区。生长因子家族均具有相应的家族受体,其中 EGF 家族受体 EGFR 被认为在调节细胞增殖与分化过程中发挥关键作用,癌基因 v-erbB 蛋白产物被证实为截短的 EGFR,缺失了受体蛋白胞外的配体结合区,这一分子结构的改变导致受体酪氨酸激酶在缺少生长因子作用下仍可持续活化,进而诱导细胞增殖与分化的失衡,发生恶性转化。其他重要的生长因子受体包括 her-2(neu)、fig、fms、ros 和 trk 等。

(三)细胞内生长分化、凋亡和信号传导分子类

细胞外刺激信号通过膜受体传至胞浆,经过胞浆蛋白因子,主要是胞浆丝/苏氨酸激酶(如癌基因 raf、PKC、akt、mos 和 cot 等)和非受体型酪氨酸激酶(如 yes、abl、fgr、lck 和 fyn 等),构成的信号传导激酶级联反应系统的整合与放大,最后传至胞核,通过调节细胞核转录因子的表达水平、磷酸化修饰状况及空间构象的变化,诱导或抑制一系列基因的表达活性,进而对细胞的生物学行为(如细胞生长分化和凋亡)产生重要影响。癌基因 ras 介导了酪氨酸激酶受体与胞浆蛋白激酶间的信号传递,ras 基因活化后可通过其下游的 MAPKKK、MAPKKMAPK 蛋白激酶级联激活途径将信号向核内传递,刺激细胞增殖,调控细胞分化和应激反应。癌基因 Bcl-2 具有抑制细胞凋亡、促进细胞存活的功能,癌蛋白 Bcl-2 与 Bax 或 Bad 结合后失去抑制细胞凋亡的能力。

(四)核转录因子类

核转录因子多具有两个结构域：DNA 结合结构域与蛋白结合结构域。核转录因子通过 DNA 结合结构域与特异基因的近端或远端的顺式作用元件结合，并通过与其他蛋白分子的相互作用实现对基因表达的正性或负性调控。核转录因子的 DNA 结合区通常为富含半胱氨酸的锌指结构，或富含碱性氨基酸的亮氨酸拉链结构和碱性螺旋-袢-螺旋结构，后两种结构域在蛋白分子形成同源或异源二聚体过程中发挥重要作用。目前已发现的重要的核转录因子类癌基因包括 myc、myb、c-fos、c-jun、rel 和 evi-1 等。

二、基因变异方式与原癌基因活化

已有的研究结果表明，细胞中活化的原癌基因被称为癌基因。通过对病毒癌基因与细胞中原癌基因序列的分析，进一步明确原癌基因在物理、化学及生物的致癌因素作用下发生改变。原癌基因活化的方式主要有点突变、染色体易位或基因扩增等。这些基因变异的方式是机体细胞进行表达和调控的主要途径，如何解释这些基因变异与细胞癌变的关系是一个重要的科学问题，经过 20 多年的研究，人们已初步了解这些基因变异的规律和特点，并根据这些特点发现基因变异与细胞形态改变的关系，在应用 DNA 介导的 NIH3T$_3$ 细胞转化实验分离癌基因的基础上，针对肿瘤中各种基因的变异和不同的变异方式（点突变、扩增、重排、甲基化状态等）进行了大量肿瘤组织标本的临床回顾性研究，这些实验结果表明基因变异与肿瘤的某些生物学特性有关，以下将做简要介绍。

(一)点突变与癌基因

目前已经有实验证实，基因点突变是导致癌基因活化的主要方式。20 世纪 80 年代初美国的三个实验室同时发现 H-Ras 基因第 12 位密码子 GGC 突变为 GTC，从而使编码的甘氨酸变为缬氨酸，使其产物 P21 蛋白的结构发生改变导致 Ras 基因的活化。人们针对基因的点突变在聚合酶链式反应（PCR）技术的基础上发展了多种点突变的检测方法，如寡核苷酸探针杂交和 PCR 直接测序等技术。利用这些技术对多种癌基因进行了大量的分析，明确了这些基因的点突变是基因变异的重要方式，并与细胞的癌变有关。但是基因点突变与基因功能改变的关系，及基因突变在肿瘤诊断中的临床意义还有待进一步阐明。

(二)DNA 扩增与癌基因

基因扩增是癌基因活化的另一种主要方式。细胞内一些基因通过不明原因复制成多拷贝，这些多拷贝的 DNA 以游离形式存在称双微体（DMS）或再次整合入染色体形成均染区（HSR），它一般表示高度的染色体结构破坏与不稳定性。基因拷贝数增多往往会导致表达水平增加。但是在某些情况下，由于基因调控区的变异在基因没有扩增的情况下也会发生过量表达。因此认为，基因扩增和过量表达其结果均可影响细胞的正常生理功能。在一个 DNA 扩增区往往涉及几十万个碱基对，因此一些肿瘤细胞 DNA 的扩增区中可能含有数个细胞癌基因。这些细胞癌基因的表达常因 DNA 扩增而受到活化。扩增的基因主要通过 DNA 的杂交分析确定，目前在 PCR 技术的基础上建立的差异竞争性 PCR，可用于某些基因扩增的检测。

(三)染色体重排与癌基因

目前，通过对肿瘤组织和细胞系的染色体分析，已确定在各种肿瘤都有染色体结构的异常，特别是许多肿瘤或细胞系都有特定的染色体改变称为标志染色体，如淋巴瘤中染色体第 8 号和第 14 号易位、慢性粒细胞白血病中染色体费城染色体（Ph）t(9;22)。通过对这些位点的序列分析,确定在免疫球蛋白基因和 T 细胞受体基因重排的过程中由于几个碱基的重组而发生易位。导致一些未知基因易位到有 T 细胞受体(TCR)或免疫球蛋白基因(Ig)的染色体断裂位点上。这种排列方式可使在染色体脆性位点附近的基因发生变异,如在正常状态下只在神经组织或胚胎组织中表达的基因有可能在 B 细胞或 T 细胞中被活化而表达,这种异常表达导致细胞的增殖和分化异常。许多淋巴瘤或白血病中的染色体易位均涉及 Ig 或 TCR 位点基因序列,由于 Ig 或 TCR 序列已研究得比较清楚,因此在它附近的未知基因可通过基因克隆的方法鉴定出来。Myc 和 Bcl-2 基因就是从淋巴瘤组织中发现的与 IgA 或 TCR 位点序列相连的基因。除此之外,发现在造血系统恶性肿瘤中还有一些染色体易位与 Ig 及 TCR 位点无关。但是这些染色体易位同样能够导致基因的表达,产生由断裂点基因序列组成的嵌合蛋白,如从费城染色体(Ph)t(9;22)的易位获得了第一个嵌合型癌基因 BCR/ABL。由于细胞培养技术和染色体荧光原位杂交(FISH)技术的发展,在实体瘤中鉴定染色体异常的成功率有较大提高,通过实体瘤中特殊的染色体异常提供的线索已鉴定出一些新的癌基因,今后会有更多的疾病基因被识别出来。

(四)癌基因与人类肿瘤

目前人类已经发现 100 多种癌基因,接下来主要介绍的是 3 种常见的癌基因与肿瘤生物学行为的关系。

1.Ras 基因变异与肿瘤

肿瘤中至少有三种 Ras 基因点突变中的一种,其中 K-Ras 更容易成为突变的靶基因。K-Ras突变主要集中在第 12 位氨基酸残基。约 50% 的结肠癌、70%～90% 的胰腺癌及 30% 的肺腺癌中有 K-Ras 基因突变。与之相比,肿瘤中其他两种 Ras 基因(H-Ras 和 N-Ras)的突变率则少得多。Ras 基因在正常细胞中有重要作用。每一种 Ras 基因都分别编码一种鸟苷酸结合蛋白,分子量为 21 000(通常命名为 p21)。Ras 蛋白在细胞增殖分化信号从激活的跨膜受体传递到下游蛋白激酶的过程中起作用。Ras 基因致瘤性点突变降低了 Ras 蛋白水解 GTP→GDP 的能力,突变的 Ras 蛋白降低了自身内源性鸟苷酸三磷酸酶(GTPase)的活性,更重要的是还降低了它们与 GTPase 活化蛋白(命名为 Ras-GAP)的结合能力,结果导致 Ras 与 GTP 持续结合,合并具有促进细胞生长的作用。针对 Ras 的变异,将 Ras 的功能失活,可抑制肿瘤细胞的生长,进一步纠正突变型 Ras 引起的信号转导通路的异常可能是控制肿瘤恶性增殖额度的有效途径。

2.Myc 基因变异与肿瘤

Myc 基因高水平表达时可转化啮齿类成纤维细胞,但 Myc 基因的鉴定并非由 DNA 转化实验来确定的。首次在 burkitt 淋巴瘤中发现,可通过染色体易位活化,与邻近免疫球蛋白序列融合活化。染色体易位的共同之处是改变 Myc 基因正常的表达调控机制。除了易位可破坏 Myc 基因表达调控外,还受基因扩增的影响。Myc 基因在生长调控中起重要的作用,三种 Myc 蛋白均可与特定的 DNA 序列结合,并且与命名为 max 的蛋白形成二聚体,起转录因子的作用。

3.Her-2 基因

Her-2 基因也称为 Neu 或 CerbB-2 基因,是从化学致癌物诱导新生大鼠的神经胶质母细胞瘤提取 DNA 进行转化试验分离出来的。与正常 Her-2 基因比较,肿瘤中分离出来的 Her-2 基因由于跨膜区的氨基酸变异而具有转化活性。Her-2 基因是通过转化并确定是由点突变激活的癌基因,但在乳腺癌、卵巢癌和胃癌等多种肿瘤中,基因的变异方式主要是基因扩增和 RNA 及蛋白质的过度表达。有 Her-2 基因扩增及过量表达的患者比无 Her-2 基因扩增及过量表达的患者病情更严重。由于 Her-2 基因与 EGFR 基因相似,EGFR 的配体,可刺激 Her-2 蛋白的酪氨酸磷酸化,但并非通过结合 Her-2 蛋白而起作用。由于 Her-2 基因扩增及蛋白的过度表达与一些肿瘤的生物学特性有关,采用抗 Her-2 蛋白的抗体可改变这些依赖于 Her-2 过度表达的肿瘤细胞的恶性生长。

(牛丽元)

第四节 抑 癌 基 因

在肿瘤发生中有一种通过纯合缺失或失活而引起恶性转化的基因,被称为抑癌基因,也称作隐性癌基因、抗癌基因或肿瘤易感基因。这类基因在控制细胞生长、增殖及分化过程中起着十分重要的负调节作用,并能潜在地抑制肿瘤生长,如果其功能失活或出现基因缺失、突变等异常,可导致细胞恶性转化而发生肿瘤。

抑癌基因在理论上需符合三个基本条件,即:①在恶性肿瘤的相应正常组织中该基因必须正常表达;②在恶性肿瘤中这种基因应有功能失活或结构改变或表达缺陷;③将这种基因的野生型导入基因异常的肿瘤细胞内,可部分或全部改变其恶性表型。

一、Rb 基因

视网膜母细胞瘤基因是第一个被克隆的抑癌基因。Rb 的磷酸化状态为 Rb 基因调节细胞生长分化的主要形式。在细胞周期的不同阶段 Rb 的状态不同,随着细胞周期以磷酸化和去磷酸化调节。磷酸化事件在 G_0 和 S 期交界处,在 G_0 期 Rb 为去磷酸化状态,进入 S 期时,磷酸化状态急剧增加,并持续到 G_2 和 M 期。

Rb 基因的异常主要表现为等位基因缺失和基因突变。Rb 基因高频率的丢失不仅存在于视网膜母细胞瘤,也存在于骨肉瘤、肺癌、膀胱癌、乳腺癌、软组织肉瘤、肝癌等肿瘤。Rb 基因突变也在多种肿瘤中存在,以肺癌、乳腺癌、骨肉瘤、软组织肉瘤出现率较高。Rb 基因异常除与视网膜母细胞瘤发生的关系比较明确外,与其他肿瘤之间的确切关系并不清楚。

二、p53 基因

(一)p53 基因生物学特性

p53 基因全长约 20 kb,定位于人类染色体 17p13.1,由 11 个外显子组成,编码 393 个氨基酸组成的 53 kD 的核内磷酸化蛋白,具有蛋白质-DNA 和蛋白质-蛋白质结合的功能。

p53 基因分为野生型和突变型两种,其产物也有野生型和突变型。现已明确 p53 是细胞生长周期中负调节因子,与细胞周期的调控、DNA 修复、细胞分化、细胞凋亡等重要的生物学功能有关。含野生型 p53 的细胞,在 DNA 开始合成前进行损伤的修复。突变型 p53 具有癌基因的作用,能促进细胞恶性转化。

(二)p53 基因异常与肿瘤

p53 基因的缺失或突变已被证实是许多肿瘤发生的原因之一。p53 基因的突变形式可表现为点突变、缺失突变、插入突变、移码突变、基因重排等。大多数点突变是引起蛋白功能改变的错义突变,少数是无义突变或终止码突变,特别是在上皮源性的癌组织中;在肉瘤中则以重排、插入突变为主,而错义突变非常罕见。存在 p53 突变的肿瘤包括胃癌、结直肠癌、膀胱癌、乳腺癌、头颈部鳞状细胞癌、肺癌、前列腺癌、肝癌、胶质细胞瘤、软组织肉瘤、淋巴造血系统肿瘤等。

当一个 p53 基因等位基因发生点突变时,另一个等位基因便存在缺失的倾向,这种两个等位基因都失活的现象在结肠癌、乳腺癌中发生频率较高。另外在肝癌、骨肉瘤、乳腺癌、肺癌等肿瘤中,也不同程度存在等位基因的杂合型缺失

三、INK4 基因家族

INK4 基因家族包括 p16、p15、p18 和 p19 基因等。这类蛋白具有周期依赖性表达模式,特异性抑制 CDK 的激酶活性,并参与某些组织细胞的分化、增殖的调控。

(一)p16 基因

p16 基因定位于人类染色体 9p21 位置,全长 8.5 kb,由两个内含子和三个外显子组成,分子量 15.8 kD。p16 与细胞周期素 D 竞争与 CDK4 结合,当 p16 与 CDK4 结合后能特异性地抑制 CDK4 的活性。CDK4 可使 Rb 磷酸化,CDK4 受抑制,使之不能解除 Rb 基因对转录因子的抑制,从而抑制细胞增殖,阻止细胞生长。

p16 基因异常的主要表现特点是基因缺失,点突变发生频率较低。人类大部分肿瘤存在较高频率的 p16 基因异常。由于 p16 基因本身的一些特点,如基因片段较小,作为基因治疗的靶基因易于操作;另外 p16 基因有专一的作用靶点 CDK4,是较为理想的基因药物的研究对象。

(二)p15 基因

p15 基因又称 MTS2 基因,与 p16 在基因结构、生化特性等方面有相似之处,但又有自己的特点。p15 基因全长 460 kb,定位于人类染色体 9p21,编码 137 个氨基酸分子量为 14.7 kD 的胞浆蛋白。p15 基因主要功能是通过与 CDK4 和 CDK6 结合,抑制 CDK4-cyclinD 和 CDK6-cyclinD,从而抑制细胞增殖。

p15 基因缺失是其失活的主要机制,而突变不是常发事件。p15 基因在肿瘤组织中的失活主要是纯合子缺失或高甲基化。研究认为,p15 基因的纯合子缺失常出现在 p16 基因纯合子缺失时,而 p16 基因缺失则不一定出现 p15 的缺失。两种基因的联合缺失提示在肿瘤发生中的作用,而 p16 是主要缺失的靶基因位点。

四、CIP-KIP 基因家族

CIP-KIP 基因家族包括 p21、p27 和 p57 等,它们在结构上有部分同源性,能抑制多种 CDK 的活性,在细胞分化、细胞周期监控以及肿瘤发生方面具有极其重要的作用。

p21 基因位于染色体 6q21.2 区带,85 kb,有 3 个外显子,编码 164 个氨基酸残基的蛋白,分子量 21 kD。p21 参与由 p53 介导的细胞 DNA 损伤反应,当细胞损伤时,p53 作为转录因子启动 p21 表达,抑制 cyclin E-CDK2 复合物活性,使 Rb 低磷酸化,细胞不能进入 S 期而停滞于 G_1 期。大多数肿瘤组织中未发现 p21 突变,但存在基因的多态性改变。在表达水平上,p21 存在 p53 依赖性和非依赖性两种途径,动物实验表明,在 p21 基因缺失的小鼠,7 个月内未发现自发瘤形成,而 p53 基因缺失小鼠 70% 在 6 个月内发生自发性肿瘤。

p27 基因位于染色体 12p13 区带,其 cDNA 编码 198 个氨基酸残基的多肽,分子量 27 kD。p27 的主要功能是作用于细胞周期,一是抑制 cyclins-CDKs 和 H1 组蛋白酶活性;二是抑制 cyclins-CDKs 复合物在 Thr-160 磷酸化的能力。p27 主要通过对 CDK 的抑制作用,阻断 G_1 到 S 期

的转换。p27 不仅是一个有效的 G_1 期阻断剂,也具有有效的诱导凋亡的能力,是具有重要潜在价值的抑癌基因之一。

p57 基因定位于染色体 11p11.5,编码 316 个氨基酸残基的多肽,分子量 57 kD。p57 与 G_1 期 cyclin-CDK 复合物结合并作为一种强抑制剂。在许多正常组织中如心、脑、肺、肾、胰、肌肉等均有 p57 表达,胎盘中高表达,而肝、脾中常不表达。P57 基因的缺失与乳腺癌、膀胱癌、肾癌、卵巢癌等肿瘤有关,但缺失的频率均不高,另外发现在结肠癌、胰腺癌、肝癌等肿瘤中存在 p57 蛋白的高表达。

五、PTEN 基因

PTEN 基因(PTEN)又称为 MMAC1 和 TEP1。

PTEN 基因位于染色体 10q23.3,由 9 个外显子组成,编码 403 个氨基酸组成的蛋白质,具有磷酸酯酶活性,PTEN 蛋白可通过拮抗酪氨酸激酶等磷酸化酶活性而抑制肿瘤的发生发展。实验表明,将野生型 PTEN 基因转染到该基因异常的胶质母细胞瘤后,肿瘤细胞的生长、侵袭能力受到明显抑制。

研究发现,PTEN 基因异常可存在于胶质母细胞瘤、前列腺癌、肾癌、卵巢癌、乳腺癌、肺癌、淋巴瘤等多种肿瘤。PTEN 基因主要通过等位基因缺失、基因突变和甲基化方式使其失活。PTEN 基因突变形式有缺失突变、错义突变、无义突变和 mRNA 剪接突变等。PTEN 基因在一些与遗传因素有关的肿瘤中也存在十分密切的关系,研究较多的为一些错构瘤性遗传性肿瘤,同时易并发乳腺癌、甲状腺癌等。

六、肿瘤转移抑制基因

肿瘤转移不仅有促转移基因的激活,也伴有转移抑制基因的失活。目前研究较多的肿瘤转移抑制基因主要有 nm23 和 KAI1。

(一)nm23 基因

nm23 基因定位于人类染色体 17q22,编码区为 533 bp,产物为 152 个氨基酸组成的核内及胞浆蛋白,与二磷酸核苷激酶(NDPK)的氨基酸序列具有高度同源性。目前认为 nm23 可能是一种具有 NDPK 功能的基因,nm23 蛋白很可能通过与 NDPK 相似的途径在调节细胞信号的传递、细胞分化等过程中发挥作用,但 nm23 的作用并不依赖于 NDPK 的活性。

nm23 在不同转移潜能的癌细胞中多为低表达。nm23 基因在肿瘤的研究主要是其与肿瘤转移的关系,在乳腺癌、胃癌、结直肠癌、肺癌、前列腺癌及黑色素瘤等肿瘤都有研究。nm23 表达水平与肺癌转移能力呈负相关,nm23H1 可能在转移抑制中起着更重要的作用。

(二)KAI1 基因

KAI1 基因定位于染色体 11p11.2 区带,由 10 个外显子组成,全长 80 kb。KAI1 编码 267 个氨基酸残基分子量为 29.6 kD 蛋白,与已发现的 CD82 结构相同。

在许多肿瘤转移中伴随着 KAI1 基因的异常,形式表现为基因突变、等位基因缺失和表达水平的改变等,其中表达水平的状态与肿瘤侵袭、转移关系的研究已得到初步证实。KAI1 基因表达水平与前列腺癌、肝癌、肺癌、胰腺癌、胃肠道肿瘤、黑色素瘤及淋巴瘤等的侵袭、转移等呈负相关。但也有研究认为 KAI1 基因与肿瘤转移没有联系,KAI1 基因抑制肿瘤转移的机制目前还不清楚。

此外,其他抑癌基因还有 DCC 基因、APC 和 MCC 基因、WT-1 基因、NF1 和 NF2 基因、HNPCC 基因、VHL 基因、DPC4 基因、p33ING1 基因、p51 基因及 p73 基因等。

(牛丽元)

第三章

肿瘤的病理诊断

第一节 食管肿瘤

一、食管癌

食管癌是常见的恶性肿瘤之一,遍及世界各地,但其地理分布极不平衡,国内国外都有一些集中高发区和相对高发。我国是食管癌的高发国,国内高发主要分布在太行山区、秦岭地区和闽粤交界地区等处。我国食管癌好发年龄为40～60岁,国外报道为50～70岁。男性多见,男女比例为(2～20)∶1,平均4∶1。患者的主要症状为哽噎、吞咽困难、胸骨后或剑突下痛,少数可伴高钙血症。

食管癌好发部位为食管中段,其次为食管下段,食管上段最少。主要病因因素如下。①饮食习惯和食物因素:高发区居民喜食高热、粗糙和质硬的食物,酗酒和吸烟亦有一定的影响。②亚硝胺和真菌毒素。③其他病因因素:有土壤中微量元素,如钼、铁、锌、氟、硅等的缺乏以及可能存在的遗传因素等。

早期食管癌的定义是指癌组织位于黏膜下层以上,同时不能有局部淋巴结转移。如癌局限于上皮内称为原位癌或上皮内癌,如癌已侵入肌层则为中期食管癌。晚期食管癌是指癌已侵入肌层达外膜或外膜外组织。

(一)大体

早期食管癌可看不出病变或仅黏膜粗糙、糜烂或呈斑块乳头状隆起,以糜烂和斑块状为多见。中晚期食管癌的大体类型有以下几种。

1.髓样型

肿瘤在食管壁内浸润性生长,使管壁弥漫性增厚,表面可形成浅溃疡,切面增厚的食管壁灰白色、均匀、质软。

2.息肉蕈伞型

肿瘤形成卵圆形或扁平肿块,或呈蘑菇样肿物突入食管腔,表面都有浅溃疡。

3.溃疡型

肿瘤形成大小不一、深浅不等的溃疡,溃疡边缘隆起,底部凹凸不平。

4.缩窄型

癌组织浸润性生长处伴明显的纤维组织反应,使食管明显变硬,管腔狭窄(环形缩窄),切面肿瘤处食管壁增厚,灰白色,条纹状。

以上各型中髓样型最多见,占60%左右,其次为息肉蕈伞型和溃疡型,缩窄型最少。WHO(2010年)分类将上述息肉蕈伞型分为0~Ⅰ型,溃疡型分为Ⅱ型(进展型),髓样型及缩窄型分为Ⅳ型(进展型)。

(二)光镜

90%的食管癌为不同分化程度的鳞癌。根据分化程度鳞癌可分为高分化、中分化和低分化,高分化鳞癌有明显的角化珠(癌珠)形成,癌细胞胞质丰富,核分裂少。低分化鳞癌癌细胞分化差,多数已无鳞状上皮的排列结构,癌细胞异型性明显,核分裂多见。中分化鳞癌的组织形态介于高分化和低分化鳞癌之间。其他组织学类型的癌如下。

1.腺癌

腺癌占食管癌的5%~10%,主要发生在Barrett食管(图3-1),而且癌旁的Barrett食管黏膜上皮常伴不同程度的异型增生。腺癌的形态与胃肠道腺癌同。

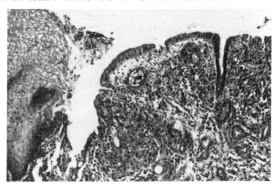

图 3-1　Barrett 食管腺癌

2.疣状癌

疣状癌呈粗大乳头状生长,鳞状上皮分化好,表面有角化不全和角化过度,底部呈膨胀性生长,浸润常不明显,这种癌可误诊为良性。

3.腺样囊性癌

腺样囊性癌形态与涎腺相应肿瘤相同。

4.基底细胞样鳞癌

基底细胞样鳞癌是一种恶性度较高的癌,好发于食管上段,老年男性多见,癌细胞形成实性或筛状小叶、小腺样结构,可有粉刺状坏死,同时可见通常的鳞癌区(图3-2)。

5.黏液表皮样癌

其恶性度较低,形态与涎腺的黏液表皮样癌同。

6.腺鳞癌

癌组织具有明确的鳞癌和腺癌成分,而且二者混合存在。

7.神经内分泌癌

神经内分泌癌包括类癌和小细胞未分化癌,食管类癌(神经内分泌肿瘤)极罕见,主要为小细胞神经内分泌癌。肿瘤较大,直径>4 cm,可位于食管的任何部位,但以中段多见。组织学形态与肺内相应的癌同,瘤细胞可形成菊形团,有腺样或鳞状细胞分化,甚至有灶性黏液分泌。

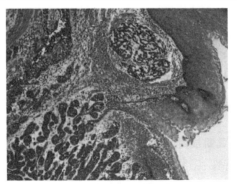

图 3-2　基底细胞样鳞癌

(三)免疫组化

显示 Chromogranin A、CD56、synaptophys-in 等神经内分泌标记均阳性,并可有异位激素如 ACTH、calcitonin、VIP 和 5-HT 等分泌。

(四)电镜

神经内分泌颗粒直径 80～200 nm。此癌恶性度高。

(五)癌前病变

食管癌癌前病变以往称为食管鳞状上皮不典型增生,现称为上皮内肿瘤或称为异型增生。上皮内肿瘤根据病变程度可分为低级别(LGIEN)和高级别(HGIEN),如上皮全层均有病变可称原位癌,30%的食管癌癌旁有原位癌。约 1/4 的鳞状上皮 HGIEN 可发展成癌。HGIEN 和原位癌不是浸润性癌的向侧延伸,而是作为癌的原发起点,由此发展成浸润性癌。

(六)浸润转移

1.直接浸润蔓延

食管上段癌可侵入喉、气管、甲状腺和颈部软组织。中段癌可侵犯纵隔大血管、支气管、肺、胸膜、心包和脊椎等。下段癌常累及贲门、横膈和肝左叶等处。直接蔓延以上段癌最多见(60%),下段癌最少(30%)。

2.淋巴管转移

食管有丰富的淋巴管,所以淋巴结转移率高。根据食管淋巴引流,上段癌常转移至食管旁、喉后、锁骨上、颈深部和上纵隔淋巴结。中段癌转移至食管旁和肺门淋巴结。下段癌转移至食管旁、贲门周、胃左和腹腔淋巴结,亦可通过黏膜下淋巴管转移至胃黏膜下。

3.血行转移

主要见于晚期患者,可转移至全身,但以肝、肺和肾上腺为多见。

(七)分子病理

TP53 基因(17p13)的突变和过表达在食管癌中检出率很高,*TP53* 被认为是食管癌发生、发展中重要的遗传事件。20%～40%食管鳞癌 cyclin D1(11q13)扩增,这种鳞癌常常保留有 *Rb* 基因的表达。

(八)预后

早期食管鳞癌手术后 5 年存活率可达 90%,中晚期癌手术后 5 年存活率仅 10%～30%。

二、食管癌肉瘤

食管癌肉瘤又称肉瘤样癌、鳞癌伴梭形细胞间质、假肉瘤、梭形细胞癌、息肉状癌、化生性癌等。此癌常长成息肉状。有一长短不等的蒂，突向食管腔。肿瘤由肉瘤成分和癌（鳞癌、腺癌或未分化癌）混合而成。肉瘤和癌的比例，不同病例不同。表面常为溃疡面或灶性被覆原位癌或鳞癌，肉瘤成分多数像恶性纤维组织细胞瘤并可向软骨、骨或横纹肌分化，有关此瘤的性质始终有不同意见。有认为此瘤基本上是癌伴肉瘤间质，因免疫组织化学显示肉瘤成分部分亦为 keratin 阳性，电镜下大部分肉瘤细胞具肌成纤维细胞或其他间充质细胞的超微结构，更重要的是此瘤有与食管癌完全不同的生物学特性：①肿瘤总是呈息肉状生长。②此瘤的转移灶多数为纯肉瘤成分。③预后好，5 年存活率达 50％以上。

三、恶性黑色素瘤

好发于食管中段和下段。老年人多见。肿瘤常呈灰色或黑色息肉状肿物突入食管腔。

(一)光镜

瘤细胞呈上皮样、梭形、二者混合或多形性，黑色素一般较多，所以诊断不困难。

(二)电镜

有多量黑色素小体。食管原发性恶性黑色素瘤周围黏膜鳞状上皮常显交界活性或有散在卫星状瘤结节。有些病例瘤周黏膜有灶性或弥漫性黑变。此瘤恶性度高，预后差。

四、间充质肿瘤

(一)平滑肌瘤

平滑肌瘤是食管最常见的非上皮性良性肿瘤，半数患者无症状，有症状者主诉为吞咽困难和胸部不适，下段较上段食管多见，通常为单发亦可多发，肿瘤形成息肉或巨块突入管腔，表面黏膜光滑或有溃疡形成，或呈哑铃状部分突入管腔，部分突至食管外；或呈扁平形主要是壁内生长的肿物。肿瘤切面界限清楚，灰白色编织状，常伴钙化，光镜所见与身体其他部位的平滑肌瘤同。食管平滑肌肉瘤少见，体积一般较大，质软。切面常有出血坏死。光镜下瘤细胞密集，核分裂可见或多见。分化好的平滑肌肉瘤与平滑肌瘤有时很难鉴别。由于消化道平滑肌肿瘤的生物学行为较发生于子宫者恶性度高，所以对于食管平滑肌肿瘤核分裂＞2/10 HPF 者均应作平滑肌肉瘤处理为妥。

一种罕见的弥漫性平滑肌瘤病主要见于青少年，累及食管的一段，有时可累及食管和胃。病变处食管狭窄。

光镜：食管壁平滑肌弥漫增生，呈旋涡状。增生的平滑肌间夹杂多量纤维组织，神经和血管成分亦增生并有淋巴细胞和浆细胞浸润，使食管壁弥漫性增厚。这种病变可能是一种畸形而非肿瘤。

(二)胃肠道间质肿瘤(GIST)

食管 GIST 罕见，占食管间充质肿瘤的 10％～20％，多数为食管远端腔内肿物，造成吞咽困难。多数 GIST 为梭形细胞肿瘤，呈肉瘤样结构，有一定量核分裂。有时可呈上皮样，形态及免疫组化与胃 GIST 相同。

五、其他肿瘤和瘤样病变

(一)鳞状上皮乳头状瘤和腺瘤

两者均罕见。鳞状上皮乳头状瘤为外生性乳头状肿物。

光镜下：鳞状上皮分化好，无异型性。由 HPV 引起的乳头状瘤可见凹空细胞。腺瘤只见于 Barrett 食管。腺瘤的大体和光镜形态与发生于胃和肠的腺瘤同。

(二)纤维血管性息肉

纤维血管性息肉亦称纤维性息肉、炎性纤维性息肉或炎性假瘤。可发生于食管的任何部位，以食管上段多见。体积可很大，致使食管腔显著扩张。息肉有一长蒂附着于食管壁。

1.大体

息肉呈分叶状，表面粉白色光滑，偶有浅溃疡形成。

2.光镜

息肉由水肿的纤维结缔组织构成，其中含不等量的成熟脂肪组织和丰富的薄血管，息肉表面被覆有鳞状上皮。

(三)颗粒细胞肿瘤

胃肠道发生的颗粒细胞肿瘤以食管最多见。肿瘤为单发或多发黏膜下肿物，表面有完整的鳞状上皮黏膜被覆，上皮可呈假上皮瘤样增生。瘤细胞胞质丰富，嗜酸性颗粒状。瘤细胞排列成索或巢。恶性颗粒细胞肿瘤很罕见。近年根据电镜和免疫组织化学研究的结果认为颗粒细胞肿瘤来自神经周细胞。

(四)其他肿瘤

文献中报道的食管肿瘤还有毛细血管瘤、血管外皮瘤、神经纤维瘤、淋巴瘤、浆细胞瘤、横纹肌肉瘤、滑膜肉瘤、软骨肉瘤和骨肉瘤等。原发性食管的淋巴瘤极罕见，常常是邻近器官的累及。食管淋巴瘤最常见的类型为弥漫性大 B 细胞淋巴瘤及 MALToma。

六、转移瘤

食管的转移瘤可由肺、甲状腺、喉和胃的肿瘤直接累及，或经淋巴管血管转移至食管，如来自睾丸、前列腺、子宫内膜、肾和胰腺的恶性肿瘤，各种白血病和淋巴瘤均可累及食管。

（尹义强）

第二节 胃 部 肿 瘤

一、胃腺瘤和息肉

(一)胃腺瘤(肿瘤性息肉)

多数位于胃窦，体积较大，单个，广基或有蒂(图 3-3)，来自肠上皮化生的腺上皮。外形像结肠的腺管状腺瘤、绒毛状腺瘤或绒毛腺管状腺瘤。

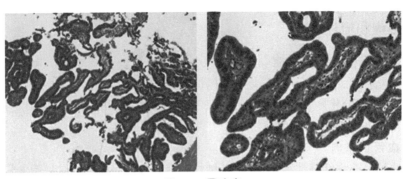

图 3-3　胃腺瘤

光镜下:腺瘤上皮显示不同级别的异型增生,上皮内有散在的神经内分泌细胞。腺瘤可癌变,特别是高级别异型增生和直径＞2 cm 者易发生癌变,但癌变率较低,仅 3.4%。

(二)增生性(再生性)息肉

来自增生的腺窝上皮。体积一般较小,直径 1 cm 左右,常为多发,有蒂或广基,表面光滑,略呈分叶状。多发的增生性息肉常集中于胃体胃窦交界处。

光镜下:息肉表面为增生肥大的腺窝上皮构成的大型腺管,中心部为增生的幽门腺或胃体腺,夹杂血管纤维平滑肌组织,深部腺体常呈囊性扩张。增生的腺体上皮无异型性。有些增生性息肉中心可见由表面上皮内褶成洋葱皮样结构。增生性息肉无癌变倾向。

(三)混合型息肉

混合型息肉,即腺瘤和增生性息肉的混合型。

(四)胃底腺息肉

胃底胃体黏膜形成多发性广基息肉状隆起,直径一般＜5 mm。息肉内有被覆胃底腺上皮即含有壁细胞和主细胞的囊肿,表面腺窝短或缺如。这种息肉表面被覆单层腺窝上皮。

(五)幽门腺息肉

幽门腺息肉由紧密排列的幽门腺构成,腺上皮立方或短柱状,表达幽门腺黏液(MUC6)。

(六)炎性纤维样息肉

炎性纤维样息肉又名嗜酸细胞肉芽肿性息肉。这种息肉少见,好发于胃窦部,直径很少超过 2 cm,常呈广基的息肉样肿物突入胃腔,表面被覆胃黏膜并可有溃疡形成。

光镜下:息肉由许多小血管和成纤维细胞呈旋涡状生长。这种细胞具有肌成纤维细胞的性质。息肉内有大量嗜酸性粒细胞和淋巴细胞质细胞浸润,炎性纤维样息肉的性质尚有争论,有学者认为是神经源性,但多数认为是炎症性质。

(七)其他类型息肉和息肉病

有幼年型息肉、黑斑息肉综合征的息肉和息肉病等。

二、胃癌

胃癌是常见的恶性肿瘤之一,在消化道癌中占第一位。主要分布在亚洲、拉丁美洲和中欧,世界范围的高发国有日本、中国、新加坡、智利、哥斯达黎加、委内瑞拉、匈牙利、波兰、德国、冰岛、保加利亚、罗马尼亚和马耳他等。我国胃癌发病率很高,主要高发区在西北、东南沿海各省以及东北和西南局部地区。我国胃癌的发病从沿海向内地方向、从东到西和从北到南有逐渐降低的趋势。

胃癌的病因因素已知的有饮食因素、地理条件、种族因素、遗传因素、血型、真菌毒素和化学物质如亚硝胺等。其中饮食因素（如高盐饮食、油煎、熏制和粗糙食物等）、真菌毒素和亚硝胺吸引了大量研究人员的注意力。

（一）癌前状态和癌前病变

癌前状态是指某种临床状态伴有很高的发生癌的危险性如恶性贫血、残胃和 Menetrier 病。癌前病变是指一些很易发生癌的组织病理学异常如萎缩性胃炎伴肠化、胃黏膜上皮异型增生、胃溃疡和胃腺瘤。

1.残胃

因良性病变做胃部分切除后 5 年以上的患者发生残胃癌的危险性要比一般人群高 2～6 倍，手术后到发生癌的间隔 20～30 年。大多数癌发生在吻合口附近，亦可发生在残胃的其他部分。残胃癌的发生与手术前胃内病变性质、手术方式等均无关。手术后切口附近的黏膜可发生炎症、萎缩性胃炎、腺体囊性扩张、炎性息肉或增生性息肉。7％～21％伴不同程度的异型增生。

2.Menetrier 病和恶性贫血

这两种在我国均很少。国外报道二者均可合并胃癌。

3.慢性胃溃疡（慢性消化性溃疡）

近年来应用影像学技术和纤维内镜动态地观察胃内病变已证实有溃疡病史者合并癌可从溃疡以外的黏膜发生而不一定来自溃疡本身。癌溃疡和良性溃疡一样可以愈合、瘢痕化和再反复发作，此外，癌组织较正常黏膜容易发生糜烂和溃疡，早期胃癌又可较长时期存在而不进展等事实都说明胃溃疡在胃癌的组织发生中不是很重要的病变。目前一致认为胃溃疡可以癌变，但癌变率较低，不超过 5％。

4.H.pylori 感染

H.pylori 感染与胃癌的发生有一定的关系。

5.胃腺瘤

少数直径＞2 cm 的广基腺瘤特别是伴高级别异型增生者可癌变，但腺瘤的癌变率很低，加之胃腺瘤少见而胃癌很常见，二者发生率的差别也说明腺瘤并不是真正的胃癌癌前病变。

6.萎缩性胃炎

作为癌前病变的依据主要是流行病学显示萎缩性胃炎与胃癌关系密切。国内外流行病学资料均表明胃癌高发区萎缩性胃炎的发病率也高，胃癌低发区萎缩性胃炎的发病率也低。临床随诊萎缩性胃炎 10～20 年后约 8％病例有胃癌，但还没有动态地观察到从萎缩性胃炎发展成癌的资料。

长期被认为是癌前病变的肠上皮化生实质上是一种半生理现象，因为胃黏膜肠化随年龄增长而增多，目前认为含硫酸黏液的肠化即Ⅱb 型肠化与胃癌的关系密切，不过到底是这型肠化发展成癌呢，还是在癌形成过程中发生肠化还有待进一步证实。

7.异型增生和上皮内肿瘤

以往对胃黏膜上皮的不典型增生在 2010 年版 WHO 消化系统肿瘤分类中，已改用异型增生或上皮内肿瘤，而不典型增生只是指那些炎症修复或再生上皮的细胞异型改变。异型增生可分低级别和高级别2 类（图 3-4、图 3-5）。国内外资料均表明胃癌形成的潜力与细胞的异型增生的严重程度成正比。低级别异型增生黏膜腺体结构轻度异常，细胞轻至中度不典型性，核长形，位于基底部，核分裂轻中等量。高级别异型增生，核呈立方形，核浆比例失常，细胞和腺体结构明显异常,核分裂多见。黏膜内癌是指异型增生腺体或细胞侵入固有膜,浸润癌是指异型增生腺体或细胞已侵至固有膜外。

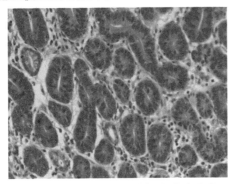

图 3-4　胃低级别异型增生/上皮内肿瘤

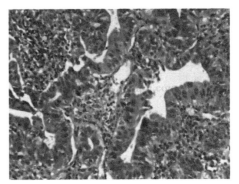

图 3-5　胃高级别异型增生/上皮内肿瘤

胃癌男性多见,胃的任何部位都能发生,好发部位依次为胃窦(包括幽门前区)、小弯、贲门、胃底和胃体。

Borrmann(1926 年)将胃癌大体分成Ⅰ～Ⅳ型:①Ⅰ型,肿瘤主要向腔内突起形成巨块、息肉或结节,表面可有糜烂,癌呈膨胀性生长,切面与周围胃壁界限清楚。②Ⅱ型,肿瘤向胃壁内生长,中心形成大溃疡,溃疡边缘隆起呈火山口状,呈膨胀性生长,切面与周围胃壁界限清楚。③Ⅲ型,形态与Ⅱ型相似但癌的底盘较溃疡大,呈浸润性生长,切面与周围胃壁界限不清。④Ⅳ型,肿瘤在胃壁内弥漫浸润性生长,切面与周围胃壁界限不清,表面可有糜烂或浅溃疡。此型如累及胃的大部或全部者即为皮革胃。

1942 年 Stout 又描述了一型胃癌称为浅表扩散型胃癌。此型癌的特点是癌组织主要沿黏膜扩散,不形成突向腔内或侵入胃壁的瘤块,癌的面积明显大于浸润深度。大部分癌组织限于黏膜和黏膜下层,灶性地区亦可深入肌层甚至浆膜或浆膜外。

目前国内采用的大体分型不外乎上述五种基本型的改良,如分为巨块型(包括息肉状、结节状、蕈伞状和盘状巨块)、溃疡型、溃疡浸润型、浸润型(根据浸润范围又分成弥漫浸润型和局部浸润型两型)、浅表扩散型、混合型和溃疡-癌。溃疡-癌是指在已存在的慢性胃溃疡基础上发生癌。诊断条件:①慢性胃溃疡即 U1-4,溃疡底部肌层完全破坏被瘢痕组织代替,溃疡边缘的黏膜肌层与肌层融合。②溃疡边缘的再生黏膜中(最好是仅在一侧黏膜内)有小的癌灶,溃疡底部绝对不应有癌。这种癌只有在它的早期才能诊断,到晚期时已与一般胃癌不能鉴别。

胃癌绝大部分为腺癌。胃癌的组织学分类种类繁多,主要根据腺体分化程度、间质的量和性质以及分泌黏液的量将胃腺癌分成许多种类型。国内常用的组织学分类:乳头状腺癌、腺癌或称管状腺癌(高分化、中分化、低分化)、黏液腺癌、印戒细胞癌、硬癌(间质有多量纤维组织)和未分化癌。

1965 年 Lauren 根据 1 344 例手术切除胃癌的组织结构、黏液分泌和生长方式将胃癌分成肠型胃癌和胃型(弥漫型)胃癌两类:肠型胃癌来自肠化的上皮,癌细胞形成腺管或腺样结构,黏液分泌主要在腺腔内或细胞外。大体上 60% 为巨块型,25% 为溃疡型,15% 为弥漫型。胃型胃癌来自胃上皮,为黏附力差的小圆形细胞,单个分散在胃壁中,大多数细胞分泌黏液而且黏液在胞质内均匀分布,少量在细胞外。大体上 31% 为巨块型,26% 为溃疡型,43% 为浸润型。肠型和胃型胃癌不仅在形态上有区别,在患者年龄、性别和流行病学等方面都有明显的不同。肠型胃癌多见于老年人,男性多见。胃癌高发区多见。癌周胃黏膜常伴广泛的萎缩性胃炎,预后较好。胃型胃癌多见于青壮年,女性多见,胃癌低发区多见,癌周胃黏膜无或仅有小片萎缩性胃炎,预后差。

(二)早期胃癌

早期胃癌是指位于黏膜下层以上的癌。不管其面积多大和有无淋巴结转移。诊断早期胃癌的关键是必须把病变部和其他周围的胃壁,甚至是全部胃标本作连续切块检查以保证所有的病型均在黏膜下层以上。早期胃癌的大体分型都按照日本内镜学会的分型。各型的混合称为复合型如表面凹陷型的中心有溃疡就形成Ⅱc+Ⅲ型。或表面凹陷型边缘又有表面隆起则成Ⅱc+Ⅱa型(图3-6)。复合型的命名是把优势的病变写在前面,中间用加号连接。国内外资料都表明早期胃癌以Ⅱc型最多见,其次为Ⅱc+Ⅲ、Ⅲ+Ⅱc型、Ⅱa型和其他复合型,Ⅱb型最少见。

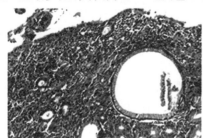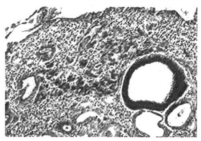

图 3-6　早期胃癌的低倍镜下形态

A.HE;B.黏液卡红染色

早期胃癌的组织学类型与一般胃癌同。限于黏膜内的癌称黏膜内癌,浸润黏膜下层者称黏膜下层癌。最大径<0.5 cm 的癌称微小癌。

(三)少见的胃癌

1.鳞癌和腺鳞癌

纯鳞癌极罕见。腺鳞癌含不同比例的腺癌和鳞癌成分。电镜下可见到一种既含黏液又含张力纤维的中间型细胞。

2.腺癌伴神经内分泌细胞分化

由于免疫组织化学技术的广泛应用,已发现越来越多的胃腺癌中含有多少不等的神经内分泌细胞。

3.肝样腺癌

这种癌含腺癌和肝细胞样分化的癌细胞,a-FP 阳性。常长成结节或巨块状。有广泛的静脉瘤栓(图 3-7)。预后差。

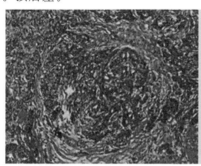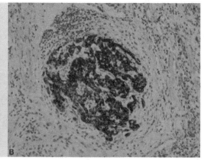

图 3-7　胃的肝样腺癌

A.HE;B.AFP

4.壁细胞癌

癌细胞有丰富的嗜酸性颗粒状胞质。电镜下：癌细胞质内有大量线粒体、管泡、细胞内小管和细胞内腔。

5.胃绒癌

胃原发性绒癌多见于老年男性，文献报道的胃绒癌中半数为纯绒癌，形态与子宫绒癌同，半数为合并腺癌的混合型。免疫组化：显示人绒毛膜促性腺激素阳性。

6.其他

还有癌肉瘤、黏液表皮样癌、恶性 Rhabdoid 瘤等。分子病理：特点是影响癌基因、抑癌基因和 DNA 错配修复的遗传和表遗传改变，最终导致细胞增殖、黏附、分化、信号传导、端粒酶活性和 DNA 修复失调。

(四)胃癌的扩散

1.局部蔓延种植

胃癌侵至浆膜外后可沿腹膜种植，在浆膜下淋巴管内播散，使淋巴管形成白色条纹称为癌性淋巴管炎。癌细胞蔓延侵袭邻近脏器如食管、肝、胰、胆总管、横膈、脾、十二指肠和横结肠，癌细胞可经腹腔或腹膜淋巴管转移至双侧卵巢，称为 Krukenberg 瘤。

2.淋巴管转移

胃癌转移至胃周和远处淋巴结的顺序：①贲门、小弯、大弯、幽门上下和胃左动脉旁；②肝动脉旁、腹腔动脉旁和脾动脉旁；③肝十二指肠韧带内淋巴结；④胰十二指肠后；⑤肠系膜根部；⑥结肠中动脉旁；⑦腹主动脉旁；⑧胸腔和胸导管周围淋巴结；⑨左锁骨上(Vir-chow 淋巴结)。

3.血行转移

晚期胃癌可经血行转移至全身，常见部位为肝、肺、骨、肾上腺、肾、脑和皮肤等处。

(五)预后

早期胃癌预后好，黏膜内癌的 5 年存活率 91%～100%，黏膜下癌 5 年存活率 80%～90%。侵及肌层的中期胃癌预后较侵至浆膜或浆膜外的晚期胃癌好，中期胃癌 5 年存活率 29%～88%，平均 70%。晚期胃癌 5 年存活率仅为 20%～30%。影响预后的因素有浸润深度、淋巴结转移、癌间质反应(间质中有大量淋巴细胞、浆细胞或嗜酸性粒细胞者预后较好)、癌组织中 Langerhans 细胞量(有多量 Langerhans 细胞者预后较好)、组织学类型(肠型胃癌预后好)、大体类型(呈膨胀性生长的 Borrmann Ⅰ 和 Ⅱ 型预后好)和肿瘤大小。

三、遗传性弥漫性胃癌

遗传性弥漫性胃癌(hereditary diffuse gastric cancer，HDGC)是一种常染色体显性癌-易感综合征，特点是患者患有弥漫性印戒细胞胃癌和乳腺小叶癌。1998 年 Guilford 等首次发现患者有 E-cadherin(CDH1)基因种系突变。1999 年国际胃癌联合会(International Gastric Cancer Linkage Consortion，IGCLC)提出诊断 HDGC 的标准如下：①在第一代和第二代亲属中有 2 个或 2 个以上诊断为 HDGC 患者，至少有 1 人是在 50 岁以前确诊。②第一代和第二代亲属中有 3 个以上证实为 HDGC 患者，不管诊断时患者年龄大小，而且女性有小叶癌的危险性增加。③40 岁以前确诊为 HDGC，无家族史。④诊断为 HDGC 及乳腺小叶癌家族者至少有 1 人在 50 岁之前确诊为乳腺小叶癌或 HDGC。

（一）流行病学

绝大部分胃癌为散发性，但有 1‰～3‰ 有遗传倾向性。胃癌发病率低的国家 *CDH1* 基因种系突变＞40％；而胃癌中-高发国家，*CDH1* 基因种系突变约 20％。

（二）部位

有症状者可与散发性皮革胃相似，无症状者 *CDH1* 基因携带者可不形成肿块而可以呈散在黏膜内印戒细胞癌斑块，并弥散及全胃。因此切缘应包括上至食管，下至十二指肠。内镜下 T_1 和 T_{1a} 期癌（早期癌）可＜1 mm，位于正常黏膜表面上皮下，而且不会扭曲小凹和腺体结构。

（三）病理

早期 HDGC 具 *CDH1* 突变者胃内多发 T_{1a} 灶，表面黏膜光滑，无淋巴结转移，癌灶位于黏膜内，表面光滑，肉眼看不出肿块。T_{1a} 病灶从 1 个至数百个，大小 0.1～10 mm，多数＜1 mm。病灶在黏膜腺顶部的癌细胞小，表面大，无症状。*CDH1* 突变者染色浅，肠化和幽门螺杆菌感染少见。TIS（原位）和 T_{1a}（侵至固有膜）背景可有慢性胃炎、肉芽肿性炎和淋巴细胞性胃炎。

（四）癌前病变

1.TIS

印戒细胞位于基膜内，替代正常上皮细胞，一般核染色深而且极向不正常（图 3-8）。

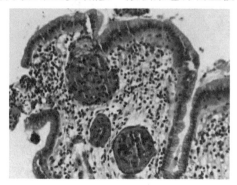

图 3-8　胃遗传性弥漫性胃癌（HDGC）/原位印戒细胞癌（TIS）

2.Pagetoid 样扩散

T_{1a} 的数量远远超过 TIS。*CDH1* 基因位于 16q22.1，有 16 个外显子，4.5 kb mRNA，编码E-cadherin。

四、胃的神经内分泌肿瘤

消化道神经内分泌肿瘤习惯性分为类癌、不典型类癌和杯状细胞类癌。2000 年版 WHO 消化道肿瘤分类中将这类肿瘤分成分化好的内分泌肿瘤、分化好的内分泌癌、分化差的内分泌癌/小细胞癌、混合型外分泌-内分泌癌。2010 年版又重新分类：NETG1（类癌），NETG2，NEC（大细胞或小细胞），混合型腺内分泌癌（MANEC）。

分级是根据核分裂和 Ki-67 in-dex。①G_1：核分裂＜2/10 HPF；Ki-67≤2％。②G_2：核分裂（2～20）/10 HPF；Ki-67 3％～20％。③G_3：核分裂＞20/10 HPF；Ki-67＞20％。

核分裂应数 50 HPF（1 HPF＝2 mm²）。Ki-67 应在核染色强阳性处数 500～2 000 个细胞。如分级与 Ki-67 index 不符合，建议取较高分级。此分级证实对胃十二指肠和胰腺的 NET 是有用的，但对小肠 NET 尚无这种分级方法。

胃上皮内有多种神经内分泌细胞,但胃本身发生的 NET 和 NEC 相对较少见,仅占消化道 NE 肿瘤的 5%,可单发或多发,位于黏膜内或黏膜下层(图 3-9),切面灰白、黄色或黄灰色,无包膜。瘤细胞大小一致,立方或低柱状,排列成巢、索、花带、腺样或菊形团样。

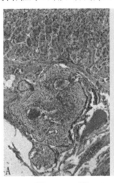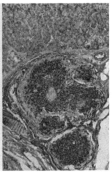

图 3-9　胃 NETG1,Gastrinoma
A.镜下 HE 染色;B.胃泌素免疫组化染色

免疫组化:显示神经内分泌标记如 CgA、Syn、CD56 均阳性,并可显示多种肽和胺类激素如胃泌素、生长抑素、组织胺(ECL 细胞)、5-HT、VIP、PP 和 ACTH 等。

胃神经内分泌肿瘤为低度恶性肿瘤,即使有转移,预后亦较好。混合型腺神经内分泌癌的预后与晚期胃癌一样差。

五、胃间充质肿瘤

以往都把胃间充质来源的肿瘤归为平滑肌肿瘤。近年来免疫组织化学和电镜研究的结果认为这些肿瘤的组织发生还不清楚,瘤细胞可表现为平滑肌细胞、成纤维细胞、肌成纤维细胞、Schwann 细胞或未分化细胞;因此这些具有梭形或上皮样细胞的肿瘤不管其良恶性,可能是由向不同方向分化的原始间充质细胞构成。现在已经很清楚,胃间充质来源的肿瘤最多见的是胃肠间质肿瘤(GIST)。

(一)胃肠间质肿瘤(gastro-intestinal stromal tumor,GIST)

长期以来被误认为平滑肌组织的肿瘤以及胃肠自主神经来源的肿瘤(GANTs),实质上均为 GIST,GIST 包括良性到恶性各阶段肿瘤。免疫组织化学 CD117 和/或 CD34 阳性,并有 Dog-1 阳性,但不少 GIST 可对上述几种抗体均呈阴性反应。

1.病理

GIST 大体形态与以往称为胃平滑肌性肿瘤者相同。小者可仅位于胃壁内,稍大可凸向胃腔,表面黏膜光滑,中央有脐形凹陷或溃疡。有的 GIST 可从胃壁向浆膜外生长,与周围脏器(如肝、脾)粘连。

镜下 GIST 细胞多数为多种多样的梭形细胞。梭形细胞可呈编织状排列,或无明显的排列结构。部分 GIST 除梭形细胞外,夹杂片状或灶性上皮样细胞。少部分 GIST 可完全由上皮样细胞构成。上皮样细胞可大小一致或异型性极明显(图 3-10、图 3-11)。多数梭形细胞 GIST 为 CD34 阳性。上皮样细胞型则阳性者少。少数胃 GIST 可以 SMA 甚至 Desmin 或 CK18、S-100 阳性。

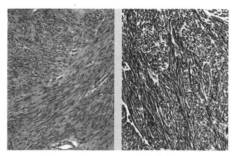

图 3-10　胃 GIST,梭形细胞型
A.HE;B.CD117

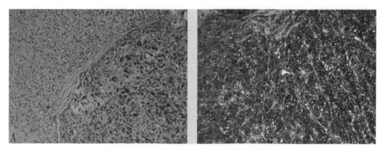

图 3-11　胃 GIST,上皮样细胞型
A.HE;B.CD117

2.分子病理

GIST 是由于 c-kit 基因突变或 PDGFRA 激活性突变而形成。由于 GIST 的形态和免疫组织化学均很复杂,所以判断良恶性较困难。AFIP 根据 1 784 例随诊结果将胃 GIST 分为以下预后组,见表 3-1。

表 3-1　AFIP 分类

预后组	大小(cm)	核分裂/50 HPF	随诊过程中肿瘤进展	
			胃 GIST	小肠 GIST
1	≤2	≤5	0	0
2	>2,≤5	≤5	1.9	4.3
3a	>5,≤10	≤5	3.6	24
3b	>10	≤5	12	52
4	≤2	>5	0	50
5	>2,≤5	>5	16	73
6a	>5,≤10	>5	55	85
6b	>10	>5	86	90

注:判断预后最好的指标是肿瘤大小及核分裂/50 HPF。

(二)胃平滑肌肿瘤

胃平滑肌肿瘤好发部位为胃窦。平滑肌肿瘤直径一般在 5 cm 以下。向腔内突起形成黏膜下肿块,或向浆膜外生长,或向腔内和浆膜外生长呈哑铃状。黏膜下肿块的表面黏膜光滑,中心常见一至数个溃疡。切面粉白色编织状。

光镜下与其他部位的平滑肌瘤同。平滑肌肉瘤体积较大,直径多在 5 cm 以上,大者可达 20 cm或更大。切面鱼肉状有出血坏死。分化差的平滑肌肉瘤很容易诊断,但分化好的平滑肌肉瘤与平滑肌瘤很难鉴别。区别良恶性核分裂数各家标准也不一样。一般认为消化道平滑肌肉瘤的诊断标准要比子宫平滑肌肉瘤低,即有少数核分裂(<3/10 HPF)和有轻度核异型性就应考虑为恶性。胃平滑肌肉瘤可腹腔广泛种植并经血行转移到肝和肺等脏器。

免疫组织化学:SMA(+),Desmin(+)。

(三)胃血管球瘤

胃血管球瘤罕见。常位于胃窦,直径 1~5 cm,平均 2 cm 左右。胃血管球瘤位于胃肌层内,可突入黏膜下层形成黏膜下肿块,表面黏膜光滑,亦可有溃疡形成。切面灰红色如胎盘组织。无包膜,由周围肥大玻璃样变的平滑肌形成假包膜,肌纤维由此进入肿瘤,将肿瘤分隔成为不完整的小叶。

光镜:瘤组织由大小一致的血管球细胞构成(图 3-12),其间有血管丰富的间质,间质可玻璃样变。网织纤维染色可见小簇(2~4 个)瘤细胞或单个瘤细胞周围有网织纤维包绕。

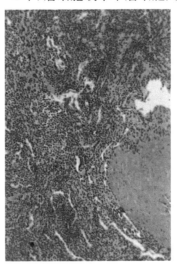

图 3-12　胃血管球瘤

(四)胃神经源肿瘤及其他罕见肿瘤

胃内可发生神经鞘瘤和神经纤维瘤。有时为全身神经纤维瘤病的一部分。肿瘤形态与其他部位的相同。神经鞘瘤和平滑肌瘤因二者都可有栅栏状排列,所以不易鉴别。通常神经鞘瘤有包膜而平滑肌瘤无包膜。用免疫组化很易鉴别:神经鞘瘤为 S-100 及 GFAP 阳性,而平滑肌瘤为 SMA 和 Desmin 阳性。

胃的其他间充质肿瘤尚有脂肪瘤、恶性纤维组织细胞瘤、炎性肌成纤维细胞瘤、滑膜肉瘤、血管外皮瘤、Kaposi 肉瘤、横纹肌肉瘤和腺泡状软组织肉瘤等。

六、胃淋巴瘤

25%~50%非霍奇金淋巴瘤发生于结外,其中胃肠道最多见。在亚洲、北美及欧洲国家,胃肠淋巴瘤占所有非霍奇金淋巴瘤的 4%~20%,中东达 25%。胃肠淋巴瘤中以胃窦最常见(50%~75%),其次为小肠(10%~30%)和大肠(5%~10%)。胃淋巴瘤中主要为黏膜相关淋巴组织淋巴瘤,其次为弥漫性大 B 细胞淋巴瘤(DLBCL)。

流行病学及实验室研究证明胃淋巴瘤的发生与幽门螺杆菌(Hp)密切相关。

(一)黏膜相关淋巴组织淋巴瘤(MALToma)

此瘤形态特点是弥漫小 B 细胞[边缘带细胞(故 MALToma 又称结外边缘带细胞淋巴瘤)],有滤泡形成以及瘤细胞侵犯上皮形成淋巴上皮性病变(图 3-13)。

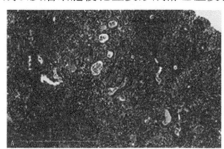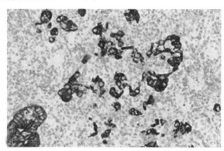

图 3-13 胃 MALToma
A.HE 低倍镜下形态;B.淋巴上皮病变 AE1/AE3

免疫组织化学:CD20、CD79α、Bcl-2 及 Ig-M 均阳性;CD5、CD10、CD23 均阴性,CD43+/-,CD11c+/-。

(二)弥漫性大 B 细胞淋巴瘤(DLBCL)

确定地应称为胃原发性弥漫性大 B 细胞淋巴瘤。原发于胃的 DLBCL 可原发或由 MALToma 转化而来。组织学与其他部位 DLBCL 同,但 30%～50%含 MALToma 成分。区别转化的 DL-BCL 和新生长的 DLBCL 没有临床意义。原发胃 DLBCL 由 ABC 或 GCB 发生。

免疫组织化学:CD19、CD20、CD22、CD79α 均阳性;而 CD10、Bcl-6 和 IRF4/muM$_1$ 表达率各家报道不同。

(三)套细胞淋巴瘤

除肠道多发性息肉状的套细胞淋巴瘤外,胃的套细胞淋巴瘤少见。免疫组织化学:Cyclin-D1阳性。

(四)其他

胃还可以发生其他淋巴瘤,如 T 细胞白血病/淋巴瘤、Burkitt 淋巴瘤、霍奇金淋巴瘤等。

七、转移瘤

胃的转移瘤多数来自乳腺癌和黑色素瘤,但其他恶性肿瘤亦可转移至胃。

(龙欣欣)

第三节 小 肠 肿 瘤

小肠各种类型的肿瘤均少见。小肠肿瘤约占消化道肿瘤的 10%,而其中 60%为良性,消化道良性肿瘤中 25%发生在小肠,而恶性肿瘤仅 5%发生在小肠。

一、腺瘤和息肉

小肠的腺瘤和息肉均少见。

(一)十二指肠腺腺瘤

此瘤罕见。好发于十二指肠第一和第二段交界处的十二指肠后壁。单发,呈息肉状,有蒂。大小不等,直径为 0.5～6 cm。

光镜下,为大量增生而分化成熟的 Brunner 腺,其间间以平滑肌纤维,使腺瘤呈小叶状结构。腺上皮无异型性。Brunner 腺腺瘤男性多见。各种年龄都能发生,可引起黑便或十二指肠梗阻。

(二)炎性纤维样息肉

息肉直径为 2～13 cm,平均 4.4 cm,广基,灰色或蓝色。表面黏膜常有溃疡形成,镜下形态与胃内相应息肉相同。常引起肠套叠。

(三)Peutz-Jeghers 息肉(P-J 息肉)

Peutz-Jeghers 综合征包括三个部分:①胃肠道 P-J 息肉。②常染色体显性遗传。③皮肤黏膜黑色素沉着。P-J 综合征又称皮肤黏膜黑斑息肉病(图 3-14)。男女发病率相等,多见于儿童和青少年。临床特点是唇和口腔黏膜有过多黑色素沉着,有时手指、足趾皮肤也有黑色素沉着。息肉最多见于小肠,特别是空肠,其次为胃和大肠。多数患者的息肉为多发性,但少数亦可仅有一个息肉,息肉直径从数毫米到 5 cm,小者无蒂,大者有蒂。外形如大肠腺瘤。

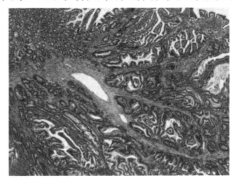

图 3-14　小肠 P-J 息肉镜下 HE 形态

光镜下可见由黏膜肌层的肌纤维增生形成树枝样结构,其上被覆其所在部位消化道正常黏膜上皮、腺体和固有膜。黏膜与平滑肌核心保持正常的黏膜与黏膜肌层的关系。所以一般认为P-J 息肉是一种错构瘤,但有少数报道 P-J 息肉发生癌变并转移至局部淋巴结。P-J 息肉可合并消化道其他部位的癌、卵巢环管状性索肿瘤、宫颈高分化腺癌(恶性腺瘤)、卵巢黏液性肿瘤和乳腺癌等。

(四)腺瘤

小肠腺瘤可单发或多发,十二指肠和空肠较回肠多见,形态与大肠腺瘤同(详见大肠和肛门节)。腺瘤的癌变率与腺瘤大小、类型和上皮异型增生的程度有关。大腺瘤、绒毛状腺瘤和伴重度异型增生者易癌变,十二指肠和壶腹区腺瘤易癌变,特别是壶腹区绒毛状腺瘤的癌变率可高达 86%。

二、小肠癌

小肠癌的发病率在消化道癌中不足 1%,为什么小肠癌的发病率如此低,原因不清楚。小肠

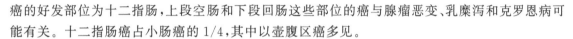

癌的好发部位为十二指肠,上段空肠和下段回肠这些部位的癌与腺瘤恶变、乳糜泻和克罗恩病可能有关。十二指肠癌占小肠癌的1/4,其中以壶腹区癌多见。

大体:小肠癌常长成环形引起肠腔狭窄,少数可长成乳头、息肉或结节状。组织学类型绝大多数为不同分化程度的腺癌。其他少见类型有小细胞癌与腺癌混合型和分化不良型癌(肉瘤样癌)。除转移至淋巴结外可种植至腹膜。5年存活率约20%。

免疫组化:小肠癌50%CK7(+),40%CK20(+)。

三、神经内分泌肿瘤

(一)空肠回肠主要 NETG1

类癌,分泌5-HT,多见于老年人,年龄高峰60～70岁。好发部位为回肠下段,70%回肠,11%空肠,3%发生在梅克尔憩室亦能发生类癌。肿瘤多数为单发,偶尔可多发。生长缓慢,确诊时常常已转移至局部淋巴结和肝。肿瘤所分泌的5-HT(5-羟色胺)的作用常在发生肝转移后才充分表现出来,可能是因为肿瘤长至足够大能分泌相当浓度的5-羟色胺时才能引起临床症状,所以类癌综合征被视作长期亚临床病程的终末表现。

NETG1(类癌)体积一般较小,13%<1 cm,47%<2 cm。25%～30%为多发,位于黏膜深部或黏膜下层向肠壁深部生长;或形成有蒂息肉突向肠腔,表面黏膜坏死而形成溃疡。如局部淋巴结已发生转移,则转移灶常较原发灶大。肿瘤质实,经甲醛固定后常呈亮黄色,而手术时原发瘤和继发瘤均为白色。

1.光镜

典型的NETG1(类癌)为大小一致的多角形细胞或柱状细胞,细胞排列成实性巢或条索,亦可呈管状或腺泡样。细胞巢边缘的细胞为柱状,呈栅栏状排列,形如基底细胞癌。HE染色切片有时可见胞质中红色颗粒。银反应为亲银性,银颗粒位于核下部与基膜之间。瘤细胞可浸润神经鞘或侵犯淋巴管和血管。肿瘤周围常可见肥大的平滑肌纤维,如瘤组织不及时固定可使5-羟色胺氧化或弥散到细胞外,这样使银反应呈阴性。间质纤维组织增生。判断恶性(NEC)主要是肿瘤侵入肌层和/或有转移,常见为淋巴结及肝转移。

2.免疫组化

除一般神经内分泌细胞标记如 chro-mogranin A、CDX2、synaptophysin 等阳性外,可分泌5-羟色胺和多种肽类激素。

3.电镜

神经分泌颗粒核心电子密度高,形态不规则,大小不一,直径约300 nm。

4.临床症状

主要在 NET 发生转移后出现症状,所谓"类癌综合征",表现为哮喘样发作、四肢抽搐、休克、右心功能不全等。颜面潮红很像绝经后的面部潮红。这种潮红特别鲜艳,其诱因常为感情冲动、进食、饮热的饮料或饮酒。一旦潮红持续长时间后受累处皮肤发生永久性改变即毛细血管持续性扩张,局部发绀和明显的血管扩张,继之玫瑰疹样改变,最后呈糙皮病样。颜面潮红的机制尚不清楚。心脏病变主要累及肺动脉瓣和三尖瓣,瓣膜狭窄或闭锁不全。常常是肺动脉瓣狭窄而三尖瓣闭锁不全,瓣叶的纤维化导致像愈合的风湿性心内膜样改变。右心房心内膜可有纤维化或弹力纤维增生斑,右心室病变较轻。心内膜病变早期为局灶性黏多糖减少和散在肥大细胞、淋巴细胞、浆细胞浸润,后期纤维组织增生。个别病例亦可累及左心。

(二)十二指肠类癌(NET)

好发部位依次为十二指肠第二段,第一段、第三段。年龄 22～84 岁,平均 55 岁。男女发病率差别不大。十二指肠类癌(NET)是很特殊的一种类癌,常合并 von Recklinghausen 病、Zollinger-Ellison 综合征和多发性内分泌肿瘤(MEN)。肿瘤大体形态与空肠回肠类癌相似,但肿瘤为灰白色而不是亮黄色,而且肿瘤体积较小(<2 cm),13%为多发性。

1.光镜

瘤细胞主要排列成花带状或腺样。银反应大多数为嗜银性。于壶腹区的类癌常有砂粒体形成。

2.免疫组化

除一般神经内分泌细胞标记阳性外可分泌多种肽类激素如生长抑素、胃泌素、降钙素、胰多肽和胰岛素等。

3.电镜

分泌颗粒根据所分泌的激素而异。

十二指肠和壶腹底部还可发生杯状细胞类癌(腺类癌)和小细胞神经内分泌癌。杯状细胞类癌又称腺类癌或黏液类癌,其形态特点是散在成簇的杯状细胞内夹杂有内分泌细胞,常常呈嗜银反应阳性。

(三)其他神经内分泌肿瘤

小肠还可发生引起临床 Zollinger-Ellison 综合征的胃泌素瘤,分泌 Somatostatin 的生长抑素瘤,分泌 VIP 的 VIP 瘤和分泌胰高血糖素的高血糖素瘤,甚至罕见的胰岛素瘤。肿瘤为灰白色而不是亮黄色,形态与上述类癌相似,根据临床症状和免疫组织化学可确定其性质。

转移和扩散:神经内分泌肿瘤很难从形态判断其良恶性,主要依靠有无转移来决定。恶性类癌可经腹膜扩散到腹腔。经血行转移到肝,偶尔可转移至肺、皮肤和骨等。Finn 等报道一例回肠类癌转移至卵巢腺癌。

(四)神经节细胞性副神经节瘤

其亦称副神经节神经瘤,此瘤多见于十二指肠第二段(壶腹的近端),偶尔见于空肠或回肠,瘤体小、有蒂。位于黏膜下,表面黏膜可破溃出血。

1.光镜

像类癌样的瘤细胞排列成巢或小梁,其中有散在的神经节细胞和梭形的 Schwann 细胞和/或支持细胞。间质可含淀粉样物质。

2.免疫组化

类癌样瘤细胞为胰多肽和/或生长抑素阳性,神经节细胞为 NSE 或其他神经标记阳性,Schwann 细胞和支持细胞为 S-100 阳性,此瘤为良性。

四、小肠间充质肿瘤

(一)GIST

十二指肠及小肠 GIST 主要发生于成人,临床表现与胃 GIST 相似,但急性并发症常见,为肠梗阻、肿瘤破裂。小肠 GIST 的恶性率 35%～40%,二倍于胃 GIST,而且腹腔内扩散亦较胃GIST 多见。

小肠 GIST 可呈小的肠壁内结节到巨大肿瘤,主要部分向壁外突出形成有蒂或哑铃状肿物。

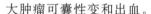

大肿瘤可囊性变和出血。

镜下多见的为梭形细胞,低危性肿瘤常含细胞外朊元球,即所谓的"skenoid tubes",核异型性少见,核分裂象低。上皮型 GIST 常合并高核分裂,反映其高危性质。

1.IHC

CD117 即 Dog-1 几乎总是阳性,部分肿瘤可呈现 SMA 和/或 S-100 阳性,但 CD34 阳性率低。

2.分子病理

小肠 GIST 的 kit 激活性突变是其特点,像胃 GIST 那样,缺失可见,但插入罕见。Kit 外显子 9 中 Ay502-503 重复,是小肠 GIST 独有。

与预后密切相关的因素是肿瘤的大小和核分裂数(per 50 HPF)。

(二)平滑肌瘤

小肠平滑肌瘤和平滑肌肉瘤不如胃和直肠多见。三段小肠平滑肌瘤的分布:十二指肠10%,空肠37%,回肠53%。起初是壁内肿瘤,以后突向肠腔。表面黏膜光滑,中心有溃疡,可引起便血。镜下形态与胃平滑肌瘤同。

(三)透明细胞肉瘤

多见于小肠,亦可发生于胃及结肠。青年人多见。肿瘤形成壁内肿物(2~5 cm 或更大),表面可有溃疡。常转移至淋巴结及肝。镜下为成片圆形至轻度梭形胞质透明细胞,可有破骨细胞样多核巨细胞。

IHC:S-100(+),HMB45 和 Melan-A 均阴性。

(四)其他肉瘤

有血管肉瘤、炎性肌成纤维细胞瘤、纤维瘤病。

五、小肠淋巴瘤

(一)B 细胞淋巴瘤

小肠 B 细胞淋巴瘤较胃 B 细胞淋巴瘤为少见。其中最常见的是弥漫大 B 细胞淋巴瘤(DL-BCL)及 MALToma,其次为免疫增生性小肠病(immunopro-liferative small intestinal disease,IPSID)、滤泡性淋巴瘤、套细胞淋巴瘤和 Burkitt 淋巴瘤。临床表现取决于淋巴瘤类型,如 indolent 淋巴瘤仅有腹痛、消瘦和肠梗阻,而恶性度高的淋巴瘤为 Burkitt 淋巴瘤,可出现腹腔巨大肿块伴肠穿孔。IPSID 常表现为腹痛、慢性严重的间歇性腹泻、消瘦,腹泻常为脂肪泻和蛋白丢失性肠病,直肠出血少见。Bur-kitt 淋巴瘤常见于末端回肠或回盲部而导致肠套叠。

病理:DLBCL、FL、Burkitt 病理形态与相应的结内淋巴瘤相同,小肠 MALToma 与胃 MALToma 相同,但淋巴上皮病变不如胃 MALToma 明显。

免疫增生性小肠病(IPSID)是小肠独有的 MALToma,主要发生于中东和地中海区域。IPSID 包括重链病(aH-CD),IPSID/aHCD 是小肠 MALToma 的同义词。此瘤中有大量浆细胞分化,IPSID 可分为3期:Stage A,淋巴浆细胞浸润限于黏膜及肠系膜淋巴结,此期对抗生素治疗有效;Stage B,黏膜结节状浸润,并可至黏膜肌层以下,细胞有轻度异型性,此期抗生素已无效;Stage C,有大的肿块形成,瘤细胞转化成 DLBCL,有许多免疫母细胞和浆母细胞,细胞异型性明显,核分裂增加。

免疫组化显示 α 重链而无轻链合成,分泌 IgA 型,小淋巴细胞表达 CD19、LCD20 和 CD138。

套细胞淋巴瘤胃肠道套细胞淋巴瘤常表现为多发性息肉，称为多发性淋巴瘤样息肉（MLP），息肉大小 0.5～2 cm（图 3-15）。免疫组化 Cyclin-D（＋）、CD20（＋）、CD19（＋）。

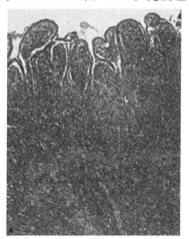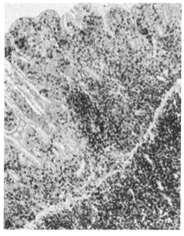

图 3-15　小肠 B 细胞淋巴瘤

A.HE；B.CD20

其他 B 细胞淋巴瘤为小淋巴细胞淋巴瘤、淋巴浆细胞淋巴瘤等，也可发生于小肠。

（二）T 细胞淋巴瘤

来自上皮内 T 淋巴细胞，分两型：①肠病相关 T 细胞淋巴瘤（enteropathy-type intestinal T cell lymphoma，EATL）；②CD_{56}＋（$NCAM_1$）肠 T 细胞淋巴瘤。

1.肠病相关性小肠 T 细胞淋巴瘤

亦称 I 型 EATL，占小肠 T 细胞淋巴瘤的 80％～90％，肠病主要指乳糜泻，因此多见于北欧，东方极少见。好发部位为空肠及近段回肠、十二指肠、胃、结肠，GI 以外部位亦可发生，但极罕见。临床主要症状为乳糜泻，可出现急腹症症状伴肠穿孔或肠梗阻，或仅显肠溃疡（溃疡性空肠炎）。

（1）病理：病变肠显多发性累及，多发溃疡或黏膜肿物，可呈大的外生性肿瘤，多灶性病变之间的肠黏膜可正常或皱襞增厚。瘤细胞形态变异大，大多病变为中至大转化的淋巴样细胞，其次为异型性明显，并有多核瘤巨细胞。像分化不良大细胞淋巴瘤，瘤组织中有多量炎细胞，为组织细胞、嗜酸性粒细胞。部分肠腺（隐窝）上皮内有瘤细胞浸润（图 3-16）。

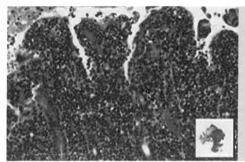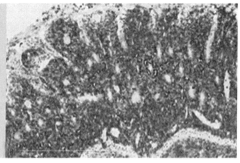

图 3-16　小肠 T 细胞淋巴瘤

A.HE；B.CD3

（2）IHC：CD56（－）为此型淋巴瘤特点，CD3、CD7、CD103、TIA1、Granzyme B、perforin 均可

阳性,部分肿瘤 CD30 阳性。

2.单型性 $CD56^{+}$($NCAM_1$)小肠细胞淋巴瘤

亦称Ⅱ型 EATL,占小肠淋巴瘤 10%～20%,合并乳糜泻者少,病因不清。病变部位与Ⅰ型同,但可累及下段 GI,至回盲部甚至结肠。

(1)病理:由小至中圆形和形态单一的瘤细胞构成,弥漫浸润小肠隐窝(肠腺)上皮和肠全壁,部分近肠型可显绒毛萎缩和隐窝增生伴上皮内淋巴细胞浸润。

(2)IHC:CD56(＋)为此型特点,CD3、CD8、TCRαβ 均阳性,但 EBV(－),有别于鼻型 NK/T 细胞淋巴瘤。

小肠 T 细胞淋巴瘤预后均差,由于肠穿孔、腹膜炎以及早期出现肺转移。

六、转移瘤

主要来自黑色素瘤、肺癌、乳腺癌和绒癌等。

(尹义强)

第 四 章

肿瘤的介入治疗

第一节 经导管血管栓塞术

经导管血管栓塞术(transcatheter arterial embolization,TAE)是介入放射学的基本技术之一,是指在 X 线电视透视下经导管向靶血管内注入或送入某种栓塞物质,使之闭塞,从而达到预期治疗目的的一项技术,急诊介入主要用于治疗血管性出血及肿瘤、实体器官的破裂出血。TAE 在介入放射学中的作用与结扎术和切除术在外科学中的角色类似。因本术具有微创性、全程影像引导和选择性靶血管插管技术而使得栓塞的准确性和可控性大大提高,成为一项崭新的革命性的临床治疗方法。

Lussenhop 等在 20 世纪 60 年代试用冻干牛心包碎片经导管注入脊髓动脉,治疗无法手术的脊髓 AVM,此后 TAE 逐步在临床推广应用。20 世纪 70 年代至 20 世纪 80 年代初,分别出现 TAE 用于治疗胃十二指肠和鼻出血,治疗以肾癌为代表的恶性肿瘤和以脑膜瘤为代表的富血性良性肿瘤以及脾功能亢进、脑动脉瘤和 AVM 等。其间多种栓塞物质被研究开发,经受考验的常用的有吸收性明胶海绵、聚乙烯醇、组织黏合剂、弹簧钢圈、可脱离球囊、无水乙醇等,这为 TAE 技术的发展奠定了基础。特别是电解可脱性铂金圈、可脱性钢圈和房间隔封堵器的应用,使 TAE 在栓塞动脉瘤、巨大的异常血管通道(如动静脉瘘、动脉导管未闭、房间隔缺损)等方面的安全性、准确性和疗效显著提高。

一、治疗机制

栓塞物质经导管注入靶血管内,使血管发生栓塞,进而对靶血管、靶器官和局部血流动力学造成不同程度的影响:阻塞或破坏异常血管床、腔隙和通道使血流动力学恢复正常;阻塞血管使之远端压力下降或直接从血管内封堵破裂的血管以利于止血;使肿瘤或靶器官造成缺血坏死。

(一)对靶血管的影响

栓塞的目标血管称为靶血管,它通常包括主干、小动脉和末梢三大部分。栓塞物质可分别使毛细血管床、小动脉和主干,或三者同时被栓塞。栓塞物质对靶血管的影响与其性质有关。一般同体栓塞剂进入靶血管后,在与其直径相同的血管内停留下来,形成机械性栓塞,在此基础上栓子周围及被栓血管的远端和近端常可并发血栓形成,造成局部血流中断。一般固体栓子对血管壁的结构不产生破坏。栓塞后早期镜下观察血管壁的内皮、肌层和外层保持完整。栓子周围可见异物反应。随着时间的延长,部分可吸收的栓塞剂被吸收后,可观察到血管的机化和血管的再通。未再通者血管萎缩变细,结构模糊,甚至消失,局部纤维化,血管永久性闭塞。液体栓塞剂如无水乙醇,多通过化学破坏作用损伤血管内皮,并使血液有形成分凝固破坏成泥状,从而淤塞毛细血管床,并引起小动脉继发血栓形成。栓塞后早期镜下即可见小动脉及毛细血管广泛血栓形成,血管内皮细胞肿胀、脱落。栓塞后一个月左右,镜下可见血栓机化,较少有再通现象,血管结构破坏,甚至仅轮廓残存。

栓塞后血管是否再通的影响因素很多,主要有:①栓塞物质是否可被吸收。不能被吸收的固体栓塞物质,如医用胶类、不锈钢圈、PVA颗粒等,造成的局部血管栓塞多不再通。可被吸收的栓塞物质如自体血凝块、吸收性明胶海绵等,则较易再通。但靶血管被可吸收物质长段充填,再通亦十分困难。②能对靶血管造成严重伤害的栓塞剂如无水乙醇等,栓塞后血管较难再通。即使部分再通,血管亦明显变细。③栓塞的靶血管为终末血管,缺乏侧支循环,栓塞后不易再通,反之易再通。④靶器官栓塞后大部坏死,则血管难再通,少或无坏死者多可再通。

(二)对靶器官的影响

被栓塞血管的供应器官、肿瘤或血管本身统称为靶器官。栓塞靶器官供血动脉的直接后果是造成局部不同程度缺血,进而根据不同靶器官对缺血的耐受性和不同栓塞程度以及栓塞方式而产生不同的影响。①重度缺血坏死,栓塞使大部分组织器官缺血坏死,并伴随功能丧失和随后的萎缩吸收或液化坏死。多发生在缺少侧支血供的器官如肾、脾。使用液态栓塞物质易造成大范围坏死,因其作用强烈通常可造成大范围的靶血管栓塞,侧支循环不易建立。②中度缺血坏死,靶器官部分缺血坏死,通常发生在栓塞程度较轻、小动脉栓塞或靶器官存在较丰富的侧支循环等情况下,可伴有器官功能的部分丧失,如脑动脉栓塞。部分性脾、肾动脉栓塞。使用微粒和液态栓塞物质作某动脉分支的栓塞,亦可造成局部坏死,而同样情况下使用其他较大颗粒栓塞物质则不造成坏死。③轻度缺血坏死,靶器官缺血,但不产生坏死,且缺血可通过侧支循环血供代偿而恢复。因此,对器官的功能影响为一过性,多无严重的后遗症。此影响多产生存有丰富血供的器官,如胃、十二指肠、头面部和盆腔;双重血供的器官如肝脏、肺脏;用较大的栓塞物栓塞动脉主干,如脾动脉主干栓塞。

(三)栓塞水平和栓塞程度

栓塞水平是指栓塞剂到达或闭塞血管的位置,可分为毛细血管、小动脉、动脉主干和广泛水平栓塞几种(图4-1)。毛细血管水平栓塞常使靶器官产生严重坏死。小动脉栓塞,栓塞后侧支循环较易建立,除靶器官缺乏侧支血供的情况外,多不造成靶器官的严重坏死。主干栓塞后其分支血压迅速下降,侧支循环极易建立,除心、脑对缺血、缺氧极为敏感的器官外,极少造成靶器官坏死。广泛水平血管栓塞是指以上三者均被同时或相继栓塞,可产生严重的靶器官坏死。

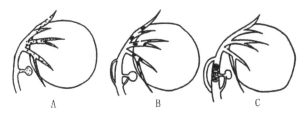

图 4-1　不同水平的栓塞

A.毛细血管;B.小动脉;C.动脉主干

栓塞程度是指靶血管和/或所属分支闭塞的比例,或可理解为栓塞后靶血管血流减少的程度,可造成相应程度的靶器官坏死。如一个靶器官有数条供应的动脉,仅栓塞50%以下的供血动脉可称为部分栓塞,50%～90%的栓塞称为大部栓塞,90%以上的栓塞可称为完全性栓塞。栓塞程度越高,靶器官坏死的范围越大。

(四)对局部血流动力学的影响

血管一旦被栓塞,局部血流动力学会发生改变,从而实现栓塞的治疗作用。

(1)局部血供中断或明显减少,潜在的侧支通路开放对靶器官供血。此情况常出现于动脉主干及小动脉水平的栓塞,由于远端的毛细血管床尚未严重受累,且呈低压状态,侧支循环易于建立。若对毛细血管床进行完全性栓塞,则侧支循环不易建立。

(2)栓塞后血液发生重分布,对于双重血供的器官如头面部、胃十二指肠、盆腔等,对其一支或一侧动脉主干的栓塞,很快可由另一支或对侧动脉代偿供血。虽然血供不一定能恢复到先前的状态,但在一般情况下不致产生缺血症状,且随着时间的延长,局部供血量可恢复至接近栓塞前水平。

(3)恰当的栓塞可使异常循环所致的盗血、分流、涡流等得到纠正或解除,如治疗各种动静脉畸形、动静脉瘘、动脉瘤和静脉曲张等。

(4)栓塞术通过直接用栓塞物质堵塞破裂的血管,或将出血动脉近端栓塞,使之压力下降并继发局部血管痉挛性收缩或继发性血栓形成而达到止血的目的。

二、使用器材及操作方法

(一)器材

用于栓塞术的器材主要为常用的导管和导丝,在此仅介绍较新的特殊器材。

1.导管

除普通导管外,现常采用超滑导管,其外层涂有亲水膜,遇水十分光滑,易于随导丝跟进靶血管。再就是应用微导管,一般外径为2.8～3 F,配有0.025 in的微导丝,可由内径0.038 in的导管送入,用于超选择插入迂曲的或细小的靶动脉。

2.导丝

为了超选择性插管,目前超滑导丝和超硬导丝亦较常用,前者主要用于进入迂曲的血管,同时可减少血管损伤。超硬导丝可起到良好的支撑力,可引导导管进入成角较大的血管。

(二)操作技术

血管栓塞的操作技术并不十分复杂,正确合理的操作有赖于对血管影像和血流动力学改变的正确诊断。准确的靶血管插管、选择适当的栓塞物质、把握栓塞剂的释放方法、随时监测栓塞程度和控制栓塞范围。所以,对术者的综合知识、手眼协调能力、操作的灵巧性、对器材的感知和临床经验等有相当高的要求。

栓塞术前的血管造影检查是十分必要的,是栓塞的基础。没有清晰的血管造影图像和对其正确的认识,栓塞术即是盲目的。

血管造影的目的:①明确病变的诊断,即使已有其他影像学甚至病理学资料,亦应对病变从血管造影诊断方面加以研究。主要包括病变部位和性质的确定,了解血管本身的解剖位置和变异情况。②明确靶动脉的血流动力学改变,主要包括血管的走行、直径、动静脉显影的时间和顺序、血流速度、侧支循环,以及病变的显影程度和造影剂排空时间等。术后造影则是对栓塞程度和范围评估的重要手段。

选择或超选择性靶血管插管水平可影响栓塞术的疗效和并发症的发生率,原则上要求导管应插入欲被栓塞的血管,而尽量避开非靶血管。对于走行迂曲、复杂的靶血管超选择性插管往往很困难,可采用改变插管入路,选用不同形状的超滑导管和超滑、超硬导丝,甚至微导管等,提高超选择性插管的成功率。

栓塞物质的选择是栓塞术的重要一环。选择适当的栓塞物质可提高疗效,减少并发症。

选择的原则:①根据靶血管的直径选择适当大小的栓塞物质。②根据治疗目的选择作用不同性质的栓塞物质,如肿瘤的姑息性治疗选用携带化疗药物的微囊、碘油、吸收性明胶海绵等,AVM、动静脉瘘和动脉瘤等的根治性治疗,则选用永久性栓塞物质。出血或肿瘤术前栓塞则可选用中短期栓塞物质。

栓塞物质经导管注入靶血管的过程是完成栓塞术的关键步骤,栓塞过程中术者需始终注视动态影像,手眼动作协调,以控制栓塞剂的准确释放。

常用释放栓塞剂的方法:①低压流控法,即导管插入靶血管但并不阻断其血流,以低压注入栓塞物质,由血流将栓塞剂带到血管远端而形成栓塞的方法。常用于颗粒性和液态栓塞物质的释放。其技术关键是在透视监视下低压注入栓塞物质,边注射边观察造影剂流速和流向。一旦流速减慢或明显减慢即意味着靶动脉前端部分或大部分栓塞,造影物质停滞或反流时证实前方血管已近全部堵塞。②阻控法,即以导管端部嵌入靶血管或以球囊导管阻断其血流,然后再注入栓塞物质的方法。多用于液态栓塞物质的释放,有助于减少血流对液态栓塞物质的稀释,亦防止其反流,本技术并不常用。③定位法,即导管准确插入靶动脉的欲被栓塞的部位,然后送出栓塞物质,完成局部栓塞。常用于大型栓塞物质的释放。技术关键是定位准确,选用栓塞物质较被栓血管直径稍大或与动脉瘤腔大小相近。透视下将栓塞物质经导管送入被栓塞的部位,经注入造影剂证实位置正确,方可释放栓塞物质。

(三)栓塞程度的监测和控制

根据病情选择所需的栓塞程度,以取得较好疗效,且对减轻不良反应和并发症也十分重要的。栓塞不足则疗效欠佳,过度栓塞可造成严重并发症。目前对术中栓塞程度和范围的监测,仍主要依靠术者的经验,缺乏实时量化监测的有效手段。术者根据注入造影物质显示靶血管的血流速度判断栓塞程度。一般认为可见流速变慢时栓塞程度达 30%～50%,明显减慢时达 60%～90%,造影剂呈蠕动样前进或停滞则栓塞程度达 90%以上。此种监测方法易受术者经验和血管痉挛等因素影响。分次少量注入造影剂并不断造影复查了解栓塞程度是较好的控制方法。术者必须有一个十分明确的概念,即栓塞剂一旦进入血管是难以取出的,所以宁可注入偏少再追加,而不可过量。

三、临床应用

(一)适应证

(1)止血:特别是动脉性出血,如外伤性盆腔和内脏出血、泌尿系统出血、消化道出血、产科大出血、严重鼻出血和颌面部出血、大咯血、手术后所发生的内出血等(图 4-2)。静脉性出血,主要为保守治疗无效的食管静脉曲张出血,可通过经皮肝穿门脉插管入曲张的胃冠状静脉栓塞止血(图 4-3)。

(2)异常血流动力学的纠正或恢复,如 AVM、动静脉瘘、静脉曲张、动脉瘤。

（3）治疗肿瘤，原则上富血管性实体瘤有明确的供血动脉并可插管到位者，均可通过栓塞其供血动脉，使肿瘤缺血坏死，达到缩小肿瘤体积，减轻或消除由其引起的症状，改善患者生存质量和延长生存期。或减少术中出血、获得二期手术切除机会。某些肿瘤可通过栓塞得以根治（图 4-4）。

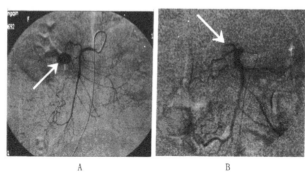

A   B

图 4-2   消化道大出血栓塞治疗

A.肠系膜上动脉造影示胰十二指肠下动脉出血（箭头所示）；B.栓塞后造影示造影剂不再溢出（箭头所示）

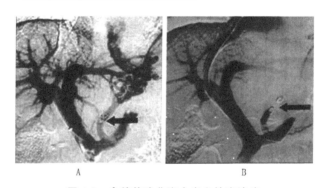

A   B

图 4-3   食管静脉曲张大出血栓塞治疗

A.TIPPS 术中造影显示胃冠状静脉及其增粗扩张；B.弹簧圈栓塞后造影显示冠状静脉主干阻塞，其分支消失（箭头所示），消化道出血得以控制

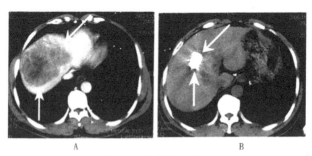

A   B

图 4-4   肿瘤栓塞治疗

A.肝右叶实性行肿块，临床诊断为原发性肝癌（箭头所示）；

B.多次 TACE 治疗后肿瘤明显固缩，患者存活近 4 年（箭头所示）

（4）内科性器官切除，如脾功能亢进和巨脾、异位妊娠的栓塞治疗。

（二）禁忌证

（1）难以恢复的肝、肾衰竭和恶病质患者。

（2）导管未能深入靶动脉，在栓塞过程中随时有退出的可能。

（3）导管端部前方有重要的非靶血管不能避开，可能发生严重并发症者。

（赵琳琳）

第二节 经导管药物灌注术

经导管药物灌注术是通过导管经血管注入各种不同的药物到病变组织或器官，以达到疗效高而不良反应轻的治疗效果，通常是指动脉内药物灌注术（trans-arterial infusion，TAI），小部分局部病变如肝转移瘤和静脉血栓等，亦可局部静脉给药。该技术具有操作简单、可重复性强、适应证广、插管位置准确、安全、并发症少和疗效高等优点，是血管内介入治疗应用最广泛的技术之一。

一、理论依据

药物的疗效除主要与其自身的药理作用和病变对其的敏感性有关外，病变区的药物浓度（相对于外周血浆药物浓度而言）和药物在一定的浓度下与病变的接触时间等因素也产生重要影响。而药物不良反应与其用量的外周血浆浓度成正比。TAI经皮穿刺，动脉内插管至靶动脉给药，能使靶器官药物浓度提高和延长药物与病变接触时间，外周血浆药物浓度降低，药物效价可提高2～22倍，疗效提高4～10倍。

二、器械

（一）常规器械

常规器械与动脉栓塞术所用相同，主要有穿刺针、导丝、导管。

（二）特殊器械

灌注导丝、灌注导管（图4-5）、球囊阻塞导管（图4-6）、同轴导管、全置入式导管药盒系统（Port-Catheter system，PCS）等。

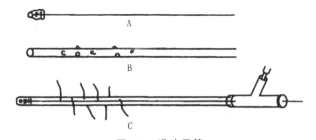

图4-5 灌注导管

A.为大头细身导丝；B.多侧孔灌注导管；C.插入导丝阻塞导管头，经"Y"形阀门注药，药液均匀喷出

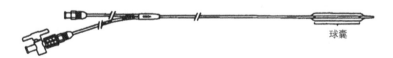

图4-6 球囊导管

53

三、灌注方法

常规采用 Seldinger 技术插管,将导管选择性插入靶动脉后先行血管造影,以了解病变的性质、大小、范围和血供等情况,然后即可行治疗或在超选择插管后再行治疗。主要方式有以下几种。

(一)一次性冲击法

一次性冲击法是指在较短时间内(通常为 30 分钟至数小时)将大剂量药物注入靶动脉,然后拔管结束治疗的方法。适用于恶性肿瘤的化疗、溶栓治疗等。其优点为操作迅速、简单、并发症少、护理简单,但因药物与病变接触时间较短及不能重复给药,疗效可受影响。

(二)球囊导管注射法

球囊导管注射法是将专用的球囊阻塞导管插入靶动脉,然后用稀释的造影剂膨胀球囊使其阻断动脉血流,再行化疗药物灌注的方法。该技术能进一步提高病变区药物浓度和延长药物停滞时间,减少正常组织的药物接受量。主要用于肝、肾、盆腔和四肢恶性肿瘤的治疗。

(三)连续注入法

用常规导管留置于靶动脉内,持续注入药物,一般导管保留 1 周,优点为疗效好,缺点为置管部位易感染。适用于肿瘤的姑息性治疗、胃肠道出血和溶栓治疗等。

(四)全置入式导管药盒系统(图 4-7)

以股动脉或锁骨下动脉为插管途径,将导管插入靶动脉后与植入皮下的药盒相连。治疗时穿刺药盒进行持续或间断性药物注射。优点为不必每次治疗时均作动脉插管,患者行动方便,治疗可在门诊进行。

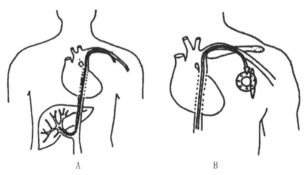

图 4-7　PCS 插入

A.经锁骨下动脉超选择至肝右动脉留置管;B.留置管与药盒连接

四、临床应用

(一)化学药物灌注治疗

化学药物灌注治疗指经导管在肿瘤滋养动脉内注入化疗药物,使肿瘤局部化疗药物浓度增高,而外周血浆最大药物浓度降低,相比全身性化疗的生存期明显延长,患者生存质量得到显著提高,全身不良反应减少。

1.常用药物

常用药物主要有化疗药物、生物制剂和辅助药物等,化疗药物为基本药物,常用的有:①细胞周期非特异性药物,如丝裂霉素、卡铂、顺铂或表柔比星等,作用特点是呈剂量依赖性,治疗效果与剂量成正比。使用时应一次性大剂量给药。②细胞周期特异性药物,如氟尿嘧啶等,其作用特点是给药时机依赖性,当药物达到一定剂量时,治疗效果不再增加。

2.药物用法

通常根据癌肿的病理性质和对抗癌药物的敏感程度联合应 2～4 种药物同时给药或交替使用。动脉灌注可数十倍增加肿瘤局部的药物浓度,并延长肿瘤细胞与高浓度药物的接触时间,减轻药物全身毒副反应。

3.适应证与禁忌证

适应于动脉导管能抵达的实体肿瘤,目前已经在临床中应用于全身各种组织来源的恶性肿瘤姑息性治疗、术前辅助化疗及各种恶性肿瘤切除术后复发的预防性化疗。包括头颈部恶性肿瘤,肝癌、肺癌、消化道肿瘤等胸腹部恶性肿瘤,盆腔肿瘤,骨科及软组织恶性肿瘤以及全身各种转移性肿瘤(图 4-8,图 4-9)。无绝对禁忌证,原则上只要患者能耐受。

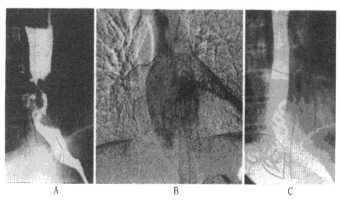

图 4-8　食管癌

A.钡透胸下段食管癌,溃疡型;B.食管固有动脉供血肿瘤,
可见有明显肿瘤血管和肿瘤染色;C.治疗后复查钡剂造影,
见肿瘤基本消失,管壁光整,食管腔扩张良好

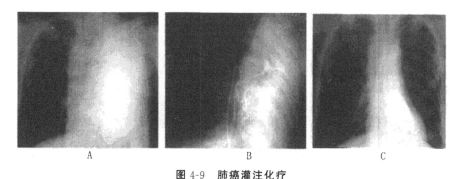

图 4-9　肺癌灌注化疗

A.肺癌伴左肺不张;B.支气管动脉灌注治疗;C.复查肺组织复张

4.常见并发症

在长期化疗灌注的靶动脉可发生血管狭窄及闭塞;在行支气管动脉、脊髓动脉、脑动脉化疗灌注时可发生神经损伤如截瘫、失明、偏瘫;消化道反应如恶心、呕吐、腹泻、腹胀及食欲缺乏;骨髓抑制;肝、肾、心脏受损等。

(二)溶栓

选择性插管至局部血栓形成的血管内,持续灌注溶栓药物,已成为治疗血栓栓塞性疾病的常用方法。

1.优点

与静脉内溶栓治疗相比有效率高、用药量小、溶通时间短、并发症少,且可随时造影复查了解血管再通和器官再灌注的程度,在确定溶栓治疗无效时可借溶栓通道采用其他治疗方法,如血栓抽吸术、血管内支架技术和激光血管成形术等。

2.常用溶栓剂

常用溶栓剂包括链激酶、尿激酶、组织型纤维蛋白溶酶原激活剂、蛇毒制剂等。

3.适应证与禁忌证

适用于血栓形成或血栓脱落所致的急性血管闭塞者(图4-10,图4-11),有出血倾向者、消化性溃疡活动性出血期、近期脑出血者、严重高血压、凝血功能障碍者、左心血栓形成者以及月经期的女性患者、近10天有较大外科手术史者为溶栓治疗禁忌证。

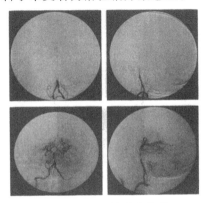

图4-10 脑血栓溶栓前后

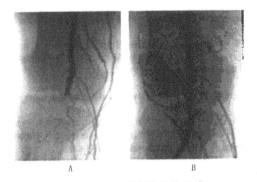

图4-11 股动脉急性血栓形成

A.患者下肢剧烈疼痛、皮温低、无搏动,造影腘动脉闭塞;B.经动脉留置导管

溶栓72小时后疼痛减轻,皮肤温度正常,造影腘动脉已通

4.操作方法

依据血栓形成的部位进行动脉血管造影,明确血栓闭塞部位后,经造影导管送入超滑导丝,贯通血栓闭塞部位,然后交换灌注导管埋入血栓中进行灌注。若导丝难以通过血栓闭塞部位,则留置灌注导管嵌入血栓闭塞部位近端,进行灌注,但疗效相对较差。在血栓部分溶解后,需把导

管进一步深入到残留的血栓中,连续进行灌注尿激酶。采用小剂量(1 000 U/min)慢速滴入法或大剂量(4 000 U/min)快速滴入法,一般主张尿激酶用量不超过 100 万 U,以凝血酶原时间为正常 1.5 倍,部分凝血激活酶时间为正常 2 倍,纤维蛋白原大于 100～150 mg 为宜。

5.溶栓中止指标

(1)血栓基本或全部溶解,管腔恢复通畅。

(2)出现严重并发症如内出血、失血性休克、药物变态反应等。

(3)连续溶栓治疗 24～48 小时,仍未见血栓溶解。

(4)溶栓治疗过程中造成其他重要脏器如脑血管、肾动脉急性栓塞等。

6.治疗效果

血管开通率在 70%～90%,症状好转率可达 100%。但治疗时间窗是溶栓治疗成功的关键。溶栓时机越早越好。脑动脉溶栓超过病后 6 小时,冠状动脉超过 9 小时,周围血管溶栓超过 3 个月,成功率明显降低。

(三)治疗出血

经导管灌注术是临床上最有效的诊断出血和控制出血的方法之一。理论上认为出血速度大于 0.5 mL/min 时即可为造影发现,一旦出血部位明确或发现有活动性出血,置导管尖端于出血动脉的近侧灌注血管收缩药,越接近出血点控制出血的效果越好。

1.原理

血管收缩剂可使局部血管强烈收缩以暂时性减少血流,并降低灌注压,同时也可使局部肠管平滑肌痉挛性收缩,从而减少出血部位血流和促进出血血管局部血栓形成。

2.常用灌注药物

加压素也称为抗利尿激素(ADH),是由神经垂体产生的一种水溶性加压物质,直接作用于血管平滑肌,不对 α 受体起作用,具有抗利尿作用和收缩血管作用。大剂量时对所有的血管平滑肌有直接收缩作用,特别对毛细血管和小动脉的作用更明显,因此造成皮肤、胃、肠道血流量减少,甚至冠状动脉血流减少。初始剂量为 0.2 U/min,匀速灌注。20 分钟后造影复查,出血停止者,保留导管继续灌注 24 小时,然后减量至 0.1 U/min,24 小时灌注。初始剂量无效时,可将剂量增加至 0.4 U/min,维持 6～8 小时,然后逐步减量。通常用药后 48 小时均应停止灌注,止血无效时则应采用其他有效方法治疗。

3.适应证

(1)胃肠道出血,包括食管贲门黏膜撕裂、炎症等原因引起的弥漫性胃黏膜出血、溃疡出血、憩室出血。

(2)术后出血、肿瘤出血、外伤引起的渗血或弥散性小动脉出血。

(3)部分血管性疾病破裂出血。

4.禁忌证

血管收缩治疗无绝对禁忌证,冠心病、肾功能不全、高血压、心律失常者慎用。较大动脉血管破裂出血时,应配合栓塞或手术治疗措施。

5.疗效

治疗上、下消化道出血的总有效率为 52%～90%,复发率 15%～30%。

6.并发症

常见的并发症主要有 3 类。

（1）穿刺插管所致的血肿、血管内膜损伤、血栓形成、栓塞等。

（2）造影剂引起的变态反应。

（3）血管升压素引起的全身和局部不良反应,最常见的反应是痉挛性腹痛,一般在半小时内缓解。严重并发症为心肌梗死、心律失常、严重高血压、肠缺血坏死、外周血管缺血等。

（四）治疗缺血性病变

缺血性病变是指由于动脉痉挛、狭窄和闭塞（尚有侧支血供）使受累器官处于低血流状态,可造成器官的萎缩、功能障碍甚至坏死。TAI 主要适应于脑缺血、肠缺血和肢体缺血等。

1.常用药物

常用药物有罂粟碱、前列腺素、妥拉唑林、酚妥拉明、缓激肽等。

2.操作方法

在常规股动脉插管行诊断性动脉造影后,根据病变性质经导管灌注血管扩张药。

（1）脑血管痉挛者用 0.5 mg 尼莫地平、6 000～12 000 U 尿激酶灌注,然后用 0.2％罂粟碱 1 mL,以 1 mL/min 的速度重复多次灌注。

（2）肠缺血者,先灌注妥拉唑林 25 mg 行试验性治疗,若血管口径增粗,则改用罂粟碱以 60 mg/h持续灌注,灌注浓度根据病情适当调整。灌注 24 小时后造影复查,若疗效满意,可停止灌注,若无效再灌注 12～24 小时后停止。

（3）雷诺现象和急、慢性冻伤者可用利舍平做动脉内注射。

（4）寒冷引起的血管痉挛先用妥拉唑林注射后,接着灌注罂粟碱。

（5）继发性动脉粥样硬化性闭塞的足部缺血病变常常灌注前列腺素 E_1。

（赵琳琳）

第三节　经皮腔内血管成形术

一、历史和发展

经皮腔内血管成形术（percutaneous transluminal angioplasty,PTA）是经皮穿刺血管,置入导丝、球囊导管、支架等器械,再通动脉粥样硬化或其他原因所致的血管狭窄或闭塞性病变的介入治疗技术。

1964 年,Dotter 和 Judkins 采用 12 F 同轴导管系统,经预先穿过病变的导丝的引导,通过了动脉阻塞性和狭窄性病变,在阻塞的部位产生了一个开放的动脉内腔,从而里程碑式的宣告了经皮腔内血管成形术（PTA）的诞生。1974 年,Andreas Gruntzig 发明了聚氯乙烯制成的双腔球囊导管,它以小剖面的球囊导管带入较大剖面的球囊,借助球囊的均匀径向张力将狭窄的管腔扩开,随着这一技术的日趋成熟,PTA 技术在治疗血管阻塞和狭窄性疾病的应用越来越广泛。

在 20 世纪 80 年代后又陆续出现了几种新的血管成形技术,主要是粥样斑切除术、激光血管成形术、血管内支撑器及超声血管成形术等。一些日新月异的新血管影像技术,如血管镜、血管内超声和 CTA、MRA 等对于 PTA 的发展也起到越来越重要的指导和评价作用。现在 PTA 技术可用于全身动脉、静脉、人造或移植血管狭窄闭塞性疾病的治疗,成为此类病变治疗中不可或缺的重要治疗手段(图 4-12,图 4-13)。

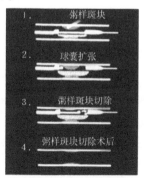

图 4-12 定向冠状动脉粥样斑块切除术

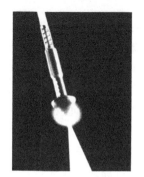

图 4-13 激光血管成形术

二、临床要点

PTA 的机制:充胀的球囊压力造成了狭窄区血管壁内、中膜局限性撕裂,血管壁中膜过度伸展以及动脉粥样斑断裂,从而导致血管壁张力减退和腔径的扩大。激光血管成形术、粥样斑切除术等是利用激光的汽化消融或者机械性内膜切除、吸收设备清除引起血管狭窄的斑块从而治疗血管狭窄、闭塞。PTA 的优点在于对患者创伤小,并发症少,见效快,操作较简便,一旦发生再狭窄可以重复 PTA 治疗。

三、病例选择

PTA 原来主要用于肢体血管,以后扩展至内脏动脉,如肾动脉、冠状动脉,并且由动脉发展至静脉,如扩张治疗腔静脉狭窄;治疗人造血管、移植血管的狭窄或闭塞。在疾病的急诊介入治疗中,PTA 主要应用于各种原因所致的急性心血管、脑血管、主动脉、颈部血管、肢体血管、肾血管狭窄闭塞所致的急症治疗。

(一)适应证

(1)中等大小血管或大血管局限、孤立性狭窄。

(2)多发、分散的短段狭窄和闭塞:①动脉粥样硬化及大动脉炎引起的有血流动力学意义的血管狭窄或闭塞。②血管搭桥术后吻合口狭窄及移植血管狭窄。③血管肌纤维不良所致的局限性狭窄。④肾动脉狭窄所致的继发性高血压。⑤原发性下腔静脉膜性狭窄或节段性不完全梗阻。⑥血管移植术前病变血管扩张的辅助措施;或因缺血造成截肢,术前试行挽救肢体或降低截肢的水平。

(二)禁忌证

(1)碘过敏(对碘过敏患者,目前已可用 CO_2 行 DSA 造影)。

(2)严重心律失常、心功能不全。

(3)肝、肾功能不全,或凝血机制异常,凝血功能障碍和治疗后的凝血酶原时间小于 40%。

(4)长段狭窄或闭塞、小血管病变、溃疡性狭窄或已有钙化的狭窄或闭塞病变。对肢体动脉而言,闭塞段血管长度超过 10 cm,或为钙化性狭窄,或伴外周小血管病变;对冠状动脉而言,多支病变,或血管腔内有 3 个月以内新鲜血栓,或溃疡性血管狭窄等。

(5)大动脉炎活动期。

四、器械要求和术前准备

器械要求:PTA 技术主要使用各式各样的血管球囊成形导管。包括同轴球囊导管(双腔球囊导管)、快速交换球囊导管、切割球囊导管、激光、热球囊导管等。在 PTA 治疗过程中,能否顺利的操作并达到预期的治疗效果,选择合适的球囊导管至关重要。理想的球囊导管应具有良好顺应性,较小的直径有较大的球囊;球囊膨胀后其顺应性很低,有较强的径向张力及较快的充盈与排空速度。球囊导管可有不同的长度和直径,应根据病变的长度和管腔的直径选用,一般长度应超过狭窄段 5～10 mm,直径为正常管腔的 11% 左右。球囊段有 2～3 个金属标记,表示球囊有效段的两端和中点,常用的球囊膨胀时可耐受 404～1 010 kPa。多数血管成形导管为 5 F,球囊直径为 4～8 mm,双腔型,中孔可通过导丝及注入造影剂,侧孔与球囊相通,可注入造影剂将其膨胀。冠脉与外周小血管的球囊成形导管一般为 3 F,球囊直径为2～6 mm(图 4-14)。

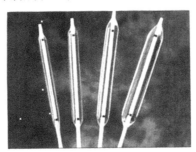

图 4-14 不同直径的球囊

术前准备:介入治疗前应进行全面的体格检查,应进行包括超声、CT、MRI 等详尽的影像学检查,术前的血管造影检查能够提供更为详尽的病变血管解剖,因而是十分必要的。术前的实验室检查包括凝血参数、血小板计数、凝血酶原时间、部分凝血酶原时间和血清肌酐水平。当计划施行肾动脉和髂动脉的 PTA 时,因为存在血管破裂的危险性,推荐进行血型检查。

为了减少并发症和预防再狭窄。从术前 3～5 天开始应用抗血小板聚集药物,如阿司匹林 100～300 mg(1 次/天)、噻氯匹定 250 mg(2 次/天)或氯吡格雷 75 mg(1 次/天)。

在 PTA 治疗之前,患者应禁食 8 小时。如果对肾动脉或下肢动脉施行 PTA 术,可在介入治疗之前口服的钙通道阻滞剂(硝苯地平 10 mg)防止动脉痉挛。

五、操作技术和注意事项

操作技术:血管造影确定病变位、程度和侧支供血情况以及狭窄上下方的血压血流动力学改变后,将造影导管换成球囊导管。将球囊置于狭窄区,球囊的中点应与狭窄的中点相吻合,用压力泵或手推稀释的造影剂充胀球囊。充胀的球囊作用于狭窄的血管,使之发生扩张。透视下显示狭窄段对球囊的压迹(蜂腰征),如压迹在球囊的有效扩张段,可继续加压注入,使压迹消失,一般每次扩张 15～30 秒,必要时可重复 2～3 次,将球囊用注射器抽瘪后,退出。扩张结束后,要复查血管造影,了解血管扩张情况,同时再次测量原狭窄区上下方的血压差以确定扩张治疗的效果。

注意事项:导丝通过狭窄段为 PTA 治疗的关键。对完全性闭塞者,需先打通血管。所选球囊直径与狭窄段两端正常管径相当或稍大 1～2 mm,球囊长度应超过狭窄长度 1～2 cm。术中经导管注入 3 000～5 000 U 肝素行全身肝素化,同时术中给予 1 000 U/h 静脉滴注。治疗术中,在通过狭窄段时,动作轻柔,防止粗暴操作致使血管痉挛、夹层、穿孔、闭塞,导致 PTA 失败。

六、术后处理和疗效判断

术后处理:一般处理同经血管介入治疗。因术中要用肝素抗凝,术后压迫止血时间应足够(15 分钟),无出血后方可加压包扎。术后继续全身肝素化 24～48 小时,现多使用低分子肝素,如速避凝 0.3～0.4 mL,2 次/天,皮下注射,注意检测出凝血时间,使 INR 值在正常的 1.5～2.5 倍,3 天后改服用阿司匹林、氯吡格雷、双嘧达莫等药物抗血小板药物 3～6 个月。以上处理供参考,应根据患者具体情况,个体化处理。

疗效判断:疗效的评价包括血流动力学评估及临床治疗效果评价。成功的 PTA 治疗应是血流动力学、形态影像学得到改善及临床症状得到缓解。PTA 的近期和远期疗效均较好,髂、肾动脉的 PTA 成功率在 90%以上,五年平均血管开放率在 70%以上,冠状动脉脉单支病变 PTA 成功率在 90%以上。影响疗效的因素中。除病变部位外,病变性质、病变的解剖与病理学特征、患者全身状况、设备情况以及术者经验等也是重要因素。例如,在肾动脉狭窄中,以纤维肌发育不良的疗效最好,扩张成功率在 90%～95%,临床上高血压治愈和改善率达 93%;其次为动脉粥样硬化症;而多发性大动脉炎的疗效较差。

(赵琳琳)

第 五 章

乳腺肿瘤诊治

第一节　乳腺平滑肌瘤

乳腺平滑肌瘤是一种少见的乳腺良性肿瘤。细胞来自乳头、乳晕区的平滑肌及乳腺本身的血管平滑肌。发生于乳头的称乳头平滑肌瘤,发生在乳头以外乳腺其他部位的称乳腺平滑肌瘤。根据其生长部位、细胞来源和结构的不同又可分为三个类型:来源于乳晕区皮肤平滑肌的浅表平滑肌瘤,来源于乳腺本身血管平滑肌的血管平滑肌瘤,来源于乳腺本身血管平滑肌和腺上皮共同构成的腺样平滑肌瘤。

一、病理

肿瘤呈圆形或卵圆形,边界清楚,可有包膜,直径 0.5～3 cm,实性,质中等硬,切面灰白色或淡粉色,稍隆起,呈编织状,偶见血管样腔隙或有黏液样物。镜下观察肿瘤由分化成熟的平滑肌细胞构成。瘤细胞呈梭形,胞质丰富、粉染,边界清楚并可见肌原纤维。胞核呈杆状,两端钝圆,位于细胞中央,不见核分裂。瘤细胞排列呈束状、编织状或栅栏状,间质为少量的纤维组织。血管平滑肌瘤由平滑肌和厚壁血管构成,血管腔大小不等,内含红细胞。腺样平滑肌瘤在平滑肌细胞之间夹杂着数量不等的由柱状或立方腺上皮构成的乳腺小管。

二、诊断

在临床中很容易被误诊为乳腺纤维腺瘤。乳腺 X 线摄片可以显示一个质地均匀、中等密度、边界清楚的圆形块影,无内部结构紊乱,无局部皮肤增厚,无钙化的良性病灶。

三、治疗

乳腺部分切除术。完整切除肿块和其周围 1 cm 正常乳腺组织。偶有复发的报道,复发性乳腺平滑肌瘤的治疗方法仍为手术切除。

（牛丽元）

第二节 乳腺纤维腺瘤

乳腺纤维腺瘤常见于青年妇女。早在 19 世纪中叶,国外学者即对本病进行了阐述及命名。在对本病的认识过程中,曾被称为乳腺纤维腺瘤、腺纤维瘤、腺瘤等。实际上这仅仅是由构成肿瘤的纤维成分和腺上皮增生程度的不同所致,当肿瘤构成以腺管上皮增生为主,而纤维成分较少时则称为纤维腺瘤;如果纤维组织在肿瘤中占多数,腺管成分较少时,则称为腺纤维瘤;肿瘤组织由大量腺管成分组成时,则称为腺瘤。但上述 3 种情况只是具有病理形态学方面的差异,而 3 种肿瘤的临床表现、治疗及预后并无差别,所以准确分类并无必要。

一、发病率

乳腺纤维腺瘤的发病率在乳腺良性肿瘤中居首位。好发年龄 18～25 岁,月经初潮前及绝经后妇女少见。Demetrekopopulos 报道,本病在成年妇女中的发病率为 9.3%。

乳腺纤维腺瘤是良性肿瘤,但文献报道少数可以恶变。肿瘤的上皮成分恶变可形成小叶癌或导管癌,多数为原位癌,亦可为浸润性癌,其癌变率为 0.038%～0.12%。肿瘤间质成分也可以发生恶性变,即恶变为叶状囊肉瘤,此种恶变形式较为常见,为叶状囊肉瘤的发生途径之一。如果肿瘤的上皮成分及间质成分均发生恶变即形成癌肉瘤,此种癌变形式少见。纤维腺瘤恶变多见于 40 岁以上患者,尤以绝经期和绝经后妇女恶变危险性较高,临床上应予注意。

二、病因

乳腺纤维腺瘤虽好发于青年女性,但详细发病机制不详,一般认为与以下因素有关。

(1)性激素水平失衡:如雌激素水平相对或绝对升高,雌激素的过度刺激可导致乳腺导管上皮和间质成分异常增生,形成肿瘤。

(2)乳腺局部组织对雌激素过度敏感。

(3)饮食因素:如高脂、高糖饮食。

(4)遗传倾向。

三、临床表现

乳腺纤维腺瘤可发生于任何年龄的妇女,多见于 20 岁左右。多为无意中发现,往往是在洗澡时自己触及乳房内有痛性肿块,亦可为多发性肿块,或在双侧乳腺内同时或先后生长,但以单发者多见。肿瘤一般生长缓慢,怀孕期及哺乳期生长较快。

查体:本病好发于乳腺外上象限,一般乳腺上方较下方多见,外侧较内侧多见。肿瘤多为单侧乳房单发性肿物,但单乳或双乳多发肿物并不少见,有时,乳腺内布满大小不等的肿瘤,临床上称为乳腺纤维腺瘤病。肿瘤直径一般在 1～3 cm,亦可超过 10 cm,甚或占据全乳,临床上称为巨纤维腺瘤,青春期女性多见。肿瘤外形多为圆形或椭圆形、质地韧实、边界清楚、表面光滑、活动,触诊有滑动感,无触压痛,肿瘤表面皮肤无改变,腋窝淋巴结不大。对该肿瘤的详细触诊,是对该病诊断的重要手段,仔细触诊,虽肿瘤光滑,但部分肿瘤有角状突起或分叶状。有学者将本病临床上分为三型。

（一）普通型

普通型最常见，肿瘤直径在 3 cm 以内，生长缓慢。

（二）青春型

青春型少见，月经初潮前发生，肿瘤生长速度较快，瘤体较大，可致皮肤紧张变薄，皮肤静脉曲张。

（三）巨纤维腺瘤

巨纤维腺瘤亦称分叶型纤维腺瘤。多发生于 15～18 岁青春期及 40 岁以上绝经前妇女，瘤体常超过 5 cm，甚至可达 20 cm。扪查肿瘤呈分叶状改变。以上临床分型对本病的治疗及预后无指导意义。

四、病理

（一）大体形态

肿瘤一般呈圆球形或椭圆形，直径多在 3 cm 以内，表面光滑、结节状、质韧、有弹性、边界清楚，可有完整包膜。肿瘤表面可有微突的分叶。切面质地均匀，灰白色或淡粉色，瘤实体略外翻。若上皮成分较多则呈浅棕色。管内型及分叶型纤维腺瘤的切面可见黏液样光泽，并有大小不等的裂隙。管周型纤维腺瘤的切面不甚光滑，呈颗粒状。囊性增生型纤维腺瘤的切面常见小囊肿。病程长的纤维腺瘤间质常呈编织状且致密，有时还可见钙化区或骨化区。

（二）镜下观察

根据肿瘤中纤维组织和腺管结构的相互关系可分为 5 型。

1.管内型纤维腺瘤

管内型纤维腺瘤主要为腺管上皮下结缔组织增生形成的肿瘤，上皮下平滑肌组织也参与肿瘤形成，但无弹力纤维成分。病变可累及一个或数个乳管系统，呈弥漫性增生，早期，上皮下结缔组织呈灶性增生，细胞呈星形或梭形，有程度不等的黏液变性。增生的纤维组织从管壁单点或多点突向腔面，继而逐渐充填挤压管腔，形成不规则的裂隙状，衬覆腺管和被覆突入纤维组织的腺上皮因受挤压而呈两排密贴。在断面上，因未切到从管壁突入部分，纤维组织状如生长在管内，故又称为管内型纤维腺瘤，纤维组织可变致密，并发生透明变性，偶可见片状钙化。上皮及纤维细胞无异形。

2.管周型纤维腺瘤

管周型纤维腺瘤病变主要为腺管周围弹力纤维层外的管周结缔组织增生，弹力纤维也参与肿瘤形成，但无平滑肌，也不呈黏液变性。乳腺小叶结构部分或全部消失，腺管弥漫散布。增生的纤维组织围绕并挤压腺管，使之呈腺管状。纤维组织致密，常呈胶原变性或玻璃变，甚至钙化、软骨样变或骨化。腺上皮细胞正常或轻度增生，有时呈乳头状增生。上皮及纤维细胞均无异型。

3.混合型纤维腺瘤

混合型纤维腺瘤一个肿瘤中以上两种病变同时存在。

4.囊性增生型纤维腺瘤

囊性增生型纤维腺瘤为乳腺内单发肿块，与周围乳腺组织分界清楚，可有包膜。肿瘤由腺管上皮和上皮下或弹力纤维外结缔组织增生而成。上皮病变包括囊肿、导管上皮不同程度的增生、乳头状瘤病、腺管型腺病及大汗腺样化生等。上皮细胞和纤维细胞无异型。本病与囊性增生病

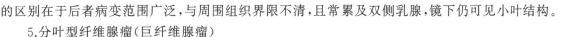

的区别在于后者病变范围广泛,与周围组织界限不清,且常累及双侧乳腺,镜下仍可见小叶结构。

5.分叶型纤维腺瘤(巨纤维腺瘤)

本瘤多见于青春期和 40 岁以上女性,瘤体较大,基本结构类似向管型纤维腺瘤。由于上皮下结缔组织从多点突入高度扩张的管腔,又未完全充满后者,故在标本肉眼观察和显微镜检查时皆呈明显分叶状。一般纤维细胞和腺上皮细胞增生较活跃,但无异型。本型与向管型的区别在于,分叶型瘤体大、有明显分叶。与叶状囊肉瘤的区别在于,后者常无完整包膜、间质细胞有异型,可见核分裂。以上几种分型与临床无明显关系。

五、诊断

乳腺纤维腺瘤的诊断一般较为容易,根据年轻女性、肿瘤生长缓慢及触诊特点,如肿瘤表面光滑、质韧实、边界清楚、活动等,常可明确诊断。对于诊断较困难的病例,可借助乳腺的特殊检查仪器、针吸细胞学检查甚至切除活检等手段,以明确诊断。

(一)乳腺钼靶片

乳腺纤维腺瘤表现为圆形、椭圆形、分叶状,密度略高于周围乳腺组织且均匀的块影,肿瘤边界光滑整齐,有时在肿瘤周围可见一薄层透亮晕,病程长者可有片状或弧形钙化,但无沙粒样钙化。瘤体大小与临床触诊大小相似。乳腺钼靶拍片不宜用于青年女性,因为此阶段乳腺组织致密,影响病变的分辨,且腺体组织对放射线敏感,过量接受放射线会造成癌变。

(二)B超

B超是适合年轻女性的无创性检查,且可以重复操作。肿瘤为圆形或卵圆形,实质性,边界清楚,内部为均质的弱光点,后壁线完整,有侧方声影,后方回声增强。B超可以发现乳腺内多发肿瘤。

(三)液晶热图

液晶热图显示肿瘤为低温图像或正常热图像,皮肤血管无异常。

(四)红外线透照

红外线透照显示肿瘤与周围正常乳腺组织透光度基本一致,瘤体较大者边界清晰,周围没有血管改变的暗影。

(五)针吸细胞学检查

乳腺纤维腺瘤针吸细胞学检查的特点是可以发现裸核细胞或有黏液,诊断符合率可达90%以上。

(六)切除活检

切除活检既是一种诊断手段,又是一种治疗手段。但对于有以下情况者不宜盲目行切除活检,宜收入病房,并在快速冰冻病理监测下行肿瘤切除活检。①患者年龄较大,或同侧腋下有肿大淋巴结;②乳腺特殊检查疑有恶性可能者;③有乳腺癌家族史者;④针吸细胞学有异形细胞或有可疑癌细胞者。

六、治疗

乳腺纤维腺瘤的治疗原则是手术切除。

(一)关于手术时机

(1)对于诊断明确且年龄小于 25 岁的患者,可行延期手术治疗。因为该病一般生长缓慢、极少癌变。

(2)对于已婚,但尚未受孕者,宜在计划怀孕前手术切除。妊娠后发现肿瘤者,宜在妊娠3～6个月间行手术切除,因妊娠和哺乳可使肿瘤生长加速,甚至发生恶变。

(3)对于年龄超过35岁者,均应及时手术治疗。

(4)如肿瘤短期内突然生长加快,应立即行手术治疗。

(二)手术注意事项

因本病患者多为年轻女性,手术应注意美观性。放射状切口对乳腺管损伤较小,对以后需哺乳者较为适宜;环状切口瘢痕较小,更美观。乳晕附近的肿瘤可采取沿乳晕边缘的弧形切口;乳腺下部近边缘的肿瘤,可沿乳房下缘做弧形切口,瘢痕更隐蔽。临床触摸不到的纤维腺瘤可以B超定位下手术治疗。

近年来,出于美学的要求,开展了麦默通微创手术治疗乳腺纤维腺瘤。麦默通微创旋切装置需在B超或钼靶X线引导下进行,切口一般选择在乳腺边缘,0.3～0.5 cm,术后基本不留瘢痕,且一个切口可以对多个肿瘤进行切除。但肿瘤最大直径应小于3 cm,术后加压包扎。该方法价格较为昂贵。手术切除的肿瘤标本一定要送病理组织学检查,以明确诊断。

七、预后

乳腺纤维腺瘤手术时,应将肿瘤及周围部分正常乳腺组织一并切除,单纯肿物摘除,增加术后复发的机会。乳腺纤维腺瘤如能完整切除,则很少复发。但同侧或对侧乳腺内仍发生异时性乳腺纤维腺瘤,仍应手术切除。

(牛丽元)

第三节　乳　腺　癌

乳腺癌是危害妇女健康的主要恶性肿瘤,全世界每年约有120万妇女发生乳腺癌,有50万妇女死于乳腺癌。北美、北欧是乳腺癌的高发地区,其发病率约为亚、非、拉美地区的4倍。我国虽是乳腺癌的低发地区,但其发病率正逐年上升,尤其沪、京、津及沿海地区是我国乳腺癌的高发地区,以上海最高,上海的乳腺癌发病率为20.1/10万,1988年则为28/10万,是女性恶性肿瘤中的第2位。

一、病因学

(一)月经初潮年龄和绝经年龄

月经初潮年龄和绝经年龄与乳腺癌的发病有关。初潮年龄早于13岁者发病的危险性为年龄大于17岁者的2.2倍,绝经年龄大于55岁者比小于45岁的危险性增加1倍,绝经年龄小于35岁的妇女,乳腺癌的危险性仅为绝经年龄大于50岁的妇女的1/3,行经40年以上的妇女比行经30年以下的妇女,发生乳腺癌的危险性增加1倍。

(二)生育因素

生育因素中与乳腺癌发病危险性最有关的是初次足月产的年龄,20岁以前有第一胎足月生产者,其乳腺癌的发病率仅为第一胎足月生产在 30 岁以后者的 1/3,危险性随着初产年龄的推迟而逐渐增高。初产年龄在 35 岁以后者的危险性高于无生育史者。

哺乳可降低乳腺癌发病的危险性。第一次生产后哺乳期长者乳腺癌危险性降低。哺乳总时间与乳腺癌危险性呈负相关。可能因哺乳推迟了产后排卵及月经的重建,并使乳腺组织发育完善。

(三)遗传

妇女有第一级直亲家族的乳腺癌史者,其乳腺癌的危险性是正常人群的 2～3 倍。其危险性又与家属的乳腺癌发生年龄及单侧或双侧有关。

(四)乳腺良性疾病

乳腺良性疾病与乳腺癌的关系尚有争论。一般认为乳腺良性疾病可增加乳腺癌的危险性。Warren 等认为病理证实的乳腺小叶增生或纤维腺瘤患者发生乳腺癌的危险性为正常人群的 2 倍,多数认为乳腺小叶有上皮高度增生或不典型增生时可能与乳腺癌的发病有关。有些良性疾病可增加致癌或促癌物质的易感性,同时有些良、恶性疾病可能具有某种共同的危险性。

(五)激素

长期应用雌激素治疗或用避孕药与乳腺癌的关系尚待研究。在更年期长期服用雌激素可能增加乳腺癌的危险性。在卵巢未切除的妇女,如应用雌激素的总量达 1 500 mg 以上,其发生乳腺癌的危险性是未用者的 2.5 倍。口服包括雌激素及黄体酮的避孕药并不增加乳腺癌的危险性。

可见乳腺癌的发病与体内激素情况有关。乳腺受体受多种内分泌激素的作用,如雌激素、孕激素、催乳素、生长激素、皮质激素、甲状腺素及胰岛素等,以维持乳腺的生长、发育及乳汁分泌的功能。激素在乳腺癌的发生过程中有十分重要的作用。雌激素中的雌酮及雌二醇对乳腺癌的发病有直接的关系,雌三醇与孕酮被认为有保护作用,而催乳素则在乳腺癌发展过程中有促进作用。但各种因素间的联系尚未完全明了。

(六)饮食

近年的研究指出,饮食习惯的改变,尤其是脂肪饮食,可以改变内分泌环境,加强或延长雌激素对乳腺上皮细胞的刺激及增加乳腺癌的危险性。一般认为人类恶性肿瘤中有 1/3 与饮食有关。动物试验中,应用高脂肪饮食喂饲小鼠,可使乳腺癌发病率增加,而脂肪中不饱和脂肪酸的作用似大于饱和脂肪酸。高脂肪饮食可使二甲基苯蒽诱发小鼠乳腺癌的时间缩短,说明脂肪在乳腺肿瘤形成过程中的促癌阶段起作用。脂肪增加乳腺癌的危险性可能与脂肪加速儿童期生长发育、提早性成熟,使乳腺上皮细胞较早暴露于雌激素及催乳素中,从而增加癌变机会。此外脂肪能增加雄烯二酮转化为雌激素,也可能有增加垂体释放催乳素作用。

(七)电离辐射

放射电离辐射与乳腺癌的发病有关,其危险性随照射剂量的增加而增大。在长崎及广岛原子弹爆炸时的幸存者中,乳腺癌发病率有增高趋势,接受放射线治疗产后急性乳腺炎以及儿童胸腺增大用放射线照射后乳腺癌的发病率亦增加。

由于乳腺癌的发病与电离辐射有关,Bailer 提出在乳腺癌筛查时反复应用乳腺摄片是否可能增加乳腺癌的危险性。从目前资料看,由于摄片筛查能早期发现乳腺癌,可能降低乳腺癌的死亡率,因而是利大于弊。但摄片时应尽量减少乳腺所受的射线剂量。

(八)其他

多种治疗高血压的药物,包括利血平、吩噻唑、甲基多巴和三环类镇痛药有增加催乳素分泌的作用。Kelsty 认为利血平与乳腺癌发病率之间的关系并不明确,但以后 Willams 等认为长期应用可能有正相关,而短期应用则呈负相关。目前利血平与乳腺癌发病率的关系尚难定论。其他如乳汁因子、吸烟、饮酒及染发剂的应用等与乳腺癌发病的关系也尚不肯定。

二、诊断

(一)临床表现

乳腺位于身体表面,一旦发生病变容易发现,当患者就诊时,临床医师必须仔细分析病史,认真进行检查,必要时配合 X 线乳腺摄影、超声显像、热图检查或 CT 等。在决定治疗前,除了解肿瘤的良恶性外,还应估计肿瘤的生物学行为、浸润范围、淋巴结转移情况及是否有远处转移等,根据所有资料来制订治疗计划。

1.无痛性肿块

乳房的无痛性肿块常是促使患者就诊的主要症状。为确定肿块的性质,应对肿块发生的时间、生长速度、生长部位、肿块大小、质地、活动度、单发或多发、与周围组织的关系以及是否同时伴有区域性淋巴结肿大等情况做全面的检查,结合患者的年龄、全身情况及有关病史才能做出比较正确的诊断及鉴别诊断。乳腺癌应当与炎性肿块、乳腺增生病及良性肿瘤相鉴别。乳腺癌的肿块呈浸润性生长,即使肿块很小,如累及乳腺悬韧带时可引起皮肤粘连,较大的肿块可有皮肤水肿、橘皮样变、乳头回缩或凹陷,淋巴结肿大等症状,后期可出现皮肤卫星结节甚至溃疡。但在早期阶段,有时很难与良性疾病相鉴别。

2.乳头溢液

乳头溢液可以是生理性或病理性的,非妊娠哺乳期的乳头溢液发生率为 3%～8%。乳腺导管尤其是大导管上皮增生、炎症、出血、坏死及肿瘤等病变都可能发生乳头溢液。溢液可以是无色、乳白色、淡黄色、棕色、血性等;可以呈水样、血样、浆液性或脓性;溢液量可多可少,间隔时间也不一致,常因溢液污染内衣而为患者发现。癌性溢液应当与生理性、非肿瘤性乳腺疾病、全身性疾病引起的乳头溢液相鉴别。乳腺癌原发于大导管或为管内癌者,合并乳头溢液较多,但乳腺癌以乳头溢液为唯一症状者少见,多数伴有乳腺肿块。管内乳头状瘤恶变,乳头湿疹样癌等亦可有乳头溢液。

3.乳头和乳晕异常

当病灶侵犯到乳头或乳晕下区时,乳腺的纤维组织和导管系统可因肿瘤侵犯而缩短,牵拉乳头,使乳头偏向肿瘤一侧,病变进一步发展可使乳头扁平、回缩、凹陷,直至完全缩入乳晕下,看不见乳头。有时因乳房内纤维组织挛缩,使整个乳房抬高,临床可见两侧乳头不在同一水平面上。乳头糜烂也是 Paget 病的典型症状。

少数病例以腋淋巴结肿大作为首发症状而就诊,其乳腺内原发病灶很小,临床难以扪及,称为隐性乳腺癌。

炎性乳腺癌时局部皮肤呈炎症样表现,颜色由淡红到深红,开始时比较局限,不久即扩大到大部分乳腺皮肤,同时伴有皮肤水肿。触诊时感皮肤增厚、粗糙、表面温度升高。

当肿瘤发生远处转移时出现相应症状。

(二)病理

1.组织学分类

乳腺癌的组织形态较为复杂,类型众多,往往在同一块癌组织中、甚至在同一张切片中,可有两种以上的类型同时存在,因此,乳腺癌的组织学分类较为混乱。目前,国内将乳腺癌分类分为非浸润性癌、早期浸润性癌和浸润性癌3大类。

(1)非浸润性癌:又称原位癌。指癌细胞局限在导管基膜内的肿瘤,需取较多组织块,并经连续切片及网状纤维染色证实。按其组织来源,又可分为小叶原位癌和导管内癌两类。

小叶原位癌:来自乳腺小叶内导管或小叶内末梢导管。约占乳腺癌的1.5%。发病年龄较其他类型乳腺癌早8～10年,累及双侧乳腺的机会较多。小叶原位癌常为多中心性,累及多数小叶。临床往往无明确的肿块触及。肉眼检查病变常不明显,或可见粉红色或半透明、稍硬的颗粒状区,往往和小叶增生并存。在切除的乳腺标本内有42%～70%为多灶性病变。显微镜下可见小叶结构存在,小叶增大,小叶内末梢导管和小叶内导管增粗,可因癌细胞充塞而成实质性;细胞大小形状不一,极性丧失;看不到正常导管的双层结构;核大而圆,较一致,染色质细,可见核分裂,但分裂象不多。小叶原位癌可和其他类型的癌并存,有时在浸润性的肿块旁发现小的原位癌病灶。小叶原位癌发展缓慢,预后良好。

导管内癌:是来自乳腺中小导管的肿瘤,癌细胞局限于导管内。临床可扪及肿块,部分病例伴有乳头Paget病。肉眼见癌组织切面呈颗粒状,质脆,有时管腔内充满灰黄或灰白色半固体物,可挤出牙膏样的条索状物。显微镜下根据导管内癌细胞的组织结构特征分为实质型、筛状型和乳头状型三个亚型。本病倾向于多中心性生长,双侧乳腺同时或先后发病的频发率也较高,彻底切除后预后良好。

(2)早期浸润性癌:乳腺癌从非浸润性的原位癌到浸润性癌,是一个逐渐发展的过程,其间需经过早期浸润阶段,即癌组织开始突破基膜,刚向间质浸润的时期,既不同于原位癌,又不同于一般的浸润癌。根据形态不同分为早期浸润性小叶癌和早期浸润性导管癌两类。

(3)浸润性癌:癌组织向间质内广泛浸润,形成各种结构的癌组织和间质相混杂的图像。国内将具有特殊组织结构的浸润性癌归为特殊型癌,其余为非特殊型和罕见型癌。特殊型癌的预后较非特殊型好。非特殊型癌包括浸润性小叶癌、浸润性导管癌、单纯癌、髓样癌、硬癌和腺癌。

浸润性小叶癌:小叶内癌的癌细胞突破基膜及小叶范围,向间质内浸润,癌细胞常围绕导管,呈同心圆结构而形成靶样图像,是浸润性小叶癌的形态特征。

浸润性导管癌:导管内癌的癌细胞突破基膜,向间质内浸润,部分区域内尚可见到导管内癌成分。

单纯癌:是最常见的乳腺癌类型,占80%以上。体积往往较小。形态特点是癌组织中主质和间质的比例相当,其形态复杂、多样,癌细胞常排列成巢、索、腺样或呈片块状。

髓样癌:较单纯癌少见,肿块体积常较大,位于乳腺组织的深部,质地较软,边缘整齐,与周围组织分界清楚。肿瘤切面呈灰白色,常见出血、坏死。镜下特点是主质多、间质少,癌细胞体积大,形态不一,胞质丰富,核大呈空泡状,核仁清楚,分裂象多见。淋巴结转移率较低。有淋巴细胞浸润的髓样癌预后较好。

硬癌:常与其他类型的乳腺癌并存。本病侵袭性强,易转移,恶性程度高。肉眼检查肿块体积较小,边界不清,与周围组织呈放射状交界,质地较硬。显微镜下见癌细胞形成小巢状或条索状,细胞异形性显著,核分裂易见,间质多于主质,致密的纤维组织可发生胶原变性、钙化或骨化。

黏液腺癌：本病发病年龄较大，生长缓慢，转移发生迟，预后较好。巨检肿瘤体积较大，边界清楚，呈不规则形，切面半透明，呈胶冻状。显微镜下可见间质内有丰富的黏液，癌细胞分隔成岛状或小巢状，胞质内有小空泡，核小而圆，染色深，偏于一侧，分裂象少。由于本类乳腺癌含有大量细胞外黏液，癌细胞数量少，故在生化法测定雌激素受体时往往出现假阴性结果，用免疫组化法检查时可见细胞内有阳性颗粒。

Paget 病：又名湿疹样癌。乳头及乳晕皮肤有湿疹样改变，显微镜下见乳头及乳晕表皮内有体积大的 Paget 细胞，胞质丰富，核大而圆，核仁清楚，分裂象多，有时胞质内可见色素颗粒。单纯的湿疹样癌发展慢，预后好，尤其临床无肿块及淋巴结转移者。但单纯的湿疹样癌极少，往往和导管癌或其他浸润癌伴发，其预后取决于乳腺实质中伴发的癌的类型和淋巴结转移情况。

乳头状癌：较少见，多发生在乳腺大导管内，部分患者有乳头溢液，多为血性。本病可单发或多发，多数生长缓慢，转移较晚，预后好。肉眼见肿瘤呈棕红色结节，质脆。显微镜下见癌细胞排列成乳头状，细胞大小、形态不一，核深染，分裂象常见。

腺管样癌：较少见，发展慢，恶性程度低。肿瘤常为双侧性和多中心性，体积较小，镜下为高度分化的浸润性癌，癌细胞无明显异形，排列成腺管状。

其他罕见的癌有大汗腺癌、鳞形细胞癌、黏液表皮样癌、类癌、未分化癌及分泌型癌等。

2.分期

长久以来对乳腺癌的分期有很多种方法，如 Steinthal 根据有无远处转移、局部病变及病变速度等将乳腺癌分为 3 期，Paterson 等根据临床症状分期，Haagensen 及 Stout 又根据原发肿瘤范围、区域淋巴结及有无远处转移将乳腺癌分为 4 期。为了有一个统一的标准，国际抗癌联盟提出的 TNM 分期法(1988)已被广泛应用于各种肿瘤中。

(1)TNM 国际分期法。

原发肿瘤(T)分期

T_x：原发肿瘤情况不详(已被切除)。

T_0：原发肿瘤未扪及。

T_{is}：原位癌(包括小叶原位癌及导管内癌)，Paget 病局限于乳头，乳房内未扪及块物。

T_1：肿瘤最大径小于 2 cm。

T_{1a}：肿瘤最大径在 0.5 cm 以下。

T_{1b}：肿瘤最大径 0.5～1 cm。

T_{1c}：肿瘤最大径 1～2 cm。

T_2：肿瘤最大径 2～5 cm。

T_3：肿瘤最大径超过 5 cm。

T_4：肿瘤任何大小，直接侵犯胸壁和皮肤。

T_{4a}：肿瘤直接侵犯胸壁。

T_{4b}：乳房表面皮肤水肿(包括橘皮样水肿)，皮肤溃疡或肿瘤周围皮肤有卫星结节，但不超过同侧乳房。

T_{4c}包括 T_{4a} 及 T_{4b}。

$T_{4天}$：炎性乳腺癌。

注：①皮肤粘连、乳头回缩或其他皮肤改变除了 T_{4b} 外，可以出现在 T_1、T_2、T_3 中，不影响分期。②Paget病时如乳房内有肿块，则按照肿瘤大小区分。③胸壁指肋骨、肋间肌及前锯肌，不包

括胸肌。

区域淋巴结(N)分期

N_0:区域淋巴结未扪及。

N_x:区域淋巴结情况不详(以往已切除)。

N_1:同侧腋淋巴结有肿大,可以活动。

N_2:同侧腋淋巴结肿大,互相融合,或与其他组织粘连。

N_3:同侧内乳淋巴结有转移。

远处转移(M)分期

M_x:有无远处转移不详。

M_0:无远处转移。

M_1:远处转移(包括同侧锁骨上淋巴结转移)。

临床分期

根据以上不同的 TNM 可以组成临床不同分期。

0 期

$T_{is}N_0M_0$

Ⅰ期

$T_1:N_0M_0$

Ⅱ$_a$ 期:$T_0N_1M_0$

$T_1:N_1*M_0(*N_1$ 的预后同 $N_0)$

$T_2:N_0M_0$

Ⅱ$_b$ 期:$T_2N_1M_0$

$T_3:N_0M_0$

Ⅲ$_a$ 期:$T_0N_2M_0$

$T_1:N_2M_0$

$T_2:N_2M_0$

$T_3:N_{1,2}M_0$

Ⅲ$_b$ 期:T_4,任何 N,M_0

任何 T,N_3M_0

Ⅳ期:任何 T,任何 N,M_1

在此分期中,T_{is}在临床上只能有 Paget 病限于乳头者,其他原位癌均不能作临床诊断,而 N_3(内乳淋巴结的转移)在临床亦是不能触及的。

(2)病理分期:临床检查与病理检查间有一定的假阴性或假阳性率。因而从预后来讲,术后病理分期较临床分期更为正确。在病理分期中,把 N_1 又分为微小转移灶(即淋巴结内的转移病灶小于 0.2 cm)、大转移灶(即转移灶大于 0.2 cm)或有包膜侵犯。淋巴结内有微小转移灶者预后较好。Huvos 等报道纽约纪念医院 62 例腋淋巴结无转移病例 8 年生存率为 82%(51/62),下群淋巴结内有微小转移灶者为 94%(17/18),而有明确的大转移灶者为 62%(28/45)。因而 TNM 分期又根据病理检查进行分类,称 PTNM,具体如下。

PT:原发病灶,与 TNM 分期相同。

PN:区域淋巴结。

N_0:同侧腋淋巴结无转移。

N_1:同侧腋淋巴结转移,但不融合。

N_{1a}:淋巴结内仅切片上可见转移灶。

N_{1b}:肉眼可见转移灶。

包括:①微小转移灶,小于 0.2 cm。②1～3 淋巴结转移(大于 0.2 cm)。③4～6 淋巴结转移。④转移灶超过淋巴结包膜。⑤转移淋巴结超过 2 cm。

$N_{2～3}$同 TNM 分期。

(3)哥伦比亚(Columbia)分期:另一种常用的临床分期是哥伦比亚分期。

A 期:无皮肤水肿、溃疡,肿瘤不与胸壁固定,临床腋淋巴结不大。

B 期:无皮肤水肿、溃疡,肿瘤不与胸壁固定,腋淋巴结肿小于 2.5 cm,与皮肤及腋窝深部组织无粘连。

C 期:凡有以下 5 个症状中的任何一个:①皮肤水肿,不超过乳房表面的 1/3。②皮肤溃疡。③胸壁固定。④腋淋巴结肿大超过 2.5 cm。⑤腋淋巴结与皮肤及深部结构固定。

D 期:包括以下情况:①C 期 5 个症状中的 2 个。②皮肤广泛水肿,超过乳房表面的 1/3。③皮肤有卫星结节。④炎症样癌。⑤临床有锁骨上淋巴结侵犯。⑥胸骨旁结节(临床为乳内淋巴结转移)。⑦同侧上肢水肿。⑧远处转移。

3.播散转移

(1)局部扩散:乳腺癌绝大多数起源于乳腺导管上皮,癌细胞沿导管蔓延(有学者认为是导管上皮继续癌变),或沿筋膜间隙伸展,继而侵及皮肤,先累及乳腺悬韧带,使之缩短,皮肤表面出现牵扯状凹陷。如皮下淋巴管被癌细胞堵塞,引起淋巴回流障碍,可出现真皮水肿,皮肤表面呈"橘皮样"改变。继而皮肤增厚、变硬、变色,可陆续出现多数硬癥块,皮肤表现为铠甲状。淋巴管内癌细胞继续生长,可发展成为分散的皮肤结节,即"卫星结节"。癌细胞侵及皮肤及深部小血管,使局部血流不畅,导致充血,在临床上出现"毛细管扩张样癌""丹毒样癌"或"炎性癌"。肿瘤同时可向深部发展,侵及胸肌筋膜或胸肌,后期可侵及肋间肌、肋骨及胸壁。随着肿瘤的生长,局部血供不足,肿瘤内发生坏死,形成溃疡。

(2)淋巴道转移:癌细胞沿小叶周围的细小淋巴管网引流到乳头部位,进入乳晕下淋巴管丛,再由外侧干或内侧干两条较大的输出淋巴管向腋窝淋巴结引流,从腋窝淋巴结进而转移到锁骨下淋巴结。锁骨下淋巴结有较大的输出淋巴管,向上与来自颈部及纵隔的其他淋巴干汇合,形成总淋巴干,右侧于锁骨下静脉或颈静脉汇合处进入血道,左侧进入胸导管,或在颈内静脉与锁骨下静脉汇合处进入血道,发生血道转移;或进入颈下深淋巴结,引起锁骨上淋巴结转移。也可直接进入纵隔淋巴结。

乳腺癌患者腋下淋巴结转移率很高,文献报道患者在就诊时有 50%～70%已有腋淋巴结转移。腋淋巴结转移情况与原发肿瘤大小有关,肿瘤体积越大,病期越晚,腋淋巴结转移率越高,转移数越多。沈镇宙报道 2 189 例乳腺癌腋淋巴结转移情况,临床 I 期病例腋淋巴结转移率为 20.3%,Ⅲ期病例的转移率为 76.6%。

即使临床未扪及腋下有肿大淋巴结,术后也常发现有淋巴结转移,临床与病理间误差为 22%～46%,这与检查是否仔细及医师的经验有关。常规病理检查阴性的淋巴结再做连续切片检查,可发现 18%～33%的阴性淋巴结实际为阳性。

乳腺的任何部分,特别是内侧和中央的肿瘤,可随乳内血管的肋间穿刺引流到内乳淋巴结链,内乳淋巴结向上终于颈深淋巴结组最低位的淋巴结,左侧最终进入胸导管,右侧进入右淋巴导管,或直接进入颈内静脉与锁骨下静脉汇合处。内乳淋巴结和腋淋巴结同样是乳腺癌转移的第1站淋巴结。内乳淋巴结转移率与病灶部位及病期有关。沈镇宙等报道内乳淋巴结的转移率,外侧病灶的为12.9%,病灶位中央的为22.0%,病灶位内侧的为21.9%;临床Ⅰ期病例为4.7%,临床Ⅱ期病例为14.2%。有腋淋巴结转移的病例内乳淋巴结转移率增高,临床检查腋淋巴结无肿大的病例,病理证实内乳淋巴结转移率为9.1%,有腋淋巴结肿大的病例,内乳淋巴结转移率为21%;病理检查腋淋巴结无转移的病例,内乳淋巴结转移率为6.0%,有转移的病例,内乳淋巴结转移率为28.6%。

锁骨上淋巴结是乳房淋巴引流的第2站,其转移主要是经腋淋巴结或内乳淋巴结,多数是同侧的,也可转移到对侧锁骨上淋巴结,淋巴结位于锁骨内侧段的后上方,胸锁乳突肌深面。出现锁骨上淋巴结肿大常表示病期较晚,不宜做根治性手术。

肿瘤细胞也可通过逆行途径转移到对侧腋窝或腹股沟淋巴结。当乳内淋巴干受阻时,癌细胞可逆流,沿皮肤深筋膜淋巴管经腹直肌筋膜通向膈下淋巴结,引起肝脏和腹腔内转移,原发肿瘤位于乳房内下方时较易发生。

当肿瘤侵犯胸壁时,癌细胞可通过肋间的收集淋巴管,随肋间血管流向肋间后淋巴结,再进入胸导管和锁骨上淋巴结,癌栓可反流引起胸膜或脊柱转移。

(3)血道转移:乳腺癌细胞也可直接侵入血管引起远处转移。肋间旁支可通过胸廓内静脉进入同侧无名静脉后进入肺循环。乳腺深部组织、胸肌和胸壁的静脉汇入腋静脉,进入锁骨下静脉和无名静脉,是肺转移的重要途径。肋间静脉流向奇静脉、半奇静脉,最后经上腔静脉入肺,奇静脉系统可通过椎间静脉、椎外静脉丛后组与椎内静脉相连,椎静脉系与腔静脉的血流在腹内压改变时可互相流动,因此,有些患者在未出现腔静脉系(如肺)转移前,先出现颅骨、脊柱、盆骨等转移。

远处转移发生率与原发肿瘤的大小、淋巴结转移数目和病理分级有关,受体情况、肿瘤倍增时间、细胞增殖周期中的S期细胞比例、肿瘤细胞内DNA含量等也影响远处转移发生率。

最常见的远处转移为肺,其次为骨、肝、软组织、脑、肾上腺等。乳腺癌患者临床确诊时5%～15%已有远处转移。有腋下淋巴结转移的患者术前作全身骨扫描,发现约20%有异常改变,但患者常无临床症状。Cote用单克隆抗体法检测,发现可手术的乳腺癌病例中35%骨髓中可见癌细胞,淋巴结阴性和阳性病例中,分别有27%和41%骨髓内可找到癌细胞。死于乳腺癌的病例做尸检,60%～80%有肺转移,50%～60%有肝转移,50%有骨转移。

肺转移:癌细胞在肺毛细管内停留、生长,继之侵出血管,形成转移瘤。肿瘤侵及肺组织的淋巴管和肺静脉,引起肺淋巴组织的转移或全身转移。肺转移多数表现为肺内大小不等的结节,偶为单个结节。少数病例表现为癌性淋巴管炎,临床上有明显的咳嗽、气急、发绀,早期X线片无异常或仅见肺纹增多,容易误诊。

骨转移:以胸、腰椎和盆骨最多,其次为肋骨、股骨等;多数为溶骨性改变,少数为成骨性;长骨转移时可发生病理性骨折,脊柱转移时由于脊髓受压可引起截瘫。临床上有进行性加剧疼痛,早期时X线片可能无阳性发现,骨扫描较X线片敏感,平均可提前3个月发现骨转移,因此,乳腺癌患者出现持续性疼痛时,应作骨扫描检查。放射治疗对骨转移的疼痛有明显姑息作用,经放疗后90%病例疼痛缓解,并可延迟或防止脊髓压迫所引起的截瘫。

肝转移:早期症状不明显,患者有乏力、食欲减退等,容易忽略,超声显像及CT检查有助于早期发现肝转移。肝转移患者预后差,化疗及激素治疗效果不理想。

胸膜转移:常继发于肺转移,偶亦有单纯胸膜转移者,主要表现为胸腔积液,可为血性,有时胸腔积液内可找到癌细胞。治疗可用全身化疗加胸腔内化疗。

脑转移:在女性脑转移瘤中,乳腺癌是常见的原发灶,CT 检查对诊断有帮助。全头颅放疗可取得暂时性症状缓解,但治疗效果不理想。

(三)实验室及其他检查

1.X 线检查

乳腺照相是乳腺癌诊断的常用方法,分为干板照相及低剂量 X 线照相。干板照相又称静电摄影,其优点是对微小钙化点的分辨率较高,检查时能紧贴胸壁,包括乳房后间隙,这正是 X 线照相易遗漏的部位。但干板照相每次接受的 X 线量较大,干板的装置还有些机械方面的问题。

钼靶 X 线照相又称软 X 线照相,适用于软组织及乳腺照相。目前采用低剂量片一屏组合系统、高分辨增感屏和单向感光乳剂细颗粒胶片,每次剂量为 0.2~0.3 rad。每次检查应用 2 个位置,中线所接受的剂量为 0.3~0.8 rad,这种剂量所致的放射致癌危险性已接近自然发病率。Dodd 的研究指出,假定以35~39岁的人群摄乳房片作为基线,对 100 万妇女在 40 岁以后每年作乳房照相,那么在这些人群的一生中最少有 150 人,最多有 1 000 人可能有因放射线而致乳腺癌,但这 100 万人可以在早期作出诊断,治疗后生存率很高。乳腺照相有时可看到微小钙化灶而检出导管原位癌。但在片子上乳腺癌与其他增生性疾病或管内乳头状瘤不易鉴别。乳腺疾病在 X 线片上表现一般可分为肿块或结节病变,钙化影及皮肤增厚征群,导管影改变等。85%的乳腺癌的 X 线表现为边界不规则的肿块或结节阴影,肿块的密度较高,边缘有毛刺征象时对诊断十分有助。毛刺较长超过病灶直径时称为星形病变。X 线片中显示肿块常比临床触诊为小,此亦为恶性征象之一。片中的钙化点应注意其形状、大小、密度,同时考虑钙化点的数量和分布。乳腺癌中 30%~50%在片中可见钙化点,颗粒甚小,密度很不一致,呈点状、小分支状或呈泥沙样,当钙化点群集时,尤其集中在 1 cm 范围内则乳腺癌的可能性很大。钙化点超过 10 个以上时,恶性可能性很大。有时有 3~4 个钙化点,但有发病高危因素时亦应考虑做活检。其他的一些X 线征象如导管影增生、导管扭曲、皮肤增厚改变等常是间接的征象。

X 线片可以查出导管原位癌,主要表现在导管影增厚及微小钙化点。如果摄片发现有可疑时应在定位摄片下做病灶切除。方法是将亚甲蓝注入或用金属针插入后摄定位片。切除的病灶应作标本的 X 线检查以观察病灶是否已被切除。如标本摄片未发现病灶,则应再做活检或在活检所造成的肿胀、组织反应消退后再做摄片检查。

年轻妇女的乳腺组织容易受放射线的损伤,同时其乳腺组织较致密,一般不易作出诊断及鉴别,因而对 35 岁以下的妇女常不主张做乳腺照相检查。乳腺照相临床上常用于鉴别乳腺良、恶性病变,用于普查可以发现临床上未能触及的肿块。临床应用于:①乳腺癌的术前检查。有时可以发现一些隐性或多发性的病灶,术前常规检查也可能发现同时存在的双侧乳腺癌,即对侧的隐性病灶。②乳腺病变的鉴别诊断。③临床有乳头排液、溃疡、酒窝征,或乳头回缩、皮肤增厚时的辅助诊断。④对高危险因素患者的随访及普查时的应用:如一侧乳腺癌治疗后随访对侧乳腺,有母系乳腺癌家属史,月经初潮早或绝经迟,第一胎足月生产在 35 岁以上者,有乳腺良性疾病史,乳腺增大或缩小而临床不易检查者以及腋下、锁骨上或其他部位有转移性腺癌,乳腺摄影可作为寻找原发灶方法之一。

2.超声显像检查

超声显像检查无损伤性,可以反复应用。对乳腺组织较致密者应用超声显像检查较有价值,但主要用途是鉴别肿块为囊性还是实质性。囊性肿块有时可在超声显像引导下做针吸,如果吸出液体可以不必手术。超声显像对乳腺癌诊断的正确率为 80%～85%,对肿块在 1 cm 以下者诊断正确率不高,目前正在改进中,如应用高分辨率的探头,改进检查方法如用水浴式多头探测等方法。超声显像对明确肿块大小常较正确,因而可以用来比较非手术治疗方法(如化疗、放疗、内分泌治疗等)的疗效。

3.其他影像学检查

(1)热图像检查:常用有液晶及远红外热图像两种方法。热图像是利用肿瘤细胞代谢快,无糖酵解产生的热量较周围组织高,因而在肿块部位显示热区。但热图像对较小肿瘤检出率低,假阳性及假阴性较多,经广泛评价后,目前大多已不将热图作为诊断乳腺癌的主要依据。热图有时可能预报乳腺癌的危险性,乳腺癌有明显异常温度记录者预后较差。

(2)近红外线扫描:近红外线的波长为 $600～900\ \mu m$,易穿透软组织。利用红外线透过乳房不同密度组织显示出各种不同灰度影,从而显示乳房肿块。此外红外线对血红蛋白的敏感度强,乳房血管影显示清晰。乳腺癌常有局部血运增加,附近血管变粗,红外线对此有较好的图像显示,有助于诊断。

(3)CT 检查:CT 检查可作为乳腺摄影的补充,而不是作为常规方法。CT 可用于不能扪及的乳腺病变活检前定位,确诊乳腺癌的术前分期,检查乳腺后区、腋部及内乳淋巴结有无肿大,有助于制订治疗计划。

(4)磁共振检查:浸润性导管癌的磁共振表现为边界不清、不规则毛刺的低信号强度肿块,但磁共振不能显示微细钙化点。有一组 120 例妇女用照相及磁共振比较,前者阳性率高于后者。

4.实验室检查

理想的生物学标志物应具备以下条件:①特异性强:可作用于特定的肿瘤。②敏感性高:微小肿瘤即可显示标志物的量变。③方法简便。目前能用于乳腺癌诊断的生物学及生化学标志物有多种(表 5-1),但其特异性均不甚理想。较有参考价值的有以下数种。

表 5-1 乳腺癌诊断的生物学及生化学标志物

类别	可能应用的标志物
肿瘤胎儿抗原	CEA、γ-胎儿蛋白
胎盘标志物	人绒毛膜促性腺激素(HCG)、人胎盘催乳素(HPL)
乳腺或乳汁有关抗原	酪蛋白、大囊性病液体蛋白(GCDFP)
其他异位激素	降钙素
酶	碱性磷酸酶、唾液酸转移酶、丙种谷酰胺转肽酶
正常机体组成物	铁蛋白、血型物质、羟脯氨酸、N_2-二甲鸟苷、1-甲肌苷、酸性糖蛋白
组织病理学标志物	免疫球蛋白
蛋白	前清蛋白、糖蛋白
单克隆抗体	
其他	

(1)癌胚抗原(CEA):近年来由于放射免疫测定的进展,证实 CEA 不仅存在于胃肠道肿瘤

及胎儿组织内,在其他肿瘤及非肿瘤性疾病(如溃疡性结肠炎,肝炎,肝硬化等)中也有存在。乳腺癌术前检查 20%～30% 血中 CEA 含量升高,而晚期及转移性癌中则有 50%～70% 出现 CEA 高值。Haagensen 等报道 CEA 与治疗反应呈正相关,CEA 值增高时提示病变在进展,降低时好转。因而目前对 CEA 的研究集中于作为预后及随访指标。Wang 等于乳腺癌手术后 10 天时测定 CEA,如阳性者复发率达 65%,阴性者仅 20%。

(2)降钙素:以往认为是甲状腺髓样癌所特有,但目前发现在其他肿瘤中也有,如肺癌(40%)、结肠癌(33%)、胰腺癌(46%)等有不同程度的增高,乳腺癌患者中 38%～100% 有血浆降钙素的上升,但在早期病例中仅 25% 有上升,因而早期诊断的参考价值不大。

(3)铁蛋白:血清铁蛋白反映体内铁的储存状态,在很多恶性肿瘤如 Hodgkin 病、白血病、胰腺癌、胃肠道肿瘤、乳腺癌中有铁蛋白的升高。从肿瘤中测出的铁蛋白称癌胚铁蛋白,但肿瘤内铁蛋白浓度升高是由于基质反应,而非肿瘤合成。Tappin 报道 50 例乳腺癌术前有 42% 病例铁蛋白含量升高,且与病期有关。治疗后有复发者铁蛋白亦升高。

(4)单克隆抗体:用于乳腺癌诊断的单克隆抗体 CA15-3 对乳腺癌诊断符合率为 33.3%～57%。对早期诊断尚有困难,主要是没有找到特异性抗原。

目前的生物学标志物单一应用尚无足够的敏感性及特异性。应用多种标志物作为联合指标,可以提高诊断价值,但亦只限于较晚期的病例,对早期病例亦无足够的敏感性。

5.细胞学及组织学检查

(1)脱落细胞学检查:对有乳头溢液的病例,可将液体做涂片细胞学检查,对早期管内癌有乳头排液者阳性率为 50%,有时尚未有肿瘤可扪及前,已可被检查出。乳头糜烂怀疑 Paget 病时可做糜烂部位的刮片或印片进行细胞学检查,阳性率为 70%～80%。

(2)细针吸取细胞学检查:是简单易行的方法,目前已被广泛采用。细针吸取是利用癌细胞黏着力低的特点,将肿瘤细胞吸出作涂片,其准确率较高。Scanlon 报道一组 6 000 例有怀疑的病灶,应用细针吸取,其中 12% 是阳性的。据报道应用细针吸取法与切除活检法,患者的生存率无差别,但操作时应注意避免造成肿瘤的播散。对较小或临床有怀疑的病灶即使细胞学检查为阴性时亦应做活组织检查,以免延误诊断。

(3)活组织检查:明确诊断必须做活组织检查。除非肿瘤很大,一般均以做切除活检为好,宿曜等报道一组 142 例乳腺癌随访 15 年,其中切除活检 75 例,切取活检 67 例,切除活检组的 5 年、10 年、15 年生存率明显高于切取活检组($P<0.05$)。切除活检时应将肿瘤连同周围少许正常乳腺组织一并切除,最好能做冰冻切片检查。如果是恶性的则做根治性手术,标本应同时做激素受体测定。如无冰冻切片条件,可在病理证实后再手术,希望能不迟于 2～4 周。

三、治疗

(一)手术治疗

对能手术治疗的乳腺癌,手术的目的是获得局部及区域淋巴结的最大限度地控制,减少局部复发,同时得到必要的资料以判断预后及选择术后的辅助治疗。在满足以上要求后,再考虑外形及功能越接近正常越好。

1.手术适应证

乳腺癌的手术适应证为符合国际临床分期的 0、Ⅰ、Ⅱ期及部分Ⅲ期而无手术禁忌证的患者。

2.手术禁忌证

(1)全身性禁忌证:①肿瘤已有远处转移。②一般情况差,恶病质。③全身主要脏器有严重疾病,不能耐受手术者。④年老、体弱不能耐受手术者。

(2)局部病灶的禁忌证:三期病例有以下情况之一时:①皮肤橘皮水肿,超过乳房面积一半以上。②皮肤有卫星结节。③肿瘤直接侵犯胸壁。④胸骨旁淋巴结肿大,病理证实为转移。⑤锁骨上淋巴结证实为转移。⑥患侧上肢水肿。⑦急性炎性乳腺癌。

有以下5种情况中任何2项以上者:①肿瘤溃破。②皮肤橘皮水肿,占全乳面积1/3以上。③肿瘤与胸大肌固定。④腋淋巴结最大直径超过 2.5 cm 以上。⑤淋巴结彼此粘连或与皮肤或深部组织粘连。

根治术前必须有组织学的证实,不能单根据临床诊断。细针细胞学检查有一定的假阳性或假阴性,因而一般不作为确定诊断的最后依据。明确诊断最好是采用冰冻切片,在做好根治术的准备下将肿瘤切除送检,如证实为恶性时即选择适当的根治性手术。如果无冰冻切片的条件时应将肿块做完整的切除,术时彻底止血,在病理检查为恶性时及时手术。活检与根治术的间隔时间一般越短越好,Copeland 等提出最好在活检后 72 小时内进行手术,Baker 等认为对乳腺肿块进行门诊活检,应具备的条件是外科医师的熟练手术、快速石蜡或冰冻切片及确诊后能及时手术治疗。目前大多数学者同意此观点,对从活检到手术间隔时间的安全范围认为应为 2~4 周。肿瘤切除后标本应同时送有关检测,如激素受体的测定等,为以后进一步治疗提供客观指标。

3.手术方式

目前对乳腺癌手术切除范围的分歧很大,原发灶的切除可有肿瘤切除,1/4 乳房切除,全乳房切除及同时包括胸肌的切除,术后再合并放射治疗。腋淋巴结的切除范围可作腋淋巴结全部清除,部分清除,单做活检,或暂时不处理,有肿大淋巴结出现后再手术。内乳淋巴结的处理有做手术清除,活检或暂不处理,放射治疗等。因而常用的手术方式有乳腺癌根治术、乳腺癌改良根治术、乳腺癌扩大根治术、全乳房切除以及小于全乳房切除的部分乳房切除等方式。各种手术方式很多,但没有一个统一的手术方式能适合于各种乳腺癌的不同情况,手术方式的选择还是要根据病变部位、病期、手术医师的习惯以及各种辅助治疗的条件而定。

一般腋淋巴结的数字自 7~72 个,差别之大除了个体原因外,与病理科医师检查详细与否有关。但预后主要与淋巴结的阳性数有关,淋巴结转移数越多预后亦越差。淋巴结的转移数亦与病理检查情况有关,对区域淋巴结的治疗目前亦有很大分歧,有些学者认为区域淋巴结有一定的免疫功能,清除了淋巴结可以损伤局部的免疫功能,亦有学者认为腋下群淋巴结无转移时很少有上、中群淋巴结的转移,为了分期的目的,仅需要取淋巴结做活检即可。但是免疫功能应是全身性的,NSABP 对 1 665 例比较了全乳切除、全乳切除加放疗、根治术的疗效,经 6 年随访,根治术及腋部放疗者腋淋巴结的复发率明显减少,亦证实腋淋巴结的处理并不影响免疫机制。进行淋巴结清除,还可了解淋巴结的转移数及分群,将有助于术后辅助治疗的选择。部分患者腋淋巴结清除后可减少局部复发,提高了生存率。因而腋淋巴结的清除是局部治疗的重要组成部分。

(1)乳腺癌根治术。Halsted 及 Meyer 分别发表乳腺癌根治术操作方法的手术原则为:①原发灶及区域淋巴结应做整块切除。②切除全部乳腺及胸大、小肌。③腋淋巴结做整块彻底的切除。Haagensen 改进了乳腺癌根治手术,并强调除了严格选择病例外,手术操作应特别彻底,主要有①细致剥离皮瓣。②皮瓣完全分离后,从胸壁上将胸大肌、胸小肌切断,向外翻起。③解剖腋窝,胸长神经应予以保留,如腋窝无明显肿大淋巴结者则胸背神经亦可以保留。④胸壁缺损一律予以植皮。此手术方式目前仍是乳腺癌手术的常用方式。

由于乳腺癌根治术未清除内乳淋巴结,因而很多学者提出术后应予以内乳区做放射治疗,尤其是病灶位于内侧及中央者。

手术后的并发症常有上肢水肿、胸部畸形及皮瓣坏死影响伤口愈合等。

Haagensen 报道根治术的 10 年生存率在 Ⅰ 期时为 72.5%,Ⅱ 期为 42.3%(哥伦比亚分期);局部复发率 Ⅰ 期为 3.7%,Ⅱ 期为 12.0%。上海医科大学肿瘤医院报道根治术的 10 年生存率在 Ⅰ、Ⅱ、Ⅲ 期分别为 74.0%,50.6% 及 25.3%。

(2)乳腺癌扩大根治术:亦即根治术时同时清除内乳区淋巴结。Turher-Warwick 用放射性核素注入乳房,证实 75% 的淋巴流向腋淋巴结,25% 流向内乳淋巴结。Handler 及很多学者指出内乳淋巴结的转移率 17%~22%(表 5-2)。

表 5-2　内乳淋巴结的转移率

学者	例数	内乳淋巴结转移率(%)			
		外侧	中央	内侧	合计
Handley	1 000				22
Dahl-Iversen		12		30	
Andreassen	100				17
Caceres	600	13	21	28	
沈镇宙	1 091	12.7	21	22	17.7

清除内乳淋巴结自 1~4 肋间淋巴结,术时需切除第二、第三、第四肋软骨。手术方式有胸膜内法(Urban 法)及胸膜外法(Margottini 法)。

Margottini 报道 900 例扩大根治术的远期疗效较根治术为好,Urban 亦有同样的报道。沈镇宙等比较了扩大根治术与根治术的远期疗效,在 Ⅰ 期病例两种术式无差别,但 Ⅱ、Ⅲ 期病例应用扩大根治术较根治术为好。但这些报道均是回顾性的。Lacour 等(1983)把 1 453 例乳腺癌随机分成根治术组 750 例,扩大根治术组 703 例,两组的 10 年生存率分别为 53% 和 56%,在病灶位于内侧或中央同时有腋淋巴结转移的 10 年生存率分别为 52% 和 71%。扩大根治术目前的应用较以往为少,大多认为内乳淋巴结有转移者的预后较差,也可以应用放射或其他方法来代替手术。但应用放射等方法疗效不如手术(表 5-3)。由于内乳淋巴结有一定的转移率,术前尚无有效的方法能估计内乳淋巴结有无转移,同时内乳淋巴结亦是预后的重要指标,因而对某些病例,主要是临床 Ⅱ、Ⅲ 期,尤其是病灶在中央及内侧者,应用扩大根治术有其实用意义。

表 5-3　内乳淋巴结转移者不同的处理方法与预后

学者	例数	处理方法	5 年生存率(%)	10 年生存率(%)
Donegan	113	根治术,内乳活检(+),观察	24.0	4.0
Handler	400	根治术,内乳活检(+),放疗	36.0	16.0
沈镇宙等	221	扩大根治术	46.1	27.5

扩大根治术的并发症同根治术,但增加了肺部的并发症。应用胸膜外扩大根治术,术后应注意引流管的通畅,鼓励咳嗽等可以防止及减少胸腔并发症。上海医科大学肿瘤医院已施行扩大根治术 1 700 例,无手术死亡及严重并发症,10 年生存率在 Ⅰ、Ⅱ、Ⅲ 期患者分别为 88.2%、

69.3%和41.3%。

（3）乳腺癌改良根治术：Patey和Dyson认为胸肌筋膜相对无淋巴管，因而肿瘤很少经此转移，手术时可以将胸肌筋膜切除而保留胸肌。以后Auchincloss认为腋淋巴结无广泛转移时，腋上群淋巴结很少有转移，因而术时只需清除腋中、下群淋巴结。由此产生了乳腺癌的改良根治手术，其有两种手术方式：①保留胸大肌，切除胸小肌的改良根治一式（Patey手术）。②保留胸大、小肌的改良根治二式（Auchincloss手术）。前者的腋淋巴结清除范围基本与根治术相仿，后者则清除了腋窝中、下群淋巴结。

改良根治术目前已成为常用的手术方式，其保存了胸肌使术后外形较为美观，同时亦便于以后整形。术时常采用横切口，同时必须保留胸前神经及胸肩峰动脉，以免术后造成胸肌萎缩。

Lesnick等曾报道Ⅰ、Ⅱ期乳腺癌应用根治术与改良根治术的疗效相似。Maddox等对311例乳腺癌随机分为根治术与改良根治术组，5年生存率前者为84%，后者为76%（$P=0.14$），但3年复发率前者为3%，后者为10%。由于改良根治术（尤其是改良根治术二式）在清除腋淋巴结时常受到一定的限制，因而对该手术方式大多认为适用于临床Ⅰ、Ⅱ期的病例，尤其是肿瘤位于乳房外侧而腋淋巴结无转移的病例，对腋淋巴结已有明确转移者还是应用根治术为好。

（4）全乳房切除术：Mcwhirter首先提出乳腺癌可做单纯乳房切除术，术后应用放射线照射腋部，其Ⅰ、Ⅱ期病例的治疗效果与根治术相仿。以后Crile等也提出，在临床早期病例如无肿大淋巴结者，腋淋巴结可暂不处理，待有明显转移时再做手术切除。但很多资料表明腋淋巴结的临床与病理检查间常有一定的误差，腋淋巴结有隐性转移时手术清除后的效果与无转移者相似。全乳切除的手术范围亦必须将整个乳腺切除，包括腋尾部及胸大肌筋膜。此手术方式适宜于原位癌及微小癌、年老体弱不适合做根治术者以及局部病灶已趋晚期，作为综合治疗的一部分。

（5）小于全乳房切除的保守手术：应用局部切除治疗乳腺癌已有较长的历史。Mustakallio首先报道肿瘤切除后放射治疗，保留乳房的方法对淋巴结未能扪及的病例取得较好的效果。近年来，由于放射治疗设备的进步，发现的病灶较以往为早以及患者对术后生存质量的要求提高，因而报道有很多小于全乳房切除的保守手术方式。手术的方式自局部切除直到1/4乳房切除，术后有些应用放射治疗。

保留乳房的手术并非适合于所有乳腺癌病例，亦不能代替所有的根治术，而是一种乳腺癌治疗的改良方式，应注意避免局部复发。其适应证大致如下：①肿瘤较小，适用于临床T_1及部分T_2（小于4 cm）以下病灶。②周围型肿瘤，位于乳晕下者常不适宜。③单发性病灶。④肿瘤边界清楚，如肉眼或显微镜下看不到清楚边界者常不适宜。⑤腋淋巴结无明确转移者。治疗的效果与以下因素有关：①肿瘤切缘必须有正常的边界，如果切缘有足够的正常组织者预后较好。②原发肿瘤的大小及组织学分级。③术后放射治疗，术后如不做放射治疗，局部复发率较高。

（二）放射治疗

放射线应用在乳腺癌的治疗已有近百年的历史，但在早年，仅作为术后补充治疗或晚期、复发病例的姑息性放疗。Mcwhirter首先用单纯乳房切除加放射来代替根治术，使放射在乳腺癌的治疗中跨进了一步。其后Baclasse提出用单纯放射来根治乳腺癌。近年来，随着放射设备和技术的改进提高以及放射生物学研究的进展，放射可使局部肿瘤获较高剂量，而周围正常组织损伤较少，放射治疗效果明显提高。Mustakallio首先采用肿块摘除加放射治疗早期乳腺癌，受到同行的重视。肿块摘除、局部广泛切除或1/4乳腺切除后给较高剂量放射（即所谓小手术、大放射）对临床Ⅰ、Ⅱ期病例治疗后，其生存率、局部复发率及转移率与根治术无明显差别。放射治疗后如有局部复发,再做根治手术,仍可获得较好疗效。对没有手术指征的局部晚期乳腺癌,放射治疗也能比其他方法获得较好的局部控制及提高生存率。Sheldon 等报道对Ⅲ期乳腺癌放射治疗后5年生存率为41%。陈志贤报道Ⅲa 期乳腺癌放射后5年生存率为41%,Ⅲb 期5年生存率为14%。上海医科大学肿瘤医院Ⅱ期乳腺癌放射后5年生存率为83.3%,Ⅲ期为36.3%。放射治疗正成为乳腺癌局部治疗的手段之一。

1.放射治疗的方法

(1)射线种类选择:乳腺癌起源于上皮细胞,需要较高的放射剂量,才能杀灭肿瘤细胞,故应采用能量较高的射线,如^{60}Co的γ线或高能 X 线。由于乳腺癌往往有皮肤及皮下组织浸润,因此,使用加速器不加填充物照射时,宜应用4~6 MV 的 X 线,不宜选用大于6 MV 的 X 线,以免使贴近皮肤的浅层组织照射剂量不足。外放射结束后,对残余肿瘤或肿瘤床可作间质内治疗,或选用适当能量的电子束作加量放射,以减少正常组织的损伤。

(2)射野设置:我国妇女的体格及乳房体积一般较小,经常用四野进行照射,各射野的设置如下:①原发灶:采用双侧切线野,以减少胸内脏器的曝射量。设野时患者平卧,患侧上肢外展90°,手置于头下,内侧切线野超过中线2 cm,外侧切线野位于腋中线,照射野上缘与锁骨野下缘相接,下界达乳房皱褶或皱褶下1~2 cm,射野大小及位置应根据肿瘤部位、大小及患者体型、乳房大小而改变,但必须包括全乳房及骨性胸壁,并尽可能避免肺组织照射过多。射野一般长15~20 cm,宽度应超过乳房高度1 cm。②淋巴引流区:锁骨上、下及腋窝区常设一前野,用^{60}Co照射,射野上缘达环甲膜水平,内侧沿胸锁乳突肌前缘向下达前中线,外侧位于肩胛盂边缘,避开肱骨头,下界与切线野上缘相接于第2前肋间,线束方向垂直或外倾斜10°~15°以保护喉、气管及脊髓。腋顶部需另设腋后野补充剂量,腋后野呈不规则形,设野时患者俯卧,上肢外展90°,射野上缘在肩胛冈边缘,内侧沿骨性胸壁边缘向下,外侧为肱骨内缘,下界至腋后皮肤皱褶。一般不设内乳野照射,如患者体格特大,切线间距太宽时,可另设内乳野照射。此时,内侧切线野需移至内乳野外缘,内乳野上缘与锁骨野下缘相接,内侧位于前正中线,下界到第6肋骨上缘,一般宽5 cm。双侧内乳区不进行常规照射。

(3)照射剂量:原发灶剂量以切线野间距的中点计算,剂量50~60 Gy/5~6 周,外放射结束后残余肿瘤或肿瘤床加量20~40 Gy/2~3 周。锁上区以皮下2 cm 深度计算剂量,给50~60 Gy/5~6 周。腋窝区以腋部前后径的中心点为剂量计算点。

切线野照射时必须精确计算照射角度,以保证治疗的正确性。可采用切线尺直接测量或用计算法计算角度。

切线野照射不加填充物时,乳腺区剂量不均匀,剂量差别超过20%。加用填充物后剂量分布较均匀,但皮肤剂量增加,容易发生湿性脱皮。使用楔形滤片可使剂量分布均匀,应根据患者体形及乳房大小选用合适的楔形角及使用比例。有条件的单位应尽量使用治疗计划系统(TPS)来设计治疗方案。

2.术前放射

在化疗广泛应用于临床前,对局部晚期乳腺癌常采用术前放射加根治术治疗。术前放射:①可以提高手术切除率,使部分不能手术的患者再获手术机会。②由于放射抑制了肿瘤细胞的活力,可降低术后复发率及转移率,从而提高生存率。③由于放射,延长了术前观察时间,能使部分已有亚临床型远处转移的病例避免一次不必要的手术。术前放射的缺点是增加手术并发症,影响术后正确分期及激素受体测定。而且,放射与手术一样,都是局部治疗,不能解决治疗前可能已存在的亚临床型转移灶,因此近年来已有被术前化疗取代的趋势。

术前放射指征如下:①原发灶较大,估计直接手术有困难者。②肿瘤生长迅速,短期内明显增大者。③原发灶有明显皮肤水肿,或与胸肌粘连者。④腋淋巴结较大或与皮肤及周围组织有明显粘连者。⑤应用术前化疗肿瘤退缩不理想的病例。

术前放射常采用三野照射,即二切线野及锁、腋部照射野。设野方法同单纯放射。一般不设腋后野及内乳野。原发灶照射剂量为 40～50 Gy/4～5 w,锁骨区为 50 Gy/5 w。放射结束后4～6周施行手术最为理想。

3.术后放射

根治术后是否需要放射,曾经是乳腺癌治疗中争论最多的问题。近年来,国外较多学者认为术后放射对 I 期病例无益,对 II 期以后患者可能降低局部及区域性复发率;Wallgren、Host、Tubiana等认为术后放射对病灶位于乳腺内侧者能降低复发率,提高生存率。目前,根治术后并不作常规放疗,但对于有复发可能性的病例,选择性地应用放射治疗可以降低复发率、提高生存质量。术后放疗指征如下:①单纯乳房切除术后(照射胸壁及淋巴引流区)。②根治术后病理报告有腋中群或腋上群淋巴结转移者。③根治术后病理证实转移性淋巴结占检查的淋巴结总数一半以上,或有 4 个以上淋巴结转移者。④病理证实乳内淋巴结转移的病例(照射锁骨上区)。⑤原发灶位于乳房中央或内侧者做根治术后,尤其有腋淋巴结转移者。

术后放射应尽量采用电子束照射,也可用 ^{60}Co 或 ^{60}Co 加深度 X 线照射胸壁及内乳区前,应做CT 或超声显像测定胸壁厚度,根据厚度选择适当能量,以免肺及纵隔受到过多照射。

根治术后照射锁骨区及内乳区,设野时患者平卧,头转向对侧,上肢放于体侧,射野设置如前述,一般不常规照射双侧内乳区。单纯乳房切除术后照射胸壁,照射野应包括全前胸壁直至瘢痕下端。术后放射剂量为 50 Gy/5 w。以往术后常先做放疗,放疗结束后再化疗,近年来认为延迟化疗将影响疗效。可采用放疗与化疗同时应用的方法,或在化疗间隙期做术后放疗。

乳腺组织疏松,易随体位的变动而改变形态,因此,在设置各照射野时应当采用同一体位。照射时也应完全按照设野时的体位。在设野及照射时应尽可能避免在射野连接处造成热点或冷点。

(三)内分泌治疗

1.双侧卵巢切除术

是绝经期前晚期乳腺癌常用的治疗方法。卵巢切除后可降低或阻断女性激素对肿瘤的作用,从而使肿瘤退缩。未经选择的病例应用卵巢切除的有效率为 30%～40%,而激素受体阳性的病例有效率可达 50%～60%。有效病例术后亦能获得较长的生存期,Veronesi 报道有效者术后平均生存 31 个月,无效者为 9 个月。去除卵巢的方法有手术切除或放射疗法。手术治疗的作用较快,放射治疗在照射 16～20 Gy 后亦能达到同样效果,但从治疗到发生作用常需要较长的时间。有些临床因素可影响卵巢切除的疗效,在绝经前或绝经 1 年以内的患者疗效较好,亦即在45～50 岁者,绝经 1 年以上或年龄小于 35 岁者疗效较差;手术与复发间隔时间长,尤其超过2 年以上者常可期望获得较好疗效;对软组织、骨、淋巴结及肺转移的疗效较好,而肝及脑转移常无效。

乳腺癌手术后作预防性卵巢切除的疗效目前尚有争议。Taylor 首先报道术后放射疗法去除卵巢与对照组的 4 年生存率无差别,此后很多学者报道预防性去除卵巢可推迟自手术到复发的间期,尤其是淋巴结有转移的病例,但总的生存率并不提高。

对预防性去除卵巢目前的争议主要在于去除卵巢后是否延长生存期、预防性与治疗性去除卵巢的效果是否相同以及预防性去除卵巢的指征等。激素受体阳性的病例是属于内分泌依赖性肿瘤，但并不是需要去除卵巢的指征。目前预防性去除卵巢主要用于绝经前（尤其 45～50 岁）淋巴结转移较广泛的高危险复发病例，同时激素受体测定阳性者。对绝经后或年轻病例则不适合做预防性去除卵巢。

2.肾上腺切除与脑垂体切除术

Huggins 报道应用双侧肾上腺切除治疗晚期乳腺癌，同时期 Luft 等介绍用脑垂体切除术。此两种手术均用于绝经后或已去除卵巢的妇女，以进一步去除体内雌激素的来源。

绝经后妇女体内雌激素大多由肾上腺网状层所分泌的皮质酮及孕酮转化而来，部分由饮食或机体中脂肪组织经芳香化后转换而成。肾上腺切除可消除雌激素的来源，使肿瘤消退。肾上腺切除的有效率平均为 32%，对以往用卵巢切除有效者或激素受体阳性病例有效率可达 50%～60%。有效病例术后的生存期较无效者有显著的延长，平均为 1～2 年。

肾上腺切除对骨、软组织转移以及有些单个的肺或胸膜转移的效果较好，对肝、脑转移常无效。从手术到复发间隔时间超过 2 年以上者有效率高，小于 2 年者常无效。

肾上腺切除术后常需补充可的松，每天 50～70 mg，手术有一定的死亡率。近年来应用氨鲁米特，可起药物肾上腺切除作用，故双侧肾上腺切除术已很少应用。

脑垂体切除术亦为去除绝经后妇女体内雌激素的来源。垂体切除去除了垂体分泌的催乳素及生长激素，同时去除了绒毛膜促性腺激素，降低卵巢的雌激素及黄体酮水平，但由于术后 ACTH 的降低而使肾上腺的糖皮质激素、雌激素及黄体素的合成减少，因而手术后需补充肾上腺皮质激素、甲状腺素及血管减压素等，亦需同时治疗糖尿病。

脑垂体切除可用经额途径或经蝶鞍途径，经额途径切除较完善。但两种途径作用效果相似。亦有切断垂体柄使垂体坏死，但作用常不完全。脑垂体切除有效率平均为 34%，而激素受体阳性的病例有效率可达 60%。绝经 10 年以上者的效果较好。软组织、淋巴结、骨及胸膜转移的效果较好，而肝、脑及肺淋巴道转移者常无效。以往用内分泌治疗有效者的效果亦较好。应用脑垂体切除术后可不必再做肾上腺切除，同样肾上腺切除术后也不必再做脑垂体切除术。

3.内分泌药物治疗

（1）雌激素：Alexander、Haddow 报道绝经后妇女应用雌激素可使肿瘤缓解，以后有很多报道用雌激素的有效率约 30%。雌激素治疗乳腺癌的作用机制尚不完全明了，可能是通过机体内分泌环境的改变而限制癌细胞的生长。实验室研究发现低剂量雌激素可刺激人乳腺癌细胞株 MCF-7 的生长，而在 β-雌二醇或乙蓝酚的浓度超过 10^{-7} mol/L 时反而抑制其增殖。亦有学者认为生理剂量的雌激素可使细胞质内的雌激素受体含量增加，而治疗剂量时可使雌激素受体由细胞质内转向核内，使细胞质内的雌激素受体得不到补充，从而抑制 DNA 合成。雌激素对绝经前妇女常无效，而对绝经后 5 年以上者效果较好；对激素受体阳性者的有效率可达 55%～60%；对皮肤、软组织转移的有效率较高，肺及骨转移次之，肝及中枢神经系统转移常无效。雌激素治疗有效病例如果肿瘤复发时停用雌激素，有 30% 的病例可以显效。此种反跳现象可作为再次选用内分泌治疗的指标。常用的雌激素制剂为乙蓝酚，5 mg，每天 3 次；炔雌醇每天 3 mg；premarin 每天 3 次，每次 10 mg。常见的不良反应有恶心、厌食、呕吐等，此外雌激素可引起乳头、乳晕部色素沉着，乳房肥大，皮肤松弛，阴道排液增加、流血，有时因膀胱括约肌松弛而出现尿频，尿急等。雌激素还可引起体内钠潴留水肿，有时可引起高血钙等。有 10% 患者应用雌激素治疗可造成肿瘤的发展。

(2)雄激素：Murlin、Lacassagne 等报道应用雄激素对晚期乳腺癌有一定的疗效,对绝经后晚期患者的有效率为 20％～31％,比应用雌激素为低。激素受体阳性者有效率为 46％,阴性者仅 8％。有效者平均生存 18～20 个月。无效者 7～10 个月。雄激素的作用机制尚不完全明了。但雄激素可抑制垂体的促生殖腺激素、滤泡刺激素及黄体生成素,从而使乳腺萎缩,雄激素注入体内后可经 5 甲-还原酶转化成二氢睾酮,与雄激素受体结合转入细胞核内。二氢睾酮还可经 5 酮-还原酶代谢成雄烯二酮,再转化成雌激素,与雌激素受体结合。生理性剂量的雄激素可通过雄激素受体的结合,从而刺激细胞生长;药用剂量时可使雌激素受体由细胞质转向核内,防止胞质内雌激素受体的再合成。雄激素的效果在停经后的妇女较停经前者好。但卵巢切除术后立即用睾丸素是错误的,因雄激素代谢后可转为雄激素,从而刺激细胞的生长。骨转移者用雄激素的效果较好,80％患者可以得到症状缓解,因而不论绝经前后的骨转移患者应首选雄激素治疗。对软组织及淋巴结转移的有效率为 20％,内脏转移者很少有效。雄激素同时可刺激骨髓,使血常规上升,食欲增加,自觉症状改善。常用的制剂有丙酸睾酮,每次 50～100 mg,肌内注射,每周 2～3 次,总量可达 4～6 g;去氢睾酮内脂每天 1～2 g,肌内注射;二甲睾酮每天 4 次,每次 50 mg,口服;氟甲睾酮每天 2 次,每次 10 mg,口服。雄激素的不良反应主要是男性化症状,用药 2～3 个月后出现痤疮、皮脂腺分泌多、多毛、脱发、声音嘶哑、肛门瘙痒、闭经等,停药后症状常自行消失,其他不良反应有高血钙和钠潴留等。

(3)黄体酮类药物：应用黄体酮类药物治疗乳腺癌的作用机制尚不完全了解,大剂量的黄体酮有拮抗雌激素、对抗雌激素对乳腺及子宫内膜的作用,其机制可能是抑制了垂体前叶分泌催乳素及促性腺激素。黄体酮的有效率 16％～20％。一般对软组织转移、局部复发者效果较好,骨转移次之;对内脏转移的效果较差,对绝经后患者和激素受体阳性者的疗效也较好。常用的黄体酮制剂有甲羟孕酮(MPA),每天肌内滴注 100 mg,近来认为大剂量每天可达 1 000～1 500 mg,肌内注射效果较好。近年来认为甲地孕酮(MA)每天 4 次,每次 40 mg,其疗效更明显,对三苯氧胺无效的病例用 MA 的有效率为 30％,有时可与三苯氧胺或乙蔗酚合用。其他如达那唑,每天 100～200 mg,有效率可达 18.9％(7/37)。黄体酮类药物不良反应较少,有时有高血压、阴道流血、皮疹等,减量或停药后可自行消失。黄体酮类药物的缓解期与其他内分泌类药物相似,一般常作为二线药物。

(4)肾上腺皮质激素：大剂量肾上腺皮质激素可产生类似肾上腺切除或脑垂体切除的作用,抑制垂体的 ACTH 的生成。但大剂量应用时常有一定的不良反应,故很少单独应用。目前常用于联合化疗中,同时亦用于一些较严重的情况,如肺部广泛转移时的气急、肝转移引起黄疸和脑转移有脑水肿等。应用肾上腺皮质激素可以减轻肿瘤所引起的水肿及炎症,从而减轻症状。此外肾上腺皮质激素亦可改善患者的一般情况,缓解症状,改善终末期患者的主观症状和治疗肿瘤转移或内分泌治疗后的高血钙症。

(5)抗雌激素药物：近年来内分泌治疗的一个重要进展就是非甾体激素的抗雌激素类药物的发展,如氯美酚、苯甲啶和三苯氧胺。前两者有一定的不良反应,因而并不常用,三苯氧胺已被临床广泛应用,安全且有效。三苯氧胺的结构式与雌激素相似,其作用机制是与雌二醇在靶器官内争夺雌激素受体,减少胞质内雌激素受体的含量,从而阻断雌激素进入癌细胞,也阻断了核内雌激素生成基因的转录,延缓细胞分裂,防止雌激素受体的再合成。此外在组织培养中可见受体阳性细胞的生长可直接被三苯氧胺所抑制。三苯氧胺的用量为每天 20～80 mg,但增加剂量并不一定能提高疗效,Rose 比较每天 30 mg 或 90 mg,有效率分别为 36％及 37％。不良反应有恶心、呕吐、潮热、外阴瘙痒、阴道流血等,偶有脱发,白细胞降低,少数病例可引起视神经炎、眼球疼痛、视力降低等。三苯氧胺的有效率在未经选择的患者中为 30％～40％,激素受体阳性病例为55％～60％。三苯氧胺对绝经后的患者疗效较绝经前为好,Fabian 报道绝经前患者的有效率为26％,而绝经后患者为 38％,同时对绝经前患者三苯氧胺并不能替代卵巢切除。对软组织及骨转移的效果较好,而内脏转移较差。有效病例常在用药数周后出现效果,维持时间约 8 个月(4～40 个月)。对以往用内分泌治疗有效者有效率高,无效者则有效率较低。Ingle 和 Stewart 等比较三苯氧胺与乙菧酚的疗效,认为两组间无差别,但乙菧酚的不良反应较大。Westerberg 比较绝经后患者应用氟甲睾酮与三苯氧胺的疗效,前者有效率为 19％,后者为 30％。三苯氧胺可与其他内分泌药物如乙菧酚或黄体酮类制剂合用,但未发现能提高疗效。三苯氧胺亦作为绝经后,尤其是激素受体阳性病例的术后辅助治疗,可以降低术后早期复发率,但对生存率的影响尚待随访。

(6)雌激素合成抑制剂:氨鲁米特是巴比妥类药物的衍生物,原是作为抗抽搐药物,但在应用中发现其能抑制甾体激素的合成,导致肾上腺功能的不足,从而起到药物肾上腺切除的效果。氨鲁米特可以抑制肾上腺分泌的胆脂醇转化为孕酮的碳链酶的转换。肾上腺本身并不分泌雌激素,但其分泌的雄烯二酮亦可在肾上腺外经芳香酶转化成雌酮,后者可能是绝经后妇女体内雌激素的主要来源,但芳香酶的作用几乎能被氨鲁米特所完全阻断。氨鲁米特能加速糖皮质激素如地塞米松、泼尼松的代谢,故应用时可使肾上腺可的松的分泌减少,而使脑垂体促肾上腺皮质激素水平升高,抵消氨鲁米特对芳香酶及碳链酶的阻断作用。因而在应用氨鲁米特时需同时应用氢化可的松。氨鲁米特有一定的不良反应,常见的有嗜睡、恶心(33％),20％患者有皮肤瘙痒、皮疹等,有 4％～8％患者有共济失调及肌肉痉挛等。不良反应可能与肝脏对药物的乙酰化率有关,乙酰化快,不良反应小。氨鲁米特的常用剂量为 250 mg,每天 2 次,同时服氢化可的松每天100 mg(上午 10 时 25 mg,下午 5 时 25 mg,临睡前 50 mg),服用 2 周后如无不良反应可改为氨鲁米特250 mg,每天 4 次,氢化可的松 25 mg,每天 2 次。氨鲁米特的有效率在未经选择的病例中 30％～35％,而雌激素受体阳性病例则可达 50％～55％。有效病例的平均生存期为11～17个月。氨鲁米特与肾上腺切除或脑垂体切除的治疗效果无差别,而且亦无肾上腺切除后功能不足等现象,停药后亦不需长期补充激素类药物。Santen 等报道 4 例经肾上腺切除后失效病例,再用氨鲁米特,其中有 2 例获得缓解。对以往用其他内分泌治疗(如三苯氧胺等)有效病例,在失效后再用氨鲁米特治疗,有一半患者仍可能有效;以往内分泌治疗无效者,用后有 20％患者可获得肿瘤缓解。用氨鲁米特有效病例,如失效后再用其他内分泌药物(如三苯氧胺等),其有效率为9％～10％。因而氨鲁米特目前常作为内分泌治疗的二线药物。

(四)化疗

1.单一药物治疗

自从第 1 个非激素类的抗癌药物氮芥问世以来,已有很多抗癌药物进入乳腺癌的临床应用,目前对乳腺癌较有效的药物有环磷酰胺(CTX)、氟尿嘧啶(5-FU)、甲氨蝶呤(MTX)、阿霉素(ADM)、丝裂霉素(MMC)、长春新碱(VCR)、长春碱(VLB)、长春地辛(VDS)及洛莫司汀(BCNU)等,各种药物单药应用的疗效如表 5-4。单一药物的平均有效率 20％～30％。烷化剂类药物中环磷酰胺的有效率较高,且与用药途径及方式关系不大。但异环磷酰胺等则有效率很低。抗代谢类中常用的氟尿嘧啶及甲氨蝶呤的有效率较高,但其他如阿糖胞苷、6-MP 等则无效。植物类药物中如长春新碱等有效率并不高,还可有神经系统的不良反应。单一药物中最有效的是阿霉素,常用剂量 $40\sim75$ mg/m^2,每 $3\sim4$ 周 1 次,在以往未用过化疗的病例的有效率可达 $38\%\sim50\%$;低剂量应用即 30 mg/m^2,以 28 天为 1 个疗程,在第 1、第 8 天时用,在以往用过其他化疗药物时有效率为 30%。

表 5-4 各种化疗药物对乳腺癌的疗效

药物类别	药物名称	例数	有效率(%)
烷化剂类	环磷酰胺(CTX)	529	34
	美法仑(L-PAM)	177	22
	噻替派(TSPA)	162	30
抗代谢类	氟尿嘧啶(5-FU)	1263	26
	甲氨蝶呤(MTX)	356	34
抗肿瘤抗生素	阿霉素(ADM)	193	40
	丝裂霉素(MMC)	60	38
植物类抗肿瘤药	长春新碱(VCR)	226	21
	长春碱(VLB)	95	20
杂类	BCNU	76	21
	CCNU	155	12
	Me-CCNU	33	6

2.晚期乳腺癌的联合化疗

由于联合化疗成功地用于白血病、淋巴瘤的治疗,因而对乳腺癌亦陆续开展了多药联合化疗。1963 年时 Greenspan 报道应用噻替派(Thio-TEPA)、甲氨蝶呤、氟尿嘧啶,同时合并泼尼松及丙酸睾酮治疗晚期乳腺癌,有效率达 60%。1969 年 Cooper 报道 60 例用内分泌治疗无效病例应用多药联合化疗(表 5-5),其有效率达 90%。此方案以后被称为 Cooper 方案(简称 CMFVP),但其他学者未能重复出如此高的有效率,一般为 $50\%\sim60\%$,但仍明显高于单药化疗,且其有效期也延长。目前对 Cooper 方案的应用有很多修正的方案。长春新碱单用时有效率不高,人们在此方案内去除了长春新碱,发现并不影响有效率。对泼尼松的应用与否亦有争论,有些学者认为应用泼尼松并不增加疗效,有的认为应用泼尼松可以使化疗反应减轻,激素类药物以提高化疗的耐受性。单一药物的有效率一般约 30%,联合化疗则可以明显地提高疗效,并不增加毒性。

表 5-5 乳腺癌常用的化疗方案

方案与药物	给药方法
Cooper	
环磷酰胺	每天 2.5 mg/kg,口服
甲氨蝶呤	每周 0.7 mg/kg,静脉注射×8 周
氟尿嘧啶	每周 12 mg/kg,静脉注射,以后隔周 1 次
长春新碱	每周 35 μg/kg×4$\sim$5 周
泼尼松	每天 0.75 mg/kg,以后 1/2 量×10 天,5 mg/d×3 周

续表

方案与药物	给药方法
CMF(ECOG)	
环磷酰胺	每天 100 mg/m², 口服, 第 1~4 天
甲氨蝶呤	30~40 mg/m², 静脉注射, 第 1、第 8 天
氟尿嘧啶	400~600 mg/m², 静脉注射, 第 1、第 8 天
	28 天为 1 个疗程
CFP	
环磷酰胺	每天 150 mg/m², 口服×5
氟尿嘧啶	每天 300 mg/m², 静脉注射×5
泼尼松	30 mg/d×7

目前常用的化疗方案有 CMFVP、CMF、CMFP 等。

阿霉素是单一药物中有效率最高的, 目前也应用于联合化疗中, 其有效率比单一应用时有提高, 显效快, 但是否能延长生存期尚不清楚。但阿霉素的毒性反应较大, 其对心脏的影响与剂量有关, 因而其临床应用常受到一定的限制。包括阿霉素在内的联合化疗(有 AV, CA, CAF 等)与 CMF 方案间并无交叉耐药性, 两组间的疗效也相似, 因而两组可以交替应用(表 5-6)。

表 5-6 联合阿霉素化疗的 3 种方案

方案与药物	给药方法	有效率(%)
AV		52
阿霉素	75 mg/m², 静脉注射, 第 1 天	
长春新碱	1.4 mg/m², 静脉注射, 第 1、第 8 天每 21 天重复	
CA		74
环磷酰胺	200 mg/m², 静脉注射, 第 3~6 天	
阿霉素	40 mg/m², 静脉注射, 第 1 天每 21~28 天重复	
CAP		82
环磷酰胺	100 mg/m², 口服, 给药 14 天	
阿霉素	30 mg/m², 静脉注射, 第 1、第 8 天	
氟尿嘧啶	500 mg/m², 静脉注射, 第 1、第 8 天每 28 天重复	

晚期乳腺癌联合化疗的有效率 30%~80%, 可使生存期延长, 完全缓解者中位生存期可达 2 年以上, 但大多数患者最终还是出现复发和产生耐药性。这种难治性患者的特点是: ①大多数患者均接受过化疗、放疗及其他治疗。②病变部位以内脏及混合型为主。肿瘤负荷大。③患者一般情况差, 骨髓常处于抑制状态。

随着新的抗癌药物的研究成功, 现已有些较成熟, 有效的新的联合化疗方案治疗一些难治性病例, 常用药物有表柔比星、米妥蒽醌等, 这些方案的作用类似阿霉素联合方案, 但其不良反应特别是对心脏毒性较小, 治疗指数较高。其疗效尚有待进一步观察。

3.术后辅助化疗

对肿瘤进行综合治疗是提高治愈率的有效措施之一, 其中对乳腺癌的术前、术后辅助化疗是较为成熟的。术前、后辅助化疗的目的是消灭一些亚临床的转移病灶,以提高生存率,尤其是对腋淋巴结有转移的病例。

Fisher 领导的 NSABP 在 1957 年时开始用噻替派,手术时用 0.4 mg/kg,术后第 1、第 2 天各 0.2 mg/kg,对绝经前有 4 个以上淋巴结转移病例可提高生存期。北欧国家亦开展了术后短期化疗。对 1 026 个病例随机分成两组,治疗组 507 例,对照组 519 例,治疗组每天给环磷酰胺 30 mg/kg,手术日起连用 6 天。自术后第 9 年起两组生存率有差别,术后第 10 年时治疗组生存率较对照组高 10%。

早期的术后辅助治疗常应用短程化疗,目的是杀灭手术操作所引起的癌细胞的播散,但以后认识到术后的复发常是由于术前已存在的微小转移灶所造成,同时亦认识到术后化疗可以提高生存率。术后化疗有一些有利的特点:①由于巨块肿瘤去除后,根据一级动力学原则,最小的肿瘤负荷易被抗癌药物所杀灭。②肿瘤负荷小,倍增时间短,增殖比率大,对抗癌药物敏感性较高。③肿瘤负荷小;相对容积大,血供充足,发生耐药机会较少,化疗治愈的可能性大。

有两组前瞻性的随机分组研究已为临床术后辅助化疗提供了有益的经验。

Fisher 在随机应用噻替派的基础上应用美法仑(L-PAM),患者在手术后随机接受L-PAM 每天 0.15 mg/kg,共 5 天,每 6 周重复给药,共给药 2 年。经 10 年随访,用药组的无复发率较对照组高 8%($P=0.06$),生存率高 5%($P=0.05$);有 1~3 个淋巴结转移的绝经前患者有显著差别,绝经后者无差别。以后在用 L-PAM 的基础上加用 5-FU,每天 5-FU 300 mg/m²,静脉注射共 5 天,每天 L-PAM 4 mg/m²,共 5 天,同样每 6 周重复一次,共给药 2 年,其疗效亦较单用为好。

意大利米兰的癌症研究所 Bonadonna 应用 CMF 联合化疗,其剂量是环磷酰胺每天 100 mg/m²,连服 14 天;甲氨蝶呤 40 mg/m²,氟尿嘧啶 400 mg/m²,均是术后第 1、第 8 天应用,每 28 天重复一次,共用 12 个疗程。经 8 年随访,用药组较对照组效果好,主要对绝经前有 1~3 个淋巴结转移者,而绝经后妇女的疗效并不显著。

Canellos 等曾比较 CMF 联合化疗与单用 L-PAM 的效果,认为联合化疗的效果较好。

应用 L-PAM 或 CMF 联合化疗的 10 年随访结果表明,辅助化疗对绝经前的患者有显著提高疗效的结果,而绝经后者无显著差别。Bonadonna 认为可能有以下原因:①绝经后患者接受的剂量不足,研究表明凡接受化疗剂量大于原计划方案的 85% 以上者,不论绝经前或绝经后患者均有显著疗效,而小于 65% 以下者,不论绝经与否均无效。②绝经后患者对化疗敏感性较低。③肿瘤的生物行为不同,绝经前患者早期复发率高。

由于阿霉素对治疗晚期乳腺癌有较好的疗效,因而也有用联合阿霉素的方案作为术后辅助治疗,常用的有 CAF 方案。环磷酰胺 400 mg/m²,静脉注射,第 1 天;阿霉素 40 mg/m²,静脉注射,第 1 天;氟尿嘧啶 400 mg/m²,静脉注射,第 1、第 8 天;每 28 天重复给药,共 8 个疗程。

对术后化疗应用的时间目前还有争议。Bonadonna 比较了 6 个疗程与 12 个疗程 CMF 化疗的结果,随访 5 年两组并无差别。由于术后化疗主要是杀灭亚临床型转移灶,因而 6 个疗程的化疗已可达到目的。如果 6 个疗程以后还有残余肿瘤,那可能说明此肿瘤细胞对化疗并不敏感,或需要改用其他化疗方案。

目前对辅助化疗提出以下一些看法:①辅助化疗宜术后早期应用,如果待病灶明显后再用,将降低疗效。②辅助化疗中联合化疗比单药化疗的疗效为好。③辅助化疗需要达到一定的剂量,达到原计划剂量的 85% 时效果较好。④治疗期不宜过长。

对淋巴结无转移患者是否应用辅助化疗的意见尚不一致。近年来美国国立癌症研究所提出,除原位癌及微小癌(即肿瘤直径小于 1 cm,无淋巴结转移者)外,所有患者均应采用辅助化疗,但对此尚有争议。临床上一期患者术后 5 年生存率可达 85% 以上,而小于 1 cm 时可达 90%。然而淋巴结阴性者也有 25% 最终可出现远处转移,因而对淋巴结阴性的患者如有高危险复发因素者应采用辅助化疗。

目前对术后辅助治疗大致有以下意见:①绝经前淋巴结阴性者,如有高危复发因素时宜应用辅助性联合化疗。②淋巴结阳性者,不论激素受体情况,宜应用辅助性联合化疗。③绝经后淋巴结阴性者,除有高危复发因素外,一般不必用辅助治疗。④淋巴结阳性,激素受体阴性者应采用辅助性联合化疗,激素受体阳性者可选用三苯氧胺治疗。

(牛丽元)

第 六 章

神经系统肿瘤诊治

第一节 脑 膜 瘤

脑膜瘤起源于脑膜及脑膜间隙的衍生物;它们大多来自蛛网膜帽状细胞,也可能来自硬脑膜成纤维细胞和软脑膜细胞,亦可发生于任何含有蛛网膜成分的地方;是成人中枢神经系统第二常见的肿瘤,约占颅内肿瘤的20%;大部分为良性,生长缓慢,好发于45岁左右,女性患者多见,男女比例约为1:2,但高级别脑膜瘤在男性中更常见。随着现代外科手术技术不断进步及基因、免疫治疗等手段快速发展,绝大多数脑膜瘤通过外科手术辅以适当的放射疗法等是可以治愈的。

一、病因及发病机制

病因目前尚不清楚,可能与一定的内环境改变或基因变异等多个因素相互作用有关,并非单一因素造成的;但较为一致的意见认为脑膜瘤来源于蛛网膜帽状细胞。这主要是因为:①蛛网膜细胞是一种网状内皮系统的细胞,具有演变成其他细胞的能力,这也是脑膜瘤具有多种细胞形态类型的原因。②蛛网膜向硬膜伸进许多突起,形成了蛛网膜绒毛,可以扩张形成蛛网膜颗粒,它主要分布于颅内静脉窦和大静脉的主要分支附近,以及颅底的鞍区、嗅沟、上斜坡及颅底神经出颅骨孔附近,而这正是脑膜瘤临床上好发部位。③少数脑膜瘤发生在不附着脑膜的部位,如脑室内、脑实质内等可能与异位的蛛网膜细胞或脉络丛细胞有关。④蛛网膜绒毛细胞巢在显微镜下呈螺旋状排列,有钙化的沙粒样小体,这些与脑膜瘤的结构类似。

脑膜瘤的发生可能还与脑外伤、放射性照射、乳腺癌、性激素及其受体、家族史等因素相关。这些病理因素的共同特点是它们可能诱发细胞染色体突变,或使细胞分裂速度增快。通常情况下,蛛网膜细胞的细胞分裂速度缓慢,而上述因素加速了细胞分裂速度,并可能最终导致了肿瘤的发生。

二、病理

脑膜瘤的形状与生长与部位有关系,多呈球形或结节形,宽基底与硬脑膜紧密粘连,少数为扁平型。球形脑膜瘤多有包膜,与周围脑组织边界清晰。依据肿瘤供血与病理亚型不同,肿瘤质地也常不一致;沙粒体和纤维型脑膜瘤质地很硬,而内皮型质地脆软,肿瘤基底一般与硬脑膜粘连,少数孤立与硬脑膜无关联,肿瘤大部或少部分嵌入或压迫邻近脑组织,少有脑组织浸润,但常见侵犯硬脑膜和静脉窦。瘤内坏死可见于恶性脑膜瘤。脑膜瘤有时可使其邻近的颅骨受侵犯而增厚或变薄。常见的脑膜瘤有以下各型。

(一)内皮型

内皮型是最常见的类型。多见位于大脑镰、蝶骨嵴和嗅沟脑膜瘤。肿瘤由排列成片状的肥胖的多角型细胞组成。细胞的大小形状变异很大,胞核圆形,染色质细而少,可有1~2个核仁,胞浆丰富均匀。瘤细胞里向心性排列成团状或呈条索状,细胞之间血管很少,无胶原纤维。

(二)成纤维型

由成纤维细胞和胶原纤维组成,瘤细胞呈长梭形,如同成纤维细胞一样排列成束状或相互交织排列。细胞间有大量粗大的胶原纤维、沙粒小体不常见。

(三)血管型

在典型脑膜瘤背景下见大量血管,可有血窦及微血管,血管外壁或间质中的蛛网膜上皮细胞呈条索状排列,胶原纤维很少。

(四)沙粒型

瘤内含有丰富的沙粒体,细胞排列成漩涡状,血管内皮肿胀,玻璃样变后钙化。

(五)混合型

此型脑膜瘤中含上述四型成分,但不能肯定以哪种成分为主时,可称为混合型脑膜瘤。

(六)恶性脑膜瘤

恶性脑膜瘤生长较快,向周围组织内生长,瘤细胞常有核分裂象,易恶变为肉瘤。在上述良性脑膜瘤中,以血管型脑膜瘤最常发生恶变。另外,恶性脑膜瘤可发生颅外转移,多向肺转移,也可以经脑脊液在颅内种植。

(七)脑膜肉瘤

肿瘤发生即具有肉瘤的形态特点,临床较少见,多见于10岁以下儿童;病情进展迅速,术后很快复发,可见远处转移。

三、临床表现

脑膜瘤按其起源部位命名,如大脑凸面、矢状窦旁、大脑镰旁、蝶骨嵴、嗅沟、鞍结节、鞍旁、小脑幕、脑桥小脑角脑膜瘤等。肿瘤属生长缓慢的占位病变,因肿瘤压迫邻近脑组织和相应的神经而产生相应的症状与体征,这与肿瘤生长部位,生长速度有直接关系。脑膜瘤最常见的症状和体征是头痛和癫痫发作,且往往是首发症状。依据肿瘤发生部位不同,还可出现视力、视野、嗅觉或听觉障碍及肢体运动障碍等。颅内压增高症状多不明显,许多患者仅有轻微头痛,尤其在老年人。老年人多以癫痫发作为首发症状。因肿瘤长缓慢,往往肿瘤体积大而无明显临床症状;但需警惕哑区的肿瘤长得巨大,而脑组织失代偿时,患者可以在短期内出现颅内高压表现,甚至突发脑疝危及生命。邻近颅骨的脑膜瘤往往会侵犯颅骨造成骨质的变化。

四、辅助检查

(一)头颅平片检查

由于脑膜瘤解剖上与颅骨的密切关系,以及共同的供血途径,极易引起颅骨的各种改变,头颅平片的定位征出现率可达 $36\%\sim77.5\%$。颅内压增高症在没有 CT 诊断的情况下可达 70% 以上。主要表现如下:①局限性骨质改变,如骨增生、骨破坏等;②血管压迹的改变;③肿瘤钙化。

(二)脑血管造影检查

可帮助肿瘤定位及定性;并可了解肿瘤的血液供应,有助术前评估及准备;对供血丰富的肿瘤,术前栓塞主要供血血管可显著减少术中失血,降低手术风险。

(三)CT 扫描检查

CT 扫描无创、方便、定位精准,是当前发现肿瘤的重要手段之一。脑膜瘤在 CT 上表现为宽基底与颅骨或硬脑膜相连的略高或等密度肿块,有明显均一的强化,肿瘤边界清晰,大多数肿瘤可做出定位定性诊断。

(四)磁共振扫描检查

磁共振扫描是目前诊断脑膜瘤的主要手段。磁共振扫描具有多维、多序列成像、抗干扰能力强及高分辨率的优点,能清楚显示肿瘤与周围重要血管和其他重要结构的关系,特别是对颅底、后颅窝和眶内肿瘤的诊断和治疗提供了更丰富的信息。

五、诊断及鉴别诊断

脑膜瘤的诊断主要诊断依据:①肿瘤形态学,即肿瘤的外形、部位以及其占位效应。②典型的影像学表现,肿瘤在 CT 的密度及 MRI 的信号强度、"脑膜伪征"及其增强后的表现。③其他如颅骨受累、钙化、血管扩张受压,确认供血动脉和引流静脉。

不同部位脑膜瘤需与相应部位其他肿瘤相鉴别:①幕上脑膜瘤需与脑胶质瘤、转移瘤等鉴别;②鞍结节区脑膜瘤应与垂体瘤等相鉴别;③位于 CPA 区的脑膜瘤应与听神经瘤、三叉神经鞘瘤、胆脂瘤等相鉴别。

六、治疗及预后

(一)手术治疗

手术治疗脑膜瘤仍是最直接、最有效的选择,治疗的关键是控制肿瘤出血及尽可能保护周围重要结构,分离被肿瘤包绕的动脉和与肿瘤粘连的颅神经。Simpson 提出脑膜瘤切除Ⅰ~Ⅴ级分级标准被临床广泛应用至今。Ⅰ级:肿瘤完全切除,包括受累硬膜与颅骨;Ⅱ级:肿瘤完全切除,电凝灼烧附着的硬膜;Ⅲ级:肿瘤肉眼完全切除,但未切除或电凝灼烧硬膜(比如一些主要的静脉窦);Ⅳ级:肿瘤次全切除;Ⅴ级:单纯减压术或活检。有学者提出在Ⅰ级基础上行 Simpson 0 级切除,即在 Simpson Ⅰ级以外进一步切除 MRI 上表现出"脑膜尾征"的硬脑膜及肿瘤边缘 2 cm 正常的硬脑膜。随着显微外科的发展,Kobayashi 又提出了应用于显微外科技术的肿瘤切除分级系统:Ⅰ级,显微镜下完全切除肿瘤相连的硬脑膜和任何异常的颅骨;Ⅱ级,显微镜下完全切除肿瘤,电凝灼烧相连的硬脑膜;ⅢA 级,显微镜下完全切除硬脑膜内外肿瘤,不切除或电凝灼烧相连的硬脑膜;ⅢB 级,显微镜下完全切除硬脑膜内肿瘤,不切除或电凝灼烧相连的硬脑膜或任何硬膜外受侵犯的结构;ⅣA 级,为保存颅神经或血管而行肿瘤次全切除,显微镜下完全切除相连成分;ⅣB 级,肿瘤部分切除,残留肿瘤体积<10%;Ⅴ级,肿瘤部分切除,残留肿瘤体积>10%或单纯减压伴或不伴活检。肿瘤切除前要制定完善的手方案,注重个体化原则,综合考虑肿瘤部位、大小、与周围结构关系及手术风险和术后并发症,以最小创伤获得最佳治疗效果。目前保留静脉及神经功能的完整性而行肿瘤次全切作为一种策略已被更多的神经外科医师所接受。选择经脑沟或自然裂隙入路及在术中利用超声辅助手术切除肿瘤,能获得更高的肿瘤全切除率和更低的并发症发生率。

（二）放射治疗

高级别脑膜瘤治疗可手术切除后选择性放疗或肿瘤不完全切除后辅以放射外科治疗。放射治疗作为降低脑膜瘤术后复发明确有效的辅助治疗手段已得到国内外众多学者认可,适应证为:①肿瘤未全切;②肿瘤术后复发;③相邻重要脑组织不能手术或有其他手术禁忌;④术后病理证实 WHO Ⅱ、Ⅲ 级。随着立体定向技术的发展,对于深部、多发或颅底、最大径≤3 cm 的脑膜瘤,尤其在海绵窦、脑干腹侧、岩斜等部位或有其他手术禁忌者,γ 刀治疗可作为首选。脑膜瘤多属生长缓慢的不活跃性肿瘤,对放射线敏感性低,因放射治疗的目的不是快速消灭瘤体,而是使瘤细胞接受一定的放射剂量,使其增殖能力下降,从而控制或阻止其进展,最终使肿瘤缩小甚至消失。三维适形放疗特别是调强适形放射治疗(IMRT),可使高剂量分布的形状在三维方向上与靶区形状一致,从而使肿瘤组织得到有效照射剂量,周围正常组织和敏感器官少受或免受不必要的照射。Rowe 等研究表明放射治疗并不增加脑膜瘤恶变的概率,使其应用更加安全。起源于颅内转移瘤的脑膜瘤,因表现出异常的侵袭特性,为求最佳预后,更需要手术后行放射治疗。非典型性脑膜瘤全切后的患者也有必要辅以放射治疗,然而放疗对患者存活期的潜在影响仍需要多中心、前瞻性试验进行最终地评估。

（三）其他治疗

一些不适合开颅手术患者也可行选择性血管栓塞治疗,通过栓塞脑膜瘤供应动脉,可减缓或停止肿瘤的生长、缓解临床症状。栓塞治疗也可作为术前的辅助治疗,减少术中出血、降低手术难度,提高预后。孕激素受体(PR)与脑膜瘤组织病理学特征相关,可作为预测初发性脑膜瘤预后的参考指标,抗孕激素治疗成为一种可能。靶向治疗正被日益关注,特异性治疗包括抗 EGFR 治疗,已用于临床试验。研究发现通过抑制 VEGF 的表达等抗血管生成治疗可以降低脑膜瘤的血管生成,从而抑制脑膜瘤的生长,减少术后复发,达到更好的治疗肿瘤的目的。最近,Bujko 等检测 55 例脑膜瘤标本提出 PI3 k 蛋白激酶 B 通路较 EGFR 更适合作为脑膜瘤治疗的分子靶点。然而关于脑膜瘤的基因治疗一般多见于实验性研究,却少有临床病例报告。

脑膜瘤在分子生物学及遗传学方面的研究取得了显著成绩,但在分子水平和基因水平对脑膜瘤的特异性基因定位,发现脑膜瘤的易感基因等方面还需进行广泛而深入的研究,进一步了解脑膜瘤发病及复发机制,有效地将分子及遗传学研究成果向临床转化,为脑膜瘤获得更好预后提供更多高效、经济、并发症少的治疗方案。

（牛丽元）

第二节 听神经瘤

听神经瘤(acoustic neuromas,AN)的神经瘤起源于第八对颅神经前庭支的 Sehwann 细胞,故又称前庭神经鞘瘤(vetibular schwarmoma,VS),是桥小脑角最常见肿瘤(80％),占颅内肿瘤的 8％左右;散发 AN 通常中年发病,发病年龄在 45～47 岁。欧美国家报道听神经瘤年发病率近年有上升趋势。

一、病因及发病机制

(一)病因与分类

听神经瘤组织细胞来源于外胚层,由施万细胞发展而来,绝大多数为神经鞘瘤,是神经鞘膜细胞过度增殖形成的良性肿瘤,大多数单侧发生,双侧发生者多见于Ⅱ型神经纤维瘤病,恶变者甚少。从肿瘤起源部位分其有前庭神经内,耳道段即非神经胶质段和桥小脑隐窝段即神经胶质段。按肿瘤与内听道的关系将其分为4型:Ⅰ型,肿瘤仅充满内听道不向脑桥小脑角扩展;Ⅱ型,肿瘤充满内听道并向脑桥小脑角突出;Ⅲ型,肿瘤主体位于脑桥小脑角,并部分充填内听道;Ⅳ型,肿瘤完全位于脑桥小脑角而不向内听道内扩展。按听神经瘤的大小分为4种类型,即小型直径<1 cm;中型直径1~2 cm;大型直径2~4 cm;巨大型直径>4 cm。事实上,听神经瘤生长速率的差异与许多因素有关:增殖指数、肿瘤病理形态、含铁血黄素沉积、出现黄色瘤样细胞、囊性以及纤维化性。

(二)发病机制

研究者们对听神经瘤发生的分子机制着重于$NF2$基因、merlin蛋白、NGFR与VEGF及其受体。研究发现AN是由肿瘤抑制基因$NF2$基因失活所致。发现散发的AN患者中有50%左右的施万细胞均有基因突变,现已发现200多个$NF2$基因突变。在单侧AN中,发生22号染色体杂合子丢失(CHR22LOH)、$NF2$基因突变的肿瘤生长指数、增殖指数高于无缺失或突变者,NF2蛋白表达水平下降;发生移码突变和反义突变的肿瘤增长指数明显高于剪接位点和无义突变者,并发现22号染色体是散发性AN发生的多发事件区,其丢失与细胞增殖活性有关,其杂合型丢失在前庭施万细胞比脊髓施万细胞瘤明显增高($P<0.05$)。但Irving认为$NF2$基因突变与AN的临床生长指数和增殖指数之间没有相关性,$NF2$基因突变并不是决定体内AN行为的唯一因素。

Merlin改变施万细胞的增殖规律被认为可能是听神经瘤发病的主要分子机制之一。用免疫荧光和CLM可以同步呈现听神经瘤组织中各种周期蛋白与merlin在单个瘤细胞中的表达。随细胞周期进程的变化,merlin在细胞核、核周和细胞质间进行穿梭运动,提示merlin与细胞周期蛋白的表达水平之间可能存在相互影响。Merlin蛋白在听神经瘤组织中又不同程度的表达,与肿瘤的生长指数无明显相关性,与患者年龄、性别、肿瘤直径和临床分期无明显相关性。

此外,源于神经嵴细胞的肿瘤包括听神经瘤NGFR有异常高水平表达,被认为是此类肿瘤的标志之一。NGFR在明显生长的听神经瘤中表达增强,且与肿瘤的血管生成密切相关,提示NGFR参与了听神经瘤的发生过程。同时,NGFR、PCNA和MVD可作为反映听神经瘤生物学行为的指标。VEGF和bFGF在听神经瘤肿瘤细胞上表达增加,这两种促血管生成因子的表达与肿瘤的微血管密度(MVD)、生长指数、体积有关。bFGF主要表达于损伤后施万细胞上。bFGF在增殖的施万细胞上表达增加刺激了细胞的有丝分裂,同时对神经元也起到了分化因子和增殖因子的作用。

最近,也有研究者发现DNA甲基化在AN的发生上有重要作用。Luis等人发现当由于继发抑癌基因失活导致肿瘤发生时,使转录沉默的启动子依赖CpG岛过甲基化也随之发生。他们在对16条染色体的检测中,发现其中有12条存在同程度的甲基化,并且有些DNA甲基化与听神经瘤的临床和影像学表现相关:CASP8的甲基化与患者的年龄和肿瘤大小相关,肿瘤较小、年龄较大的患者CASP8甲基化的频率越高;TP73则与患者听力损失严重程度相关。并且CpG岛不同亚型甲基化与不同的肿瘤类型相关。此外,Marc 等人发现促红细胞生成素及其受体的表达在听神经瘤的 faz 中又一定作用,同时还发现 bcl-2、HIF-1 及 Ki-67 标记指数在肿瘤组织中有较高表达。

二、病理

(1)肿瘤由大量呈梭状病变的施万细胞组成。其间交替出现由排列紧密、伸长的梭状细胞构成的 Antoni A 型细胞区和结构疏松含较少细胞成分的 Antoni B 型细胞区。Antoni A 型细胞中有时可见栅栏样的细胞核;囊性听神经瘤中,虽然 Antolli A、B 型细胞均可见到,但以退变的 Antoni B 型细胞为主。在 Antoni B 型细胞区周围有一层由 AntoIli A 型细胞构成的膜状结构。这些结构疏松的 Antoni B 型细胞区可以相互融合。而那些异常的血管多出现在 Antoni B 型细胞区。

(2)肿瘤内血管过度增生,血管呈窦状或毛细血管扩张状。血管壁变薄、失去平滑肌层和内弹力层,管壁玻璃样变,对血压耐受性差,易破裂出血,这些血管不侵犯脑实质,在血管腔内可发现各个阶段的血栓形成,在扩张的血管周围可见血铁黄素沉积。

三、临床表现

AN 的病程很长,症状的存在时间可数月至十余年不等,但肿瘤的首发症状几乎都是听神经本身的症状,包括听力减退,耳鸣,眩晕等,听力减退多进行性加重,耳鸣可为间断性、持续性、高音调、低音调或伴其他症状。Cordula Matthies 对 1 000 例 AN 研究发现,临床上最常见的症状是听觉症状(95%),其次为前庭症状(61%),此外还有三叉神经症状(9%)和面神经症状(6%)等。耳聋是临床上的客观体征,单侧耳聋不伴耳鸣常不为患者自己所察觉。体检有时可发现患者有自发眼震,角膜反射迟钝或消失,面部感觉减退及面肌抽搐等。此外,在临床还要注意 AN 的非典型临床表现,有学者报道 AN 患者中有出现突发性耳聋,波动性听力下降,反复头痛,及听力正常但有耳鸣症状等占 17.6%。故当患者出现上述症状时,应高度警觉 AN 的可能。

四、辅助检查

MRI 是目前最可靠的诊断方法,听神经瘤的 MRI 表现一般为 T_1WI 像呈低或等信号,T_2WI 像呈高或稍高信号;当瘤内有囊变时,T_1WI 像示有更低信号,T_2WI 像示有更高信号;当肿瘤内合并有出血,T_1WI、T_2WI 均表现为高信号。肿瘤组织紧贴内耳道孔呈漏斗状,尖端指向内耳道,注射Gd-DTPA后肿瘤呈均匀性、不均匀性或环状强化,瘤体实性部分明显强化。患侧第Ⅶ、Ⅷ神经束较对侧增粗,与肿瘤无明确分界,两者信号变化一致,增强检查后与瘤体相连,且与瘤体强化一致,是听神经瘤特征性 MRI 表现,是听神经瘤定性诊断的主要依据。约有半数的听神经瘤患侧环池增宽而患侧桥前池多因肿瘤占据而不显示,肿瘤邻近的脑池增宽是脑外肿瘤的定性诊断的重要依据,部分病例瘤周有轻度水肿。

卞留贯等人分析影像学表现与肿瘤组织特征关系发现,小听神经瘤影像学表现为磁共振信号均匀、组织学以 Antoni A 结构占优;相反大听神经瘤表现为不均匀和囊性变、组织学以混合型结构为主;另外,含铁血黄素沉淀、黄色瘤样细胞以及不均匀听神经瘤的纤维样变主要见于不均匀和囊性的听神经瘤,它们均有统计学意义。R.A. Bhadelia 等人发现单侧听神经瘤患者耳蜗FLAIR 序列信号较肺肿瘤侧及对照者增高与耳蜗外淋巴蛋白量增加有关。MRI 对于听神经瘤的术后复发、手术残留和瘢痕组织也具有一定的鉴别能力,此为临床的二次手术和预后评估提供了重要的影像学依据。

听神经瘤在 CT 上典型表现可有以下特点:肿瘤绝大多数位于桥小脑角区;多为均匀的等密度或略低密度,也有为均匀的低或高密度,极少数为低、等或高、低、等混合密度;肿瘤生长较大时易发生囊变,增强后病灶明显强化,可为均匀性增强,亦可为不均匀增强,甚至出现单环或多环状强化,囊变部分无强化;肿瘤与岩骨关系密切,病灶与岩骨接触面积小,形成锐角征。多数病例可见内听道呈锥形或漏斗状扩大,甚至出现岩骨骨质破坏改变。CT 对骨质破坏和内听道口的扩大的显示优于 MRI,但常规扫描易漏诊。而 MRI 多轴位成像对显示肿瘤大小范围及周围临界组织的解剖关系较 CT 有明显优势,同时无骨伪影对显示听神经瘤瘤体及病侧听神经增粗很有价值。

对听神经瘤早期诊断,还有很多神经耳科学检查方法,近年来用于 AN 早期诊断的方法主要有纯音测听,镫骨肌反射,前庭功能检查等。AN 患者主要表现为感音性耳聋,伴高频听力下降曲线,也有患者伴低频率听力下降曲线,曲线呈"U"形或平坦型。早期 AN 患者 SRT 可正常、升高或有衰减变化。小 AN 患者的前庭功能,异常率可达 70%～90%。ABR 用于 AN 的诊断阳性率为 93%～98%。

五、诊断及鉴别诊断

典型的小脑中脚综合征和颅骨平片、CT 和 MRI 检查提示内听道扩大,即可确诊为听神经瘤,但肿瘤多已发展至相当大的程度。为了降低手术死亡率、病残率,提高肿瘤全切除率和听神经的保留率,关键在于早期诊断。对于原因不明的耳鸣和进行性听力下降的患者,应尽早进行听力计测试,前庭功能试验和脑干听觉诱发电位检查,明确病因。影像学的发展大大提高了听神经瘤的检出率,并能显示肿瘤与脑干、颅神经、血管等周围结构的关系。有利于制订手术方案。此外,也有利于与下述疾病相鉴别。

(一)脑膜瘤

患者主要表现为颅内压增高症状,耳鸣,听力下降多不明显。CT 和 MRI 检查提示肿瘤境界清晰,肿瘤宽基底附着于岩骨,内听道无扩大,增强扫描时肿瘤多呈均匀强化。

(二)三叉神经鞘瘤

患者多以三叉神经的症状为主,无耳鸣、听力下降。CT 和 MRI 检查提示肿瘤常跨过岩骨尖向中颅窝底生长,并多伴岩骨尖骨质破坏。

(三)上皮样肿瘤

患者多以三叉神经的症状为首发症状,耳鸣、听力下降少见,前庭功能正常。CT 和 MRI 检查提示肿瘤为囊性病灶,增强扫描肿瘤大多数无强化。

(四)胶质瘤

多由小脑或脑干肿瘤发生,往往病程短、进展快;脑干、小脑或面神经症状早期出现。CT 和 MRI 检查提示肿瘤境界不清,多呈不均匀强化,内听道无扩大。

六、治疗及预后

听神经瘤的治疗方法有 3 种:①手术切除是公认的首选方法。依手术是否需要保留听力又分为保留听力术式和不保留听力术式。②放射治疗适用于外科手术禁忌,如患耳听力好、健耳听力差或神经纤维瘤病Ⅱ型。③观察适用于年龄＞70岁或肿瘤限于内听道内。

AN 的手术治疗目标已达到：①微创手术的全切率达到97％，复发率＜1％，复发者只有大约10％的患者需要进一步治疗；②无严重神经系统后遗症如术后昏迷、偏瘫、延髓性麻痹等；③面神经保留率在小型 AN＞95％，大型 AN＞60％；④对肿瘤直径＜20 mm 有实用听力者争取保存有用听力。

目前对听神经瘤的治疗策略尤其是外科治疗方法的选择上存在较大分歧，伊海金总结了4种听神经瘤的手术方法（表 6-1）。

表 6-1　听神经瘤手术方法简单比较

术式	肿瘤暴露面	神经保护	听力保护	脑组织损伤	操作距离
乙状窦后入路	充分	佳	肿瘤＜2 cm：16.7％～80.0％；肿瘤＞2 cm：4.3％～30.0％	较大	最长
中颅凹入路	欠充分	佳	同上	较大	较长
传统经迷路入路	充分	佳	听力丧失	很小	最短
改良经迷路入路	充分	佳	50％保存 1～2 级听力	很小	最短

临床上，主要采用乙状窦后入路切除肿瘤。改良经迷路入路可以在保留听力的前提下暴露CPA、IAC、岩斜区域，不仅可以切除听神经瘤，还可处理该区其他病变，如经该入路行前庭神经、耳蜗神经切断，以及面神经迷路段减压的可行性，脑干血管病变处理等。如果联合岩尖切除等其他神经外科入路，可以更好地处理岩斜区病变。但是，目前该方法应用并不广泛，尚处于探索阶段，临床文献也缺乏大宗病例报道与远期疗效观察，有待于进一步开展。Anderson 提出对于大听神经瘤，RS 入路或 RS 与 TF 联合入路分阶段切除肿瘤，面神经功能良好率高。

面神经功能保护是外科手术成功的标志之一，面神经损伤与面神经-肿瘤位置、肿瘤大小有关，与复杂的解剖形态结构有关，保护面神经完整，尤其是在大型听神经瘤手术中尤为重要。临床上常在术野中用电刺激定位神经，也可用来判断预后。术中听力监测可监护听神经功能状态，以达到听力保护的目的。

近年来，内镜在耳显微外科以清晰、放大的视野得到好评，可探查内听道内是否有肿瘤残余，克服传统 Rs 入路不易切除内听道底部残瘤的特点，探查肿瘤与脑干及重要神经血管的关系，提高肿瘤切除的安全性及血管、神经功能保护，利于术后降低脑脊液漏的发生率。

当有严重的出血风险，出现脑干症状，严重的小脑水肿，年龄大且有危险者，应当选择部分切除或分阶段切除。对遗留的肿瘤残体，术后进行影像学随诊。依需要在术后 1～6 个月，再经原手术径路切除残余肿瘤。

脑脊液漏是听神经瘤术后常见的并发症，其发生率为 8％～20％。最常见的原因是内听道后壁磨除后开放了颞骨岩部的气房，其次是开放了颞骨乳突及岩部外侧的气房或鼓室，因此在术中应注意颞骨岩部气房的封闭。听神经瘤术后脑脊液漏大部分可通过保守治疗治愈，少部分需行脑脊液漏修补术。

大型听神经瘤很多术前即存在后组颅神经麻痹，手术可使症状加重或原来没有症状者出现麻痹症状。其发生原因可能为脑干长期受压移位，供应血管管壁张力增高，减压后暂时失去调节能力，发生脑干缺血或水肿。Bani A 等认为术中出现低血压常预示可能发生术后延髓性麻痹。而后组颅神经麻痹本身，除非神经离断或损伤严重，一般恢复良好。

颅内血肿术后血肿发生率较低,形成主要与术中止血不彻底、术后患者清醒时间过早、术后血压升高等原因有关,年龄也是重要因素出血听神经瘤术中出血较多的位置一般在肿瘤前内侧术后应严密观察,及时发现尽快手术,可减低致残率和死亡率。

在血管的保护方面,关键注意肿瘤的固有供血血管与肿瘤毗邻的、紧密相连的"过路"血管的鉴别,对于非供血的"过路"血管予以锐性分离与保护;对于供血动脉分支,尽可能锐性分离至最靠近肿瘤壁处予以电凝切断。分离切除肿瘤上极和前部,最后切除内听道肿瘤,切除肿瘤前,需磨开内听道后壁。

放射治疗方法大致分两类:①放射外科,如γ刀、线性加速器等。②放射治疗,即适形照射法(conformal radiotherapy,CRT),包括立体定位放射治疗、增强调节放射疗法和三维结构放射疗法等。放射治疗的目的是控制肿瘤生长,同时保留神经功能。该方法的观点认为控制肿瘤生长等价于肿瘤治愈。因此,以往放射治疗并不被推荐为听神经瘤的首选治疗方法,但是,随着该治疗方法相关技术的发展,放射治疗,尤其是γ刀被认为对于中、小型听神经瘤可作为首选治疗方法。对于肿瘤体积较大、体质较弱,不能耐受手术的患者来说,立体定向放射分次治疗较放射外科能体现其优越性。国内外学者对听神经瘤患者行γ刀治疗后长期疗效回顾性分析显示,肿瘤控制率达94.16%~98%,听力保留率64%~72.3%,面神经功能保留率95%~100%,并且认为γ刀还存在比手术治疗创伤性小、致残率低的优势,但是该方法的选择需要考虑肿瘤生长的自然病程以及听力保留的可能性。对大型肿瘤,联合应用手术与放射治疗比单纯手术治疗疗效好,可以避免相关并发症的发生。

而观察和等待实为一种因患者身体状态难以承受手术及仅有轻微症状的小肿瘤采取的不得已而为之的方法。有学者报道,观察可以避免出现前庭神经非瘤性的增生,占听神经瘤的3%;延迟治疗的结果是使治疗更困难或听力丧失,尤其是对于发生囊变和肿瘤内出血的听神经瘤患者不适宜等待和观察的治疗策略,应当及时进行手术治疗,以免发生更严重的并发症。

Jason等人利用ErbB抑制剂曲妥单抗和Erlotinib治疗裸鼠听神经瘤模型发现,这两种抑制剂均能有效地抑制肿瘤生长,提示ErbB抑制剂在治疗神经纤维瘤病2型、目前手术及反射治疗均受限制的患者存在应用价值。

(牛丽元)

第三节 垂体腺瘤

垂体腺瘤的发病率约占颅内肿瘤的10%,在尸检做垂体连续切片中可发现有20%~25%的亚临床垂体微腺瘤。近年来由于神经内分泌学的进步,放射免疫测定及免疫组化测定技术的发展,放射检查仪器的不断改进,电子显微镜的普及应用以及广泛开展经蝶窦显微手术治疗垂体微腺瘤等,使诊治垂体腺瘤的水平达到新的高度。

一、分类

以往根据光学显微镜所见,将垂体瘤分为嗜酸性粒细胞腺瘤(肢端肥大症、巨人症)、嗜碱性粒细胞腺瘤(Cushing病)、嫌色细胞腺瘤(表现为垂体功能低下)及混合型4种。但在临床实践中,有时症状与病理之间出现矛盾,如嫌色细胞腺瘤在临床上可表现为泌乳、肢端肥大或Cushing病等症状,显然这种分类已不适用于临床。Mosa及Baroni首先提出根据细胞分泌功能做新的分类,以后又有许多学者改进,各型肿瘤的特征如下。

(一)有分泌功能的腺瘤

有分泌功能的腺瘤占垂体瘤发病者的65%～80%,又分为单激素分泌腺瘤及多激素分泌腺瘤两型。

1.单激素分泌腺瘤

瘤细胞属一种类型,分泌一种激素的肿瘤。

(1)PRL腺瘤:最常见,占分泌性腺瘤的40%～60%,女性临床表现为溢乳-闭经综合征,又称Forbis-Al-bright综合征。男性表现为阳痿、性功能减退等。血液中PRL浓度增高在200 μg/L以上,结合蝶鞍分层片改变及CT检查即可确诊,但应与引起高泌乳血症的其他原因相鉴别。电子显微镜观察,按细胞颗粒多少分为2类。①密集型:颗粒呈多形性,直径600～1 200 nm。②稀疏型:PRL分泌腺瘤中大多数为此型。粗面内质网卷曲明显,形成同心轮状副核;线粒体内可见黑色的嗜铹颗粒,直径200～300 nm,卵圆形,不规则,颗粒分泌呈错位胞溢,为PRL分泌腺瘤所独有的特征。

(2)GH腺瘤:占20%～30%,临床表现为巨人症或肢端肥大症。血浆中GH可增高并引起全身代谢紊乱,骨骼软组织及内脏进行性增大,早期可有垂体功能亢进,晚期则垂体功能减退。可伴有多汗、突眼性甲状腺肿、糖尿病,女性患者中部分可伴有闭经、溢乳。瘤细胞特征如下。①密集型:颗粒多,直径为350～450 nm,大小和分布均匀一致,Golgi器发达,粗面内质网也较丰富。②稀疏型:颗粒较小,直径250～350 nm,胞浆中有较多的微丝并集聚成球形,称球形纤维体,约55%GH分泌腺瘤可以见到。

(3)ACTH及Nelson征:占5%～15%。①ACTH腺瘤(Cushing病):临床表现为皮质醇增多症(库欣综合征),可引起全身脂肪及蛋白质代谢紊乱、电解质紊乱、性腺功能障碍、抵抗力减退等症状,典型表现有水牛背、满月脸、皮下紫纹等,并常伴有高血压。诊断时应与可引起皮质醇增多症的其他原因鉴别,如肾上腺肿瘤、异位性ACTH腺瘤等。②Nelson征:库欣综合征行双侧肾上腺切除后,有10%～30%可产生本症,临床主要表现为皮肤、黏膜等处色素沉着。大多认为原库欣综合征即有垂体ACTH微腺瘤,术后因缺少皮质醇反馈作用,CRH长期刺激垂体致微腺瘤迅速增大。ACTH腺瘤瘤体较小,需靠CT检查及内分泌检查方能确诊;Nelson征腺瘤瘤体较大,易用X线检查及CT检查发现。电子显微镜下示瘤细胞呈多角形,核周有微丝积聚,伴Crooke透明变性;颗粒小,直径200～250 nm,密度不一,紧贴于细胞膜排列,核糖体较多,分为颗粒致密型、稀疏型及静止型。

(4)TSH腺瘤:罕见,发病率不足1%。临床表现为垂体性甲状腺功能亢进,如甲状腺肿大、突眼等,血中TSH、T_3、T_4均增高。肿瘤细胞体小,呈多边形,核相对较大;分泌颗粒更小,直径50～150 nm,沿膜排列。肿瘤多呈侵蚀性。

(5)GnH或FSH/LH腺瘤:罕见。瘤细胞可分泌FSH及LH,前者常较明显。原发性促性腺激素细胞腺瘤少见,常继发于长期性腺功能低下。瘤细胞部分分化成熟者与正常细胞相似;部分细胞可分化不成熟,其胞浆中等,粗面内质网及Golgi复合体突出,分泌颗粒圆而小,直径150～250 nm。

2.多激素分泌腺瘤

肿瘤可分泌多种激素。

混合性腺瘤:含上述两种或两种以上激素分泌腺瘤细胞,如 GH-PRL 腺瘤、GH-TSH 腺瘤、GH-ACTH腺瘤、GH-PRL-TSH 腺瘤、GH-ACTH-TSH 腺瘤、ACTH-PRL 腺瘤等,临床表现为上述混合症状或征群。

含一种肿瘤细胞分泌多种激素的腺瘤,如:①嗜酸干细胞腺瘤,少见。偶有高催乳素血症或肢端肥大症。嗜酸干细胞瘤有 GH 瘤及 PRL 瘤的特点,可有错位胞溢、分泌颗粒的形态及大小不一、球形纤维体的特点,并有线粒体异常、瘤样细胞改变及内质网积聚(Mark 等,1989)。免疫组化技术测定在胞浆内含有较多的 PRL 及少量 GH。肿瘤生长较快,常长向鞍上及呈侵蚀性。②泌乳生长素细胞腺瘤,细胞形态单一,体积小,分化良好,核多不规则,有错位泡溢,类似颗粒密集型 GH 腺瘤。用免疫组化方法可测定细胞质含有 GH 及 PRL。

(二)无分泌功能的腺瘤

无分泌功能的腺瘤占垂体瘤发病者的 20%~35%。

1.未分化细胞瘤

Kovacs 等(1980 年)又称其为裸细胞腺瘤,瘤细胞无分泌过多激素功能。临床表现为垂体前叶功能低下,垂体性侏儒症。瘤细胞体积小至中等,胞核不规则,胞浆内粗面内质网发育不良,Golgi复合体有时发育尚好,线粒体多,分泌颗粒稀少,形态不一,直径 200~250 nm,细胞间常借突起相连结。

2.瘤样细胞瘤

临床表现为垂体后叶功能低下、尿崩症、下丘脑(垂体性肥胖症)视神经受压征等。瘤细胞的特点为胞浆中充满苍白、不着色变性的或空泡状的线粒体,其内嵴变短甚至消失,其他细胞器官贫乏。但 Cravioto 等认为此种细胞形态可见于垂体功能减退及亢进的垂体瘤细胞,而以功能减退者多见,可能这一病理形态为从增生到退变的一个过程,而无特异性。

二、临床表现

根据垂体腺瘤的不同类型、大小及生长方向而产生不同症状,但主要有内分泌症状及神经功能障碍两种。

(一)内分泌症状

有因分泌性腺瘤细胞分泌过多激素所引起的内分泌亢进症状,及无分泌功能腺瘤压迫或破坏前叶引起的垂体功能及相应靶腺功能减退症状。少数分泌性腺瘤晚期亦可产生垂体功能减退。

1.催乳素腺瘤

本症多见于女性病例(男性约占 15%),以 20~30 岁多见。因 PRL 增高而抑制下丘脑分泌促性腺激素释放激素,或抑制性腺对垂体促性腺激素的反应性,导致雌激素分泌减少,LH、FSH 分泌正常或减少。临床典型症状为闭经-溢乳-不孕三联征(Forbis-Albright 征),但少数病例并不完全具备此 3 种症状。一般 PRL 增高<60 $\mu g/L$ 时,可出现月经量少,经期延长,或有月经但不排卵,黄体酮不足,黄体期不显著等。PRL>60 $\mu g/L$ 时即可闭经。有闭经症状者多伴有溢乳,但溢乳不显著者患者多不自觉,故约半数病例在就诊检查时发现。其他有性欲减退、流产、肥胖、面部阵发潮红等。青春期前发病者,发育期延迟,原发闭经。少数病例发生于产后。男性病例 PRL 增高后可引起血睾酮生成及代谢障碍而血睾酮降低,或抑制下丘脑促性腺激素释放激素所致;精子生成障碍,数量减少,活力降低,形态异常;临床表现阳痿、性功能减退、不育、睾丸缩小,少数有毛发稀少、肥胖、乳房发育及溢乳。男性病例确诊时,肿瘤多较大且向鞍上生长,常伴有视觉障碍。

2.生长激素腺瘤肿瘤

分泌过多的生长激素,在青春期前骨骺尚未闭合,表现为巨人症,成年后则为肢端肥大症。GH 增高可引起代谢紊乱,软组织、骨骼及内脏进行性增大,此促生长作用为 GH 通过肝脏所产生的生长素介质 C(somatomedin C),又称胰岛素样生长因子 1(IGF-1)作用于含有 GH 受体的各种细胞来完成的。本症病程缓慢,常在 5 年以上方能确诊。早期可有垂体功能亢进症状,如精力旺盛、性欲亢进、毛发增多。晚期则有全身乏力、记忆力减退、注意力不集中、头痛及全身疼痛等。少数患者可同时伴有肢端肥大及巨人症。部分女性有月经紊乱、闭经,40%～50%女性有PRL 增高,可能为下丘脑控制失调或为 GH-PRL 混合性腺瘤。本症少数病例可产生多汗、突眼性甲状腺肿,约 35%病例可并发糖尿病。部分有血清无机磷、血钙及磷酸酶增高。少数病例可因脊椎进行性增生产生椎管狭窄而引起脊髓压迫症状。本症如不治疗可因代谢并发症、心血管疾病、呼吸系统疾病及糖尿病死亡。

3.促肾上腺皮质激素腺瘤(ACTH 腺瘤,Cushing 病)

肿瘤细胞分泌过多的 ACTH 导致肾上腺皮质增生,分泌过多的糖皮质激素引起多种物质代谢紊乱,形成"皮质醇增多症"。因脂肪代谢紊乱可产生向心性肥胖,头、面、颈及躯干处脂肪增多,脸呈圆形(满月脸),脊柱后突使背颈交界处有肥厚的脂肪层(水牛背),四肢则相对瘦小。因蛋白质代谢紊乱可导致皮肤、真皮处成胶原纤维断裂,皮下血管暴露,在下腹、股、臀及上臂等处产生"紫纹"及多血面容;骨质疏松导致腰背酸痛、佝偻病、病理性骨折,儿童可影响骨生长;血管脆性增加可导致皮肤瘀斑斑、伤口不易愈合等。因糖代谢紊乱可产生类固醇性糖尿病(20%～25%)。因电解质代谢紊乱后少数患者晚期可产生血钾、血氯降低,血钠增高而导致低钾、低氯性碱中毒。因垂体促性腺激素的分泌受抑制,有 70%～80%女性患者闭经、不孕及不同程度男性化(乳房萎缩、毛发增多、痤疮、喉结增大、声音低沉等),男性有性欲减退、阳痿、睾丸萎缩等,儿童则生长发育障碍。约 85%患者有中度高血压,晚期可导致左心室肥大、心力衰竭、心律失常、脑卒中及肾衰竭。因患者抗体免疫机能降低,使溶酶体膜保持稳定而不利于消灭抗原,导致抗感染能力降低,如患细菌性或霉菌性感染可经久不愈。

4.Nelson 征

患库欣综合征行双侧肾上腺切除后,有 10%～30%患者经 1～16 年可发生垂体瘤,其原因多认为原库欣综合征即为 ACTH 微腺瘤所致,因肿瘤微小检查未能发现,或忽略未做进一步检查;双侧肾上腺切除后,因缺少皮质醇对下丘脑所释放的 CRH 的负反馈作用,CRH 得以长期刺激垂体产生肿瘤或使原有微腺增大而产生症状。年轻妇女及术后妊娠者易发生。临床有全身皮肤、黏膜等处色素沉着,有 10%～25%肿瘤呈侵蚀性,可长入海绵窦、脑其他部位及颅外转移。

5.促甲状腺激素腺瘤

患者 TSH、T_3、T_4 均增高,患者甲状腺增大,局部可扪及震颤、闻及血管杂音,有时有突眼、性情急躁、易激动、双手颤抖、多汗、心动过速、胃纳亢进、消瘦等。TSH 腺瘤可继发于原发性甲状腺功能减退,用甲状腺激素治疗,TSH 可恢复正常水平,肿瘤缩小。

6.促性腺激素腺瘤

促性腺激素腺瘤多见于成年男性,FSH 增高、睾酮降低,早期可无性功能改变,晚期可有性欲减退、阳痿、睾丸缩小、不育等。女性有月经紊乱或闭经。又分为 FSH 分泌腺瘤、LH 分泌腺瘤及 FSH-LH 分泌腺瘤。

7.混合性腺瘤

随各种分泌过多的激素产生相应的内分泌亢进症状。

8.嗜酸干细胞腺瘤

PRL 可中度升高,GH 正常或增高。临床有高催乳素血症症状,月经紊乱、闭经、溢乳、不孕等,少数有轻度肢端肥大改变,男性患者有性欲减低。

9.催乳生成素细胞腺瘤

有 GH 增高,肢端肥大表现,PRL 可轻度增高,部分患者有高催乳素血症症状。

10.无分泌功能腺瘤

无分泌功能腺瘤多见于 30~50 岁成年人,男性略多于女性,生长缓慢,确诊时肿瘤已较大,压迫及破坏垂体较显著,产生垂体功能低下症状。一般促性腺激素分泌最先受影响,男性表现性欲减退,阳痿,外生殖器缩小,睾丸及前列腺萎缩,精子量少或缺如,第二性征不显著,皮肤细腻,阴毛呈女性分布;女性有月经紊乱或闭经,乳房、子宫及其附件萎缩,阴毛及腋毛稀少,肥胖等;儿童患者则有发育障碍、身材矮小、智力减退。次为促甲状腺激素不足,表现为畏寒、少汗、疲劳、乏力、精神萎靡、食欲减退、嗜睡等。最后影响促肾上腺皮质激素,使其分泌不足,主要为氢化可的松分泌减少,易产生低血糖、低钠血症,患者有虚弱无力、厌食、恶性、抵抗力差、血压降低、体重减轻、心音弱、心率快等表现。儿童可因 GH 分泌减少产生骨骼发育障碍,体格矮小,形成垂体性侏儒症。少数肿瘤压迫垂体后叶或下丘脑,产生尿崩症。

(二)神经症状

多见于无分泌功能腺瘤,少数有分泌功能腺瘤长大后亦可产生神经症状。临床表现依肿瘤大小及其生长方向而异。肿瘤于鞍上生长者 67% 有头痛;70%~80% 因肿瘤压迫视神经交叉而产生视力减退及视野障碍,以双颞侧偏盲最常见。肿瘤压迫或侵入下丘脑产生嗜睡、精神异常、尿崩症及高热等。肿瘤向前生长压迫额叶产生精神症状、癫痫、嗅觉障碍等;向侧方生长侵入海绵窦产生Ⅲ、Ⅳ、Ⅵ颅神经及三叉神经第 1 支麻痹;向中颅窝生长影响 Meckel 腔可产生三叉神经痛,影响颞叶或压迫颈内动脉产生颞叶癫痫、精神症状、偏瘫、失语等;少数可长入后颅窝、基底节及内囊等处,产生脑干受压、脑积水、偏瘫等。肿瘤向下生长可突入蝶窦、咽顶及鼻腔,产生鼻出血、脑脊液鼻漏及颅内感染。

三、诊断

垂体腺瘤的确诊,除依据临床症状外,尚应进行内分泌学及放射学检查后综合考虑。

(一)内分泌检查

测定垂体及靶腺激素水平及垂体功能动态试验,有助于了解下丘脑-垂体-靶腺的功能,对诊断有一定参考意义。一般认为 PRL 腺瘤患者 PRL 值＞200 μg/L 者常为 PRL 腺瘤,PRL＞100 μg/L 者约 60% 为 PRL 腺瘤,在 PRL 值为 50 μg/L 中约 25% 为 PRL 腺瘤。GH 值＞20 μg/L 者常可确诊为 GH 腺瘤,GH 值 5~10 μg/L 者约 20% 为 GH 腺瘤。亦有用放射免疫受体分析法(RRA)测定生物活性 GH 值,或测定生长介素 C 来诊断 GH 腺瘤。ACTH 值正常或中度增高（40～200 ng/L）伴血浆皮质醇及 24 小时尿游离皮质醇（UFC）升高有利于诊断 ACTH 腺瘤；有用取双侧岩下窦血测 ACTH 值与周围静脉血 ACTH 值比较，前者较后者高 2～10 倍，有助于 ACTH 腺瘤的定性、定侧及与异位性 ACTH 腺瘤相鉴别。作垂体功能动态试验。可从不同途径和水平观察下丘脑-垂体的调节功能及分泌状态。此方法甚多，如 PRL 腺瘤可有 TRH、氯丙嗪、甲氧氯普胺（灭吐灵）、L-色氨酸、精氨酸、舒必利、胰岛素诱发低血糖及高渗盐水等兴奋试验，以及多巴胺、L-多巴、水负荷、低渗盐水、溴隐亭、氯苯甲异喹等抑制试验。GH 腺瘤有低糖、L-多巴、TRH、胰高血糖素、左旋精氨酸等兴奋试验，及高糖抑制试验等。ACTH 腺瘤有 ACTH、CRF、LVD（赖氨酸-8-血管升压素）、低血糖、甲吡酮等兴奋试验，以及地塞米松抑制试验等。TSH 腺瘤有 TRH 兴奋试验。促性腺激素腺瘤有 LRH 及氯底酚胺兴奋试验等。

（二）放射学检查

诊断垂体腺瘤除摄蝶鞍部平片、蝶鞍薄分层片外，主要依靠 CT 或 MRI 扫描定性及观察肿瘤大小及生长方向。有时作颈内动脉造影以除外动脉瘤。许多学者根据临床症状、蝶鞍薄体层摄片、CT 扫描等检查结果提出垂体腺瘤分级标准，综合如下。

1.封闭型

（1）Ⅰ级（微腺瘤）：Ⅰa，肿瘤直径 4～5 mm，蝶鞍大小正常，鞍底正常，鞍结节角 110°，蝶鞍容积＜208 mm³。CT 检查难以查出。Ⅰb，肿瘤直径＜10 mm，蝶鞍大小正常，鞍结节角减小，鞍底有局限性骨质变薄、下凹、双鞍底、病侧鞍底倾斜。CT 检查可发现肿瘤。此型仅有内分泌障碍症状。

（2）Ⅱ级（小型腺瘤）：肿瘤直径＞10 mm，蝶鞍扩大、不对称，鞍结节角呈锐角，鞍底有局限性改变。CT 检查可见肿瘤位于鞍内或长到鞍上池前部，冠状位扫描示肿瘤上极在蝶骨平面以上 10 mm 以内。临床有内分泌症状，无视力视野改变。

2.侵蚀型

（1）Ⅲ级（局部侵蚀中型腺瘤）：肿瘤直径＞2 cm，蝶鞍扩大较显著，鞍底有局限性侵蚀破坏。CT 检查可见肿瘤长到交叉池，第三脑室轻度抬高，肿瘤上极在蝶骨平面以上 11～25 mm。临床有或无明显视力视野改变。

（2）Ⅳ级（弥漫侵蚀大型腺瘤）：肿瘤直径达 4 cm 左右，蝶鞍显著扩大，鞍壁广泛破坏，呈幻影蝶鞍形态。CT 检查示肿瘤向鞍上生长，第三脑室前下部明显抬高，肿瘤上极位于蝶骨平面以上＞25 mm，肿瘤可同时向蝶窦内生长。

（3）Ⅴ级（巨型腺瘤）：肿瘤直径＞5 cm，上极位于蝶骨平面以上＞40 mm。肿瘤除向鞍上、蝶窦生长外，并可向前、中、后颅凹及海绵窦等处生长，第三脑室室间孔阻塞，有脑积水。

四、治疗

（一）放射治疗

现有常规超高压照射（⁶⁰Co、直线加速器）、重粒子放疗（质子或 α 粒子的"Bragg"效应）及放射性核素（¹⁹⁸Au）植入照射。后者疗效较差，且并发症多，现较少应用。

放射治疗指征：①手术未能作肿瘤全切除者；②术中证实或病理证实有脑膜、骨质侵蚀或肿瘤有恶变者；③肿瘤复发不适或不愿再手术者。

（二）药物治疗

20 世纪 70 年代以来发现许多能抑制垂体激素过多的药物，并在临床应用取得较好的效果。

用于治疗 PRL 腺瘤药物有溴隐亭、甲磺培高立特、lisuride、甲麦角林、赛庚啶等,治疗 GH 腺瘤药物有溴隐亭、甲磺培高立特、lisuride、赛庚啶、甲麦角林、甲基乙酰孕前酮、雌激素、生长抑制(SS)等,治疗 ACTH 腺瘤药物有密妥坦、氨鲁米特、甲吡酮、赛庚啶、甲麦角林、利血平、丙戊酸钠、酮康唑、Ru486(19-去甲类固醇)、生长抑素等,治疗 TSH 腺瘤药物有生长抑素、巴氯芬等,治疗促性腺激素腺瘤药物有 D-色^6-脯^9-LRH 等。

药物治疗适应证为:①不适手术或不愿手术者;②术后和/或放疗后垂体激素值仍增高者;③大型 PRL 腺瘤可在术前短期(3 个月以内)服用溴隐亭,待肿瘤体积缩小到鞍内时再予手术治疗,为争取手术彻底切除创造条件。

(牛丽元)

第四节 脑 转 移 瘤

脑转移瘤最早于 1898 年由 Bucholz 首先报道,是中枢神经系统常见的肿瘤之一,约占颅内肿瘤 10%,发病率有逐年增高的趋势,可能与现代神经影像学技术的发展、医疗水平的提高、癌症患者生存期延长等因素有关。该病多见于中老年人,40～60 岁最常见,是全身性肿瘤致死致残的主要原因。

一、病因及发病机制

脑转移瘤为身体其他部位的恶性肿瘤通过血液或其他途径转移侵犯至脑所致。在成人常见的原发灶有肺、乳房、胃肠道、泌尿生殖系统、皮肤(恶性黑色素瘤)等,以肺癌最常见,约占 75%,以小细胞癌居多。21 岁以下患者脑转移瘤通常来源于肉瘤和胚胎细胞瘤。原发灶不明者占 10%～15%。

其转移途径通常是动脉循环,少数通过椎静脉系统进颅,经淋巴系统转移者少见。也有邻近部位恶性肿瘤直接或经颅低的孔隙进入颅内。

二、病理

其病理因原发肿瘤不同而各异。

三、临床表现

与原发性肿瘤类似,脑转移瘤可出现颅内压升高、局灶性症状、精神症状及脑膜刺激征等,但脑转移瘤一般病程较短,症状进展较快。

头痛是其最常见的症状,约 10% 的患者有局灶性或全身性癫痫发作。有 5%～10% 的患者可因瘤内出血或脑血管闭塞、狭窄引起脑梗死。根据肿瘤位置不同可出现相应的局灶性症状,如偏瘫、失语、共济失调等。

四、辅助检查

脑转移瘤 CT 多表现为圆形、边界清楚的等或低密度肿块,增强扫描可见不均匀强化。"小病灶,大水肿"是脑转移瘤较特征性表现。MRI 检查对于后颅窝的转移瘤以及多发转移瘤的发现上明显优于 CT 检查。

一般来说,胸部 CT 检查很重要,60％的转移瘤患者可在胸部发现占位。钼靶成像可用于乳腺癌的诊断。PET 检查对于早期发现原发灶及转移灶,尤其是骨转移者有重要价值。

五、诊断及鉴别诊断

临床表现并无特异性。对于单个脑转移瘤,必须与原发脑肿瘤、脑脓肿、脑梗死等相鉴别。对于颅内多发占位,尤其是具有"小病灶,大水肿"影像学表现者,应高度怀疑脑转移瘤。但对于直径＜5 mm 的病灶,水肿一般不明显。胸部 CT 有助于发现肺癌脑转移患者。而 PET 检查对于明确诊断也具有重要意义。

对于有癌症病史而且颅内有多发病灶者,仍有 11％不是转移瘤,须与多形胶质母细胞瘤、脑脓肿等相鉴别。

六、治疗及预后

针对脑转移瘤有多种治疗方法,但预后仍较差,经过积极治疗,平均生存期不超过 2 年。

手术和立体定向放射外科治疗各有不同的适应证,两者结合原发灶治疗的综合措施能明显延长脑转移瘤患者的生存期。

(一)手术治疗

手术治疗的目的在于解除肿瘤对脑组织的压迫,缓解颅内高压,增强放疗、化疗的效果。

1.手术原则

对于同时发现脑转移和原发肿瘤的患者,一般先切除原发灶,后切除转移瘤。但对于颅内症状明显的患者,可先行颅脑手术,再行原发灶切除。对原发灶不能切除者,为缓解症状,也可只切除脑肿瘤。对于位于脑深部和重要功能区的转移瘤,虽可手术切除,但由于致残率较高,多主张放疗和化疗。

2.单发脑转移瘤手术适应证

肿瘤位于可切除部位,原发肿瘤控制良好,无其他器官转移者;诊断不明确,难以与胶质瘤等鉴别者;症状性病变;囊变明显、急性出血或脑水肿致颅内压增高者。

3.多发脑转移瘤手术适应证

有明显引起症状或危及生命的大体积肿瘤者;对放化疗不敏感的脑转移瘤,可考虑手术切除。利用神经导航技术,通过精确定位、准确导航,可大大减少手术损伤,尽可能切除肿瘤同时最大限度保护脑组织功能区,提高患者生存率,改善预后。

(二)放射治疗

1.全脑放疗

由于脑转移瘤多为多发转移,患者往往全身情况较差,神经系统症状明显,因此,全脑放疗为较好的一种治疗手段,能迅速缓解症状,改善预后。有效率可达 70％～90％,约半数患者颅内高压症状可缓解。全脑放疗还具有杀死病灶周围浸润的癌细胞以及影像学上尚未发现的亚病灶,对于预防复发有一定效果。但需注意脑水肿等并发症,其远期并发症还有脑萎缩、放射性脑坏死、中枢性内分泌功能低下等,严重者可导致痴呆。

2.立体定向放射治疗

该治疗具有无须开颅、侵袭性小、定位准确、放射剂量小、可一次治疗多个病灶等优点。适用于原发肿瘤控制稳定、脑内转移瘤无急性进展、转移瘤直径＜3 cm 数目＜3 个者,或者肿瘤位置深在、位于功能区、难以手术及无法耐受或拒绝手术者。对于单发转移瘤直径＜3 cm 者给予立体定向放射治疗后,不必常规全脑放疗,一旦再出现转移灶,可再次立体定向放射治疗或全脑放疗。

(三)激素治疗

对于明确为脑转移瘤患者应立即开始激素治疗,主要用于减轻病灶周围水肿。有 70％以上患者在激素治疗周期结束后出现症状和体征的改善。其临床治疗作用在首剂量后 6～24 小时起效,3～7 天达到最大效应。

(四)化疗

由于血-脑屏障的存在,静脉给予的化疗药物很难达到病灶,即使通过,也难以达到有效治疗浓度。加之由于脑转移瘤对于化疗药物敏感性差,故而对于脑转移瘤的治疗中,化疗地位一直没有肯定。目前的共识是,对于脑转移瘤患者主要目的是控制神经系统症状,其次才是延长生存。对于绝大多数肿瘤而言,孤立的脑转移灶,可以再原发部位控制的基础上给予手术或者放疗。新进的一些临床研究表明,在上述治疗的基础上再联合化疗可以进一步提高局部控制率,进而提高远期生存率。对于多发的脑转移瘤患者,全身化疗或全脑放疗是主要选择。目前化疗药物有替莫唑胺、吉非替尼,还有紫杉类、铂类等。具体化疗方案视患者具体情况而定。

(牛丽元)

第 七 章

呼吸系统肿瘤诊治

第一节　小细胞肺癌

肺癌是原发于支气管和肺的恶性肿瘤的统称,小细胞肺癌(small cell lung cancer,SCLC)是其中的一个特殊类型。经过几十年的研究和临床实践,多数学者认识到 SCLC 和其他类型的肺癌在组织发生、临床特点、对治疗的反应和治疗策略等很多方面都有一定差异。人们逐渐认识到发生于支气管带纤毛假复层柱状上皮的肿瘤是腺癌或肺泡癌;在长期各种刺激作用下支气管上皮化生后癌变成鳞状细胞癌;而 SCLC 则是发生于神经内分泌细胞恶变。因此,在临床可以发生于各个年龄,临床表现上常常可以伴有神经内分泌综合征,发展相对较快,容易通过淋巴和血行播散,尤其是颅内。但在另一方面,SCLC 对化放疗敏感,处理适当在一定病期可得治愈。

一、小细胞肺癌的病因学

据报道,2008 年全球肺癌发病人数为 161 万人,死亡人数为 138 万人,其发病率和死亡率分别占所有恶性肿瘤的 12.7% 和 18.2%,高居恶性肿瘤之首小细胞肺癌是继腺癌、鳞癌之后第三大常见的肺癌类型。世界范围内的统计数据显示小细胞肺癌约占每年新发肺癌病例数的 15% 和肺癌死亡人数的 25%。由于欧美国家控烟行动的有效开展,小细胞肺癌的总体发病率由17.26%(1986 年)降至 12.95%(2002 年),然而女性发病率由 28%(1973 年)上升至 50%(2002 年)。2012 年,世界范围内小细胞肺癌年发病人数约为 20 万。局限期小细胞肺癌 5 年生存率由 4.9%(1973 年)升高至 10%(2002 年),然而小细胞肺癌患者总体 5 年生存率仅为 5%。和其他肿瘤相似,小细胞肺癌的发生既与环境因素相关,又与个人因素相关。环境因素是导致小细胞肺癌发生的始动因素,个人因素则决定了肿瘤的易感性。引起小细胞肺癌发生的最重要环境因素是吸烟,包括主动吸烟和被动吸烟;其次包括环境污染和职业因素。个人的因素包括遗传因素等。

(一)环境因素

1.吸烟因素

(1)主动吸烟:长达半个世纪、数据最充分的综合研究资料(包括实验和流行病学调查)证明吸烟是Ⅰ类致癌物,可导致多种癌症发生,尤其在小细胞肺癌和非小细胞鳞状细胞癌中,吸烟是最重要的诱因。2010 年,来自英国剑桥大学韦尔科姆基金会桑格学院(Wellcome Trust Sanger Institute)的研究人员对一位小细胞肺癌患者骨转移灶进行了基因组测序,希望能从中发现与吸烟有关的突变。结果显示：该患者基因序列的突变与烟草的烟雾里所存在的超过 60 个致癌基因所导致的基因突变类型相符合，说明小细胞肺癌是一种典型的吸烟导致的癌症。吸烟对男、女性小细胞肺癌的相对危险度分别为 7.4 和 7.9（廖美琳、周允中主编《肺癌》）。小细胞肺癌患者中 90％以上的人有吸烟史。美国每年小细胞肺癌新发病例数超过 3 万，几乎所有患者均为吸烟者，而且都是重度吸烟者。流行病学资料显示吸烟者肺癌发生率和死亡率是非吸烟者的 5～10 倍（循证医学 2012 年 4 月）。组织学研究结果显示吸烟者相比从不吸烟者，同时存在支气管黏膜上皮纤毛丢失、基底上皮增生和细胞核异常。重度吸烟者的支气管切片，93％可见细胞异常，戒烟 5 年后细胞异常下降到 6％，而不吸烟者仅为 1.2％。

国际癌症研究机构（International Agency for Research on Cancer，IARC）认为烟草为人类明确的致癌物，没有安全烟，不论使用方法如何，对人类均有致癌性（IARC，2002）。吸烟对小细胞肺癌危险度的影响与吸烟指数（每天吸烟的数量×吸烟持续的时间）相关，此外也与开始吸烟的年龄，香烟的类型和吸入的深度（深吸入肺或口腔含堂烟）相关。平均吸烟的支数和吸烟的年数越多，吸烟开始年龄越早，使用无滤嘴烟越多，罹患肺癌的危险度越高。尽管吸雪茄和吸烟斗者（多使用空气风干的低糖烟叶）相比吸卷烟者（多用烘烤的高糖烟叶）罹患肺癌的风险下降，但相比不吸烟者，该人群患肺癌的危险也有增加，且与吸烟指数成正比。40 岁以内的年轻吸烟者，细小支气管早期就出现病理变化，在邻近的细小支气管和肺泡壁见群集的有棕色颗粒的巨噬细胞团、水肿、纤维化和上皮增生等呼吸性细支气管炎特征。

英国著名学者 Doll 随访 50 年的研究结果显示，在男性吸烟者中，持续吸烟、50 岁时戒烟、30 岁时戒烟者，75 岁死于肺癌的累计风险分别为 16％，6％和 2％，而从不吸烟者 75 岁时死于肺癌的累计风险仅为 2％（储大同主编《肺癌》）。临床确诊的肺癌病例中，每天吸烟 20 支以上且时间长达 30 年者，患肺癌的概率达到 80％。戒烟后肺癌危险度下降，戒烟 5 年后，多数癌症发生相对危险明显降低。戒烟 10 年后，患肺癌的危险度是未戒烟者的 50％。戒烟可有效降低癌的发生，但吸烟者即使戒烟 10 年以上癌症发生率仍稍高于非吸烟者。戒烟可使支气管上皮恢复正常，平均需要 13 年，此时其患肺癌的危险度与不吸烟者相同。Doll 及 Pike（1972）对英国医师的前瞻性调查表明，12 年间肺癌死亡率下降 25％，其中医师中吸烟人数下降 50％，故戒烟确实能使肺癌发病率下降。Chen 等报道小细胞肺癌患者确诊时开始戒烟者比不戒烟者或晚戒烟者的生活质量有所改善，食欲降低的患者比率下降（43％$vs.$58％）。

据上海和沈阳两地 20 世纪 80 年代中期全人群肺癌病例对照研究资料，上海市区男性和女性小细胞肺癌比例分别为 9.3％和 6.3％，沈阳男性和女性小细胞肺癌比例分别为 14.5％和 17.2％。欧美等发达国家由于开展了全面的禁烟运动，因此肺癌所导致的死亡比例大幅度下调。自 70 年代以来，英国 35～54 岁男性肺癌死亡率已减少一半。在发展中国家，青少年吸烟人数增加，初次吸烟年龄减低，且女性吸烟人数也在增加。以往研究证实，男性小细胞肺癌发病率高于女性，2013 年美国国立综合癌症网络（National Comprehensive Cancer Network，NCCN）报道，美国人群男性和女性小细胞肺癌发病率为 1：1，女性发病率有上升趋势。

（2）被动吸烟：随着吸烟人群的增加，被动吸烟的人群也在扩大，被动吸烟致癌风险比主动吸烟致癌风险高 2～40 倍。香烟燃烧时释放的侧流烟雾中含有 I 类和 II A 类致癌物，导致环境性烟草暴露（"二手烟"）者患小细胞肺癌危险度增高。丈夫吸烟的妻子患肺癌的危险度是丈夫不吸烟妻子的 1.3 倍。Wolfson 预防医学研究所提供证据，和吸烟者生活与和不吸烟者生活其患肺癌的危险度要高出 24％。肺癌家族集聚性研究将吸烟导致肺癌的患者的非吸烟亲属与不吸烟者的非吸烟亲属比较,按性别、年龄和种族配对比较后发现,肺癌患者的非吸烟亲属的肺癌发病率和死亡率均显著升高(储大同主编《肺癌》)。我国上海市区曾进行的一项病理对照研究,发现与吸烟丈夫共同生活的非吸烟妇女,其肺癌相对危险度随共同生活年数的增加而上升,共同生活40年及以上者与共同生活20年以下者比较,相对危险度大于1.7。

(3)吸烟的致癌机制:香烟燃烧的烟雾中含有1 200多种物质,其中致癌物有69种,存在主流烟雾中的2-萘胺、4-联苯胺、苯、氯乙烯、氧化乙烯、砷、铍、镍化合物、铬、镉和210钋已被国际癌症研究中心确认为人类Ⅰ类致癌物。烟草的烟雾中含有多种致癌性亚硝胺,且支流烟比主流烟中亚硝胺含量高10~40倍。多种致癌物质的存在,使吸烟导致的肺癌发生机制极其复杂。当苯并芘进入人体后,经代谢形成BPDE,通常与细胞DNA中碱基结合,形成BPDE-DNA加合物。此加合物会引起DNA碱基的突变,从而可能引起癌基因的启动。流行病学调查显示吸烟组与非吸烟组相比,多环芳烃-DNA加合物水平有非常显著性差异。

纸烟燃烧时产生的烟雾颗粒容易沉积在支气管和细小支气管分叉的嵴部,该部也是肺癌的好发部位。颗粒的直接毒性作用为影响支气管黏膜的清除功能,破坏黏膜纤毛和巨噬细胞,导致支气管束发生病变。烟雾的颗粒部分主要引起癌症的发生,虽然烟雾颗粒也深入肺泡,但吸烟者患肺泡癌的危险性并未增加。

烟雾对纤毛毒性作用,可诱发局部感染,导致慢性支气管炎发生。肺部炎症也是小细胞肺癌发生的诱导因素。

2.环境因素

(1)大气污染:环境污染是目前工业化发展中国家第二大肺癌发病原因。2004年,空气污染导致全球16.5万名肺癌患者死亡,其中10.8万名患者为户外空气污染致癌;3.6万名患者为使用固体燃料烹饪和取暖而致癌;2.1万名患者为二手烟致癌。

工业发达城市肺癌的发病率要比农村高很多,北京、上海、武汉等地肺癌的发病率和死亡率均高于经济相对落后的西藏地区,大气污染可能是造成这一现象的主要原因。大气污染物包括各种工业废气、粉尘、汽车尾气等,其主要致癌物包括脂肪族碳氢化合物和芳香族碳氢化合物(如苯并芘),此外尚有微量放射性元素、金属(镍、铅、铬等)和砷化合物。调查材料表明,大气中苯并芘浓度高的地区肺癌的发病率也增高;碳素微粒和二氧化硫容易引起慢性支气管炎,诱发支气管上皮细胞改变,使上皮细胞对其他侵袭物敏感,使肺癌发生更容易。

环境中的雾霾($PM_{2.5}$)污染是否是肺癌的诱导因素目前还未知,但IARC于2013年1月17日发布消息称,已将细颗粒物($PM_{2.5}$)等大气污染物质的致癌风险评估为5个阶段中危险程度最高的水平。$PM_{2.5}$是指直径2.5 μm以下的细颗粒物,主要由日常发电、燃煤、汽车尾气排放等过程中经过燃烧而排放的残留物组成。这种细颗粒物被人体吸入后,会直接进入支气管,干扰肺部的气体交换,引发哮喘、支气管炎、呼吸道传染病和心血管病方面的疾病。此外颗粒物有可能会吸附硫氧化物、氮氧化物等一系列有毒有害物质,并将毒害物质直接带入肺泡。美国癌症学会在1982—1998年间一项多达50万人的队列研究中发现,$PM_{2.5}$年均浓度每升高10 $\mu g/m^3$,人群肺癌死亡率将上升8%。但这种统计学上的关联是不是已经构成了因果关系,尚需要更多研究的证实。

(2)室内环境污染:氡暴露也是肺癌的主要诱因,这也是许多国家第二大肺癌发病原因。2004年的流行病学调查显示肺癌患者总数的3%~14%是由室内氡暴露引起的,氡浓度每升高100 Bq/m^3,患肺癌风险就增加16%。氡是一种无色无味的惰性气体,衰变产生的氡子体进一步

衰变生成 α 粒子,这些粒子会附着于空气中的颗粒状物质上,进入呼吸道后积聚在细胞内破坏正常细胞的 DNA,导致癌变。氡导致的肺癌,约半数为未分化癌。低剂量的氡主要来自土壤、建筑和装修材料、天然气的燃烧和生活用水,在地下室和混凝土结构构成的高层建筑或者木基结构中更加显著。

冬季时间长,燃煤量大,室内通风条件差的城镇肺癌发生率高。根据流行病学研究资料,我国云南省宣威市的肺癌死亡率居全国之首。当地长期燃烧煤烟造成室内以苯并芘为主的多环芳烃污染是宣威肺癌高发的主要原因。在我国东北地区沈阳和哈尔滨等地进行的病例对照研究证实,室内使用煤炉,用煤取暖的年限与肺癌的危险性相关。目前,国际癌症研究中心评价室内燃煤产生的煤烟是人类Ⅰ类致癌物。然而木材等生物材料燃烧产生的烟气与肺癌的关系目前研究尚不深入,鉴于此,国际癌症研究中心研究认为木材燃烧产生的烟气可能是人类ⅡA类致癌物。

(3)饮食和烹饪:对于水果、蔬菜和抗氧化剂营养物是否能降低肺癌危险度也有大量研究。目前研究结果提示增加蔬菜的摄取可减低患肺癌的危险。还没有高级别证据证实其他饮食因素可降低肺癌的发病率,包括 β-胡萝卜素和维生素 A 与小细胞肺癌真正联系等。

3.职业因素

长期接触具有放射性物质或者衍生物的职业也会导致肺癌发生。已有充分的证据表明,导致肺癌的职业因素有石棉、砷的无机化合物、镍化合物、镉及其化合物、二氯甲醚、氯甲甲醚、芥子气、煤焦油沥青挥发物和硫酸烟雾等。铀和氟矿的副产品或铀衰变可产生致癌物氡。铸造工人、报纸工人、金矿工人、乙醚工人、油漆工人等均为肺癌高发者。由接触放射线到发生肺癌的潜伏期一般不少于 10 年,中位数为 16～17 年。

(二)个人因素

1.遗传因素

病例对照研究和队列研究结果表明,有肺癌家族史的个体,其肺癌发病风险也会提高。来自上海,北京和沈阳的家族聚集性研究结果表明,有肺癌家族史的、非吸烟女性患肺癌的风险 OR 值大于 2.5。

2.肺部疾病史

某些患慢性肺部疾病如肺结核,硅肺、尘肺或肺支气管慢性炎症者,肺癌发病率高于正常人,这可能与肺上皮细胞化生或增生相关。

3.内分泌因素

有关内分泌因素和女性肺癌危险性的关系还有待进一步研究证明。

二、临床表现

小细胞肺癌的临床表现与肿瘤大小、发展阶段、所在部位、有无并发症或转移有密切关系。典型临床表现是肺门肿块以及纵隔淋巴结肿大引起的咳嗽及呼吸困难。病变广泛转移后会出现体重下降、衰弱、骨痛等相应表现。与小细胞肺癌有关的症状和体征,按部位可以分为原发肿瘤、胸内扩展、胸外转移、肺外及全身表现四类。

(一)由原发肿瘤引起的症状和体征

1.咳嗽

咳嗽为常见的早期症状,多为刺激性干咳,当肿瘤引起支气管狭窄,可出现持续性、高调金属音咳嗽。咳嗽多伴少量黏液痰,当继发感染时可合并脓痰。

2.咯血

多为痰中带血或间断血痰,少数因侵蚀大血管出现大咯血。

3.胸闷、气短

肿瘤引起支气管狭窄,或肿瘤转移至肺门或纵隔淋巴结,肿大的淋巴结压迫主支气管或气管隆嵴。

4.发热

肿瘤组织坏死可引起发热,多数发热的原因是由于肿瘤引起的阻塞性肺炎所致,早期用抗菌药物治疗,体温可恢复正常,但易反复。肿瘤体积较大者,炎性中心出现坏死,常因毒素的吸收引起较高的体温。有时每天弛张热,达数月之久,反复抗感染治疗无效,一旦瘤体切除,体温立刻恢复正常。肺癌患者检查体内无明显炎症,但却有明显发热,常是肿瘤本身引起,即所谓"癌性热",体温常在38 ℃以下。45 岁以上男性长期吸烟者如反复发热肺部固定部位炎症,治疗效果不佳者尤要警惕肺癌的可能性。

5.体重下降

消瘦为恶性肿瘤的常见症状之一。肿瘤发展到晚期,由于肿瘤毒素和消耗的原因,常导致患者体重下降,如合并有感染、食欲减退,则加重病情消瘦更明显或表现恶病质。

(二)肿瘤在胸腔内扩展所致的症状和体征

1.胸痛

肿瘤直接侵犯胸膜、肋骨或胸壁,引起不同程度的胸痛。如肿瘤侵犯胸膜,则产生不规则的钝痛或隐痛。肿瘤压迫肋间神经,胸痛可累及其分布区。

2.上腔静脉综合征

上腔静脉综合征是由于上腔静脉被附近肿大的转移性淋巴结压迫或右上肺的原发性肺癌侵犯,以及腔静脉内癌栓阻塞静脉回流引起。表现为头面部和上半身淤血水肿,颈部肿胀,颈静脉扩张,患者常诉领口进行性变紧,可在前胸壁见到扩张的静脉侧支循环。

3.咽下困难

肿瘤侵犯或压迫食管,引起吞咽困难。初期表现为进食干硬食物咽下困难,逐渐发展至吞咽流质食物困难。

4.呛咳

气管食管瘘或喉返神经麻痹引起饮水或进食流质食物时呛咳。

5.声音嘶哑

肿瘤直接压迫或转移肿大的淋巴结压迫喉返神经(多为左侧)时出现。

6.Horner 综合征

位于肺上尖部的肺癌称为肺上沟癌(Pancoast 癌),当压迫颈 8、胸 1 交感神经干,出现典型的 Horner 综合征,患侧眼睑下垂、瞳孔缩小、眼球内陷、同侧颜面部与胸壁无汗或少汗;侵犯臂丛是出现局部疼痛、肩关节活动受限,称为 Pancoast 综合征。

7.肺部感染

由于肿瘤阻塞气道引起的、在同一部位可以呈反复发生的炎症,亦称为阻塞性肺炎。

(三)肿瘤肺外转移引起的症状和体征

(1)肺癌转移至淋巴结:锁骨上淋巴结是肺癌好发转移的部位,转移的淋巴结常常固定,质地坚硬,逐渐增大、增多、融合,多无疼痛感。

（2）肺癌转移至胸膜：肺癌转移至胸膜常常引起胸痛、胸腔积液，胸腔积液多为血性。

（3）肺癌转移至骨：多呈隐匿经过，仅 1/3 有局部症状，如疼痛、病理性骨折。当转移至脊柱压迫脊髓神经根时，疼痛为持续性且夜间加重。脊髓内转移可于短时间内迅速出现不可逆的截瘫症候群。

（4）肺癌转移至脑：可由于颅内病灶水肿造成颅高压，出现头痛、恶心、呕吐的症状。也可由于占位效应导致复视、共济失调、脑神经麻痹、一侧肢体无力甚至偏瘫。

（5）肺癌转移至心包：可出现心包积液，甚至出现心脏压塞的表现，呼吸困难，平卧时明显，颈静脉曲张，血压降低，脉压缩小，体循环淤血，尿量减少等。

（6）肺癌转移至肾上腺、肝脏等部位，引起局部和/或周围脏器功能紊乱。

（四）肿瘤肺外表现及全身症状

肺癌所致的肺外表现包括非特异性全身症状，如乏力、厌食、体重下降。还包括神经系统和内分泌副肿瘤综合征。

1.神经系统综合征

（1）Lambert-Eaton 肌无力综合征（Lambert-Eaton myasthenic syndrome，LEMS）：即肿瘤引起的神经肌肉综合征，包括小脑皮质变性、脊髓变性、周围神经病变、重症肌无力和肌病。致病的自身抗体直接抑制了神经末梢突触前的压力门控钙通道（voltage-gated calcium channels，VGCC）从而导致了 LEMS 肌无力症状。患者症状出现顺序通常为下肢无力、自主神经障碍、上肢无力、脑神经支配肌无力、肌痛及僵直等。

（2）副癌性脑脊髓炎（paraneoplastic encephalomyelitis，PEM）：病变广泛，可侵及边缘叶、脑干、脊髓，甚至后根神经节。本病常可与副癌性感觉性神经病（paraneoplastic sensory neuropathy，PSN）同时存在。有些学者认为 PSN 是 PEM 的一部分，故常冠以 PEM/PSN 的名称。神经系统症状常出现在癌诊断之前，不同神经部位受累表现为不同的临床症状。

边缘叶脑炎：边缘叶脑炎病变主要侵犯大脑边缘叶，包括胼胝体、扣带回、穹隆、海马、杏仁核、额叶眶面、颞叶内侧面和岛叶。多呈亚急性起病，进展达数周之久，也可隐袭起病。早期症状常为焦虑和抑郁，后出现严重的近记忆力减退。还可有烦躁、错乱、幻觉、癫痫和嗜睡。有的出现进行性痴呆，偶可自然缓解。

脑干脑炎：脑干脑炎病变主要侵犯脑干，累及下橄榄核、脑神经核、脑桥基底核、被盖核，黑质也可受累。临床表现常为眩晕、呕吐、共济失调、眼震、眼球运动障碍、延髓麻痹和病理反射。少见症状为耳聋、肌阵挛、不自主运动、帕金森综合征。

脊髓炎：脊髓炎常为 PEM 表现的一部分，很少单独出现。病变可累及脊髓前角细胞、感觉神经元、后角和交感神经，临床表现为肌无力、肌萎缩、肌束颤动、感觉障碍、自主神经功能失调和脊髓空洞症的症状。

（3）副癌性感觉性神经病（PSN）：可出现于小细胞肺癌的任何时期，有的见于小细胞肺癌诊断前数年。可亚急性或慢性发病，表现为对称性的四肢远端感觉丧失、乏力和腱反射低下，下肢较上肢重。重者可累及四肢近端和躯干，出现面部感觉丧失。一些急性起病者多合并淋巴瘤，表现酷似吉兰-巴雷综合征，可伴有呼吸肌瘫痪和延髓麻痹。

2.内分泌副肿瘤综合征

（1）库欣综合征：小细胞肺癌分泌促肾上腺皮质激素样物质，引起脂肪重新分布等。

（2）类癌综合征：类癌综合征的典型特征是皮肤、心血管、胃肠道和呼吸道功能异常。主要表现为面部、上肢躯干的潮红或水肿,胃肠蠕动增强,腹泻,心动过速,喘息,瘙痒和感觉异常。这些阵发性症状和体征与肿瘤释放不同的血管活性物质有关,除了 5-羟色胺外,还有缓激肽、血管舒缓素和儿茶酚胺。

(3)抗利尿激素分泌不当综合征:不适当的抗利尿激素分泌可引起厌食,恶心,呕吐等水中毒症状,还可伴有逐渐加重的神经并发症。其特征是低钠(血清钠<135 mmol/L),低渗(血浆渗透压<280 mOsm/kg)。

三、诊断

小细胞肺癌的治疗效果与小细胞肺癌的早期诊断密切相关。因此,要大力提倡早期诊断,及早治疗以提高生存率甚至治愈率。这就需要临床医师具有高度警惕性,详细采取病史,对小细胞肺癌的症状、体征、影像学检查有一定认识,及时进行细胞学及支气管镜等检查,可使 80%～90%的小细胞肺癌患者得到确诊。

(一)诊断方法

1.痰细胞学检查

由于原发性肺癌源于气管、支气管上皮,因而肿瘤细胞会脱落于管腔,随痰液排出。痰液细胞学检查就是将怀疑肺癌患者排出的痰液进行涂片,然后在显微镜下观察,根据涂片中癌细胞形态特点,做出初步的细胞类型诊断。痰液细胞学检查简单、无创、经济,是诊断肺癌最常用方法,还可用于肺癌高危人群的普查,并能发现部分早期小细胞肺癌。痰检阳性率为 60%～80%,痰液标本质量的好坏,直接影响细胞学诊断的准确性。符合标准的痰液应新鲜,咳去喉部积痰后,再用力深咳,从肺深部咳出痰液,灰白色、透明黏液痰,带血丝成分更好,并需立即送检(1 小时内),每个患者送检 6～8 次。一般认为中心型肺癌痰检阳性率较周边型高,小细胞肺癌细胞学诊断与病理组织学诊断符合率最高。

2.血清肿瘤标志物检测

(1)癌胚抗原(carcino-embryonic antigen,CEA)是一种酸性可溶性糖蛋白,当胃肠道、肺等发生恶性病变时,癌细胞能产生 CEA 释放到血中,使血清中 CEA 含量升高。

(2)CA125(cancer antigen 125,CA125)是一种卵巢癌和肺癌细胞共同具有的肿瘤相关抗原,也是目前应用最广泛的肿瘤标志物之一。

(3)CA153(cancer antigen 153,CA153)系分子量较大的糖蛋白,作为乳腺癌的特异性标志物,目前证实肺癌患者血清中也有明显升高。研究表明上述三项标志物联合检测可提高诊断小细胞肺癌的阳性率及准确度。

(4)神经元特异性烯醇化酶(neuron-specific enolase,NSE)作为 SCLC 特异性肿瘤标志物,目前广泛用于肺癌的诊断和治疗后随访监测。SCLC 血清 NSE 明显增高,其诊断灵敏度达80%,特异性达 80%～90%,而非小细胞肺癌(NSCLC)患者并无明显增高,故可作为 SCLC 与NSCLC 的鉴别诊断。血清 NSE 水平与 SCLC 的临床分期呈正相关,因此,血清 NSE 检测对SCLC 的监测病情、疗效评价及预测复发具有重要的临床价值。

(5)胃泌素释放肽前体(pro-gastrin-releasing peptide,proGRP)存在于人胎儿肺的神经内分泌细胞内。胃泌素释放肽前体作为近年来新发现的一种 SCLC 肿瘤标志物。研究显示,proGRP在 SCLC 中具有极高特异性,其在良性病变及其他恶性肿瘤中很少检测到,47%～80%SCLC 释放 proGRP。与 NSE 相比,proGRP 灵敏性更高,特异性更强。然而单一标志物检测始终存在特

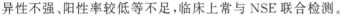

异性不强、阳性率较低等不足,临床上常与 NSE 联合检测。

3.驱动基因检测

SOX 基因家族成员不仅在 SCLC 中存在众多突变,而且存在基因扩增(27%),SOX2 蛋白的过表达还与 SCLC 的临床分期相关,下调细胞中 SOX2 的表达可以抑制 SOX2 高表达型 SCLC 的生长,因此进一步证实了 SOX2 在 SCLC 种系生存中的重要作用。FGFR1 另外一项来自德国的 Martin Peifer 等则对 SCLC 的 SNP(63 例)、外显子组(29 例),基因组(2 例)和转录组(15 例)进行了测序。整合了众多的结果后,发现 FGFR1 基因存在明显扩增现象,提示 FGFR 抑制剂可能会使具有该基因型的患者受益。TP53 及 RB1 突变仍然是 SCLC 中最重要的基因突变类型,SLIT$_2$ 和 EPHA7 等其他突变可能与 SCLC 的高度侵袭性特性相关,PTEN 的基因突变可能是未来治疗的靶点之一。CREBBP,EP300 和 MLL 这些参与组蛋白修饰的基因存在频发突变,通过进一步的功能性研究,研究者认为组蛋白修饰在 SCLC 中发挥了重要作用。日本学者在今年 ASCO 会议上公布了亚洲 SCLC 的全基因组分析结果显示:93.6% 的肿瘤中检测到 TP53、RB1 和 MYC 家族,突变频率分别为 76.6%,42.6% 和 12.8%。该研究也再次证明了近来报道的一些新的驱动基因:PTEN 4.3%、CREBBP4.3%、EP300 4.3%、SLIT$_2$ 4.3%、MLL 4.3%、CCNE1 8.5% 和 SOX2 2.1%。

4.X 线检查

小细胞肺癌以中央型占绝大多数。中央型小细胞肺癌 X 线表现为肺门单纯大肿块,或大肿块伴有阻塞性病变为主。肿块很醒目,圆形或卵圆形,边界清楚。如伴有小叶性肺炎或肺不张时,边界毛糙或有小斑片状阴影。周围型小细胞肺癌 X 线主要表现为分叶状肿块,边缘均有长短不一的毛刺,密度多中等以上,均匀一致,一般无钙化、空洞或密度减低区。早期常伴有转移。

5.CT 检查

CT 是目前诊断小细胞肺癌常用的有效方法之一,具有较高的空间分辨率,其多平面重建(multiple plane resconrtuction,MPR)技术从不同的角度观察肺部病变的形态、密度、边缘情况。并在计算机上进行支气管重建,进而了解病变与支气管、纵隔的关系,因此在研究肺部病变,特别是在研究多发于肺门区的中央型未分化小细胞肺癌方面有明显技术优势。小细胞肺癌 CT 上常表现为肺门肿块影和/或纵隔块影,受累支气管管腔狭窄,管壁增厚,远端可有阻塞性肺炎,坏死少见。肿瘤常有轻至中度强化。小细胞肺癌常常转移到纵隔淋巴结,上腔静脉后、主动脉弓下及隆突下的肿大淋巴结常见,并会形成上腔静脉受挤压征象。远处转移及肿瘤长轴与受累支气管走形相同有一定的提示作用。

6.PET/CT

小细胞肺癌细胞生长分数高,倍增时间短,侵袭力强,较早出现远处转移。PET/CT 提供功能和解剖相结合的图像,能精确区分肿瘤的边缘、大小、形态及与周围毗邻的关系,而且对区域淋巴结转移以及全身远处器官的转移(包括骨骼、脑、肾上腺、肝等)可以从不同的断面和角度进行观察,从而对小细胞肺癌早期诊断、临床分期、鉴别肿瘤的复发与坏死、指导制订治疗方案、疗效评价以及肿瘤放疗的精确定位等方面均有重要的临床应用价值。

7.普通电子支气管镜

支气管镜对诊断、确定病变范围、明确手术指征与方式有帮助。小细胞肺癌的镜下主要表现分为四型:①管内增生型(即支气管内有菜花样、结节样、息肉样新生物生长)。②管壁浸润型(即支气管黏膜充血、水肿、增厚、糜烂等，管腔狭窄）。③管腔外压型（即气管或支气管受压变形，黏膜表面正常）。④混合型（即同时有前面3种中2种以上表现）。普通电子支气管镜可见支气管内病变，刷检的诊断率达92%，活检诊断率可达93%。经支气管镜肺活检可提高周围型小细胞肺癌的诊断率。对于直径大于4 cm的病变，诊断率可达50%～80%。但对于直径小于2 cm的病变，诊断率仅20%左右。由于是盲检，可能需要多次活检才能获得诊断。同时检查过程中可出现喉痉挛、气胸、低氧血症和出血。

8.自发荧光支气管镜

自发荧光支气管镜（autofluorescence bronchoscopy，AFB）是利用细胞自发性荧光和电脑图像分析技术相结合的产物。原位癌和早期浸润癌等病变在蓝光照射下可发出轻微的红色荧光，而正常组织则发出绿光，从而达到区别早期癌变组织与正常组织的目的。选择红染最明显的部位进行取材，便于提高检测结果的准确性。国外报道AFB对于诊断早期小细胞肺癌或癌前病变的敏感性较普通白光支气管镜（white light bronchoscope，WLB）提高25%～47%，而特异性则比WLB低7%～18%。但是AFB检查也存在一定的局限性：同WLB一样，无法检查到细支气管分支，不适用周围型小细胞肺癌的早期诊断；特异性不强，在支气管黏膜炎症、炎性肉芽肿、瘢痕组织、黏膜损伤等情况下，局部也会表现为红色荧光，极易与癌前病变、原位癌、浸润癌相混淆等。然而，随着荧光支气管镜在小细胞肺癌诊断过程中的广泛应用及对小细胞肺癌发展过程中不同组织病理阶段荧光强度的量化，其在小细胞肺癌的早期诊断、明确病变范围、评估局部癌变的程度中将发挥更大的价值。

9.纵隔镜检查

纵隔镜检查是一种对纵隔淋巴结进行评价和取活检的创伤性检查手段。它有利于肿瘤的诊断及TNM分期。小细胞肺癌较早出现纵隔淋巴结转移，在传统的纵隔淋巴结定性检查方法中，纵隔镜是公认的"金标准"。但其诊断费用高及创伤较大，涉及淋巴结区域多局限于N2/N3各组，且重复检查极为困难。因此，这一技术在国内目前尚未得到大规模的开展和应用。

10.支气管超声引导针吸活检

支气管超声引导针吸活检（endobronchial ultrasoundguided transbronchial needle aspiration，EBUS-TBNA），以其操作简单、微创、涉及纵隔淋巴结区域广、可重复强的优势，在肺癌分期中逐渐得到广泛应用，已经在一定程度上有取代纵隔镜检查这一传统"金标准"分期方法的趋势。EBUS-TBNA有助于更好地穿透支气管壁（由于存在活检管道，TBNA穿刺针形成向前的成角），可以显示淋巴结内穿刺针的确切位置，并可见周围血管，特别是肺门和低位气管旁区域的血管，大大提高了活检的安全性及准确性。尤其适用于中央型小细胞肺癌及纵隔淋巴结转移者。

11.病理活检

病理活检是小细胞肺癌诊断金标准。根据WTO分类方案，可以把小细胞肺癌分为燕麦细胞癌和中间型小细胞肺癌。燕麦细胞癌：癌细胞体积比淋巴细胞稍大（2～3倍），常以大小不等的群体形式出现，细胞间排列松散，核形不整，核内染色质非常丰富，呈细颗粒状，不透明，很少见到明确的核仁。另可见到核固缩。胞浆很少（或无）常呈嗜碱性，偶尔可见嗜酸性胞浆。在病灶刷片中，由于核的破碎常可见到核内物质形成的条纹。中间型小细胞肺癌：与上型相比，中间型小细胞肺癌的瘤细胞体积较大，部分病例中瘤细胞有清晰的胞浆，嗜酸性，瘤细胞单一，核不规则，染色质呈泡状、粗糙颗粒状，很少见到核固缩及核内物质形成的条纹。

（二）临床诊断

根据临床症状、体征，且符合下列之一者可作为临床诊断（可疑诊断）。

（1）中央型 X 现表现为肺门或纵隔边界清楚肿块，密度均匀，多呈分叶状，少数表现为肺门结构不清；CT 表现为以肺门、纵隔肿块为主，单双侧肺门均可，难以分辨原发灶和肺门、纵隔淋巴结转移。周围型 X 线表现为病灶呈结节状或肿块状，可有分叶，边缘光滑或有毛刺，均有深分叶或短毛刺；CT 表现肺实质内肿块或结节状为主要表现，均有深分叶或切迹，伴或不伴肺门及纵隔淋巴结肿大。

（2）肺癌高危人群，有咳嗽或痰血，胸部 X 线检查发现局限性病变，经积极抗炎或抗结核治疗（2～4 周）无效或病变增大者。

（3）节段性肺炎在 2～3 个月内发展成为肺叶不张，或肺叶不张短期内发展成为全肺不张。

（4）短期内出现无其他原因的一侧增长性血性胸腔积液，或一侧多量血性胸腔积液同时伴肺不张者或胸膜结节状改变者。

（5）胸片发现肺部肿物，伴有肺门或纵隔淋巴结肿大，并出现上腔静脉阻塞、喉返神经麻痹等症状，或伴有远处转移表现者。

单纯临床诊断肺癌病例不宜做放化疗，也不提倡进行试验性放化疗。

（三）确诊

以下任何一种情况均可确定诊断：经细胞学或组织病理学检查证实为小细胞肺癌。肺部病变可疑为小细胞肺癌，经过痰细胞学检查，支气管镜检查，淋巴结活检术、胸腔积液细胞学检查，胸腔镜、纵隔镜活检或开胸活检明确诊断者。痰细胞学检查阳性者建议除外鼻腔、口腔、鼻咽、喉、食管等处的恶性肿瘤。肺部病变可疑为小细胞肺癌，肺外病变经活检或细胞学检查明确为转移性小细胞肺癌者。

四、鉴别诊断

（一）非小细胞肺癌（大细胞癌或基底细胞样鳞状细胞癌）

小细胞肺癌与大细胞癌或基底细胞样鳞状细胞癌有很多相似之处，它们之间的区别之处为组织病理学特征不同。小细胞肺癌癌细胞小而呈短梭形或淋巴细胞样，胞浆少，形似裸核。癌细胞密集成群排列，由结缔组织加以分隔，有时癌细胞围绕小血管排列成团。大细胞肺癌细胞较大，呈多角形，胞质嗜酸，核多形，核仁较明显，核分裂象多见，常见大面积坏死。免疫组化染色，神经内分泌标记阳性，电镜下可见神经内分泌颗粒。基底细胞样鳞状细胞癌瘤组织主要由基底样细胞组成，瘤细胞小，胞质少，核大深染，核仁清楚，核分裂易见；基底样细胞组成不规则实性巢，小叶状呈分层结构，其周边细胞呈栅栏状排列，癌巢可见灶性坏死。

（二）恶性淋巴瘤

主要病变在纵隔的恶性淋巴瘤，易与中心型肺癌或小细胞未分化癌肺门纵隔淋巴结转移相混淆，有时鉴别较困难。恶性淋巴瘤常为双侧性，可有发热等症状，支气管刺激症状不明显，反复查痰均为阴性。恶性淋巴瘤 CT 表现多为双上纵隔增宽，边缘呈"波浪状"或分叶状，一般无钙化。对放射治疗敏感。

（三）肺炎

大约有 1/4 的肺癌早期以肺炎的形式出现。发生在肺段或肺叶支气管腔内的肿瘤，常引起肺段或肺叶的支气管的狭窄，导致阻塞性的肺炎发生。对起病缓慢，症状轻微，抗感染治疗效果

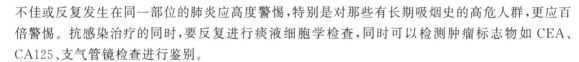

不佳或反复发生在同一部位的肺炎应高度警惕,特别是对那些有长期吸烟史的高危人群,更应百倍警惕。抗感染治疗的同时,要反复进行痰液细胞学检查,同时可以检测肿瘤标志物如 CEA、CA125、支气管镜检查进行鉴别。

(四)肺结核

1.肺结核球

多见于年轻患者,病灶多见于结核好发部位,如肺上叶尖后段和下叶北段。一般无症状,病灶边界清楚,密度高,可有包膜。有时含钙化点,周围有纤维结节状病灶,多年不变。

2.肺门淋巴结结核

易与中央型小细胞肺癌相混淆,多见于儿童、青年,多有发热,盗汗等结核中毒症状。结核菌素实验常阳性,抗结核治疗有效。肺癌多见于中年以上成人,病灶发展快,呼吸道症状比较明显,抗结核治疗无效。

(五)肺部其他肿瘤

1.肺部良性肿瘤

如错构瘤、纤维瘤、软骨瘤等有时需与周围型肺癌鉴别。一般肺部良性肿瘤病程较长,生长缓慢,临床大多没有症状。X 线片上呈现为类圆形块影,密度均匀,可有钙化点。轮廓整齐,多无分叶。

2.支气管腺瘤

支气管腺瘤是一种低度恶性的肿瘤。发病年龄比肺癌轻,女性多见。临床表现与肺癌相似,有刺激性咳嗽、反复咯血,X 线表现可有阻塞性肺炎或有段或叶的局限性肺不张,断层片可见管腔内软组织影,纤维支气管镜可发现表面光滑的肿瘤。

(六)肺脓肿

原发性肺脓肿一般起病急,中毒症状明显,常有突发的寒战、高热,反复咳嗽,咳大量有明显恶臭味的脓性痰液。留置的痰液呈明显的三层分布。在普通 X 线胸片上表现为薄壁空洞,内常见液平面,肿块周围有炎性病变。而癌性空洞一般为不规则的厚壁空洞,肿块呈分叶状,边界清楚。

(七)神经内分泌肿瘤(类癌和大细胞神经内分泌癌)

(1)类癌特征性的组织学特点为形态一致的瘤细胞呈器官样生长,中等嗜酸性,细颗粒状胞浆,核染色质细颗粒状。类癌的组织学模式包括梭形细胞、小梁状、栅栏状、菊形团样、乳头样、硬化乳头样、腺样和滤泡样。也可出现不常见的细胞学特征,如嗜酸性粒细胞样、腺泡细胞样、印戒细胞、丰富黏液或黑色素细胞样特征。

(2)大细胞神经内分泌癌是一种高级别非小细胞神经内分泌癌,符合以下标准。①神经内分泌形态:器官样,栅栏状、小梁状或菊形团样生长模式。②非小细胞的细胞学特征:体积大,多角形,核/浆比例低,粗糙或泡状核染色质,常有核仁。③高核分裂率($\geq 11/2\ mm^2$),平均 $60/2\ mm^2$。④常见坏死。⑤免疫组化神经内分泌标记至少一个阳性,或电镜观察有神经内分泌颗粒。类癌属于组织学上低级别的肿瘤,表现为核分裂率和增殖率低,小细胞肺癌与和大细胞神经内分泌癌的核分裂率高,坏死广泛。

(八)肺原发性恶性黑色素瘤

肺原发性恶性黑色素瘤(primary malignant melanoma of the lung,PMML)较罕见,多见于老年人,大多有吸烟史。临床上多由于咳嗽、胸痛或体检时发现。肿块呈侵袭性生长,发展快,预后差,而且身体其他部位发生的恶性黑色素瘤也易发生肺转移。临床上对肺部肿块穿刺活检显微镜下易误诊为小细胞肺癌,但临床治疗效果较小细胞肺癌差,病情进展迅速。肺原发性恶性黑色素瘤的镜下特点为:肿瘤细胞可呈弥漫状或片状分布于大片坏死组织中,形态不一,以多边形为主,呈巢状结构。细胞异型性明显,细胞质丰富,略呈嗜酸性,细胞核大,部分细胞核位于一侧,形似印戒细胞,胞核呈多形性,以椭圆形为主,病理性核分裂象易见。核仁大,亦呈嗜酸性。细胞间及细胞质内可见大量的黑色素颗粒,残存肺泡上皮增生活跃。组织黑色素沉着一定要注意与肺色素沉着相鉴别。在诊断困难时,进行免疫组化辅助检查 S-100、HMB-45、melan A 及酪氨酸酶等有助于确定诊断。

(九)乳腺或前列腺转移癌

肺内原发肿瘤跟转移瘤的鉴别要点是:肺内原发病灶摄取^{18}F 氟代脱氧葡萄糖(18F-FDG)明显增高,标准吸收值(standardized uptake value,SUV)明显大于 2.5 以上。CT 可见肺癌的相应改变。而转移瘤摄取 18F-FDG 可不增高,且为多发。CT 可见转移瘤的相应改变。更为重要的是:全身扫描可以观察到其他部位有无原发性肿瘤。同时转移瘤往往体积较小,呈圆形,与周围组织界限清楚;往往是多发,有多个小病灶;常分布于所转移器官的表面;组织学与原发瘤是完全一致的。

(十)肺非霍奇金淋巴瘤(non-hodgkins Iymphoma,NHL)

小细胞肺癌具有神经内分泌器官样巢状结构,肺非霍奇金淋巴瘤(non-hodgkins lymphoma,NHL)瘤细胞更弥漫、均一,不具有特异性结构;小细胞肺癌瘤细胞排列更为密集,形态更为多样,NHL 瘤细胞形态较均一;小细胞肺癌呈大片状广泛坏死,血管壁嗜碱性,NHL 没有此改变;临床上小细胞肺癌发展迅速,很快发生远处转移,NHL 发展较慢,多无远处转移;小细胞肺癌以角蛋白和神经内分泌抗体呈阳性;NHL 淋巴细胞标记抗体阳性。

五、小细胞肺癌的影像学检查及表现

小细胞肺癌的明确诊断依靠病理学检查,但是影像学检查贯穿于病变的诊断及治疗的全过程,为病变的形态学诊断、临床分期、疗效判定以及治疗方法的选择提供可靠的依据。目前常规X 线检查及 CT 检查仍然是 SCLC 首选的检查方法。但是随着计算机技术、微电子技术及数字技术的迅速发展,大量的新兴成像技术及图像处理技术进入了医学领域,比如超声、MRI、PET-CT等。这些现代影像检查技术极大地丰富了形态学诊断信息的领域和层次,实现了诊断信息的数字化,也极大提高了 SCLC 的诊断水平,并在其诊断与治疗中发挥越来越大的作用。

(一)检查方法

1.常规 X 线检查

(1)胸部透视:胸部透视是最基本的胸部影像学检查方法。它是利用 X 线的穿透作用照射人体胸部,同时利用荧光作用使其在荧光屏上显示图像,已达到诊断胸部疾病的目的。胸部透视的优点是方法简单、费用低廉、在检查中可以通过多个转动体位多角度观察病变、短时期内就可得出诊断,并可以动态观察膈肌运动情况、肺部病灶形态的变化及心脏搏动情况。缺点是病变在荧光屏上的空间分辨率和密度分辨率不如平片,并且不能留下病变的永久记录,也不便于动态记录和会诊,另外透视时患者接受的 X 线辐射剂量较大。目前在大多数医院胸部透视作为平片的补充检查手段。

(2)胸部摄影:胸部摄影是胸部疾病影像学检查应用最广泛的检查技术,也是最基本的检查方法。原理是利用 X 线的穿透作用,照射人体胸部,并利用感光效应将通过人体后的衰减X 线潜像投射到感光胶片、成像板或 X 线探测器上,再经过冲洗胶片或读取成像板及 X 线探测器数据信息,从而得到胸部图像。这种直接用 X 线照射人体照出的照片也称为 X 线平片。它的优点是操作简便,成像清晰,空间分辨率高,能清晰地显示肺部细微病变,并且可以留下记录便于对比复查及会诊。缺点是密度分辨率低,得到的是前后重叠的二维影像,对于心影后及被横膈遮挡的病灶常需要做互相垂直的两个方位摄影,比如胸部正、侧位。

胸部摄影技术的发展经历了传统 X 线摄影及数字化 X 线摄影 2 个阶段。传统 X 线摄影一直以来停留在普通胶片成像水平上,以胶片作为成像介质,胶片感光后必须经过暗室做定影处理,操作烦琐复杂,且胶片只能一次曝光,如果投照电压及电流选择不当极易造成图像失真,增加废片率及重照率。另外胶片量越来越多,存在保存难、占空间、资料查询速度慢等缺点,已经不能适应社会变革及医学科技发展。工业信息技术尤其是计算机技术与医学影像学技术结合,开创了一个以计算机数字化成像为特征的现代医学影像技术时代。数字化 X 线摄影包括计算机 X 线摄影(computed radiography,CR)和数字 X 线摄影(digital radiography,DR)。

计算机 X 线摄影(CR)是 X 线摄取的影像信息记录在影像板上,取代传统的屏胶系统,经读取装置读取,由计算机计算出一个数字化图像,再经数字/模拟转换器转换,于荧屏上显示出灰阶图像。CR 系统没有改变 X 线摄影原有设备、工作流程和诊断模式,只是提供一种先进的影像处理技术,从而提高影像质量。CR 系统摄影明显优于传统 X 线摄影,其良好的成像质量和照片所含信息量、曝光量少和宽容度较大的照射条件等因素,可以将所得到的信息按诊断要求进行视觉上在处理,并为影像的保存和高效的检索提供可能性。

数字 X 线摄影(DR)的发明依赖于 20 世纪 90 年代中期半导体技术、大规模集成电路、计算机技术、光电技术的突破性进展,特别是数字平板探测器的应用,解决了 X 线的转换、数字化、空间分辨率、时间响应、信噪比等问题,实现了 X 线的直接数字化成像。DR 与 CR 的相同点是将模拟 X 线信息,转化成数字信息,其图像显示、储存方式、后处理方式区相同。不同点在于 X 线的采集,影像的转换方式不同。CR 采用含荧光物质的影像板,接收 X 线信息,在激光激励下将模拟信息转换为紫外光,并被光电倍增管转换为电信号,再数字化后形成数字影像。DR 采用线式扫描技术,探测器与管球呈等速移动,管球以平面扇形 X 线束,穿越介质到达线阵探测器,探测器接收到信息后直接转换成数字信号,经计算机处理后形成数字影像。DR 系统空间分辨率及密度分辨率均高于 CR,其胸部图像的空间分辨率可达到 2 560×3 072,可满足大部分诊断需要。另外图像的动态范围可达到 14 dB 以上,线性度在 1% 范围内,大大优于传统 X 线胶片。

2.CT 检查

(1)成像原理:计算机体层摄影(computed tomography,CT)是 Hounsfield 1969 年设计成功,1971 年问世并应用于临床。CT 不同于 X 线平片,他是利用 X 线束对人体某一部位一定厚度的层面进行扫描,由探测器接收透过该层面的 X 线,转变为可见光后,由光电转换器变为电信号,再经模拟/数字转换器转为数字,输入计算机。图像形成的处理有如将选定层面分成若干个体积相同的长方体,称为体素。X 线穿过每个体素时都会有不同程度的吸收,可以通过数学方法计算出不同的吸收系数或衰减系数,把这些吸收系数再排列成数字矩阵,经过数字/模型转换器把数字矩阵中的每个数字转为由黑到白不等灰度的小方块,即像素,并按矩阵排列,即构成 CT 图像。CT 图像代表的是人体某一横断层面的二维图像,不存在前后组织重叠投影的限制,其密度分辨率也较普通 X 线平片有较大提高,从普通 X 线的 5% 的密度分辨率提高到 0.25%。目前它是胸部影像学检查最重要的检查方法。

（2）CT 设备的发展进程：CT 扫描仪自 1971 年问世以来从普通 CT 发展到现代多排螺旋 CT 经历了 5 代机型，分代的主要依据是采集几何学方式或扫描运动方式，两者意义相同。主要涉及 X 线管和探测器的运动方式、探测器的数目和排列方式以及由此产生投影几何学特征等。第一、二代 CT 机均为平移旋转式，探测器数目少，扫描时间长，图像质量差，现已淘汰。第三代 CT 机为旋转-旋转式，探测器达数百至上千，扫描时与 X 线管同步旋转。第四代机为旋转固定式，探测器一般在 1 000 以上甚至数千固定排列于扫描孔 1 周，扫描时仅 X 线管旋转。第三、四代机均为 20 世纪 70 年代中、后期产品，扫描时间有所缩短，成像质量有所提高，能进行除心脏检查以外的全身检查。第五代机为 20 世纪 80 年代初发展起来的电子束扫描机，由电子枪和钨靶环取代了机械性旋转的 X 线管，扫描时间达 0.05 秒，又称超速 CT，可行心脏检查，但价格昂贵难以普及。

20 世纪 80 年代末至 20 世纪 90 年代初产生了滑环 CT 机，在滑环技术基础上又出现了螺旋 CT，X 线管与探测器的关系为旋转固定式，但可以同时进行容积扫描。CT 扫描时，扫描机架旋转 360 度，检查床匀速单向移动，同时 X 线曝光联系采集数据。螺旋 CT 是一种通过连续扫描方式采集螺旋状容积数据的新技术，是 CT 成像技术的一次革命性飞跃。螺旋 CT 根据探测器的数量分为单排螺旋 CT 及多排螺旋 CT，目前探测器最多的机型为日本东芝 320，它由 320 个 0.5 mm 等宽探测器排列成探测器阵列，管球旋转一周可得到 320 层 0.5 mm 图像，扫描覆盖范围到 16 cm。现代 CT 在扫描速度上也有了急速提升，美国 GE16 排螺旋 CT 扫描仪进行全身 CT 检查约 25 秒时间，而东芝 320 在 10 秒内即可完成检查。另外现代 CT 与传统 CT 最大的区别是现代 CT 可以对图像进行任意的重建和重组。当 CT 通过扫描得到原始数据，该数据一般被用来重建横断面图像，这一过程称为重建。另外 CT 的图像还可以用其他形式显示，如多平面重组、三维容积重建、最大密度投影等。这些图像的形式采用可 CT 横断面的图像信息，被称为图像重组。重建和重组的区别是前者采用了原始扫描数据，而后者则是采用了横断面的图像数据。

（3）胸部 CT 的检查方法如下。

常规 CT 扫描：常规 CT 扫描又称平扫，它的含义是按照定位片所定义的扫描范围逐层扫描，直至完成一个或数个器官、部位的扫描。常规扫描可以采用序列扫描（逐层扫描）或是容积扫描（螺旋扫描）。胸部扫描应注意以下几个方面：①定位准确，扫描范围应包括肺尖至双侧肾上腺水平。②采用屏气扫描：呼吸运动对图像影响较大，屏气扫描可以有效地避免呼吸运动伪影。可以采用吸气后扫描或呼气后扫描，屏气时间大约 15 秒钟，扫描前进行呼吸训练多数人都能做到。③一般采取仰卧位，头先进，双臂上举，以减少双臂产生伪影。扫描方式采用容积扫描，以利于图像的重组与重建。

对比增强扫描：对比剂增强检查是经静脉注入水溶性有机碘剂，然后再行 CT 扫描的方法。血管内注入碘剂后，器官与病变内碘的浓度可产生差别，形成密度差，可能使病变显影更为清楚。临床应用的主要目的：①发现平扫不能发现的病灶或更好的显示病变，以利于定位和定量诊断。②显示病变的强化特征以利于定性或鉴别诊断。③显示血管病变。增强 CT 的主要方法有：静脉滴注法、团注法、团注动态增强扫描、经动脉血管造影等。

高分辨 CT 扫描：高分辨 CT 扫描的定义是采用较薄的扫描层厚和采用高分辨率图像重建算法所进行的一种扫描方式。这种扫描技术可以提高图像的空间分辨率，是常规扫描的一种补充。高分辨力 CT 要求 CT 扫描仪固有空间分辨率小于 0.5 mm，层厚选择 1～1.5 mm，矩阵用 512×512。高分辨率 CT 由于分辨率高，受部分容积效应影响小，可以清晰显示微小组织结构，对结节内部结构和边缘结构显示更加清晰。在肺部主要应用于弥漫性病变、间质性病变和肺结节性疾病的诊断。

CT 血管成像（CTangiography,CTA）：CT 血管成像（CTangiography,CTA）是容积 CT 采集技术与计算机三维重建图像处理技术结合的产物，成像原理是利用 CT 容积扫描技术，采集流经血管内腔的造影剂信息作为原始图像，并利用计算机对原始图像进行三维重建，最终得到血管图像。包括两个步骤，即采集造影剂高峰值时相的血管影像容积数据和利用计算机三维图像处理软件对这些源影像进行图像后处理。

CTA 技术方便、安全、无创伤，可以同时显示扫描区域的动脉、静脉、软组织及病灶的变化。血管显示真实性好，图像质量稳定，可以三维显示血管结构，并可以显示管壁钙化斑块，可以应用于全身的血管检查，具有极高的临床应用价值及诊断价值。在胸部主要应用于大动脉炎症、血管变异的显示、各种动脉瘤及动脉栓塞及狭窄性疾病。在小细胞肺癌患者中主要应用于肺门及纵隔肿块对纵隔血管侵犯情况的显示及动脉内是否存在瘤栓进行评估。

CT 仿真内镜：CT 仿真内镜（CTvirtual endoscopy,CTVE）是螺旋 CT 应用方面的一个重要进展。它是通过一系列螺旋 CT 扫描的容积数据与计算机图像重建的虚拟现实结合，如管腔导航技术或漫游技术即可以模拟支气管内镜的检查全过程。

CT 仿真内镜与纤维支气管镜检查相比是一种无创性的检查方法，在检查过程中没有任何痛苦，几秒钟即可完成检查。可以显示段及亚段支气管。对于一些由于支气管腔闭塞和狭窄而导致纤维支气管镜无法通过的患者，仿真内镜可以从病灶远端来观察病变。除了可以观察管腔内病灶外，它可以多方位显示管腔外的解剖结构，且对壁外肿瘤精确定位、确定范围。但是仿真内镜不能进行病灶活检，对于黏膜炎症疾病显示欠佳，无法观察黏膜下病变。

CT 仿真内镜主要应用：①显示小儿或成人的先天性和后天性支气管病变。②发现气道狭窄并追寻原因。③为气管、支气管狭窄置放内支架做术前定位、术后复查。④可位气道受阻、气管镜检查失败者或气管镜检查禁忌患者检查。⑤代替纤维支气管镜在肿瘤患者术后放化疗及介入治疗后随访。

（4）CT 检查在肺癌诊断中的应用：随着 CT 技术的发展，对早期发现肺癌及术前明确诊断机会越来越大，影像学的肿瘤分期越来越接近病理改变。目前 CT 是影像学无创性肺癌诊断最有效、最特异的方法，CT 对肺癌的诊断价值主要在四个方面：病变存在的诊断；病变定位诊断；病变定性诊断；肿瘤分期诊断。其对肺癌的诊断有以下作用：①CT 可查出痰细胞学检查阳性而 X 线胸片及纤维支气管镜检查阴性者的肺部原发癌。②了解肺门、纵隔淋巴结肿大情况以及肺癌累及的范围。③CT 可查出常规胸片难以发现的肿瘤，如心脏阴影后、脊柱旁的肿瘤。④可在 CT 引导下行经皮穿刺肺肿块作组织病理学诊断。⑤可发现心脏的累及和极少量的恶性胸腔积液。⑥作出术前的病期评定及手术切除的估价。

3.MRI 检查

磁共振检查（magnetic resonance imaging,MRI）是利用原子核在强磁场内发生共振所产生的信号经计算机重建而获得图像的检查技术。在胸部疾病诊断中 MRI 应用较少，常作为 CT 的补充检查。近年来随着 MRI 设备及检查技术的提高，MRI 以逐渐用于胸部疾病，特别是纵隔及心血管疾病的诊断。

（1）MRI 的图像特点。①多参数、多序列成像：不同器官组织包括正常组织与病变组织具有不同的 T_1 弛豫时间、T_2 弛豫时间和 Pd 质子密度，在 MRI 图像上则表现为不同灰度的黑白影。

也由此形成了多种成像序列,包括T_1图像、T_2图像、质子密度图像、抑脂图像和抑水图像等。这样,一个层面就有3～5种图像。因此,MRI检查是多参数、多序列成像。不同组织在不同序列图像上灰度不同,比如经典SE序列上,水在T_1图像为低信号,在T_2图像为高信号;脂肪均匀呈高信号,在脂肪抑制序列均呈低信号影;淋巴与肌肉呈等信号;纵隔血管因流空效应呈低信号影。②多方位成像:MRI可以获得人体横断面、矢状面、冠状面及任意方向断面图像,是真正的三维定位。③流动效应:流动的血液、脑脊液内的质子在SE序列90°射频脉冲的作用下,均受到脉冲的激发。终止脉冲后,接受该层面信号时,血管内血液被激发的质子以离开受检层面,接收不到信号,这一现象称为流空现象。流空现象使血管腔不使用对比剂就可以显影,成为均匀黑影,这也是MRA检查的成像基础。纵隔内大血管丰富,流空现象使其不用对比剂就可清晰显示,从而发现纵隔或血管内病变,这也是MRI应用于胸部检查最大的优势。④质子弛豫效应与对比剂增强:一些顺磁性物质使局部产生磁场,可缩短周围质子弛豫时间,此现象为质子弛豫效应。这一效应使MRI可以进行增强检查。图像增强代表血管丰富或血-脑屏障遭受破坏。

MRI检查的缺点不足:MRI检查有许多优势但也存在不足,成像时间长;多参数成像对于图像判读比较复杂;对钙化显示不如CT,显示骨变化不够清晰;容易受到运动伪影,金属伪影干扰;禁忌证较多,带有心脏起搏器、眼球金属异物或体内有铁磁性金属植入物患者禁止检查。

(2)MRI检查在肺癌诊断中的价值。对于肺癌的诊断MRI检查是CT诊断的重要补充,能够提供重要的诊断价值。由于MRI有良好的软组织对比度、流空效应,所以在下列情况下可以考虑选择MRI检查:①怀疑肺癌累及心脏大血管时。②需要了解肺尖部的肿瘤有无手术指征及周围组织受累情况时。③需要了解纵隔型肺癌与心脏大血管的关系。④MRI可明确区分肺癌肿块或结节与肺不张和阻塞性肺炎。肺癌并发肺不张和阻塞性肺炎时,其T_1WI信号相似,不易区别,但由于阻塞性肺炎、肺不张含水量明显高于肺癌肿块或结节,T_2WI信号呈高信号,显示长T_2改变,可明确肿块范围。⑤对于碘过敏或因其他原因不能行CT增强检查者,MRI无须造影剂帮助,能充分显示肺门、纵隔内解剖结构,提示周围结构是否受侵犯肺门或纵隔是否有淋巴结转移。由于MRI任意平面扫描和对水信号的敏感,是CT所无法比拟的,可对临床诊断提供许多信息,为临床治疗提供准确依据。

(二)影像表现

肺癌的影像表现与其生长部位及生长方式密切相关,不同的发生部位及生长方式都会使肿块本身及其周围组织结构产生不同的影像表现。按照肺癌的发生部位可以分为三型:①中心型,指发生在段以上支气管的肺癌。②周围型,指发生在肺段支气管以下的肺癌。③细支气管肺癌,指发生在细支气管或肺泡上皮的肺癌。

中央型肺癌可以有以下几种生长方式:①腔内型,癌肿向管腔内生长,形成息肉样或菜花样肿块,并可沿支气管腔铸型,逐渐引起远侧肺组织的阻塞性改变。②管壁型,癌肿沿支气管壁浸润生长,使支气管壁不均匀增厚,管腔狭窄变形,并造成支气管阻塞。③腔外型,癌肿穿透支气管壁向外生长,在肺内形成肿块。周围型肺癌由于发生在段以上支气管可以很容易穿透管壁侵入肺内,形成不规则肿块。细支气管肺泡癌初期可以沿肺泡壁生长,形成结节状肿块,后期可以经支气管及淋巴管播散形成斑片状或粟粒状结节影。

小细胞肺癌组织学类型属于神经内分泌肿瘤,恶性程度极高,多数患者发现时已经存在肺门、纵隔淋巴结转移或远处脏器转移。国内外医学数据表明,在小细胞肺内,中央型肺癌占70%～85%,周围型占15%～30%,以肺内结节就诊者仅占2%～4%。肿物多在黏膜下沿支气管树生长,相应管壁增厚,管腔呈鼠尾状狭窄。病变可以沿支气管树呈多方向生长,而并不局限于一处引起阻塞性改变。增大融合的肺门及纵隔淋巴结可以包绕压迫邻近支气管,引起阻塞性炎症、不张或压迫邻近脏器产生相应症状。

1.中心型小细胞肺癌的影像表现

(1)X线表现:早期局限病变局限于支气管黏膜内,X线平片可以无异常表现。随着疾病进展,主要表现如下。①肺门及纵隔肿块:肿块多较大,多累及多个肺叶,而很少仅局限于一个肺叶形成肿块。主要是由于小细胞肺癌病变多在黏膜下沿支气管树生长,相应管壁增厚,并沿支气管周围形成不规则肿块,管腔截断或呈鼠尾状狭窄。多数病变发现时就有肺门及纵隔淋巴结转移,与肺门肿块融合形成较大的肿块。另一部分患者仅表现为支气管壁增厚、管腔狭窄,肺门肿块主要由肺门和纵隔肿大的淋巴结融合而成。X线表现为肺门增大、纵隔增宽、肺门角变形或消失。肿块呈类圆形或不规则形致密影,边缘可见分叶及放射状毛刺影,邻近胸膜向肿块凹陷。肿块密度常均匀,很少出现空洞及坏死,这也是与纵隔型非小细胞肺癌的重要区别。②病变侧肺组织阻塞性改变:包括阻塞性过度充气与肺气肿、阻塞性炎症及肺不张。阻塞性过度充气是由于管腔狭窄而未完全阻塞,吸气时气体可以进入阻塞远端的肺组织,而呼气时气体不能完全排出,导致肺泡的过度膨胀,严重的可以导致肺泡壁的破裂。X线表现为肺组织透光度增强,肺纹理稀疏、分散。肺泡壁的破裂可以表现为肺气肿和肺大疱。气道严重狭窄时,吸气时进入远侧肺组织的气体逐渐减少,而且肺内产生的分泌物排出受阻,继发感染,导致肺内出现阻塞性炎症。X线表现为肺组织实变,即沿叶段分布的斑片状高密度影,边界常不清晰,局部肺叶可以萎缩。实变肺组织可以夹杂含气肺组织,并可出现含气支气管征象。气道完全闭塞,远侧肺组织完全实变不张。不张肺组织表现为沿叶、段分布或累及一侧肺组织的均匀致密高密度影,边界常清晰、锐利。不张肺组织与肺门膨出肿物融合,形成反"S"征。③病变侧胸廓塌陷,肋间隙变窄,纵隔、气管、胸膜及膈肌移位。肿块累及一侧肺或多个肺叶时常导致一侧肺组织或多个肺叶实变不张,从而导致患侧肺组织胸廓塌陷,肋间隙变窄,纵隔气管常向患侧移位。水平裂及斜裂多向患侧移位,双下肺不张可以导致膈肌上移。④健侧肺组织代偿性过度充气。由于纵隔及气管移位,健侧胸腔体积增大,肺组织出现代偿性过度充气。X线表现为肺透光度增强,纹理稀疏,并可出现肺气肿及大疱。

(2)CT表现:胸部病变的CT表现是病变病理改变在轴位CT影像的直接反映。

CT对于中心型肺癌的诊断较X线具有较多优势。主要表现在:①可以发现仅累及支气管壁的早期病变。②能发现隐蔽部位的肿块。③CT具有较高的密度分辨率,可以发现肿块内的液化、坏死、钙化等。④能清晰显示病灶边缘形态及临近组织侵犯情况。⑤可以通过增强检查观察病变强化程度及区分与纵隔血管的关系。

中心型小细胞肺癌CT表现主要表现为:①支气管壁增厚,管腔狭窄。正常支气管壁厚度均匀,走形规则,1~3 mm。肿瘤浸润时可以清晰显示管壁不均匀增厚,管腔狭窄变形,多呈鼠尾状,增强检查增厚的管壁常不均匀强化。病灶常累及多个叶、段支气管,这与小细胞肺癌病变多在黏膜下沿支气管树生长的特点有关。②肺门肿块。肺门肿块表现为分叶状或不规则状,包绕邻近支气管,支气管开口截断或呈杯口状、鼠尾状狭窄。肿块多呈软组织密度与胸壁肌肉密度相近,增强检查肿块多呈中高、度强化,强化不均匀。③肺内阻塞性改变。主要表现为阻塞性炎症及肺不张。阻塞性炎症表现为肺内斑片状高密度影,边界不清,发生肺不张时则表现为均匀致密度影,边缘较光整。增强检查不张肺组织常均匀强化,强化程度超过肺门肿块。④肺门及纵隔淋巴结转移。CT可以准确地显示肺门及纵隔肿大淋巴结,当纵隔及肺门淋巴结短颈超过1.5 cm时常提示转移的可能,淋巴结常融合成团,大小不等,强化不均匀,较大淋巴结融合后压迫侵犯邻近组织。⑤侵犯纵隔结构。小细胞肺癌穿破支气管壁常直接侵犯纵隔结构,表现为瘤体与纵隔结构间的脂肪间隙消失,瘤体直接与纵隔结构相连,浸润纵隔结构。侵犯血管时表现为血管壁增厚,腔内可见瘤栓形成,瘤栓在血管腔内形成低密度充盈缺损,增强检查不均匀强化。

(3)MRI表现:MRI检查对于中心型小细胞肺癌的诊断具有一定优势,主要得益于MRI检查具有良好的软组织对比度、纵隔大血管的流空效应和气管、支气管内气体的无信号表现。①支气管壁侵犯及肺内阻塞性改变,正常支气管管腔在MRI图像上呈均匀的条形或圆形无信号改变,由近侧向远侧逐渐变细。管壁表现为等信号影,管壁光整,粗细均匀。肺癌侵犯支气管壁或腔内肿块时,MRI表现为支气管壁增厚,粗细不均匀,管腔一定程度的狭窄或完全截断。T_1图像上表现为类似肌肉的中等信号,而T_2图像呈略高信号,信号不均匀。弥散成像呈略高信号。T_1增强检查病变管壁及肿物不均匀强化。对于肺内的阻塞性炎症或不张的肺组织,T_1信号常略低于肿瘤组织,而T_2信号则高于肿瘤组织,实变的肺组织信号常较肿瘤组织信号均匀。②肺门肿块,在MRI图像上肺门肿块在T_1图像上表现为中等信号,而T_2图像呈略高信号。肿块内部信号多不均匀,如果伴有坏死,则坏死组织在T_1图像上信号低于肿瘤组织,在T_2图像上高于肿瘤组织。如果伴有出血则在T_1图像上信号高于肿瘤组织,在T_2图像上略高于肿瘤组织或因为含铁血红素沉着而表现为低信号影。肿块边缘多不光整,呈分叶状或不规则形,可见多个尖角。肿块与周围组织界限多不清晰,尤其是对肺门的大血管及纵隔胸膜,常常侵犯、包绕。肺门及纵隔的大血管在MRI图像上由于血液的流空效应呈低信号影,血管壁光整,呈等信号影,粗细均匀,血管周围及胸膜下常有高信号脂肪影。当血管或纵隔胸膜受侵犯时,高信号带消失,肿块与血管或胸膜接触面不光滑,可以表现为血管壁或胸膜增厚,管腔狭窄变形。当血管内出现癌栓时,血管腔内出现中等信号的软组织影。③纵隔淋巴结转移,MRI对肺门及纵隔淋巴结的显示优于CT。T_1像表现为大小不等的结节状中等信号影,T_2像及弥散像呈高信号。病灶常融合而形成较大肿块,包绕纵隔血管及其他组织。增强检查病灶明显强化。

2.周围型小细胞肺癌的影像表现

周围型小细胞肺癌在小细胞肺癌中比重较小,影像表现呈多样性,无特异性影像表现。根据大小及影像特点大致可以分成,肺内结节型,肺内肿块型及肺叶实变型。周围型肺癌的大小可以为5 mm至10 cm以上。一般以3 cm作为区分肺内结节或肿块的指标。结节型小细胞肺癌大多数学者认为是肺癌的早期阶段,在X线平片及CT上表现为结节状高密度影,边缘模糊,无特征性改变,很难作出诊断,一般依靠手术或密切随访得出结论。MRI检查肺内结节在T_1图像呈中等信号,T_2图像呈略高信号影,边缘较光整,信号较均匀。肺内肿块型在周围型小细胞肺癌肿最常见,形态多呈分叶状或类圆形,边缘多数较光整,很少见到毛刺影及胸膜凹陷表现,这一点是与肺小细胞肺癌的主要区别点。组织学显示小细胞肺癌的肿瘤细胞由大量小细胞组成,组织松散,在肺泡的外围呈簇状或巢状聚集生长,病灶内部缺乏纤维组织,可能是这一影像特点的主要原因。肿块内密度较均匀,空洞及钙化少见,医科院肿瘤医院文献报道,该院300多例患者无一例空洞病例,但有医院2010—2014年陆续发现3例周围型肺癌出现空洞病例。小细胞肺癌细胞能够沿通过血管支气管束、间质间隙和胸膜扩散至淋巴系统,并且具有高度的血管侵袭性,所以在肿块周围常见斑片状模糊影,这也是很早就出现肺门及纵隔淋巴结转移的原因。MRI肺内肿块在T_1图像呈中等信号,T_2图像呈略高信号影,弥散成像呈略高信号影。肺叶实变型较少见,主要表现肺叶内大片状边缘模糊的实变影,可以累及一个或多个肺叶,其内可见残存的肺组织及囊状透光区,多数可见支气管气像。充气的支气管走行相对自然,管腔基本完整,并与相应的叶段支气管相通。肺叶实变型 SCLC 的肺内病变常需与包括 SCLC 及非小细胞肺癌(NSCLC)在内的中央型肺癌、肺炎、细支气管肺泡癌鉴别,其鉴别要点主要是中央型肺癌可见段及段以上支气管狭窄或截断改变,相关肺叶或肺段可见肺不张或阻塞性肺炎征象。而肺叶实变型 SCLC 支气管管腔较为通畅,亦无明显肺不张征象,增强扫描可见肺内病变整体的不均匀强化。病变进展可能致叶段支气管受侵或肺门纵隔淋巴结压迫出现肺不张改变。此时二者影像鉴别困难,肺部病变活检可能有助于鉴别。肺炎可有较明显的临床症状及白细胞增高,抗炎后可见病灶吸收好转。细支气管肺泡癌起源于细支气管上皮细胞或肺泡上皮细胞,纵隔血管较少受侵。

六、小细胞肺癌的放射治疗

(一)局限期小细胞肺癌的同步放化疗

放疗是局限期小细胞肺癌的重要治疗手段。分析显示,与单纯化疗比,每天 2 次总量 4 500 cGy 的放疗联用依托泊苷＋顺铂等化疗,局部控制率提高 25％～30％,生存率提高 5％～6％,5 年生存率为 23％;而接受每天 1 次放疗＋依托帕苷＋顺铂组的 5 年生存率为 16％。目前认为这是较好的同步放化疗方案,其毒性反应常可耐受,常不影响放疗剂量。但接受每天 2 次放疗组的放射性食管炎较多,不过这是可逆的。

1.同步放化疗的理论依据

(1)减少转移:研究发现,随着肿瘤体积的增长,肿瘤细胞可很快获得转移能力。小细胞肺癌细胞常有较快的增长速度,较强的转移能力。因此,尽早杀灭大量的小细胞肺癌肿瘤细胞,是减少转移的最好办法。

(2)减少化疗耐药:小细胞肺癌细胞对化疗药物的耐药,由许多相关基因突变引发,其发生概率与小细胞肺癌分裂细胞的总数呈正相关。所以,尽快地降低肿瘤负荷,可减小化疗耐药的发生。

(3)可降低放疗耐受的概率:新辅助化疗耐药的肺癌细胞,其 DNA 修复能力增强,同步放化疗常可减少耐药的肺癌细胞的 DNA 修复。

(4)减少再增殖:研究发现化疗治疗时间延长后,肿瘤干细胞增长速度常可加快。为达到同样疗效,常需提高化疗剂量,结果可使毒性增加。早期同步进行放疗,可较快地杀灭肿瘤细胞,减少肿瘤干细胞再增殖的发生。

目前对于小细胞肺癌的治疗,已基本达成共识:在患者能够耐受的情况下,依托泊苷＋顺铂等方案联用放疗同步治疗的疗效较佳。但对于放疗的应用时间、放疗靶区、剂量、分割方式,尚应进一步研究。

2.化疗同步放疗的应用时间

研究发现,早期给予同步联合依托泊苷＋顺铂等化疗与放疗,治疗效果常优于晚期同步化放疗者;研究发现,晚期同步化放疗的 5 年生存率仅为 10％左右,远低于早期同步化放疗的 20％～30％。

早期同步化放疗可显著提高近期疗效。亚组分析发现,对超分割放疗联用依托泊苷＋顺铂等化疗者,早期同步化放疗的优势更为明显。最近发现,如以初次化疗后 30 天内开始放疗作为早期同步化放疗的定义,早期同步化放疗可显著提高患者的长期生存率。

3.放疗靶区

传统的放疗靶区定位,多在模拟定位机下完成,虽较简便快捷,但不知道各具体器官的剂量分布。根据 CT 定位进行的三维适形放疗,可准确地勾画靶区,了解靶区和受累器官的具体受量,可给以优化的治疗方案,应作为小细胞肺癌的标准放疗方式。

传统的放疗靶区包括:大体肿瘤靶体积、同侧肺门、双侧纵隔及双侧锁骨上淋巴结区。但随着强效化疗药物的应用,靶区范围已较前缩小,最近的研究倾向于靶区仅限于大体肿瘤靶体积外放 2 cm。较小的靶区范围可降低放疗的不良反应,并有助于提高放疗、化疗的剂量,但还要进一步研究。

研究发现,N_2 及 N_3 患者的上纵隔及锁骨上区边缘复发较多,而 N_0 及 N_1 患者的上纵隔及锁骨上区边缘复发较少,因此建议适度增大 N_2 及 N_3 患者靶区的上界,而对于 N_0 及 N_1 患者可较安全地缩小放疗靶区。

另外,对于化疗后肿瘤缩小的患者,靶区勾画的参考标准亦在研究。以化疗前肿瘤区域作为靶区或以化疗后缩小的肿瘤作为靶区,两组患者的局部复发率常无显著差异。因此,对于化疗后部分缓解的患者,放疗靶区多选择化疗后的瘤区。但对于化疗后完全缓解者,放疗靶区多为化疗前受累的淋巴引流区。

4.放疗总剂量

目前,对于小细胞肺癌的放疗总剂量仍在研究。现多应用常规分割方式放疗,即每天 2 Gy,每周 5 次,总剂量多为 45～55 Gy。研究发现,当总剂量由 30 Gy 升至 50 Gy 时,局部复发率可由 79％降至 37％;而当剂量在 40～50 Gy 时,其局部复发率与剂量在 30 Gy 时无明显差异。因此总剂量大于 50 Gy 可能较小于 50 Gy,能获得更好的疗效。常规分割放疗条件下,一般最大耐受总剂量可达 70 Gy。但对于高剂量放疗,尚需进一步进行随机对照研究。

5.分割方式放疗

因小细胞肺感具有治疗后加速再增殖的特点,一般低分割放疗或加速超分割放疗的疗效优于常规分割放疗。有报道显示,低分割放疗或加速超分割放疗的中位总生存期可超过 20 个月。

(二)广泛期小细胞肺癌的放射治疗

大多数小细胞肺癌患者确诊时即为广泛期,常同时有多脏器的转移,主要累及骨、肝、肾上腺、脑等,其预后很差。未经治疗的广泛期患者中位生存期仅 6～12 周。广泛期小细胞肺癌的治疗一般以化疗为主。并可根据患者的具体情况,予以局部放疗,以减轻症状、减小肿瘤负荷。靶区可包括原发肿瘤灶、纵隔淋巴结、脑转移灶及骨转移灶等。

有报道,对广泛期小细胞肺癌患者,单纯化疗的中位生存期为 6 个月,1 年、2 年生存率分别为 28.9％和 7.8％;而化疗辅助放疗组中位生存期为 11 个月,1 年、2 年生存率分别为 52.8％和 19.7％。

相当一部分广泛期小细胞肺癌患者有呼吸困难、上腔静脉压迫综合征、骨转移疼痛、脑转移、颅内压增高的相关症状,经过放疗后症状缓解率可高达 70％～80％。因此,放射治疗对广泛期小细胞肺癌患者,可起到延长一些生存期、缓解症状及改善生存质量的作用。

(三)预防性脑照射

约 10％的小细胞肺癌患者在初诊时被发现有肿瘤脑转移,另外有 20％～25％的患者在随后的一生中可被发现有脑转移,随着生存期的延长,脑转移发生的可能性会增高。在没有对中枢神经系统进行抗肿瘤治疗的情况下,小细胞肺癌生存 2 年的患者发生脑转移的可能性高达 50％～

80％。65％的小细胞肺癌患者尸解被发现有脑转移。

因为脑转移是治疗后完全缓解患者的主要复发部位,而且脑转移发生后通常使患者丧失能力,所以为了减少它的发生,常进行预防性脑照射(PCD)。研究认为,预防性脑照射不引发放疗后情绪低落,但能使患者认知能力、智力下降,脑 CT 及中枢神经系统异常的发生率较高。脑 CT 异常虽然最终会稳定,但是也可加重。神经系统异常改变在预防性脑照射联用大剂量化疗或每次放疗 4 Gy 的患者最为严重。

总的来说,目前评测预防性脑照射不良反应的研究,尚需进一步排除以下因素对神经系统的影响:治疗过程中的抑郁、焦虑情绪、年龄、吸烟、副肿瘤综合征及脑内微转移灶等。根据现有研究结果,为减少晚期神经毒性,预防性脑照射治疗应避免同步化疗,并应使单次分割剂量小于 3 Gy。

目前,关于预防性脑照射的总剂量和分割方式尚在进一步研究。大多数研究的预防性脑照射总剂量在 30～36 Gy,分割剂量为 2～3 Gy。分析发现,当总剂量在 36～40 Gy 时,脑转移发生率可减少 73％;而 30 Gy 时可减少 68％;24～25 Gy 时可减少 48％;8 Gy 时仅可减少 24％,但总剂量并不影响总生存期。另一项研究发现,当预防性脑照射的总剂量在 20～35 Gy 范围内时,总剂量与脑转移的预防效果为线形相关。为防止发生迟发性脑损伤,单次分割剂量应低于 3 Gy。加速超分割预防性脑照射(30～36 Gy,每次 1.5 Gy,每天 2 次)的疗效较好,且无明显不良反应,目前正在进行试验中。

关于预防性脑照射的应用时间,现也在研究中。大多数研究认为应在获得化疗缓解后进行预防性脑照射,但不应晚于化疗开始后 6 个月;现在正在进行更多的临床随机研究。在这些研究没有完成前,有专家认为可参照以下原则给予预防性脑照射:一是预防性脑照射仅给予完全缓解患者;二是每次放疗剂量为 2～3 Gy,2～3 周内完成,总剂量 24～30 Gy;三是预防性脑照射不应该在化疗的同一天给予,放疗与化疗的间隔应尽量延长,或在全部化疗结束后进行。

(吕　鹏)

第二节　非小细胞肺癌

一、非小细胞肺癌早期筛查的现状与进展

(一)背景

肺癌是全球最常见的恶性肿瘤,发病率及死亡率均位于恶性肿瘤之首,成为严重危害人类健康的杀手。在世界范围内,肺癌是造成肿瘤死亡的主要病因之一。

近年来,全球肺癌的发病和死亡人数呈明显上升趋势。数据显示,2012 年约有 180 万的肺癌患者,占所有新发肿瘤患者的 13％,死于肺癌的患者约 160 万,占所有肿瘤死亡患者的 20％。2012 年美国癌症协会(American Cancer Society,ACS)统计美国大约有 160 340 例肺癌患者死亡,超过大肠癌、乳腺癌、胰腺癌和前列腺癌的总和。据估计到 2030 年,在发达国家中肺癌将成为排名第三的死亡原因,在发展中国家则排在第五位。

肺癌的发生是由多种因素导致的,包括吸烟、环境污染、基因突变等。研究发现吸烟是肺癌

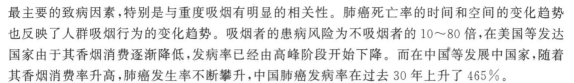

最主要的致病因素,特别是与重度吸烟有明显的相关性。肺癌死亡率的时间和空间的变化趋势也反映了人群吸烟行为的变化趋势。吸烟者的患病风险为不吸烟者的 10~80 倍,在美国等发达国家由于其香烟消费逐渐降低,发病率已经由高峰阶段开始下降。而在中国等发展中国家,随着其香烟消费率升高,肺癌发生率不断攀升,中国肺癌发病率在过去 30 年上升了 465%。

2012 年 5 月,卫健委发布的《中国吸烟危害健康报告》中显示,我国烟民总数为 3.5 亿人,被动吸烟人数为 7.4 亿人。目前我国男性烟草使用的流行水平已达到高峰,由于吸烟危害的滞后性,加上人口老龄化、城镇工业化的进程,以及生存环境污染和破坏的加剧,可以确信在未来的几十年内,我国男性肺癌的发病和死亡率仍将继续保持上升的趋势。同时,女性发病也呈明显上升趋势,目前越来越常见的腺癌很大比例是非吸烟的女性患者,这部分患者可能是由基因突变所引起。

肺癌的预后与临床分期关系密切,有研究数据显示,全球肺癌平均 5 年生存率仅为 16%,这主要是由于多数肺癌早期无症状,出现咳嗽、痰中带血等症状及体征时,往往已经到了肺癌中晚期,许多患者在首次就诊时就已经出现了转移,甚至有的已有肺外播散,因而失去了根治性手术治疗的机会。此时再进行临床干预,投入大、效果差,对降低肺癌死亡率的作用极为有限。如果患者在肺癌的早期就得到确诊,便可能有效改善肺癌患者的预后。在手术的患者中,TNM 分期较早的患者,其五年生存率远远高于晚期患者。

肺癌患者的治疗也是一个沉重的经济问题。据估计美国在 2010 年肺癌的医疗费用就达到 121 亿美元,约占所有医疗费用的 10%。而晚期肺癌因为其治疗的复杂性,导致其花费远远高于早期的患者。通过筛查能更多地发现肺癌早期病变,临床医师能及时采取手术、放疗、化疗等治疗措施,不仅能提高预后水平,还大大降低治疗的难度及费用。

因此降低肺癌死亡率的关键是对肺癌高危人群进行合理有效的筛查,以期做到早期诊断和早期治疗,来降低病死率及治疗成本,以最小的经济及医疗代价取得最大的治疗收益。

肺本身的解剖和生理特征便于利用影像学技术和痰细胞学进行早期诊断。而近年来影像学技术和设备以及分子生物学的迅速发展及针对早期肺癌有效的治疗手段,都使其早期诊断和早期治疗成为可能。建立合理有效的筛查方案,对高危人群进行简单而有效的筛查是临床工作的重点。国际上许多医疗协会都建议行肺癌筛查,包括美国癌症协会(American Cancer Society,ACS)、美国放射协会(American College of Radiology,ACR)、美国临床肿瘤学会(American Society of Clinical Oncology,ASCO)、和美国胸外科医师协会(American Association for Thoracic Surgery,AATS)等。

(二)肺癌筛查现状

1.肺癌筛查对象的选择

对肺癌进行筛查,首先要确定筛查对象,即肺癌高危人群。不同的试验研究、学术机构及文献报道中所划定的高危人群标准也不尽相同。

(1)美国全国性肺癌筛查试验(National Lung Screening Trial,NLST)。将肺癌高危人群定为 A:年龄 55~74 岁,吸烟≥30 包年(pack-years)(1 包年指每 1 年每 1 天吸烟 1 包。每天 1 包、吸烟 30 年或每天 2 包、吸烟 15 年,总共为 30 包年),戒烟不足 15 年的人群;B:年龄≥50 岁,吸烟指数≥20 包年,并且合并下列情况之一者:肿瘤病史、肺病史、肺癌家族史、住所氡暴露及致癌物质的职业性暴露(包括石棉、二氧化硅和柴油机气等)。同时将有并存疾病寿命有限、胸部或背部有金属植入装置及需要家庭吸氧的这些人群排除在高危人群范围之外,因为其糟糕的健康状况已大大限制了其预期寿命或接受治疗性肺部手术的能力。

(2)美国国家综合癌症网(National Comprehensive Cancer Network,NCCN):基于NLST的结果,NCCN在2011年10月首次发表了肺癌筛查指南,建议对肺癌高危人群每年进行LDCT筛查。2013年最新的NCCN指南推荐年龄超过50岁、吸烟史超过30包/年、现吸烟或戒烟时间尚不足15年的高危人群中进行LDCT筛查肺癌,证据级别为Ⅰ类。

(3)美国胸外科协会(AATS):推荐对年龄在55～79岁、有30包年的吸烟史的成人每年进行LDCT肺癌筛查,对于有20包/年的吸烟史以及估算5年累积肺癌发生率在5%以上的患者,筛查起始时间应提前到50岁。5年累积肺癌发生率的计算与英国肺癌筛查试验相符,该试验采用利物浦肺脏计划来计算风险。

(4)美国预防服务工作组(US Preventive Services Task Force,USPSTF):基于美国国家肺癌筛查试验的结果,美国预防服务工作组于2013年12月发布的肺癌筛查指南推荐:每年吸烟30包、当前仍在吸烟或戒烟时间不足15年的55～80岁高危人群应每年接受1次小剂量CT筛查。一旦患者戒烟时间满15年或患有其他影响寿命或影响进行肺癌手术的疾病时,可中止筛查。该肺癌筛查推荐指南中指出:年龄、总累积烟草暴露量、戒烟时间是肺癌最重要的风险因素。其他风险因素还包括特异性职业暴露、氡元素暴露、家族史、肺纤维化或慢性阻塞性肺疾病病史等。据发表于2013年Cancer期刊的一篇文献显示,如果在符合筛查条件的美国成人(估计约有860万人)中实施一种相似的筛查方法,那么每年可能挽救的大约12 250例肺癌死亡病例。

(5)纽约的早期肺癌行动计划(New York Early Lung Cancer Action Project,NY-ELCAP):其研究对象为年龄60岁以上,吸烟史为10包/年的人群。而在法国的Blanchon等肺癌筛查研究中,研究对象为50岁至75岁的无症状、且当前吸烟(每天吸烟大于15支,持续20年)或者之前有吸烟史(戒烟不超过15年)的男性或者女性人群。

(6)前列腺、肺癌、结直肠和卵巢肿瘤筛查试验(the Prostate,Lung,Colorectal and varian Cancer Screening Trial,PLCO):通过Logistic回归模型,模拟年龄、性别、种族、教育水平、体重指数(BMI)、家族史、吸烟史等多个影响因素,模型中还考虑了性别种族间的交互作用。其制定的肺癌高危标准增加了被NLST排除的一些危险因素,如社会经济状况、体重指数、肺癌家族史、慢性阻塞性肺病病史、3年内拍摄胸片等。其模拟的吸烟史不仅包括每年吸烟包数还包括了烟龄的长短。PLCO标准的敏感性显著高于NLST标准(83%∶71%),阳性预测值也更高(4%∶3.4%),并且特异性与NLST标准相当(均为6%)。不符合PLCO筛查条件的人群中,仅有0.5%出现了肺癌,显著低于被NLST标准排除但之后又出现肺癌的患者比例(0.85%)。说明PLCO模型可以更少地遗漏肺癌患者,是目前较为完善的肺癌高危人群筛查标准。肺癌高危人群模型可能有助于更准确地筛查高危人群,未来危险预测模型的建立可能需要考虑年龄和吸烟外更多的因素,如家族史等。但是PLCO模型较复杂,在临床上的应用尚有限制。

目前来看,还没有一个统一的肺癌高危人群标准,参考以上所述研究及组织所设定的筛查标准,我们在确定肺癌筛查的人群时应该综合考虑到以下几点:①年龄。②吸烟史(即烟草暴露量)。③其他肺部疾病。④职业因素。⑤家族史等。

2.肺癌筛查的方法

好的筛查方法必须具备以下特点:①有较高的敏感性和特异性。②风险较低、伤害及不良后果很小,能够被筛查人群所接受。③个人、家庭及社会可以负担得起,性价比较高。④适合群体性普查,可以在人群中大规模广泛开展,不受地域空间等条件因素的限制。通过这种筛查方法,能够发现较早期能被治愈的肺癌,特别是筛查出无临床症状但潜在有肺癌高风险的患者。从而进行早期干预,改变肺癌的进程、早期治疗以降低死亡率。目前肺癌筛查的方法主要有以下几种。

(1)痰细胞学检查:在肺癌筛查方法中,痰细胞学检测(如镜检异常形态细胞)是最传统也是最早期的手段,从 1930 年沿用至今。其不仅可对肿瘤进行病理分型,还具有特异性高、取材简单方便、无创等优点。但因为细胞学检测受诸多因素影响,敏感度较低,且与病灶部位和病理类型相关,因此痰细胞学检测在筛查中的作用大大受限。文献报道中其特异性高达 98% 以上,但敏感性较差,平均仅为 66%,受到肿瘤分型分期、送检次数及痰标本取材方法等诸多因素影响。近年来液基细胞学也应用于痰细胞学检查,它除去了黏液红细胞杂质等非有效成分,提高了肿瘤细胞阳性检出率。液基薄层细胞涂片检测痰中脱落细胞的敏感性较传统痰涂片提高了 24.5%。但液基细胞学痰涂片在除去杂质的同时,也改变了肿瘤细胞的排列方式,不利于病理分类,故临床上很少单独应用痰细胞学检查筛查肺癌。

(2)胸部 X 线(chest X-ray,CXR):从 20 世纪 50 年代起,利用胸部 X 线胸片进行肺癌筛查的临床试验便在世界各地开展起来。在 1970 年,X 线胸片在肺癌筛查中的作用被认可,因与对照组相比,X 线筛查出的肺癌相对早期,预后相对较好。在 20 世纪 80 年代以前,X 线胸片检查逐渐成为肺癌筛查的主要方法,因其经济、射线量小、无创等优势,成为筛查肺癌最常用的工具之一,有助于发现早期周围型肺癌。

Meta 分析结果显示,X 线胸片诊断肺癌的汇总特异度为 93%(93%～93.3%),说明其误诊率为 7%,适用于肺癌诊断。但其汇总灵敏度仅为 25%(22%～28%),漏诊率很高(75%)。这可能是因为 X 线胸片分辨率低,纵隔、心脏、横膈、肋骨等掩盖病变部位,使某些肺部结节被漏诊。另有研究表明,X 线胸片肺癌筛查组(联合或不联合痰细胞学检查)与对照组在筛查最初 3 年及随访 15 年的病死率无差异。因此,单用 X 线胸片或联合痰细胞学检查筛查肺癌并不十分可靠。

20 世纪 60～70 年代开展的一系列有关肺癌筛查的前瞻性随机对照临床试验观察了 X 线胸片联合痰脱落细胞学筛查是否能够降低肺癌的病死率,结果均为阴性。20 世纪 70～80 年代美国大样本随机对照研究证实胸片普查作用有限,且数字化胸片(digital radiography,DR)也不能改善早期周围型肺癌的检出率及降低肺癌的死亡率。考虑到早期临床试验在方法学方面存在着较明显的不足,这些矛盾的临床数据导致 X 线胸片在肺癌筛查中被广泛认为是无效的。

美国癌症协会(ACS)在 1970 年推荐目前吸烟者及既往吸烟者中使用 X 线胸片进行肺癌筛查,但到 1980 年却取消了这项推荐。1990 年开始的前列腺、肺、结直肠和卵巢肿瘤筛查试验(PLCO)在 2011 年发表的结果再次指出,每年利用 X 线胸片进行筛查并没有有效降低肺癌死亡率。

但毋庸置疑的是,X 线胸片单独或者联合痰细胞学检查能够筛查出相对早期的肺癌,与患者的预后相关,尽管目前尚无证据支持 X 线胸片可以降低肺癌的病死率,但不可否认 X 线胸片在肺癌筛查中的作用。X 线胸片的敏感度主要取决于病变的大小和位置、影像质量以及医师本身的技术水平。若肺部病灶较小或靠近纵隔,或者阅片医师本身的失误,会导致 X 线胸片检测的敏感度降低。因此,临床工作人员逐渐寻找更敏感的适合于肺癌筛查的影像技术手段。

(3)PET/CT 正电子发射型计算机断层显像(positron emission computed tomography,ET):具有结合病灶影像学及代谢信息的双重作用,在小结节的筛查和诊断中有一定优势,但因费用较高,大样本筛查尚缺乏一定的可行性。对于<10 mm 结节,仅应用 PET/CT 定性无价值;

对 10 mm 以上的结节,它的敏感性为 $80\% \sim 100\%$,特异性为 $40\% \sim 100\%$。应用 PET/CT 联合 HRCT 对 SPN 定性诊断的特异性、准确性及敏感性均高于 CT,分别为 81.8%、91.7% 和 97.4%,但是由于核素检查需要向患者体内注入放射性核素 18F-FDG 等,加上 CT 检查的 X 线辐射剂量远远大于单一使用低剂量 CT。故目前 PET/CT 的诊断价值明显受限。

(4)肿瘤标志物检测:肿瘤标志物是细胞癌变时所分泌的活性物质,存在于癌组织及宿主体液内,对肺癌早期筛查和诊断具有一定价值,在胸腔积液和肺泡灌洗液中,肿瘤标志物的升高较血清更为明显。从早期的痰细胞学检测到目前的血液标本基因检测,临床工作人员也努力在分子生物学方面寻找适合的生物学标志物。

肿瘤标志物检测是通过对病变部位分泌的特有物质的检测来间接判断恶性病灶的存在。目前血清及胸腔积液中的肿瘤标志物,如癌胚抗原(CEA)、糖类抗原 19-9/125/15-3(CA19-9/125/15-3)、细胞角质蛋白片段抗原 21-1(CYFRA 21-1)、鳞状细胞癌抗原(SCC)、神经元烯醇化酶(NSE)等已广泛应用于肺癌的临床诊断。其中 CYFRA 21-1 对非小细胞肺癌敏感性和特异性相对较高,尤其是肺鳞癌;NSE 对小细胞肺癌敏感性和特异性相对较高;癌胚抗原、神经元特异性烯醇化酶和细胞角蛋白 19 片段是目前临床上常用并且认为是最有价值的肺癌标志物。这些标志物的单项检测可能具有一定的局限性,但联用时肺癌检测的阳性率明显增高,对早期诊断具有一定的临床意义,并且也为基因组学及蛋白组学作为筛查的手段提供了思路。

最新的文献报道中的肿瘤标志物还有端粒酶、循环肿瘤细胞(circulating tumour cell,CTC)等。端粒酶在恶性肿瘤如乳腺癌、前列腺癌、肺癌、肝癌和胰腺癌等中表达上调,与其他肿瘤标志物相比,端粒酶活性的水平可在肿瘤发生早期即开始上升,从而提示了端粒酶活性可能是肿瘤早期筛查的一个有利的生物学标志物。循环肿瘤细胞是循环中自由存在的恶性肿瘤细胞,从原发肿瘤或转移部位中脱离而进入血液。近年来,新的技术已发展至可从外周血中识别、分离和鉴定这些循环肿瘤细胞。与传统的侵入性方法如活检不同,CTC 代表着一类可帮助肿瘤诊断的便利资源。进一步确认 CTC 在早期肺癌筛查作用的临床试验目前仍在进行中。

除上述标志物之外,另有 p53 抑癌基因、血浆蛋白组学、循环 DNA、SURVIVIN 蛋白及 p16 基因等均是目前报道的肺癌筛查指标。但值得注意的是,单一的肿瘤标志物敏感度较低,在大样本筛查中的作用受限,联合使用肿瘤标志物可能会增加早期肺癌的检出率,这也需要进一步的临床研究结果证实。

大量研究表明,目前尚未发现对于肺癌敏感性和特异性兼顾的肿瘤标志物,且由于现阶段肿瘤标志物的检测受到仪器、试剂及方法不统一等诸多因素的限制,临床上尚无统一的肿瘤标志物上线标准,肿瘤标志物尚不能用于肺癌的筛查。今后的研究应一方面继续探索新的肺癌肿瘤标志物,另一方面对现有的肺癌标志物进行筛选,建立有效的联合检测,以提高敏感性和特异性。

(5)纤维支气管镜:纤维支气管镜适用于肺叶、段及亚段支气管病变的观察、活检采样、细胞学检查等,能帮助发现早期病变。

白光支气管镜(white Light bronchoscopy,WLB):现已广泛应用于临床肺癌的诊断和肺癌分期的确定,但对气道黏膜早期癌变的识别,特别是周围型肺癌的早期诊断比较困难,敏感性较差。

荧光纤维支气管镜(fluorescence bronchoscopy,FLB):为了弥补白光支气管镜在确定支气管内细胞是否癌变这方面的不足,现在应用广泛的荧光纤维支气管镜能利用正常组织癌变组织与肿瘤之间的自身荧光差异来识别早期癌变。欧洲研究表明,通过 FLB 检查,患者的诊断率可升高 37%～75%,每个活检区的诊断率可提高 25%～67%。结果显示通过联合检查对于原位癌及早期黏膜下浸润的肿瘤诊断明显优于单一纤支镜检查。与白光支气管镜相比,荧光支气管镜确实提高了对Ⅱ～Ⅲ度非典型增生的检出率,但对原位癌检出率并未提高。同时,由于肉芽组织化生组织低度异型增生等多种非恶性病变都会有异常的自身荧光,荧光支气管镜的阳性预测值并不高,导致其难以区分炎症改变与上皮内瘤变,从而使假阳性增多。

不过在研究前沿,还有许多更加先进的内镜技术,它们或许能在将来为肺癌的筛查及早期检查提供一种新的、可参考的诊断依据。如修正自荧光技术、光学相干断层扫描、共聚焦荧光显微镜等。修正自荧光技术的工作原理与 FLB 相同,但是增加了对微血管血运很敏感的过滤器,摒弃了 FLB 测肿块总血运判断良恶性的方法,这样在保证敏感度没有明显下降的同时可以提高特异性至 80%;光学相干断层扫描具有很高的图像分辨率,通过深达 3 mm 的纵向成像,根据病变的厚度区别炎症与癌变;共聚焦荧光显微镜是应用直径为 1 mm 的光学微小探头,通过获得 0～50 μm 深的气管表皮图像来增加敏感度。这些支气管镜技术都对肺癌早期细胞学变化的检查有着独特的优势,与 FLB 相比,提高了敏感性和特异性,或许很快就会用于临床的诊疗实践中,使得更早、更准确地检测出早期肺癌,提高患者的生存率和治愈率。

(6)自身抗体检测:很多证据证明了在肿瘤患者体内存在针对肿瘤相关抗原(tumorassociated antigen,TAA)的抗体,并且在肿瘤出现临床表现之前这些抗体已经可以从血清中被检测出来。因此血清中自身抗体的检测可能对肿瘤的筛查和早期诊断有重要意义。目前发现的肺癌相关抗原主要包括 p53、NY-ESO-1、CAGE、GBU4-5、HER-2 等。与肿瘤标志物相似,单个自身抗体诊断肺癌也缺乏敏感性和特异性,其敏感性仅为 10%～30%。某些肿瘤抗体在自身免疫病患者,如系统性红斑狼疮、类风湿关节炎、1 型糖尿病等患者血清中也能检测到,单个自身抗体诊断肺癌特异性亦不高,因此需采取多个抗体联合分析或自身抗体谱来提高敏感性和特异性。利用 Annexin1、14-3-3theta、LAMR1,这 3 个自身抗体联合,诊断肺癌敏感性为 51%,特异性为 82%。p53、NY-ESO-1、CAGE、GBU4-5 联合检测诊断肺癌的敏感性甚至达 90%左右。不过目前自身抗体谱检测尚处于实验室研究阶段,而未广泛应用于临床,要判断自身抗体在肺癌筛查中的价值需更大样本量的前瞻性研究及相关的 Meta 分析才能实现。

(7)螺旋 CT:CT 扫描是对肺部结节最敏感的影像学检查。自 20 世纪 90 年代应用以来,可以检出尚未远处转移、无或仅有局部浸润、直径<1 cm 的周围型小肺癌,其中 80%～90%的肿瘤可通过充分的手术切除治愈,无须进一步放疗和化疗。但常规的胸部 CT 辐射剂量大、扫描时间长,不适用于肺癌的筛查。一次胸部 CT 的射线辐射剂量相当于 8～9 mSv,为胸部 X 线剂量(0.08～0.12 mSv)的 60～100 倍,被认为是造成医源性辐射的最主要原因。因此 CT 不宜作为常规的检查随访方法。

二、孤立性小结节的早期筛查

(一)孤立性肺结节的定义、分类

目前孤立性肺结节(solitarypulmonarynodule,SPN)公认的定义为:位于肺实质内圆形或类圆形的、单一的、边界清楚的、影像不透明的、直径小于或等于 3 cm、周围完全由含气肺组织所包绕的病变,不伴肺不张、肺门淋巴结肿大或胸腔积液等表现。其病因纷繁复杂,常见的良性结节包括感染性肉芽肿和错构瘤。常见的恶性结节主要包括原发性肺癌、类癌以及肺部转移性肿瘤等。

大部分肺部孤立性结节(SPN)的患者没有症状,常由胸部 X 线片或胸部 CT 检查偶然发现。根据直径,SPN 分为直径≤8 mm 的亚厘米结节、8～30 mm 的典型 SPN。根据结节的密度不同,分为实质性结节、部分实质性结节和非实质性结节。根据 CT 片上是否存在磨玻璃样变结节(ground glass nodule,GGN),对肺部结节进行进一步分类:包括纯磨玻璃结节(pure ground glass nodule,pGGN)、纯实质样结节或混合磨玻璃结节(mixed ground glass nodule,mGGN)。这些特征均能帮助鉴别肺部结节的良恶性,明确肺部孤立性小结节的良恶性对于制定治疗方案非常重要。

(二)对筛查所发现的肺部孤立性结节的评估

在胸部 X 线检查中,SPN 的检出率仅达到 0.09％～0.2％。随着 CT 的发展和普及,特别是低剂量螺旋 CT(LDCT)应用于肺癌的早期筛查,病灶的检出率明显增加,多个早期肺癌筛查的试验结果显示,SPN 的 CT 检出率能够达到 40％～60％。发现 SPN 后,判断其良恶性是后续选择诊断、治疗和随访方式的关键,也与患者的预后密切相关。筛查后续所进行的检查不仅会对受试者造成伤害、增加其心理负担,也会增加成本。因此为了使后续的检查最小化,许多研究与指南都根据结节评估的恶性概率来确定下一步诊疗方案。

在人群中实施 CT 筛查项目时,由于既往没有影像学研究帮助确定所发现的肺部结节是否是新发的或它们的生物学特征行为。因此,第一轮的筛查得出了大量对诊断研究的评估。

当发现肺部结节后,首先应根据获得信息如患者的有无肺癌相关的临床危险因素和肺部结节的影像学特征进行结节恶性概率的评估,根据结节恶性概率的不同而选择不同的后续检查办法。评估方法简单概括包括临床评估和影像特征评估。

1.临床评估

临床评估包括对患者的病史和体征进行检查。根据 USPSTF 2013 年推荐的指南,肺癌最重要的风险因素有年龄、总累积烟草暴露量和戒烟时间。其他风险因素还包括特异性职业暴露、氡元素暴露、肿瘤家族史、肺纤维化或慢性阻塞性肺疾病病史等。

2.影像特征评估

用于评估肺部结节风险的 CT 特征包括结节大小、结节的边界特征及结节密度等。

(1)结节的大小:一般而言结节的恶性概率随着结节直径的增大而增加。研究显示,肺部亚厘米结节的整体恶性程度偏低。在多个肺癌筛查试验中,直径小于 5 mm 的肺结节的恶性概率为 0～1％,直径在 11～20 mm 的肺结节的恶性概率有 33％～64％,而直径大于 20 mm 的肺结节的恶性概率达到64％～82％。

(2)结节的边界特征:良性病变边界清楚,常伴钙化,生长缓慢;恶性肿瘤常伴有分叶、毛刺等边缘征象。若 SPN 呈不规则、分叶状或毛刺状边界,则较边界光滑的恶性可能性高。

(3)结节的密度:在区别良恶性中也起到重要作用。弥散的、中央的、薄层的或爆米花样钙化都提示良性结节可能大,结节内呈脂肪密度(如错构瘤)都提示恶性概率低,具有以上特征的结节不推荐密切随访,甚至不用随访,可避免多余的、不必要的诊断性检查。点状或者偏心样钙化则不能完全排除恶性可能,常需要进一步的检查明确。而恶性肿瘤通常会有空泡、密度不均等内部征象,以及胸膜凹陷等外部征象。这些征象虽然并非肿瘤特异,却是病灶定性诊断的重要依据。

与实质样结节比较,GGN、MGGN 的恶性概率高。原位腺癌(adenocarcinoma in situ,AIS)和微小浸润性腺癌(minimally invasive adenocarcinoma,MIA)可表现出典型的小的磨玻璃样变(ground glass opacity,GGO),即以往所称细支气管肺泡细胞癌(bronchioloalveolar cell carcinoma,BAC),或其公认的癌前病变、非典型性腺瘤样增生等。这两类病灶若行根治性手术切除,患者的无症状 5 年生存率可达 100% 或接近 100%。

临床医师根据这些风险因素、结节的影像学特征及一定的恶性概率计算模式计算结节的恶性概率,2013 年新版美国胸科医师协会(AATS)指南中建议,根据概率的高低选择后续 CT 扫描监测、非手术性的活检(包括功能影像学检查、穿刺活检)及外科手术诊断。然后结合检查结果再一次评估检查后 SPN 的恶性概率。

三、CT 在肺部肿瘤诊治中的应用

X 线检查历来是胸部疾病检查和诊断的重要方法之一,20 世纪 70 年代第一台 CT 机的问世,被喻为影像史上的一场革命。CT 全称为计算机横断 X 线摄影(computer tomograph,CT),CT 机主要由球管、检测器、高压发生器、机架、检查床、计算机系统组成。CT 扫描克服了传统 X 线平片成像组织器官前后重叠、遮挡,密度分辨率不高的不足,准确、清晰地显示体内的结构和病变。随着 1989 年螺旋 CT 的临床应用及 1998 年后多排螺旋 CT(MSCT)的普及,CT 检查在肺部疾病的检查和诊断中有着不可取代的地位。

(一)低剂量螺旋 CT 在早期肺癌筛查中的应用

早期肺癌的筛查方法,过去以痰细胞学检查与胸部 X 线平片为主要筛查工作。前者假阳性和假阴性比例较高,而后者对于部位隐匿、密度淡、体积小的病灶容易漏诊,尤其是直径<1 cm 的磨玻璃密度结节,X 平片并不能发现,而且大量的临床试验证明胸部 X 线筛查并不能降低肺癌的死亡率。

近十多年来,随着医疗设备和计算机技术的发展,尤其是螺旋 CT 的普及应用,影像学检查可敏锐地发现肺部小病灶。CT 对肺部隐匿部位和亚厘米级小病灶的检出有很高的敏感性,对病灶的细节显示能力明显优于 X 线平片。但 CT 检查 X 线辐射剂量较高,一次胸部 CT 扫描的有效辐射剂量视设备和扫描方案不同,为 2~25 mSv,而胸片剂量仅为 0.3 mSv,前者为后者的 10~100 倍,因此,CT 作为筛查手段并不合适。而低剂量螺旋 CT(low dose CT,LDCT)是通过优化扫描参数,改变管电流、管电压和螺距等合理降低 X 线辐射剂量,有效检出隐匿部位的亚厘米级的早期肺癌,具有扫描速度快、剂量低、图像清晰、检出率高等优势,在早期肺癌筛查工作中担任越来越重要的地位。多年的临床表明,由于肺为含气组织,具有天然良好的密度对比,在一定范围内降低辐射剂量并不影响在肺窗上对亚厘米级微小病灶的观察,足以胜任肺部肿瘤的检出,使患者获得更优化的放射防护,同时,降低剂量能有效延长 CT 机 X 线球管的使用寿命,从而降低 CT 检查成本。

20 世纪 90 年代以来,低剂量螺旋 CT 已在国际上开始使用,近年,国际及国内大量循证医学证明 LDCT 能显著提高早期肺癌的检出率,例如美国国立癌症研究中心有一项研究肺部肿瘤筛查项目(NLST),由 33 个医学中心参与,经过 10 年的肺癌筛查,得出结论是 LDCT 早期肺癌的检出率是普通 X 线胸片的 3 倍,可以降低肺癌 20% 以上的死亡率,展示了令人信服的结论。

目前,上海市胸科医院放射科低剂量螺旋 CT 筛查肺癌采用优化的扫描条件,使有效受照剂量约 1 mSv,为常规 CT 剂量的 1/10~1/6,通过人体组织等效胸部模型对照实验,和上万例的临床实践证明,能有效发现直径≥2.5 mm 的磨玻璃密度结节,又能最大限度减少患者的受照辐射量,筛查出的肺癌 85% 为 I 期,可以通过微创手术切除治愈,无须进一步放疗、化疗,达到国际先进水平,既减少了患者痛苦,提高了生存率,又大量节约了社会医疗资源。同时,筛查时对受检者

敏感部位做适当的防护可进一步减少X线的辐射剂量。

当然,低剂量螺旋CT筛查也有弊端,存在假阳性率太高而特异性不高和偶然发现、诊断过度、射线暴露等问题,因此我们目前只推荐在肺癌高危人群中进行筛查。如何进行高质量的低剂量螺旋CT筛查,正确解读结果,作出最合适的处理和随访,尚待进一步规范。好的思路和方法可弥补低剂量螺旋CT筛查的不足,是我们需要探索研究的方向。

(二)CT在肺癌诊治中的应用

由于肺为含气组织,所含空气与肺实质具备天然对比特性,故迄今为止,胸部CT检查在病灶的检出及定位、定性上均有不可替代的优势,主要具备以下方面优势:

1.检出病灶

CT对肺部隐匿部位和2~3 mm亚厘米级小病灶的检出有很高的敏感性,对病灶的细节显示能力明显优于X线平片。可以清楚显示普通平片无法显示的磨玻璃密度结节(ground glass nodule,GGN)影、粟粒影、网状影、线状影、蜂窝状影等间质性病变。对支气管扩张或闭锁、气管支气管腔内狭窄或梗阻、支气管阻塞等征象显影良好。

2.准确定位

CT扫描可鉴别病变来源于肺实质、气管、支气管、胸膜、纵隔、横膈、心包、心脏、胸部组成骨等部位,从而有助于疾病种类的判定及诊断。并进一步通过多平面重建等计算机后处理技术,判别病灶所在的叶、段、亚段或支气管及胸椎、肋骨等具体解剖部位,为手术方案的制订提供准确的影响资料。

3.准确显示病灶的形态、轮廓、边缘情况

实性肿块或结节边缘毛糙、边界模糊,具备分叶、毛刺、棘突、血管支气管集束、邻近胸膜粘连伴胸膜凹陷等征象,提示恶性病变可能性大;而边界清楚、轮廓光整,无分叶、毛刺、棘突、血管支气管集束、胸膜凹陷等征象,提示恶性病变可能性小;肿块或结节周围有粟粒影或钙化灶,提示病灶可能为结核灶;实性肿块或结节周围伴有晕征,提示可能为真菌性肉芽肿。

4.准确显示病灶的密度分布

对磨玻璃密度早期肺癌的鉴别诊断极具优势。如病灶为纯磨玻璃密度结节,提示不典型腺瘤样增生或原位腺癌可能,混合性磨玻璃密度结节则提示肺腺癌可能,实性结节则需要结合病灶的形态、轮廓、边缘情况进一步分析判定。值得注意的是磨玻璃密度结节可能为炎症、肺泡内出血,局灶纤维化等良性病变,部分患者抗炎后CT复查或不做治疗短期随访病灶消失或密度减淡、体积缩小,需要动态观察,慎重做出手术决定。

5.准确显示病灶的内部结构

如磨玻璃密度结节内存在空泡征,或支气管壁不规则增厚、狭窄、截断,提示恶性病变可能大;大片实变组织内存在支气管充气征,或空洞、液平面形成,空洞壁光整且无壁结节形成,则提示感染性病变可能大。

6.分析病灶与支气管关系

胸外科医师术前需注意了解患者是否存在支气管先天变异。气管性支气管是大气道较常见的先天性变异,多发生在右侧的叶或段支气管直接从气管发出,最常见于右上叶尖段支气管,横断位显示气管下段细管状含气影,最小密度投影及气管容积三维成像均能直观显示变异支气管与气管的解剖关系。掌握正确的解剖结构是叶切或段切手术成功的关键之一。

7.分析病灶与血管关系

CT 增强薄层扫描能很好地显示病灶的供血动脉及引流静脉,及病灶与周边大血管的解剖关系。仔细观察病灶与血管之间脂肪间隙存在,则血管未受侵,若脂肪间隙部分消失,提示血管外壁受侵可能,手术时须特别注意血管的分离过程。肺隔离症患者的隔离肺组织血供多数来自胸主动脉下部,但需注意少数可来自腹主动脉,自膈下穿越而过进入病灶,也可来自肋间动脉,胸廓内动脉;大部分患者静脉回流至肺静脉系统,小部分回流至下腔静脉、奇静脉或半奇静脉、门静脉,术前需通过 CT 增强扫描及多平面重建仔细观察。

8.分析病灶与胸膜、胸壁、心包、横膈的关系

做肺癌叶切手术前需仔细观察病灶所在叶的叶裂是否完整,注意叶裂先天发育不全或奇裂形成患者的特异性。胸腔镜手术需仔细观察患者是否存在结核性胸膜炎或慢性脓胸后胸膜明显增厚、粘连情况,认真考虑手术的可行性。肺上沟瘤的患者术前需通过 CT 增强扫描多平面重建图像来分析胸壁、肋骨受累情况,必要时加做 MRI 增强扫描来明确肿块与胸顶部软组织及臂丛神经的关系。肿块邻近心脏及横膈时,通过观察病灶与组织接触部位的范围大小,其间的脂肪层是否清晰存在,进一步判断组织受累的可能性及程度,做好充分的术前预估。膈肌修补术前做CT 扫描结合多种重建技术能清晰显示膈肌裂口及疝入胸腔的腹腔脏器,以及病变与周围结构的关系。漏斗胸或鸡胸矫形术前做薄层 CT 扫描和多平面重建及容积重建,能直观显示病变部位的形态、范围,及对心脏、大血管及其他邻近脏器的压迫情况,为制定最佳手术方案提供真实可靠的影像资料。

9.肺癌骨侵犯及骨转移的诊断

骨质破坏是肺癌骨侵犯及骨转移常见的表现形式,可分为融骨型、成骨型及混合型,以肋骨、脊柱、骨盆、头颅及四肢骨较为常见。直接侵犯征象为肿块与邻近骨组织紧贴或包绕,其间脂肪层消失,CT 可清晰显示骨小梁和骨皮质的破坏。融骨型破坏表现为骨皮质不连续,骨松质密度减低,边缘模糊;成骨型表现为骨密度不均匀增高、致密,周围有软组织肿块出现;转移性骨肿瘤表现为肺癌病灶远处局部骨质破坏,伴或不伴软组织肿块形成;脊柱融骨型转移时表现为虫蚀状、融冰状骨质破坏,可见单个或多个不规则形或类圆形低密度区,范围大小不等,椎体和附件最常受累,椎体可发生病理性骨折、椎体压缩,但椎间盘往往不受侵犯,椎间隙常保持正常;成骨型转移要表现为斑点状、斑片状或结节状高密度影,或多个椎体内孤立的密度增高影,边界清晰或不清晰。在放疗或化疗后,病变周围可出现或部分出现硬化带,说明经过治疗肿瘤的生物学活性降低。若病灶边缘部分清楚部分模糊,或原先清楚继而模糊,说明病变进展。生长极快的肿瘤侵犯松质骨时,瘤组织迅速侵入骨小梁间隙,破坏成骨细胞、破骨细胞及血管,使其功能完全丧失,骨代谢中止,CT 图像上仅表现为轻微的骨小梁稀疏改变,甚至看不到结构变化,更看不到破坏边缘。此时应选用其他检查技术,如 MRI、核素骨扫描检查。

四、PET/CT 在肺癌中的应用进展

正电子发射断层(Positron emission tomography,PET)是一种无创性探测发射正电子的核素在机体内分布的断层显像技术。PET/CT 是将 PET 和 CT 安装在同一机架上,实现了 PET 与 CT 功能与解剖结构的同机图像融合,双方信息互补,彼此印证,可以提高诊断的灵敏度、特异性和准确性。自 1998 年全球第一台 PET/CT 原型机在美国匹兹堡大学(UPMC)应用于临床以来,近些年国内 PET/CT 发展迅速,根据 2014 年 1 月全国 PET/CT 配置与使用情况调查资料,

我国 PET/CT(包括 PET 单机)装机并临床应用 198 台,2013 年完成临床 PET 显像达 44.6 万例,肿瘤是 PET/CT 临床应用的主要适应证,占 80.13%。肺癌是 PET/CT 最好的适应证之一,有关 PET 显像在肺癌诊断、分期及再分期、疗效监测、预后估测及指导放疗计划中生物靶区定位等中的价值国内外已积累了较多的资料,FDG PET/CT 显像已应用于肺癌临床实践指南,而且在国外多个国家包括美国、法国、英国、日本、韩国、澳大利亚等肺癌的 PET/CT 检查已纳入医疗保险支付的范围。

18F-FDG(脱氧葡萄糖)是目前临床上最常用的 PET 肿瘤显像剂。Warburg 于 1930 年发现恶性肿瘤细胞糖酵解作用增强,并认为是癌细胞的特征之一,恶性肿瘤细胞糖酵解速率异常高于正常或良性病变。肿瘤对 FDG 的摄取基于肿瘤细胞糖酵解的增加,注射后 FDG 被摄入至细胞内,运输 FDG 进入细胞内的一个重要机制是葡萄糖转运蛋白(GLUT)的作用,而且结合于肿瘤细胞线粒体的高活性的己糖激酶(HK)使 FDG 磷酸化生成 FDG-6-PO4 而滞留于细胞内,不能参与进一步的代谢过程。另外由于缺氧状态下可以激活葡萄糖的无氧酵解,FDG 的高摄取也可能与肿瘤组织的相对缺氧状态有关。因为所有的具有活力的细胞均需要葡萄糖作为能量供应,因此 FDG 的摄取对肿瘤而言并不是特异的。了解和认识 FDG 这一显像剂的局限性,可使临床医师更好地解释检查结果。

(一)PET/CT 肺部肿瘤检查适应证

(1)肺癌 TNM 分期和再分期。

(2)肺部占位病变良、恶性的诊断与鉴别诊断。

(3)早期监测和评估放、化疗疗效。

(4)肺癌治疗后肿瘤的纤维化瘢痕或放射性肺炎与肿瘤残余及复发的鉴别诊断。

(5)不明原因的胸腔积液检查。

(6)临床上首先发现肿瘤转移灶或副癌综合征,需要进一步寻找肿瘤的原发灶。

(7)指导肿瘤放疗计划的制订,提供肿瘤代谢信息。

(8)帮助确定肿瘤的活检部位。

(9)评估恶性病变的分化程度及预后。

(二)PET/CT 技术操作要点

(1)嘱受检者携带既往和近期检查资料。详细询问患者疾病的发病经过(包括现病史、既往史、家族史、职业、吸烟史等),了解病变的部位、诊断与治疗的经过(如活检结果、手术、放疗、化疗、有无应用骨髓刺激因子及激素、目前的药物治疗情况),尤其是糖尿病史及血糖控制情况、近期接触和感染史。

(2)注射18F-FDG 之前禁食 4~6 小时,不禁水。避免服用止咳糖浆、糖锭类药物,避免静脉输入含葡萄糖的液体。

(3)显像前 24 小时内避免剧烈活动。

(4)检查前测量身高、体重,测试血糖。血糖水平原则上一般应低于 150 mg/dL(8.3 mmol/L)。血糖升高会降低肿瘤对 FDG 的摄取,并增加本底。大多数情况下血糖>200 mg/dL(11.1 mmol/L)要求控制血糖后另行预约检查时间。

(5)静脉注射 18F-FDG 2.96~7.77 MBq/kg(儿童酌情减量),因显像仪器等不同,剂量可进行适当调整。注射部位宜选择已知病变对侧肢体,药物注射后安静休息,不要与人交谈,避免紧张体位。

（6）注射时及注射后嘱患者放松，对精神过度紧张的患者，检查前可用镇静药。患者在注射后取卧位或坐位安静避光休息。注意保暖，以减少棕色脂肪的摄取。

（7）显像时间：一般常规选择注射药物后 1 小时进行。单时相法：即上述常规注射 FDG 后 1 小时的图像采集。双时相法：在初次显像 1～2 小时后再次进行 PET/CT 图像采集，比较病灶 SUV 随时间的变化，有助于良恶性病变的鉴别诊断。脑部显像可考虑完成全身显像后进行，可提高病灶与正常脑皮层的对比度。对晚期肿瘤多发转移者，建议必要时补充下肢或上肢的采集（真正的全身显像），避免遗漏病灶。

（8）肺小结节建议增加呼吸控制的 2 mm 薄层 CT 采集。无近期胸部 CT 图像的患者，完成 PET/CT 采集后增加呼吸控制的 CT 采集图像。CT 的三维容积显示和 PET 图像的融合（4D 图像）可酌情应用。

（9）增强 CT 的合理选择：当需要判断病灶与邻近血管或器官的关系、小病灶与血管断面鉴别时可考虑应用增强 CT。

（三）正常图像与异常图像判读

1.正常图像

PET/CT 图像经重建处理后可获得全身三维立体投射图像（MIP）和横断面、冠状面及矢状面的 CT、PET 及 PET/CT 的融合图像。正常禁食状态下，大脑葡萄糖代谢非常旺盛，脑摄取 FDG 较多，肾及膀胱因显像剂的排泄而显影，心肌显影因人而异，部分病例左心室心肌可见显影，唾液腺体对称显影，肝脏和脾脏显影一般较淡且均匀，胃肠道变异较大，可见胃的轮廓和肠形，双肺野清晰，FDG 摄取呈本底水平，纵隔心血池 FDG 摄取较低，分布欠均匀。借助 CT 的解剖信息，可帮助鉴别上述生理性摄取和病变组织。

2.图像分析方法

（1）PET 目测法：对于胸部病灶，一般将病灶的放射性摄取程度与纵隔心血池的摄取程度进行比较，分为 4 级：1＝未见放射性摄取；2＝轻度放射性摄取但低于纵隔血池；3＝中度放射性摄取，与纵隔血池摄取程度相似；4＝明显放射性摄取，摄取程度高于纵隔血池。4 级提示恶性结节，1 级提示良性结节，2～3 级提示结节倾向于良性，但需结合其他病史资料综合考虑。

（2）SUV 半定量分析法：标准化摄取值（standardized uptake value，SUV）是目前最常用的评价病灶 FDG 摄取程度的半定量分析指标。由于局部组织摄取 FDG 的绝对量不仅取决于其葡萄糖代谢率，还受引入体内的 FDG 活度及个体大小的影响，因此局部的 FDG 摄取程度需要用后两者进行标准化。SUV 是单位重量（或体积）组织显像剂的摄入量与单位体重显像剂注射量的比值：SUV＝组织的 FDG 浓度（MBq/g）/［FDG 注射剂量（MBq）/患者体重（g）］。目前 PET/CT 厂家都有相应的软件提供，因此 SUV 获得很简单。对于一个 ROI 可同时获得 SUV 平均值和最大值。为保证 SUV 的可重复性和减少 ROI 的设置对 SUV 的影响，临床一般采用病灶 SUV 最大值作为诊断的参考依据，尤其是放射性分布不均匀的病灶。影响 SUV 的因素还包括 FDG 注射后至显像的时间、图像重建所用的滤波函数和截止频率、体重和注射量的计量正确性等。FDG 注射时的血糖浓度是影响 SUV 的另一个重要因素，血糖升高将使病灶处的 FDG 摄取减低，SUV 减低。另外，由于 FDG 在脂肪内的分布和摄取较少，因此用体重对 FDG 进行分布容积标准化将使肥胖者的 SUV 偏高。有研究者提出用瘦体重（lean body mass，LBM）和体表面积（body surface area，BSA）对 FDG 进行分布标准化，可部分消除这种影响。因此在应用 SUV 时，要考虑以上各种因素，并尽量减少其影响。对于肺内结节，一般推荐以 2.5 作为良、恶性鉴别的临界值,即SUV≥2.5诊断为恶性,SUV<2.5倾向良性。随着经验的积累,目前认为仅靠SUV来判断肺良、恶性病变有明显的局限性,SUV只能作为鉴别肺部结节良、恶性的一个重要参考指标,并不能绝对化,需要结合病灶的位置、大小、形态学特征、病变的数量及病灶内放射性分布情况,结合病史及其他临床资料进行全面综合分析,方可做出准确诊断。

(3)PET/CT综合分析法:PET/CT兼有PET和CT的优势,在对PET图像进行分析的同时可参考CT图像以及PET/CT融合图像,结合CT提供的解剖信息对PET上的高浓聚灶进行定性和定位,必要时可行CT后处理如多平面重建、仿真内窥镜等,提供更多的诊断信息。

五、胸部磁共振检查在肺癌中的应用进展

对于所有的胸部MRI检查,首先进行的序列是 T_1WI(短 TR,短 TE)或者横断的单次激发快速自旋回波序列。通常选择快速自旋回波或者单次激发快速自旋回波序列是因为它的速度比常规自旋回波快,而且能获得较好的解剖影像。它不仅可显示胸壁和纵隔软组织结构,而且还可用于显示心脏和大血管。与 T_2WI(长 TR,长 TE)相比,T_1WI 和单次激发快速自旋回波序列具有较高的信噪比和较低的运动敏感性,有利于显示解剖结构。特别是纵隔内高信号的脂肪,为中等信号的软组织结构,如淋巴结和无信号的流空血管,提供了极佳的对比。由于 T_2WI 对组织含水量增加的敏感性较高,有助于显示病变软组织的结构。为了缩短扫描时间,常采用快速自旋回波 T_2 技术。

静脉注射钆螯合物的 T_1WI,可用于明确胸壁或纵隔肿瘤的侵犯范围,研究炎症或感染性疾病的范围,或者进行磁共振血管成像(MRA)。新的设备,在胸部钆增强检查时,可常规进行三维的脂肪抑制 T_1 加权成像。此快速的扫描技术能够在一次屏气时间内完成对整个胸部的成像。MR 相对于 CT 的优势是能够直接进行多方向的成像,不使用碘对比剂和无电离辐射。MR 设备的孔径较小,对于身材较大或有幽闭恐惧症的患者可能存在问题。MR 检查的其他禁忌证包括心脏起搏器和某些金属内置物。

胸部的 MR 成像面临很多挑战。两个最大的挑战就是必须要克服呼吸和心跳所致的伪影。

(一)呼吸门控

消除呼吸伪影最简单的方法就是通过屏气来停止呼吸运动。虽然日常工作中经常使用屏气技术,但并不是所有患者都能够坚持足够长的屏气时间,以完成图像的采集。这样就需要使用呼吸门控和呼吸补偿技术。呼吸补偿是通过相位编码进行重新排序来实现的。在整个呼吸周期中,通过包绕在患者胸部周围的压力传感器来监测前胸壁的运动,然后对相位编码进行重新排序。重新排序后的相位编码,可降低呼吸运动伪影的强度,改变数据中运动伪影的位置。此技术比呼吸门控具有更大的优势,因为数据的采集时间没有增加。但是,信号的平均会造成空间分辨率明显下降和细微结构显示不清。此外,这项实时技术实施过程中的复杂性也限制了它的实际应用。随着快速扫描技术的常规临床应用,对于这样复杂扫描技术的需求就进一步降低。通常,快速扫描序列可获得比呼吸补偿技术更高质量的图像。

与此不同的是,采用呼吸门控的 MR 成像是一种简单和实用的降低呼吸运动伪影的技术。在连续呼吸时进行数据采集,但是只有设定范围内的数据才被用于进行图像重建。通常在患者上腹部包绕一条内置位移传感器的带子,从而获得呼吸运动的参考信息。最近,采用导航回波技术可以监测膈肌的运动。此技术的数据筛选,可以采用实时方式,或者在数据采集后以回顾性方式进行。呼吸门控的缺点是,它会导致成像时间的延长。

(二)心脏运动

为减轻心脏运动的伪影,可以使用心电门控技术。通常在患者胸部(腹侧体表)或者背部(背侧体表)放置 MR 兼容的电极,测量心电图(ECG)信号,就可以监测心脏的运动。通常认为在背侧放置电极,可降低导联运动所致的运动伪影。导线不要互相交叉或形成环状,以免造成不必要的感应电流,并可能造成表皮灼伤。需要测量 R 波之间的时间间隔,图像采集通过 R 波进行触发。

(三)线圈

胸部 MR 成像最常使用两种类型线圈,标准体线圈和相控阵表面线圈。早期的表面线圈不能提供体部中心的足够信号强度,但相控阵线圈与它不同,对中心和外周结构的成像都较好,可维持较好的场均匀性,比标准体线圈有更高的信噪比。另外还有专门设计较小的可弯曲表面线圈,可使用肺上沟瘤和臂丛的成像。此区域也可用专门的肩部线圈来进行成像。

(四)对比剂

和腹部 MR 检查一样,胸部的 MR 成像常使用对比剂,需要通过静脉注射钆的螯合剂。这些对比剂包括钆喷酸葡胺(马根维显,Magnevist)、钆替醇(普络显思,Prohance)和钆二胺(欧乃影,Omniscan)。这些都是顺磁性对比剂,可使信号升高,每毫摩尔的浓度可使弛豫率缩短4.5毫秒。在采集 T_1WI 之前,注射顺磁性对比剂,常规剂量为 0.1 mmol/kg,或者按照大约 1 mL/10 kg的标准使用。一个例外情况是胸部的双倍剂量钆动态增强扫描,这种技术是显示主动脉和大血管病变的很好方法。目前,与蛋白结合的血管内对比剂仍处于研究阶段,它比传统的 MR 对比剂在心血管系统内可存留更长的时间,这样就可以延长血管系统的强化时间。

虽然一般认为钆对比剂相对比较安全,但还是有一些不良反应的报道。和碘对比剂一样,所有患者在注射钆对比剂前,需接受有关药物过敏史的调查。

(五)特殊应用

1.主动脉和大血管

磁共振成像是研究主动脉和大血管很好地方法,已经成为评价主动脉夹层、动脉瘤、假性动脉瘤和先天畸形(如缩窄和血管环)的重要手段。双反转恢复单次激发自旋回波技术可快速进行黑血成像。这是一种"黑血的序列",可以与高信号的纵隔脂肪形成鲜明对比。通常此序列至少包括横断方向,而且还应该在第二个方向进行采集。第二个方向可以是斜矢状或冠状方向。斜矢状面上主动脉位于图像正中(呈"拐杖"样表现),对于评价主动脉的缩窄和夹层的范围很有价值。标准的主动脉成像包括心电门控的自旋回波序列,和亮血的梯度回波(GRASS,FISP 或 FLASH)电影序列。这些图像通常沿矢状面,或者不同的横断位置(特别是有问题,如怀疑夹层内瓣膜的水平)进行。有时,可采用相位对比成像来评价血流的方向。

2.动态双倍剂量钆增强三维成像

它是新的主动脉和大血管 MR 成像方法。在注射对比剂以前,首先沿斜矢状方向进行三维半傅里叶采集的毁损梯度回波序列,而后试注 2 mL 的钆对比剂,采用高压注射器进行,从而确定团注的峰值时间,然后再注射双倍剂量的钆对比剂(0.2 mmol/kg),根据先前的试注结果设定好延迟时间,以便在团注的峰值采集图像。

3.心脏

标准的心脏成像,同样也应至少沿两个方向进行。通常一个也是横断面,第二个是矢状面或冠状面。与主动脉成像相同,通常首先进行黑血的自旋回波序列,可以很好地评价解剖形态。还可使用快速单次激发自旋回波（HASTE）黑血序列，特别是对于儿童先天性心脏病的检查，因为它不仅图像质量好，而且采集速度快。虽然此技术设计是屏气检查，但由于速度很快，无须屏气也能得到良好的图像。此外，快速采集还可降低心脏运动所致的伪影。附加的预饱和脉冲、可以抑制不需要的血流信号。标准 SE 序列 HASTE 序列，都使用心电门控技术。其他用于心脏的成像方法，有三维梯度回波（GRE）和真稳态进动（True FISP）的快速采集技术。GRE 成像可采用双反转脉冲技术产生黑血的效果，但是也可采用无反转脉冲而产生亮血的效果。与心电门控联合应用时，True FISP 序列可产生高质量的亮血图像，能够良好地显示解剖细节。心脏 MR 图像通常用于评价先天性疾病，二维电影 GRE 序列能够显示血流情况，提示瓣膜的狭窄和反流，电影和靶向饱和序列都评估了左心室功能的可能。

4.胸部磁共振成像的伪影

尽管已介绍了呼吸和心脏运动伪影与它们的抑制方法，在胸部还可能出现一些特殊的伪影。"鬼影"或搏动伪影发生于相位编码，偶可类似胸部病变。这种现象不仅可见于搏动的血流，还可见于搏动的脑脊液或者心脏和呼吸的周期性运动。层面流入现象，也称为"流入相关增强"，发生于黑血的 SE 序列中，由于新鲜的未饱和血液流入成像范围而引起。因此，受影响层面内血管中的血液是亮的，而不是黑的。它通常发生于多个采集层面的末端结束时。注意不要将此表现误认为是慢血流或腔内血块。鉴别关键点是此现象为周期性出现。一旦产生，通常位于每组层面最后几层。磁敏感性伪影是磁共振不适合进行肺实质检查的主要原因。肺实质有很多的空气组织交界面，会减低磁场的均匀性，导致体素内失相位和信号丢失。这种伪影在梯度回波时中最明显，但也是所有常规 MR 成像的常见问题。卷折伪影不是胸部成像所特有，当成像体积超出视野时可出现。当患者身材较大或成像范围局限，如臂丛成像时，可能会出现此类问题。这种伪影通常在相位编码方向上更严重。解决此问题的最简单方法就是增大视野；但是，这样会降低空间分辨率，因此并不实用。交换相位和频率编码方向，虽然不会消除此伪影，但可将伪影转换到对诊断意义不大的区域。其他降低卷折伪影的方法包括，使用表面线圈或者在视野外施加饱和脉冲。此外，大部分设备都有"无相位卷折"功能，它实际上是在相位方向上进行过采样的软件。化学位移伪影出现于频率编码方向上脂肪和水的交界面，是由于脂肪和水的共振频率存在差异而产生。当脂肪和水分子位于同一体素内时，脂肪分子的信号会在频率编码方向上偏移至另外的体素。在胸部检查时，当需要准确测量淋巴结或其他纵隔脂肪包绕的软组织结构的大小时，这点会很重要。通过增大接收带宽、增加平面内的空间分辨率或者减小层厚，就可以减轻化学位移伪影。此外，伪影在 T_2WI 要比 T_1WI 上更明显。

（六）肺部病变

1.良性病变

肺隔离症分为叶内型和叶外型。成人的肺隔离症大多数为叶内型，它位于肺内，通常是下叶。MR 可发现和显示隔离肺组织的异常供血动脉走行和大小特点。

2.恶性病变

（1）中央型肺癌。①肺门肿块：肺门肿块是中央型肺癌的主要征象。在检出肺门小肿块方面，包括肿瘤本身与淋巴结肿大，MRI 与 CT 一样有效。由于 MRI 有良好的对比分辨率，故可检出直径 1 cm 的肿块，而且 MRI 比 CT 更容易区分肿块与血管。因为血管经常显示中至低信号，而肺癌肿块结节或淋巴结呈较高信号。但由于其空间分辨率低，在确定肿块与血管、支气管关系方面不如 CT。一般说，MRI 对肺叶支气管狭窄能作出诊断。MRI 常对段以下支气管有无狭窄、闭塞、支气管内或壁内肿块，不能做出分析。当病变局限时，MRI上不易确定是外源性的、支气管内的、还是黏膜下或壁内性的。在支气管肺癌的评估中，MRI能确定肿瘤的气管外成分，尤其是从支气管向周围扩展进入气管隆嵴下的成分。MRI能检出肺门肿大淋巴结，但对于鉴别是转移性的还是炎症性的仍有困难。②肺癌引起的继发改变：肺癌引起的支气管狭窄或阻塞性肺炎和肺不张。MRI可将发生在肺癌阻塞远侧的实变与肿瘤本身鉴别开。③根据肺不张与阻塞性肺炎出现的时间不一致，MRI表现有所不同，因而可与肿瘤区别。如长期阻塞性肺炎会使T_1弛豫时间明显缩短，在T_1WI上肺不张信号高于肿块。相反，肺不张时间段，不张肺内的残存空气或肺不张的肺内没有慢性炎症，就会出现相反的信号强度，即在T_1WI上肿块的信号高于不张。但有时两者的信号强度可无明显不同而难以区分。注射顺磁性对比剂（Gd-DTPA）有助于肿块与继发性改变的鉴别。

（2）周围型肺癌：周围型肺癌主要表现为肺内孤立性肿块或结节。转移瘤结节常为多发。MRI能检出直径＜1 cm肺结节。原发性肺癌与转移瘤信号强度相仿，于T_1WI呈中等信号（与肌肉信号相仿），T_2WI为高信号。使用长TR扫描序列可提供较好的信噪比，但CT仍是研究肺结节的首选方法。因CT的空间分辨率高，能检出直径仅为几毫米的小结节，尤其在发现靠近膈肌、胸壁或其他结构的病变，优于MRI。

MRI对显示位于肺门周围的结节性病变可能比非增强CT有效。对较大的结节或肿块，MRI同样显示良好，但其形态学特点如肿瘤边缘有无毛刺、分叶切迹、棘状突起、胸膜凹陷等，MRI均不易观察到，对病变内部结构如空洞、坏死、钙化、空泡征、细支气管充气征等的发现率也远不如CT，而这些征象对于病变的良恶性分析十分重要。

（3）肺癌对纵隔的侵犯：MRI与CT一样可用于评价支气管肺癌治疗前的区域扩散。MRI可明确显示肿瘤对纵隔的直接侵犯，或扩展至纵隔大血管、心腔与气管，或侵犯分隔和脏器的脂肪间隙。MRI可清楚显示肿瘤侵犯血管的范围和程度，对术前判断能否切除肿瘤很有帮助。肿瘤包绕主动脉、上腔静脉在周径1/2以上时一般不易切除，肿块与血管壁间无界线而且信号相同，接触范围在血管周径的1/2一些多预示肿块与血管粘连。MRI显示大血管与肿瘤的关系优于非增强CT，一是其对比分辨率高，二是MRI冠状面显示主动脉弓下、左肺动脉与左支气管间的肿瘤比较清楚。

（4）肺癌纵隔淋巴结转移的诊断：淋巴结转移的诊断与CT一样，是以淋巴结肿大为依据的。一般以淋巴结直径＞10 mm作为转移标准。MRI冠状面能清晰显示主动脉弓下、左肺动脉和左支气管之间的淋巴结，而CT对于主肺动脉窗的绿化因部分容积效应而显示不清。冠状面还能将气管支气管分叉和左心房显示清楚，能在隆突下缺少脂肪情况下不难显示肿大淋巴结。

（5）肺癌对胸膜胸壁的侵犯：在T_2WI图像上MRI的对比分辨率较高，常能将肿瘤与肌肉和脂肪相区别。在MRI上，胸膜外脂肪呈高信号，该高信号为软组织肿瘤信号替代时提示胸膜受侵，如看到肿瘤对胸壁较显著地浸润，肋骨的破坏或胸壁脂肪界面的消失则诊断为胸壁受侵。在显示肺尖肿瘤（肺上沟瘤）与纵隔或胸壁血管或臂丛的关系方面，MRI矢状面与冠状面扫描更优于横断面CT。

（七）纵隔病变

1.胸腺瘤

典型胸腺瘤在T_1WI上呈近似或稍高于肌肉的信号，在T_2WI上信号增高，胸腺瘤在T_2WI可表现为信号均匀，也可由于囊变或出血区表现为不均匀，抑或显示为由薄的、相对低信号的分

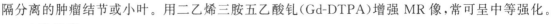

隔分离的肿瘤结节或小叶。用二乙烯三胺五乙酸钆(Gd-DTPA)增强 MR 像,常可呈中等强化。

2.胸腺癌

在 MRI T_1WI 上,胸腺癌的信号比肌肉信号高,T_2WI 肿瘤信号增高。混杂信号可能反映了坏死、肿瘤内囊性区或出血的存在。肿瘤多呈分叶结节状改变。

3.胸腺神经内分泌癌

胸腺神经内分泌癌在 MRI 上表现与胸腺癌无明显差别。一些肿瘤可能显示显著强化,这种肿瘤较胸腺瘤更具侵袭性,常出现在进展期,胸腺类癌患者出现上腔静脉阻塞要比胸腺瘤多。局部淋巴结转移或远处转移可能被发现,转移包括成骨性病灶。

4.胸腺脂肪瘤

由于胸腺脂肪瘤的脂肪成分,MRI 在 T_1WI 上显示类似于皮下脂肪的高信号区域,伴有中等信号区域反映了软组织的存在。尽管肿块很大时也不侵犯临近结构。然而,半数可见纵隔结构受压。

5.胸腺囊肿

单纯典型的胸腺囊肿 MRI 上表现为 T_1WI 呈低信号,T_2WI 均匀高信号,增强后无强化,壁较薄。如囊肿内含蛋白成分或出血,则信号混杂;部分囊肿可出现较厚的壁,增强后囊壁强化而内部无强化。

6.胸腺淋巴瘤和转移

霍奇金淋巴瘤(HL)倾向累及胸腺同时也伴有纵隔淋巴结受累。对一个对新诊断为胸部受累的成人 HL 患者的研究中,胸腺增大见于 30%的患者,所有这些患者也可见纵隔淋巴结肿大。在一组 60 例儿童 HL 患者的研究中,17 例(28%)有胸腺增大,在纵隔异常的患者中占 49%。在这一研究中,73%也显示了纵隔淋巴结增大。胸腺增大见于 38%的胸内复发的患者中。因此,HL,特别是结节坏死型,应视为胸腺肿块的鉴别诊断。通常存在淋巴结肿大,至少在成人患者,此时应该提示为正确诊断。非霍奇金淋巴瘤(NHL)累及胸腺者要少见的多。

HL 或其他淋巴结累及胸腺通常与胸腺或其他原因的前纵隔肿瘤不能鉴别,分叶或结节状表现常见。在一些病例,增大的胸腺仍保持其正常形态,有箭头状(83%)或双叶状(17%)外观,但表现为增大而有外凸的边缘,与肺相接触。在成人,HL 患者胸腺厚度为 1.5～5 cm;在儿童,胸腺较大叶的厚度为 2.5～8.6 cm。

在 MRI T_1 加权像上,胸腺淋巴结呈低信号,在 T_2 加权像上,各种不同的信号,低信号区可能代表纤维化,高信号区可能反映了出血或囊性变。尽管淋巴瘤 MRI 特点是非特异性的,结合胸腺肿块与纵隔淋巴结增大强烈提示诊断。

肺和乳腺癌及其他转移性肿瘤也能累及胸腺。在肺癌,尽管可能会通过血行转移,但胸腺受累通常是直接侵犯的结果。纵隔淋巴结肿大也常见。胸腺转移的 MRI 表现是非特异性的。

7.原发性生殖细胞肿瘤

原发性生殖细胞肿瘤在原发性纵隔肿瘤中占 10%～15%,在前纵隔肿瘤中占有更高的比例。它们在组织学上等同于其生殖腺的相应结构。推测它们起源于纵隔胚胎移行过程中被俘获的原始生殖细胞,经常位于胸腺内。它们最常见于前纵隔,仅 5%～8%起自后纵隔。大多数生殖细胞肿瘤发生于 21～40 岁。生殖细胞瘤包括良性和恶性畸胎瘤、精原细胞瘤、胚胎癌、内胚窦(卵黄囊)瘤、绒毛膜癌及混合型。一般来说,生殖细胞瘤被分为三个范畴:畸胎瘤、精原细胞瘤、非精原细胞生殖细胞瘤。总的来说,超过 80%的生殖细胞瘤是良性的,大多数良性肿瘤是畸胎

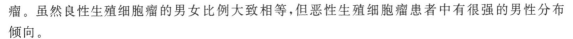

瘤。虽然良性生殖细胞瘤的男女比例大致相等,但恶性生殖细胞瘤患者中有很强的男性分布倾向。

在恶性肿瘤患者中,精原细胞瘤最常见,占 30%～40%,胚胎癌和恶性畸胎瘤分布占大约 10%,绒毛膜癌和内皮窦瘤各占 5%,其余恶性者为混合型肿瘤,将近占 40%。

(1)畸胎瘤:畸胎瘤通常位于血管前间隙,但有 20%的病例可能发生在纵隔的其他部位,包括中纵隔、后纵隔和跨越多个纵隔分区。成熟型畸胎瘤(皮样囊肿)通常见于前纵隔;它们偶尔见于后纵隔和肺。一个大的、以囊性为主的、具有薄而边界清楚的壁的前纵隔肿块高度提示为成熟型囊性畸胎瘤。大多数囊性畸胎瘤是多房的,但单房囊性病灶也可发生。偶尔,成熟畸胎瘤有一个模糊的壁。依肿瘤不同成分 MRI 能显示各种表现。它们常见包含脂肪和囊性区,前者在 T_1WI 上呈高信号,后者在 T_1WI 上呈低信号,T_2WI 上信号增加。恶性畸胎瘤典型表现为结节状或轮廓模糊,肿瘤铸型和压迫邻近结构;而良性畸胎瘤则边缘清楚、光滑。恶性畸胎瘤更可能表现为实性的,与良性畸胎瘤比较更不常含脂肪,但它们也可能是囊性的。注射对比剂后,恶性畸胎瘤可能显示一个厚的强化包膜。

(2)精原细胞瘤:精原细胞瘤几乎均见于男性,平均发病年龄为 29 岁,在单一组织学类型恶性生殖细胞瘤中占 40%。大约 10%的单纯精原细胞瘤有人类绒毛膜促性腺激素(HCG)水平升高的证据,但从没有甲胎蛋白(AFP)水平升高。典型的原发性纵隔精原细胞瘤表现为大的、边缘光滑或分叶状的、均匀的软组织肿块,其内可能见到小的低密度区。虽然临近结构的直接侵犯罕见,但脂肪层的消失常见,可能出现胸膜或心包积液。

(3)非精原细胞性生殖细胞瘤:非精原细胞性生殖细胞瘤包括胚胎癌、内胚窦(卵黄囊)瘤、绒毛膜癌及混合型。由于其表现和侵犯行为相似,故常被分作一类。这些肿瘤常表现为不均匀强化,包括继发于坏死和出血或囊性变区,MRI 可反映病灶的不均匀特性。它们经常表现为浸润性的,可为针刺状伴有脂肪层的消失。

8.甲状腺

通常甲状腺病变用放射性核素或超声来评价,有指征时进行针吸活组织检查。胸骨后甲状腺肿几乎总是表现为甲状腺肿或其他病变连续性生长进入纵隔。它们总是与甲状腺相连。真正异位在纵隔的甲状腺肿块罕见。胸内甲状腺病变的鉴别诊断包括甲状腺肿、与甲状腺炎有关的甲状腺增大和甲状腺癌。

甲状腺病变累及纵隔最常见于前纵隔。在 80%的病例,增大的甲状腺延伸进入喉返神经和锁骨下及无名血管前方的甲状腺心包间隙。后纵隔甲状腺肿占 10%～25%。后位甲状腺肿典型的起自甲状腺的后侧部,在头臂血管后方下降,最常见在右侧接近气管,在下方以奇静脉弓为界。也有少数情况,甲状腺组织可在气管食管之间向下延伸,甚至位于食管后方。

MRI 是评价甲状腺肿块的有用方法。其特征为,在 T_1WI 上,正常甲状腺的信号等于或稍高于临近胸锁乳突肌的信号,在 T_2WI 上或增强 T_1WI 上,甲状腺的信号显著增加。因为其 T_2 值显著延长,大多数局灶性病变的病理过程容易在 T_2WI 或增强序列上被识别,这些病灶包括腺瘤、囊肿和癌。

多结节甲状腺肿在 T_1WI 上交正常甲状腺组织呈相对低信号,但局灶性出血或囊性变例外,此时可能见到局灶性高信号区。它们一般保持较肌肉更强的信号。在 T_2WI 上,多结节甲状腺肿通常表现为混杂信号,伴有高信号散布在大部分腺体内。虽然认为良性肿瘤根据腺瘤周围完整的假包膜的存在能够与滤泡性癌鉴别,但还没有足够的文献报道支持。

9.甲状旁腺

90%甲状旁腺位于甲状腺附近。虽然通常甲状旁腺有四个腺体,但其精确的位置在数码影像上有一定变异。上面一对典型的位置是甲状腺上极的背侧,下面一对位于甲状腺下极的正下方,小神经血管束区域,后者位置变异较大。大多数甲状旁腺腺瘤见于下面一组。

约10%的甲状旁腺是异位的。大多数异位于前纵隔,其余为后上纵隔、气管食管沟周围。前纵隔甲状旁腺被认为是在胚胎发育过程中被下降的胸腺带到纵隔的甲状旁腺小岛。前纵隔甲状旁腺腺瘤与胸腺紧密相连。

在原发性甲状旁腺功能亢进患者中由于孤立性腺瘤引起者约85%,其他原因包括弥漫性增生10%,多方向腺瘤5%和极少见的癌1%。与甲状腺腺瘤类似,大多数甲状旁腺腺瘤在 T_2WI 上较 T_1WI 信号显著增加。甲状旁腺增生和癌也有类似表现。少数占一定百分比的甲状旁腺腺瘤 T_2WI 信号强度不增加。钆增强后有典型表现,脂肪抑制 T_1WI 显示病灶有显著强化。

六、非小细胞肺癌的放射治疗

(一)概述

放射治疗可有效控制肿瘤的生长,是非小细胞肺癌(non-small cell lung cancer,NSCLC)最主要的治疗手段之一。75%以上的非小细胞肺癌患者在病程进展中需要接受放疗。根据治疗目的的不同,放疗可以分为根治性和姑息性两大类。根治性放疗以彻底治疗肿瘤为目的,故一般在正常组织可以耐受的情况下给予较高剂量的照射以尽可能达到控制肿瘤的目的。通常根治性放射治疗的应用,主要针对早期或者局部中晚期的 NSCLC 患者。

姑息性放疗的主要目的是为了减轻肿瘤引起的不适,多用以缓解晚期患者因局部肿瘤引起的症状。比如,肺部原发肿瘤导致的咳嗽、咯血,纵隔受侵的淋巴结压迫、或累及喉返神经引起的声音嘶哑,骨转移所致的局部剧烈疼痛或病理性骨折,脑转移造成的肢体功能障碍或者头痛、恶心呕吐等。放疗可以缓解上述多种不适、提高生活质量、甚至起到延长生命的作用。

不同分期的 NSCLC 根据需要选择不同的放疗技术、分割方式、照射范围以及和其他治疗的配合等。早期肿瘤的治疗通常需要非常局限的高剂量精确放疗。而局部中晚期 NSCLC 的治疗,则需要针对较大范围的靶区包括肿瘤和受累淋巴结予以照射,通常还需要化疗。虽然姑息照射的技术含量较低,但许多仅伴有寡转移患者,若其他部位病灶控制良好,则较高剂量的局部精确照射(如针对脊椎的精确照射、针对颅内转移的立体定向放疗等),不仅可以减缓症状,而且可延长患者的生存时间。

放射治疗技术在近20年内有了很大的进步。从伦琴射线被发现后的多年来临床一直沿用常规的二维放射治疗,在20世纪有了非常快速的发展,三维适形放疗(3-dimensional radiotherapy,3D-CRT)、调强放疗(intensity modulated radiotherapy,IMRT)、立体定向放疗(stereotactic body radiotherapy,SBRT)、影像引导下的放疗(image-guided radiotherapy,IGRT)和更为新型的质子和重离子射束放疗在短短几十年,尤其是近20年中快速发展。从常规二维放疗到3D-CRT,IMRT 和 SBRT,均是技术革新带来的成果,以日益精确地放疗来达到更多地杀灭肿瘤的同时,更好地保护正常组织的目的;而质子和重离子放疗除了技术上的进步外,更是采用了完全不同的放射源,因而有了完全不同的放射物理特性、甚至是迥异的放射生物特性。这些新技术,在不同分期的 NSCLC 中的应用也各自不同。

（二）放疗在不同分期的非小细胞肺癌中的应用

1.放疗在早期非小细胞肺癌中的应用

手术治疗是早期肺癌的标准治疗，早期（Ⅰ期）肺癌手术后的局部控制率可以达到90％，而5年的总生存率则在50％～70％。但一方面，手术明显降低患者的生存质量，尤其在全肺切除的患者中，较单纯肺叶切除术患者在身体机能、社会角色活动机能、整体健康上表现较差，且有更高的疼痛发生率。尽管现在越来越多的外科医师选择尽可能实行肺叶切除术来取代全肺切除，但中央型肺癌由于邻近气管、主支气管，会带来手术范围的扩大，有时还是不可避免的需要切除全肺，从而导致更高的手术死亡率和并发症发生率。另一方面，叶切术后超过4％以上的30天死亡率，高龄或者同时患有其他伴随疾病（尤其是慢性阻塞性肺炎、肺气肿等），往往使患者无法耐受手术治疗或拒绝手术治疗。约25％的Ⅰ期非小细胞肺癌患者会因为其他的疾病或者个人拒绝的原因而无法接受手术治疗。这类患者若不接受任何治疗，自然生存率极低，中位生存率仅9个月，而5年生存率更是低于7％。

放疗是这些无法或者不愿手术的早期患者主要的治疗选择。常规分割放疗在20世纪80～90年代时经常被用于不能手术的早期非小细胞肺癌患者，但是疗效远无法达到期望。通常其原发肿瘤的控制率介于30％～40％，中位生存率在18～33个月，3年和5年生存率一般不超过30％和15％。局部复发是常规放疗治疗失败的主因。

放疗技术在进入21世纪后伴随计算机技术的快速发展而获得了长足发展。21世纪初三维适形放疗（3-D conformal radiotherapy，3D-CRT）开始在各大肿瘤中心被越来越广泛的应用。然而三维适形放疗技术未能为这些患者带来长期生存和局部控制的大幅提高。Lagerwaard等研究者报道采用3D-CRT技术治疗Ⅰ期非小细胞肺癌，中位生存期仅为20个月，1、3、5年的生存率分别为71％、25％和12％，同时局部复发仍然是放疗失败的主要原因。源自美国纽约的Wisnicesky等研究者从美国国立癌症中心资助的一个肿瘤的监测、流行病学和最终结果（Surveillance，Epidemiology，and End Results，SEER）数据库中筛选了4 357例1988－2001年间接受（2 749例）或不接受（1 608例）放疗的非手术治疗的Ⅰ或Ⅱ期NSCLC患者，并比较了各自的生存情况。该研究观察到接受放疗可以提高Ⅰ、Ⅱ期肺癌患者的中位生存期（从14个月和9个月分别提高了7个月和5个月），多因素Cox回归分析也证实了是否放疗对生存率的影响具有统计学意义（$P<0.000\ 1$），但5年生存率的提高并不明显（从14％和10％分别提高到15％和11％），与手术的疗效相比仍相差甚远。

随后立体定向体部放疗（stereotactic body radiotherapy，SBRT）逐渐走入了大家的视野，基于其在不能手术患者中的成功，SBRT甚至被应用到可以手术的患者中，也取得了令人满意的治疗效果。

2.放疗在局部晚期非小细胞肺癌中的应用

同期放化疗是目前不能手术的局部晚期非小细胞肺癌公认的标准治疗方案，只对不能耐受同期放化疗的局部晚期NSCLC患者才考虑采用序贯放化疗或者单纯放疗，并且可以考虑采用加速放疗以提高疗效。一般采用3D-CRT技术或者IMRT技术以更好地保护正常组织；进入21世纪10年代以来，也有采用弧形放疗来达到相似效果的同时节省放疗时间。选择性区域淋巴结放疗未被发现有更好的局部控制率、且带来更多的毒副作用。因此放射野一般仅针对影像学检查中的可见病灶（即累及野照射），尤其是在需要和化疗同期使用或者提高可见肿瘤照射剂量时。局部晚期（即Ⅲa或者Ⅲb期）NSCLC患者放疗的目的为根治性放疗，故肿瘤剂量在常规分割 60～70 Gy；同时 RTOG0617 最近发表的研究结果显示同期放化疗 74 Gy 组不仅没有比 60 Gy 组获得更好的疗效，且可能反而起到伤害作用。

还有一些情况可以考虑放疗和手术相结合的综合治疗。术前放疗或放化疗在肺上沟瘤患者中获得了良好的效果，不仅提高了完整切除率，并且可以获得高达 50％～60％的病理完全反应率（pCR 率）、从而提高局部控制和总生存，5 年总生存可以达到约 50％，已经成为该类患者的标准治疗方案。通常术前放疗剂量为 45～50 Gy，常规分割；放疗后 4 周左右接受手术治疗。术后放疗（postoperative radiotherapy，PORT）因为 1998 年一篇荟萃分析得出的负面结果一度地位急剧下降，然而这篇荟萃分析由于时间跨度大、且收录了大量采用早期二维放疗技术治疗的患者而一直被诟病。一个关于 PORT 的前瞻性研究认为其可以提高术后分期到 N2（即有纵隔淋巴结转移）患者的局控率，但没有明显的生存获益。2006、2008 和 2015 年发表的 3 个大样本回顾性分析均支持了对术后病理分期为 N2 的患者进行术后放疗可提高此类患者的局部肿瘤控制率，以及总生存率。特别是 2015 年发表的一项来自美国国家癌症数据库的、迄今为止最大样本的回顾性分析的结果令人振奋。选择术后病理为 Ⅲa（N2）的患者，一组接受了术后放疗（1 909 例），另一组未接受（2 676 例），结果显示 PORT 能提高术后病理为 N2 患者的 5 年生存率 5％左右，中位生存时间延长 4 个月，差别有统计学意义。术后放疗的区域通常包括支气管残端和高危的淋巴结引流区，后者根据原发灶所在肺叶决定；剂量一般为 50～54 Gy，常规分割，需要对有淋巴结包膜外侵犯或者镜下残留的部位加量。

3.放疗在晚期肺癌中的应用（arc radiotherapy）

NSCLC 通常在被发现时就已有近一半的患者出现了远处转移。在这些患者中，局部治疗如手术、放疗等，往往作为姑息性治疗的手段。姑息性放疗在提高晚期肺癌患者的生存质量中的作用不容置疑，可以缓解各类种因局部肿瘤浸润或者转移导致的不适、功能障碍或预防严重事件的产生从而改善生活质量，并在部分患者中延长了生存，相对手术而言是一种经济有效、且创伤小的治疗手段。姑息性放疗一般仅针对引起症状或不适的局部放疗，采用比较低的放疗总剂量和略高的单次剂量，以达到在短期内迅速控制症状的目的。比如在骨转移患者中，可以采用 3 Gy 1 次，10～13 次的放疗方案，达到既能控制疼痛又不会对周围危险器官（如脊髓）造成明显损伤的目的。

然而局部放疗的意义可能不仅仅如此。加强局部治疗在孤立性转移的 NSCLC 中的意义已被证实。NCCN（National Comprehensive Cancer Network）肿瘤临床实践指南就推荐用局部根治性治疗手段如手术或者立体定向放疗（stereotactic body radiotherapy，SBRT）治疗孤立性转移的脑、肾上腺等病灶。

1995 年，Hellman 等把已经发生远处转移但转移病灶数目尚少的肿瘤作为一种生物学和临床状态提出，称为 Oligometastases（寡转移），认为是肿瘤在"局限于原发病灶"和"发生广泛远处转移"两种状态间的一种状态，这时若对所有病灶进行积极的局部治疗或许能阻止其进一步进展从而取得更好的疗效。目前对于"寡转移"的定义尚不完全明确，通常是指远处转移灶数目 ≤5 个。临床上确实可以观察到部分远处转移的患者在治疗后进展时约有 2/3 的机会仍然为单纯的原有病灶进展，而未出现新发转移灶；而且仅出现原病灶进展的时间短于出现新病灶的时间（HR 0.66，95％CI 0.40～1.10）。由此可见，NSCLC 寡转移患者中，可能确实有部分患者倾向于原有病灶进展的发展模式，使其可能从积极的局部治疗中获益。

一些回顾性和前瞻性研究报告的结果也提示在全身治疗（化疗或靶向治疗）的基础上，积极

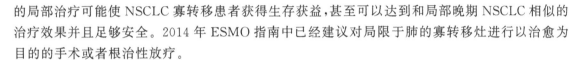

的局部治疗可能使 NSCLC 寡转移患者获得生存获益,甚至可以达到和局部晚期 NSCLC 相似的治疗效果并且足够安全。2014 年 ESMO 指南中已经建议对局限于肺的寡转移灶进行以治愈为目的的手术或者根治性放疗。

七、培美曲塞鞘内化疗治疗非小细胞肺癌脑膜转移的临床应用

软脑膜转移是非小细胞肺癌患者临床最严重的并发症之一,发生率约为 5%,预后差,中位生存期仅 3 个月。表皮生长因子受体是非小细胞肺癌最常见的驱动基因之一,近年来,由于表皮生长因子酪氨酸激酶抑制剂的广泛应用,非小细胞肺癌患者的生存期显著延长,但软脑膜转移的发生率也随之逐年增加。目前,临床上针对非小细胞肺癌软脑膜转移的传统治疗主要包括全身化疗、表皮生长因子酪氨酸激酶抑制剂等分子靶向药物、全脑或全脑全脊髓放疗以及脑室腹腔引流等。但由于血-脑屏障的存在,临床上能够顺利通过血-脑屏障的化疗药物极少,即使有也很难在脑脊液中达到有效的治疗浓度,为增高其浓度提高治疗药物剂量,往往药物的毒副作用也显著增加。虽然第三代表皮生长因子酪氨酸激酶抑制剂奥希替尼可通过血-脑屏障,但其在治疗过程中极易发生耐药,因此,有人形象地将中枢神经系统比做肿瘤细胞逃避多种药物治疗的"避难所"。另外研究也发现手术、全脑或全脊髓放疗往往导致神经功能明显受损,毒性非常大,且无法清除脑脊液中的肿瘤细胞,更没有临床证据显示其有生存获益。因此,探索评价一种低毒、高效治疗软脑膜转移的方法,对于改善患者生存质量具有重要的临床意义。

如上所讲,血-脑屏障的存在使脑脊液中药物难以达到有效治疗浓度是软脑膜转移治疗的最大障碍。鞘内化疗可以直接将抗肿瘤药物递送至蛛网膜下腔,对清除肿瘤细胞在软脑膜堆积形成的微小病灶和漂浮在脑脊液中的肿瘤细胞均更为有效,并能减少全身用药带来的严重不良反应,是软脑膜转移一种常用的有效治疗手段。鞘内化疗主要包括采取 Ommaya 囊和腰椎穿刺将药物注入蛛网膜下腔。但 Ommaya 囊费用高昂,需要全麻及局部特殊护理、且出血、感染及导管堵塞的风险增加,因此临床上大多采用腰椎穿刺给药。

培美曲塞通过破坏细胞内叶酸依赖性的正常代谢过程,抑制细胞复制,从而抑制肿瘤的生长,是一种耐受性良好的 IV 型抗代谢药物,对非小细胞肺癌具有显著的抗肿瘤活性且安全性良好。一项针对 631 例表皮生长因子受体突变非小细胞肺癌的回顾性研究结果显示,所有病例中软脑膜转移占 17.4%(110 例),软脑膜转移患者的中位生存期为 5.7 个月,其中出现软脑膜转移后使用培美曲塞患者生存时间明显延长(中位生存期 13.7 个月;而未使用培美曲塞相比中位生存期 4.0 个月)。由于培美曲塞的脑脊液渗透性差,静脉使用时不能有效控制颅内转移病灶,有学者就通过动物研究评估了鞘内注射培美曲塞的安全性及药代动力学,在小鼠体内留置蛛网膜下腔导管,并分别给予不同剂量的培美曲塞,持续 2 周,结果发现鞘内注射培美曲塞可在脑脊液中实现更高、更持久的药物浓度,并且安全可靠。潘振宇等人采用培美曲塞鞘内化疗治疗非小细胞肺癌脑膜转移的一期临床结果显示:13 例患者一共进行了 72 次培美曲塞鞘内注射,尽管没有发现脑脊液转阴的患者,但 62% 的患者 KPS 评分改善,77% 的患者神经系统症状得到改善,核磁影像缩小 2 例,稳定 6 例,增大 1 例,未评估 4 例。按神经肿瘤反应评价(response assessment in neuro-oncology,RANO)标准,有效率 31%,疾病控制率 54%,并且不良反应均可控。另外国内外也可见少量个案报道,均显示患者对该治疗方案耐受良好,未出现明显的神经毒性相关的症状和体征,且疗效显著,患者神经功能明显改善,生活质量提高,获得较长的无进展生存期。尽管如此,国内外有关该技术项目研究仍存在以下问题:①对该治疗手段的治疗剂量、模式、适用和禁

忌人群等都不太明确,需要进一步确认;②研究多为个案报道纳入病例少,仍需要进一步扩大研究规模、增加病例数,进一步证实该治疗方法的安全性及有效性。

由于常规的手术及放、化疗无法有效清除非小细胞肺癌软脑膜转移患者脑脊液中的肿瘤细胞,临床上也没有针对其标准治疗方案或指南,而结合国内外研究及我们前期工作基础,该技术是临床常规的临床诊疗技术,所用药物培美曲塞也是临床用于治疗非小细胞肺癌的常用药物,并且该技术对非小细胞肺癌软脑膜转移患者疗效明显,所以在未来临床治疗非小细胞肺癌软脑膜转移患者过程中有良好的应用前景。

(一)研究内容

(1)培美曲塞鞘内化疗治疗非小细胞肺癌脑膜转移患者的疗效和安全性进行评价。①主要观察终点:中枢神经系统无进展生存期;②次要观察终点:ECOG 评分、脑脊液转阴率、神经系统症状改善率、DCR、MST、疾病相关症状及健康相关的生活质量(Quality of life,QOL)、不良反应事件类型及发生情况等。

(2)研究目标。①主要目标:通过中枢神经系统无进展生存期观察评价培美曲塞鞘内化疗治疗非小细胞肺癌软脑膜转移患者的疗效;②次要目标:培美曲塞鞘内化疗治疗非小细胞肺癌脑膜转移患者安全性评价。

(3)拟解决的关键问题:非小细胞肺癌软脑膜转移临床缺乏有效的治疗方法,探索一种安全、有效的治疗软脑膜转移的新方法及新方案具有重要的临床意义。在国内外研究及前期工作基础上扩大病例数,进一步明确鞘内化疗注射培美曲塞治疗非小细胞肺癌软脑膜转移患者的疗效及安全性是本研究拟解决的关键问题。

(二)研究方法及步骤

1.纳入标准与排除标准

(1)纳入标准:①年龄≥18 岁,性别不限。②复发或进展的肺腺癌脑膜转移。③能够签署知情同意书,并对知情同意书和本次研究方案中列出的要求和限制表示依从的患者;颅内病灶评估应依照 RANO 标准,而颅外病灶参考 RECIST1.1 标准。④没有重度的肝肾功能异常,肾小球滤过率>80 mL/min,白细胞计数≥3.5×10⁹/L,血小板≥100×10⁹/L。⑤没有其他严重慢性疾病。⑥没有严重畸形。

(2)排除标准:①严重的中枢神经系统疾病,包括严重脑病,中度或重度昏迷和格拉斯哥昏迷量表评分<9 分。②之前鞘内化疗导致的严重中枢神经系统伤害,比如化学性脑膜炎。③两周内接受过化疗或新的靶向药物治疗。④活动性系统性红斑狼疮、硬皮病或其他全身结缔组织疾病患者。⑤存在严重骨髓抑制或者存在明显出血倾向的患者。⑥存在严重的心理或精神异常问题,预估受试者无法参加本临床研究的患者。⑦既往有严重心血管疾病包括二度、三度房室传导阻滞、6 个月内急性心肌梗死、严重/不稳定心绞痛或者冠脉搭桥术等;或纽约心脏病学会心功能(New York heart association,NYHA)分级 2 级及以上的心功能不全患者;需要药物治疗的室性心律失常;左心室射血分数<50%;患者服用任何已知延长 QT 间期的药物,但在研究开始之前不能停用。⑧孕妇或者哺乳期患者。⑨包括但不限于幽闭恐怖症、心脏起搏器、金属植入物、颅内手术夹和金属异物的 MRI 的禁忌证。⑩对培美曲塞化学结构或类别相似的药物存在超敏反应史。

2.给药剂量及途径

结合国内临床研究、个案报道以及我科现有临床实际鞘内用药剂量和频次,单次使用培美曲塞 30 mg 鞘内注射患者耐受性良好且能达到较高的药物浓度,因此本研究纳入非小细胞肺癌软脑膜转移患者病例数共 20 例,选择腰椎穿刺鞘内注射培美曲塞给药。

鞘内给药方法:100 mg 培美曲塞溶解于 20 mL 0.9% 生理盐水中,每次抽取 6 mL(30 mg)+地塞米松 2 mL(10 mg,每支 5 mg/1 mL)。经腰椎穿刺先测量脑压,之后缓慢抽出脑脊液 5~10 mL(1 mL/min),先注入 10 mg 地塞米松局部预处理,再鞘内缓慢注射 30 mg 培美曲塞,并辅以止吐、护胃、预防癫痫等治疗。

给药方案:每周鞘内注射培美曲塞 2 次,连续 2 周。从第一次鞘内注射起至结束后 21 天内,每天口服 400 μg 叶酸。第一次鞘内注射时,肌内注射 1 次 1 000 μg 维生素 B_{12}。

剂量限制毒性定义为 3 级神经毒性或 4 级其他毒性。临床试验过程中允许继续使用入组前所用的靶向药物,必要时,糖皮质激素和降颅压药物也允许使用。

3.主要终点指标及评价时间

中枢神经系统无进展生存期分别采用研究者和独立中心盲法评估(blinded independent central review,BICR),颅内病灶评估依照 RANO-BM 标准。每 4 周(±1 周)评估 1 次,直至 BICR 评估的客观影像学进展为止确认的疾病进展(PD)或患者死亡。

4.次要终点指标及评价时间

(1)ECOG 评分、脑脊液转阴率、神经系统症状改善率、DCR、MST。每 4 周(±1 周)评估 1 次,直至 BICR 评估的客观影像学进展为止确认的疾病进展(PD)或患者死亡。

(2)疾病相关症状及健康相关的生活质量(QOL):依据欧洲癌症研究与治疗组织生活质量调查问卷-核心 30 项(EORTC QLQ-C30)观察其与基线相比的变化。分别在治疗前,第 2 周、第 4 周、第 8 周及之后每隔 4 周(±3 天),所有患者随访至少 4 个月,进展随访和生存期随访。

(3)不良反应事件类型及发生情况(按照 CTCAE v5 分级):在治疗过程中以及停药后 28 天内收集各种不良事件。此后任何时点上如研究者获悉可能与研究治疗相关的任何严重不良事件(包括死亡)均应记录评估。

(三)目前项目研究进度及中期总结(2020 年 12 月到 2021 年 12 月)

1.目前已开展例数:11 例

软脑膜转移是非小细胞肺癌最常见的严重并发症之一。神经系统症状一旦出现,大多不可逆转,可严重影响患者的生存质量。临床上全脑放疗毒性大,缺乏证据表明其有生存获益,另外血-脑屏障的存在,也使临床上可用于系统性治疗软脑膜转移的有效药物非常少,且极易发生耐药。因此,探索寻找一种低毒性、高效治疗软脑膜转移的方法,对于改善患者生存质量具有重要的临床意义。多靶点抗叶酸剂培美曲塞是 NCCN 指南推荐用于治疗非小细胞肺癌的有效药物。鞘内注射可避开血-脑屏障直接将药物送至蛛网膜下腔,对于清除软脑膜堆积形成的微小病灶和漂浮在脑脊液中的肿瘤细胞效果明显,并能减少全身用药带来的严重不良反应。本项目拟在前期临床工作基础上采用鞘内注射培美曲塞,观察东部肿瘤协作组(ECOG)评分、脑脊液转阴率、神经系统症状改善率、中枢神经系统无进展生存期、疾病控制率(DCR)、中位生存期(MST)等疗效指标及不良反应发生情况。

2.疗效

目前已开展的 11 例患者均经腰穿送检细胞学找到癌细胞,明确为非小细胞肺癌脑膜转移。8 例患者初次腰穿发现脑压明细高于正常范围,3 例患者为磁共振证实脑实质转移合并脑膜转移。经培美曲塞鞘内化疗后头晕、头痛等神经系统症状改善率达到 100%,脑脊液转阴率 27%,

疾病控制率(DCR)82%,其中第一例入组患者已达 OS 1 年。有 3 例患者脑脊液送检基因检测结果发现新的靶向药物耐药突变,更换靶向药物全身治疗,故停用鞘内化疗,仅完成 1 周 2 次鞘内注射。

3.安全性

常见不良反应有恶心、呕吐、头晕,已预防性使用护胃、止吐处理,上述反应均为轻度。总体耐受性良好,未出现脑疝等严重并发症。

（徐振刚）

第三节　肺 转 移 癌

肿瘤远处转移是恶性肿瘤的主要特征之一。肺脏有着丰富的毛细血管网,承接来自右心的全部血流,并且由于肺循环的低压、低流速的特点,使得肺成为恶性肿瘤最常见的转移部位之一。此外,肿瘤还可以通过淋巴道或直接侵犯等多种方式转移到肺,尸检发现 20%～54%死于恶性肿瘤患者发生了肺转移,但仅有部分患者在生前被发现。血供丰富的恶性肿瘤更容易发生肺部转移,如肾癌、骨肉瘤、绒毛膜癌、黑色素瘤、睾丸肿瘤、睾丸畸胎瘤、甲状腺癌等。大多数肺转移瘤来自常见的肿瘤,如乳腺癌、结直肠癌、前列腺癌、支气管癌、头颈部癌和肾癌。

一、转移途径

恶性肿瘤肺部转移的途径有 4 种:血行转移、淋巴道转移、直接侵犯和气道转移。血行转移是恶性肿瘤肺部转移的主要方式。肺部有着丰富的毛细血管网,并且位于整个循环系统的中心环节,来自原发病灶的肿瘤栓子,经过静脉系统、肺动脉,很易被肺脏捕获,在适宜的微环境下肿瘤细胞发生增生,形成转移肿瘤。经血行转移的肿瘤多位于肺野外带以及下肺野等毛细血管丰富的部位,以多发转移病灶多见,少数情况下为孤立病灶。

经淋巴道转移在肺转移瘤中相对少见,肿瘤栓子首先通过血流转移到肺毛细血管,继而侵犯肺外周的淋巴组织,并沿淋巴管播散,临床上表现为肺淋巴管癌病。常见于乳腺癌、肺癌、胃癌、胰腺癌或前列腺癌的转移。原发肿瘤也可以先转移到肺门或纵隔淋巴结,再沿淋巴道逆行播散到肺,这种转移方式少见。

发生在肺脏周围的肿瘤皆有可能通过直接侵犯的方式转移到肺,如起源于胸壁的软组织肉瘤、起源于纵隔的原发瘤、食管癌、乳腺癌、贲门癌、肝癌、后腹膜肉瘤等。恶性肿瘤经气道转移罕见,理论上头颈部肿瘤、上消化道肿瘤以及气管肿瘤有可能通过这种方式转移,但临床上很难证实。

二、病因和发病机制

肿瘤侵袭-转移级联反应的全部过程可概括为 6 个独立的步骤。

(一)局部侵袭

原位癌细胞突破基膜。

(二)内渗

肿瘤细胞进入毛细淋巴管或毛细血管。

(三)转运

肿瘤细胞沿血液循环或淋巴系统循环被转运到机体远端部位。

(四)外渗

肿瘤细胞滞留并穿出毛细淋巴管或毛细血管壁,在转移部位形成隐匿的微小病灶。

(五)克隆形成

一些微小转移灶在转移部位获得形成微小克隆的能力,逐渐形成肉眼可见的转移瘤。

(六)肿瘤细胞克隆化

上皮间叶转变(EMT)、抗失巢凋亡、免疫逃避、细胞外蛋白酶,尤其是基质金属蛋白酶的活化等研究是目前肿瘤侵袭、转移机制研究中的热点。而关于播散的肿瘤细胞在特定器官形成转移灶的机制一直争议较多,"种子和土壤"学说提出转移的癌细胞(种子)仅仅在特定的适宜组织(土壤)中生存和生长,这种在特异的位置形成大转移灶的能力已被许多临床研究所阐明。但"种子和土壤"假说并不能解释所有类型的人类恶性肿瘤,譬如乳腺癌细胞就很少转移至对侧乳腺。在某些情况下,转移到某些器官的偏好性还可能与连接原发癌的血管和转移位置布局相关。因此,恶性肿瘤细胞在肺上形成转移灶取决于以下两点:转移的肿瘤细胞被肺组织捕获的概率及肿瘤细胞在肺组织微环境中适应并形成克隆的能力。

三、临床表现

(一)肺部转移瘤症状

症状轻重与原发肿瘤的组织类型、转移途径、受累范围有密切关系。早期转移瘤较小的时候,呼吸道症状较轻或无,常在胸部常规 X 线检查时或在根治性手术或放疗后 6 个月到 3 年间常规检查时被发现。肺内转移灶较多时会出现咳嗽干咳为主。一般来说,肺部转移瘤的症状和转移的部位密切相关,如果病灶位于肺间质,为孤立性结节时,常无临床症状;如果病灶累及支气管黏膜,可出现与原发性支气管肺癌相同的症状,如咳嗽、痰中带血丝,绒毛膜癌肺转移可发生大咯血;转移瘤侵犯胸膜可出现胸痛、胸闷、气急;如果同时伴有纵隔转移,患者可表现为声音嘶哑、上腔静脉综合征、膈麻痹及食管或气管压迫症状。淋巴管转移时,疾病进展比较迅速,患者常咳嗽、呼吸困难比较明显。偶有肿瘤引起急性肺栓塞,表现为进行性呼吸困难;继发感染可有发热,肥大性骨关节病较原发性肺癌少见。

肺部转移性肿瘤变化快,短期内可见肿瘤增大、增多,有的发生在原发肿瘤切除后或放疗、化疗后,有时可缩小或消失。

(二)原发肿瘤的症状

肺部转移瘤患者常伴有原发恶性肿瘤症状,原发于乳腺的可有乳腺肿块;原发于胃肠道恶性肿瘤的可有腹痛、便血、腹部肿块;原发于生殖系统恶性肿瘤的可有腹痛、盆腔肿块、月经不调等。

(三)体征

早期患者常无明显异常体征,出现癌性淋巴管炎时可闻及少许 Velcr 啰音,出现大气道阻塞时会出现吸气相的哮鸣音,出现肺不张或胸腔积液可出现呼吸音降低,合并肺部感染时会闻及湿啰音。出现上腔静脉综合征时会出现颈静脉曲张,浅表静脉曲张等。

四、并发症

(一)胸腔积液

凡由肿瘤所致者通常称为恶性胸腔积液。临床所见恶性胸腔积液多为恶性肿瘤直接浸润或者胸膜转移所引起,亦有少数患者的胸腔积液是作为肿瘤的首发症状出现的。一般认为,胸腔积液的发生提示疾病已经进入晚期。当液体量较少(初期或吸收期)时可出现明显胸痛,尤其是深呼吸时明显,积液量少者可无症状,中等量或大量积液时可出现呼吸困难,积液形成速度较慢者呼吸困难不显著,短期内形成多量胸腔积液者呼吸困难严重。原来肺功能较差的患者发生胸腔积液时症状明显,X线检查可见肋膈角变钝。超声检查不仅可以协助临床确定有无胸腔积液、病变部位及胸腔积液数量,并可以鉴别胸腔积液和胸膜肥厚,根据胸腔积液外观及胸腔积液常规可以初步判断是漏出性还是渗出性,还可以根据血清和胸腔积液中蛋白及乳酸脱氢酶含量判断是否为渗出性胸腔积液。

(二)脓胸

由于肿瘤的影响,患者免疫力降低而更容易受感染。若胸膜腔受致病菌感染则形成脓性,患者常有胸痛、发热、呼吸急促、脉快、周身不适、食欲缺乏等症状。

(三)心律失常

临床表现是一种突然发生的规律或不规律的心悸、胸痛、眩晕、心前区不适感、憋闷、气急、手足发凉和晕厥,甚至神志不清。有少部分心律失常患者可无症状,仅有心电图改变。

五、影像学表现

(一)X 线检查

转移性肺肿瘤的 X 线表现,最常见的是在中下肺野孤立性或多发性结节样病灶,直径 $1\sim 2\ cm$,边缘较光滑。随着病灶增大和增多,可相互融合成巨块。绒毛膜癌常呈棉花团的球形灶。来自消化道的转移性肺癌可呈弥漫性粟粒样或网状阴影,也可表现为单个较大的结节病灶,密度均匀,呈分叶,以结肠癌最多见。转移性鳞癌,偶可形成不典型的癌性空洞,也可形成钙化病灶,多见于骨肉瘤或软骨肉瘤。少数生长较慢的转移性乳腺癌,可形成弥漫性肺纤维化。女性转移性癌所致胸腔积液,多来自晚期乳腺癌。

(二)胸部 CT 检查

胸部 CT 检查是发现小的肺转移灶或评价纵隔转移的最有效的方法,大部分肺部转移瘤都有典型的特征,不同来源的转移瘤在 CT 表现上稍有差别。

1.典型表现

两肺多发,大小不等的圆形或类圆形病灶,边缘光滑,密度均匀,结节多分布于下叶的外1/3,距胸膜表面 3 cm 以内。

2.钙化

恶性肿瘤的肺内转移性结节也可发生钙化或骨化,可见于骨肉瘤、软骨肉瘤、滑膜肉瘤、骨巨细胞瘤、结肠癌、卵巢癌、乳腺癌、甲状腺癌的肺转移和经治疗的转移性绒癌。钙化机制:①骨形成(骨肉瘤或软骨肉瘤);②营养不良性钙化(甲状腺乳头状癌、骨巨细胞瘤、滑膜肉瘤或经过治疗的转移性肿瘤);③黏液性钙化(胃肠道和乳腺黏液腺癌)。CT 是发现钙化的准确方法,但不能区分转移性结节与肉芽肿性病变或错构瘤内的钙化。

3.空洞

较少见,仅占4%,较原发肺癌发生率(9%)低,其中70%为鳞癌转移。但最近有研究表明,在CT上腺癌和鳞癌发生空洞性转移的概率无显著性差异。此外,转移性肉瘤也可发生空洞,同时合并气胸。化疗也可导致空洞形成。空洞的发生机制常难确定,一般认为是肿瘤坏死或向支气管内侵犯形成活瓣所致。空洞以不规则厚壁多见,肉瘤或腺癌的肺转移可为薄壁空洞。

4.气胸

少见,文献报道骨肉瘤的肺转移最易并发气胸,见于5%～7%的病例。其他肉瘤或易发生坏死的恶性肿瘤发生气胸也有报道。发生机制可能是由于胸膜下转移瘤发生坏死形成支气管胸膜瘘所致,骨肉瘤患者发生气胸时应高度警惕肺转移。

5.胸腔积液

多为单侧的中到大量胸腔积液,肺内可见多发结节影,乳腺癌转移容易形成胸腔积液。

6.瘤周出血

比较典型的CT检查表现是结节周围出现磨玻璃样密度或边缘模糊的晕(晕轮征)。但晕轮征不具特异性,还可见于其他疾病,如侵袭性曲菌病、假丝酵母(念珠菌)病、Wegener肉芽肿、伴咯血的结核瘤、细支气管肺泡癌和淋巴瘤等。胸片上表现为边缘不规则的多发结节。血管肉瘤和绒癌的肺转移最易发生出血,可能因为新生血管壁脆弱而易破裂。

7.肿瘤栓塞

实性恶性肿瘤患者尸检中有2.4%～26%可在镜下见到瘤栓。瘤栓常较小,常位于小或中等肺动脉分支内。CT检查表现为周围亚段肺动脉分支多处局限性扩张、串珠样改变,并可见肺梗死所致的以胸膜为基底的楔形实变影,CT检查和肺动脉造影能发现主、叶或段肺动脉内的较大瘤栓。原发瘤常见于肝癌、乳腺癌、肾癌、胃癌、前列腺癌及绒癌。

8.支气管内膜转移

发生率低,肉眼可见的大气道内转移仅见于2%的病例。原发瘤常为肾癌、乳腺癌和结直肠癌。多表现为肺叶或一侧性肺不张,CT上可能见到圆形支气管内膜转移灶,但难与原发支气管癌相鉴别。支气管内膜转移的途径有:①通过吸入肿瘤细胞,淋巴或血行直接播散转移至支气管壁;②淋巴结或肺实质内的肿瘤细胞沿支气管树生长,并突破支气管壁形成腔内病变。

9.单发肺结节

无恶性肿瘤史的患者单发肺转移的发生率低(0.4%～9.0%)。有胸外恶性肿瘤史的患者发生单发肺结节时25%～46%为转移瘤。其中有头颈部癌、膀胱癌、乳腺癌、宫颈癌、胆管癌、食管癌、卵巢癌、前列腺癌及胃癌病史的患者出现单发肺结节时,为原发肺癌的概率远多于转移性病变;而黑素瘤、肉瘤和睾丸癌发生单发肺转移较原发肺癌多见。

10.瘤内血管扩张

CT上转移性肺结节内有时可见到扩张、扭曲的管状强化结构,为肿瘤血管,常见于肉瘤如蜂窝状软部肉瘤或平滑肌肉瘤。

11.良性肿瘤肺转移

肺外良性肿瘤发生肺内转移罕见,在组织学上仍为良性。常来源于子宫平滑肌瘤、葡萄胎、骨巨细胞瘤、成软骨细胞瘤、唾液腺多形性腺瘤和脑膜瘤,在放射学上难与恶性肿瘤肺转移相区分。与恶性肿瘤相比,良性肿瘤的转移性肺结节常常生长缓慢。

六、诊断与鉴别诊断

肺转移瘤的临床诊断主要依据原发肿瘤的病史及胸部影像学表现,而确诊仍需组织学检查及免疫组化。临床上肺转移瘤常需与下列疾病相鉴别。

(一)原发性肺癌

常无恶性肿瘤病史,病灶周围可有毛刺征,尤其为细毛刺和长短不一的毛刺、切迹和分叶,病灶临近胸膜时常有胸膜被牵拉,如发生癌性空洞,特点为洞壁比较厚,多偏心,内壁不规则,凹凸不平,也可有液平面,确诊需靠活检病理。

(二)结核球

常单发、空洞,多呈厚壁裂隙样,可见局限弧形、环形或弥漫性斑点状钙化。与肺门间常有索条状阴影相连,附近肺野有卫星灶。

(三)金黄色葡萄球菌肺炎

特点是起病急、临床症状重。高热为首要表现,可出现肺气囊、气液平面等。随访观察病情变化快。

(四)错构瘤

错构瘤是肺内常见的良性肿瘤,占所有肺结节的 8%,CT 检查多表现为边界清楚、光滑的圆形或类圆形软组织结节影,多无分叶及毛刺,特异性诊断指标为肿瘤内脂肪,约占 59%,其次为钙化,典型的爆米花样钙化。

(五)囊性支气管扩张

常咯血,病灶沿支气管分布,呈葡萄串样,表现较典型。

(六)肺霉菌病

无特征表现,与转移瘤鉴别较难,需结合临床病史或痰检确诊。当病变出现典型空气新月征时,病变已处于中晚期或吸收期。

七、肺部转移性肿瘤的治疗

同原发性肺癌相似,对于肺转移瘤也应当采取综合治疗的原则,即根据患者的机体状况、肿瘤的细胞学、病理学类型、侵及范围和发展趋向,采取多学科综合治疗模式。有计划、合理地应用手术、化疗、放疗和生物靶向等治疗手段,以期达到根治或最大限度控制肿瘤,提高治愈率,改善患者的生活质量,延长患者生存期的目的。目前肺转移瘤的治疗以手术治疗、放疗和药物治疗为主。

(一)放疗

肺转移瘤的放疗依据原发肿瘤的组织学分型、转移瘤的数量、位置等因素选取普通放疗、三维适形放疗(3D-CRT)与调强放疗技术(IMRT)及 y 刀等放疗方法。适应证及效果评价和原发性肺癌相似。

(二)肺转移瘤的药物治疗

同样包括化疗和分子靶向药物治疗(EGFR-TKI 治疗)。药物治疗应主要依据原发肿瘤的组织分型及免疫组化等结果,严格掌握临床适应证,并在相应专科医师的指导下施行。化疗应当充分考虑患者病期、体力状况、不良反应、生活质量及患者意愿,避免治疗过度或治疗不足。应当及时评估化疗疗效,密切监测及防治不良反应,并酌情调整药物和/或剂量。

(谢允海)

第四节 支气管类癌

一、概述

支气管类癌是一种低度恶性的来自支气管上皮的神经内分泌肿瘤,占肺原发肿瘤的1%～2%。支气管类癌可向周围组织浸润生长,并经淋巴和血液转移,是一种生长缓慢的恶性肿瘤。类癌分为典型和不典型类癌两种。典型类癌占所有类癌的90%,其恶性程度较低,仅5%左右发生转移。不典型类癌恶性程度较高,约60%可发生转移。男女发病率几乎相等,发病年龄高峰为45岁。

二、病理

支气管类癌好发于主支气管及其远端支气管和肺实质内,倾向发生于右肺。国外报道肺实质内10%～15%,国内报道达40%～50%,肿瘤直径1.2～4 cm,呈圆形,边界清楚,切面为棕褐、白色或黄色,质地韧。肿瘤为实性,结缔组织横穿瘤内,形成索样,使肿瘤形成小岛状。在结缔组织内有显著的淋巴、浆细胞浸润,偶尔形成小的生发滤泡。在一些瘤组织中,纤维化成分缺乏,而被具有丰富血管的基质替代,显示了肿瘤为神经内分泌瘤的特点。有些病例有灶性的腺样小囊泡,并有乳头状的结构存在。癌细胞有丰富的胞质及颗粒,颗粒内PAS弱阳性,对淀粉酶有抵抗作用。细胞核小,圆形,位于细胞中心。有时核偏移到周边,成戒指状,并有有丝分裂。肿瘤可侵入邻近的肺泡腔。免疫组化显示低分子角蛋白(CAM5.2)阳性。有时淀粉酶染色呈阳性。

超微结构显示细胞内有与胞膜连接的致密的圆形颗粒,225～950 μm,胞质内含有不同量的粗面内质网,偶有高尔基器及小的线粒体。细胞表面有短的微绒毛。研究证实类癌的癌细胞内含有神经分泌颗粒与Kulchitsky细胞结构相似,因此其可能来源于支气管黏膜上皮及腺体的嗜银细胞,属于胺前体摄取脱羧(APUD)细胞肿瘤。神经分泌颗粒具有内分泌功能,可分泌激素及生物活性物质,如5-羟色胺、组胺和促肾上腺皮质激素等20余种肽类激素,因此部分类癌患者伴有类癌综合征及库欣综合征等。

1972年,Arrigni按支气管类癌的超微结构研究,将其分为典型和不典型两类,不典型类癌仅占10%。不典型类癌既不同于类癌,又异于小细胞癌,其恶性程度介于类癌和小细胞癌之间。从组织发生学上,不典型类癌可向小细胞癌分化发展,故光镜下易误诊为小细胞癌。凡类癌镜下检查具有下列一项或几项特征,为不典型类癌:①肿瘤细胞有丝分裂增多;②癌细胞核呈不规则多形性,核大,胞质与胞核的比例失常;③部分区域癌细胞数量增多,排列不规则;④肿瘤内见到有坏死区。嗜铬蛋白A是鉴别不典型类癌与小细胞肺癌的一个重要标志。

支气管类癌还有一种罕见的亚型,即肺嗜酸性粒细胞性类癌。它是胞质具有嗜酸性颗粒的细胞梭组成的支气管肿瘤。但有一些特征性的内分泌症状,如腹泻、流泪及低血压等。鉴别诊断依靠病理。

三、临床表现

一般发病年龄较高,平均 56 岁左右,无明显性别差异。多数患者可无临床症状,仅在查体胸部 X 片发现,无典型的类癌综合征表现,且很多确诊患者出现肝转移。临床症状与肿瘤发生部位、大小有关。若肿瘤位于气管及主支气管,常因呼吸道不全梗阻而出现呼吸困难、气喘及喘鸣,常被误诊为哮喘;亦有表现为反复咳血丝痰或咯血,少数可出现大咯血,反复肺感染。少数类癌伴有类癌综合征及库欣综合征,前者主要表现为皮肤潮红、腹泻、哮喘、心动过速、心瓣膜病和燥皮病。

四、辅助检查

(一)实验室检查

具有类癌综合征的患者可测定血清素产物、24 小时尿 5-羟吲哚乙酸(5-H1AA)、尿 5-羟色胺(5-HT)、血小板 5-HT 及嗜铬粒蛋白 A,对诊断或术后的复发均有一定的意义。约 84% 类癌患者血液中的 5-羟色胺含量升高,但因活性胺在肿瘤和肝脏中迅速降解,故只有 18% 的类癌患者才表现出典型的类癌综合征。

(二)其他检查

1.X 线检查

周围型类癌胸部 X 线片缺乏特征性表现,常表现为肺圆形或类圆形孤立节结,直径 1.5~2 cm。密度均一、边缘清晰。位于支气管腔内的肿瘤,常引起远端肺组织阻塞性炎性。气管正侧位体层、气管分叉或支气管斜位体层可以清晰显示肿瘤的轮廓、位置。不典型类癌可出现边缘不清晰或毛糙,甚至出现浅分叶,偶有钙化,需与肺癌、结核球等相鉴别。

2.胸部 CT 检查

能更好地显示肿瘤的密度、大小、位置及其与周围组织的关系,有无纵隔淋巴结转移等。典型表现为肺内规则的软组织肿块影,边界清晰,分野明显,密度均匀,无毛刺,直径大小在 3~5 cm,CT 值平均为(35±7)U。肺门及纵隔淋巴结常无肿大。但也有报道经手术证实 10~20% 可出现区域淋巴结转移,尤其是直径>3 cm 的肿瘤,淋巴结转移更常见。

3.纤支镜检查

支气管镜检查可以显示瘤的部位,通过内镜活检提供病理诊断。因 Kulchitsky 细胞分布在支气管黏膜上皮的基底层,向腔内生长的肿瘤表面常覆盖有完整的支气管黏膜上皮,因此活检时仅能取到肿瘤的表浅组织,常不能获得类癌的阳性病理结果,确诊率仅为 50%。

五、诊断

类癌的诊断常较困难,主要依靠影像学检查及纤维支气管镜检查,病理活检可确诊。一般来说,类癌行嗜银染色镜检,80% 可明确诊断;电镜检查可见嗜银细胞,免疫组化神经特异性烯醇化酶(NSE)阳性可确诊。由于肺类癌缺乏典型的影像学特征,痰瘤细胞检查阳性率低,纤维支气管镜检查病理活检阳性率亦低,故当出现下述情况时,可作为诊断肺类癌的参考依据:①肺内单发边界清楚的类圆形肿块,经长时间追踪观察,病灶大小进展缓慢者;②当患者有咳嗽、胸痛、血痰并伴有类癌综合征及异位 ACTH 综合征,经拍片发现肺内占位性病灶者;③肺内孤立性病灶有浅分叶,不伴肺不张、阻塞性肺炎、胸腔积液及肺门淋巴结转移者;④尿中 5-羟吲哚醋酸测定值明显升高及 X 线检查可疑者。

六、治疗

目前已认为类癌为低度恶性的疾病,术后可复发,发生近、远处转移,因此对于支气管类癌应尽可能切除肿瘤,保存尽可能多的正常肺组织。位于主支气管、中间及叶支气管的肿瘤,如远端肺组织无明显不可逆的病变,可争取做袖状切除或支气管成形术,并清扫肺门转移的淋巴结。如远端肺组织因反复感染已为不可逆病变,需做肺叶或全肺切除术,术后 5 年生存率可达 90% 左右。不典型类癌预后较差,平均生存时间为 27 个月,患者往往死于远处转移类癌对放疗有一定的敏感性,因此术后也可以辅以放疗。化疗对类癌的治疗作用仍有争议,有文献报道,链佐星联合多柔比星可使肿瘤缩小 69%,但神经毒性严重影响患者生活质量。1998 年 Baretta 报道氟尿嘧啶、达卡巴嗪及表柔比星对神经内分泌瘤有一定疗效。可试用氟尿嘧啶 500 mg/m² 静脉滴注,第 1～5 天;以及链佐星 500 mg/m² 静脉滴注,第 1～5 天,每间隔 6～10 周为 1 个疗程。

类癌综合征患者由于激素等的分泌而产生一系列症状,甚至成为其死亡原因之一是因类癌的发展相对较其他恶性肿瘤缓慢,即使发生转移,5 年生存率仍可达 20%,因此如何减少胺的分泌,改善患者的生活质量和延长生存时间是临床研究的关注问题之一。WHO 研究证实类癌的原发肿瘤及转移灶普遍存在生长抑素受体,奥曲肽可能为生长抑素类似物,能抑制激素分泌和/或阻止肿瘤生长。奥曲肽的治疗方案为 150～300 μg/d,分 3 次皮下注射,约 70% 的患者有主观症状改善;如每天剂量达 1 500 g,似乎能抑制肿瘤生长,对转移类癌病灶亦有抑制作用。该药的治疗耐受性较好,仅注射部有疼痛、红斑及肿胀反应。部分患者有腹泻、脂肪泻、轻度高脂血症。如长期应用,促使胆囊活动能力降低,约 1% 患者可产生胆结石危险。有报道称,当奥曲肽控制类癌症状失败时,加用干扰素,对症状控制有帮助。

七、预后

支气管类癌相对于其他肺部肿瘤的预后相对较好,经适当的外科手术后,5 年生存率达 87%～92%,10 年达 77%～90%。

(谢允海)

第 八 章

消化系统肿瘤诊治

第一节 食 管 癌

食管癌指来源于食管上皮(包括黏膜下腺体上皮)的恶性肿瘤。临床上以进行性吞咽困难为其最典型的症状,手术切除仍是主要治疗方法,预后取决于诊断治疗时的分期。

一、流行病学

全世界每年约 40 万人死于食管癌,几乎所有国家及民族均有发病,我国是食管癌发病大国,占半数以上。食管癌的流行病学有以下几个特点。①地域性分布:不同的地区发病率差别巨大。我国北部是食管癌的高发地区,河南省发病率达 130/10 万;②男性多于女性:低发区平均为2:1,高发区约为 1.5:1;③年龄因素:食管癌的发病率随年龄增加而增加,35 岁以前极少患食管癌,50 岁后发病可占全部患者的 80% 以上;④种族差别:我国以新疆哈萨克族发病率最高,苗族最低。

二、病因学

食管癌的具体病因目前仍不清楚,但流行病学的研究表明,食管癌有高发区提示这些地区具有其发生的高危因素,如存在强致癌物、促癌物、缺乏一些食管癌的保护因素及该区域居民的遗传易感性等。吸烟与饮酒、亚硝胺类化合物、营养与微量元素、真菌感染、环境污染、遗传易感性等与其他肿瘤具有相似之处。

在食管癌的众多病因中,食管上皮的慢性物理损伤应引起重视。过烫、干硬、粗糙食物及进餐速度过快等是食管癌发病的重要危险因素之一。实验表明,70 ℃以上的烫食严重影响食管黏膜上皮细胞的增殖周期,并为细胞在有害代谢产物作用下产生癌变创造有利条件。

三、病理学

与其他肿瘤类似,食管癌的发生也常经历一个长期演变过程,是一个漫长的过程,但在吞咽梗阻等临床症状出现后,病情发展即明显加快。研究发现从重度不典型增生发展到原位癌,可能需要 5 年甚至更长的时间;而从原位癌进展到出现明显临床症状,X 线检查发现明显的食管黏膜中断、充盈缺损、管腔狭窄及溃疡等进展期癌,还需要 3~5 年的时间;而由进展期食管癌到最终

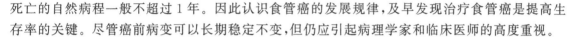

死亡的自然病程一般不超过1年。因此认识食管癌的发展规律,及早发现治疗食管癌是提高生存率的关键。尽管癌前病变可以长期稳定不变,但仍应引起病理学家和临床医师的高度重视。

(一)食管癌的癌前病变

1.Barrett食管及其不典型增生

正常食管下段鳞状上皮(粉红色)与胃黏膜柱状上皮(橘红色)交界形成齿状线。食管下端的鳞状上皮在长期反流性损伤及修复过程中逐渐化生为柱状上皮,称为Barrett食管。此时,齿状线形态变化,橘红色柱状上皮化生常向食管侧舌样或岛样伸展,也可在食管下段见孤立的橘红色柱状上皮化生岛。Barrett食管被公认为是食管腺癌的癌前病变,其患癌的危险性为正常人的40～120倍。在西方国家,近30年来食管腺癌的发病率迅速上升,目前已超过鳞癌,其演进过程可概括为长期胃食管反流→反流性食管炎→Barrett食管→不典型增生→原位癌→进展期腺癌。

2.食管鳞状上皮异型增生

对早期食管癌的研究发现,食管中存在着单纯增生→不典型增生→癌多点病变,且各点独立,呈现一连续病变过程,原位癌处于不典型增生的包围中。食管癌的周围组织也常见不同程度的不典型增生的鳞状上皮。

(二)食管癌的大体病理

1.早期食管癌

早期食管癌指原位癌(肿瘤局限于基底膜内)和无淋巴结转移的早期浸润癌(肿瘤局限于黏膜或黏膜下层),形态上大体分为4型。

(1)隐伏型:此为食管癌的最早期,食管黏膜仅有轻度充血或黏膜粗糙,内镜下不易辨认,需要特殊染色或内镜窄带光成像才能发现。

(2)糜烂型:黏膜可见浅的糜烂,形状大小不一,边界分界清楚,状如地图。原位癌与早期浸润癌约各占一半。

(3)斑块型:表面黏膜稍隆起,高低不平,病变范围大小不一,大约原位癌占1/3,早期浸润癌占2/3。

(4)乳头型:肿瘤呈乳头样向腔内突出,癌细胞分化较好,绝大多数是早期浸润癌,是早期癌最晚的类型。

2.中晚期食管癌的大体病理

(1)肿块型:此型肿瘤最常见,约占70%,肿瘤呈结节状或菜花状突出管腔,使管腔有不同程度的狭窄。

(2)溃疡型:约占20%,病变呈大小、形状不一的溃疡,边缘不光滑,呈堤坎状隆起,溃疡底部凹凸不平,常有坏死组织覆盖。

(3)缩窄型:约占10%,病变食管形成环状狭窄,表面粗糙不平,可有糜烂及结节,触之易出血,严重狭窄可致内镜无法通过。

(三)食管癌的组织病理

食管癌是来源于食管上皮包括黏膜下腺体上皮的恶性肿瘤,主要有以下3种组织学类型。

1.鳞状细胞癌

鳞状细胞癌(简称鳞癌),是来自食管鳞状上皮的实体肿瘤,在我国是最常见的组织类型,占90%～95%。镜检:分化好或较好,鳞癌镜下常见癌细胞呈不同程度的角化现象,形成癌株,也可见细胞间桥。

2.腺癌

在我国,食管原发腺癌仅占 7％,但在西方国家,腺癌与鳞癌的发病率相当。食管腺癌多来源于 Barrett 食管的柱状上皮,故食管腺癌大多数(约 80％)位于食管下段。

鳞状上皮下及黏膜下层中鳞癌广泛浸润,癌细胞异型性明显,呈巢团状,其中可见角化珠。

3.腺鳞癌

腺鳞癌指腺癌与鳞癌两种成分共存于一个瘤体内,但其中任意一成分必须占瘤体的 20％以上。否则只占瘤体成分＞80％的细胞类型而不能称为腺鳞癌。因鳞状细胞更易化生,腺鳞癌的生物学行为近似于腺癌。

(四)食管癌的扩散

食管癌常见的转移方式包括直接浸润、淋巴和血行转移。

1.直接浸润

肿瘤随病期进展可逐渐侵犯黏膜下、食管肌层及外膜,穿透食管壁后可累及邻近的器官和组织,还可沿食管长轴及周径蔓延。颈段食管癌可累及喉、气管等。胸段食管癌可累及气管、支气管、肺门、胸主动脉、奇静脉、胸导管、下肺静脉、心包、左心房、膈肌等。腹段食管癌可累及贲门、胃、肝脏、胰腺等。

2.淋巴转移

淋巴转移是食管癌的主要转移方式,手术标本约 40％可查到淋巴结转移。主要是沿食管纵轴向上或向下进行,上段者多向上,下段者多向下。向上转移可达纵隔和颈部,向下可至腹部。

3.血行转移

肿瘤经血行转移较淋巴转移的发生率低,但如果出现,提示为晚期食管癌征象,可转移至肺、胸膜、肝、脑、骨、肾和肾上腺等。

四、临床表现

患者症状的严重程度并不完全反映食管癌的病期,比如缩窄型食管癌很早就可出现吞咽困难症状,而溃疡型食管癌、腔内型食管癌可以在很晚才出现吞咽困难。

(一)早期症状

多数早期食管癌患者可无明显症状,常见的症状有:①进食时,尤其是大口进食或进干硬食物时,出现轻微的哽噎感;②胸骨后不适感,闷胀、疼痛或烧灼感;③吞咽异物感,进食时感觉到食管有异物存留,或进食食物挂在食管上不能咽下;④胸骨后疼痛,吞咽时胸骨后食管内刺痛或隐痛感。上述症状常常间歇出现,持续数年,但总体是缓慢、进行性加重。

(二)进展期症状

1.进行性吞咽困难

这是进展期食管癌最常见、最典型的临床表现,绝大多数(＞90％)的进展期食管癌患者出现此症状。特点为短时间(数月)内,患者呈现持续性、进行性加重的吞咽困难,即先咽下干硬食物困难,继之为半流质,最后连进食流质食物也困难,并伴有进食呕吐。值得注意的是,患者的吞咽困难可因肿瘤坏死脱落而一时缓解,也可因食物阻塞食管腔而突然加重到滴水不入。

2.吞咽疼痛

患者在吞咽困难的同时,可发生咽部、胸骨后、剑突下或上腹部的烧灼痛、刺痛或钝痛等,其

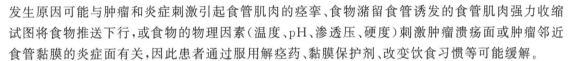

发生原因可能与肿瘤和炎症刺激引起食管肌肉的痉挛、食物潴留食管诱发的食管肌肉强力收缩试图将食物推送下行,或食物的物理因素(温度、pH、渗透压、硬度)刺激肿瘤溃疡面或肿瘤邻近食管黏膜的炎症面有关,因此患者通过服用解痉药、黏膜保护剂、改变饮食习惯等可能缓解。

3.食物反流

食物反流可在吞咽困难早期出现,但最多发生于吞咽困难明显时,原因为食管癌病变引起病理性唾液和食管黏液分泌增多,受食管梗阻所限而滞留于食管内并刺激食管发生逆蠕动而吐出。呕吐成分以黏液和泡沫为主,呈蛋清样,有时混入血迹或食物残渣,偶尔有脱落坏死的肿瘤组织。呕吐量可达每天数百毫升甚至数千毫升,如果在呕吐时发生误吸,可致呛咳和吸入性肺炎。

4.胸背疼痛

患者表现为胸骨后、背部持续性隐痛、钝痛、烧灼痛或沉重不适感,尤以溃疡性或髓质型伴有表面溃疡患者多见,为肿瘤溃疡面受刺激或肿瘤生长累及食管及周围感觉神经所致,如出现剧烈疼痛,或伴有呕血、发热者,多为肿瘤侵犯椎体或行将穿孔破溃的表现。

5.消瘦或体重下降

消瘦或体重下降也是食管癌的一个常见表现,食管癌患者的体重减轻较其他癌症患者更严重,因为食管癌直接影响患者进食,是由营养下降及肿瘤消耗双重原因所致。

五、检查

(一)内镜检查

只要患者没有内镜检查的禁忌,应首选内镜检查,尽早获得病理学依据。内镜是直视食管癌大体病理的最好方法,通过内镜可取组织活检,从而明确组织病理诊断,明显优于食管吞钡造影、CT 等影像学检查。

(二)食管吞钡造影

当患者不适宜行内镜检查时,可选用此方法。中晚期食管癌典型的 X 线表现为管腔狭窄、充盈缺损、龛影,病变段食管僵硬,蠕动中断,近端食管扩张。

(三)胸部 CT 检查

食管癌的 CT 表现为食管腔内软组织肿块,管壁增厚,管腔呈不规则或偏心性狭窄,并可显示纵隔淋巴结肿大以及有无肺部转移。通过注射造影剂以增强 CT 扫描,有助于判断食管癌对邻近脏器的侵犯情况,了解肿瘤分期,判断肿块能否切除,对合理制订食管癌的治疗方案有一定帮助。

六、食管癌的鉴别诊断

(一)早期食管癌的鉴别诊断

1.慢性咽炎

慢性咽炎为咽部黏膜、黏膜下组织的慢性炎症及淋巴滤泡增生,表现为咽部干燥、异物感、灼痛感等,常伴有咽喉部黏稠分泌物,急性发作时甚至可因咽部组织水肿引起吞咽困难,甚至呼吸困难。一般慢性咽炎症状病程时间长,不会随吞咽动作加重。咽喉镜检查可见咽部黏膜充血、肿胀及淋巴滤泡增生等。但有时仍需行内镜及黏膜染色活检以排除早期食管癌变。

2.癔症球

多见于青年女性,时有咽部球样异物感,无吞咽梗阻,症状受心理状态影响较大,内镜检查无器质性食管病变证据。

(二)中晚期食管癌的鉴别诊断

1.贲门失弛缓症

贲门失弛缓症是指由于食管下段肌层的神经节细胞变性、减少,妨碍了正常神经冲动的传递,而致食管下端贲门部不能松弛,且食管体部失去正常蠕动功能。贲门管的功能性狭窄常继发狭窄近端食管病理性扩张。本病多见于20~50岁的青壮年,主要症状为间歇性吞咽梗阻,呕吐食物无酸味,胸骨后饱胀不适,症状时轻时重,多数病程较长。发作常与精神紧张有关,过冷或过热的食物可使症状加重。诊断应先行内镜检查,可见食管扩张,贲门部闭合,但胃镜通过无阻力。然后再行食管吞钡造影,特征性表现为食管体部蠕动消失,食管下端及贲门部呈鸟嘴状,边缘整齐,上段食管常明显扩张。

2.食管良性肿瘤

食管良性肿瘤较少见,平滑肌瘤是最常见的食管良性肿瘤。其临床表现主要取决于肿瘤的部位和大小,可有不同程度的吞吐困难、呕吐、消瘦、咳嗽和胸骨后压迫感。内镜可见突向食管腔内的肿瘤,表面覆盖正常食管黏膜,发现时多为2~8 cm大小。超声内镜显示肿瘤起源于食管固有肌层。食管钡餐造影可见食管平滑肌瘤导致的钡剂充盈缺损。

3.食管良性狭窄

一般有吞服强酸、强碱史,或有长期反酸、胃灼热史,吞咽困难病史长,进展缓慢。内镜见食管腔内可有慢性炎症、瘢痕等改变,应行黏膜活检以排除癌变。食管钡餐造影呈食管狭窄、黏膜皱襞消失,管壁僵硬、光滑,管腔狭窄与正常食管逐渐过渡。

4.食管结核

食管结核比较少见,以食管周围淋巴结结核累及食管壁常见,患者可有进食哽噎及吞咽疼痛。患者发病年龄早于食管癌患者,钡餐造影呈食管腔狭窄、管壁僵硬、可有较大溃疡,但充盈缺损及黏膜破坏较轻。确诊需内镜取活检,抗酸染色明确诊断。

5.食管外压性狭窄

某些疾病如肺癌纵隔、肺门淋巴结转移、纵隔肿瘤、纵隔淋巴结增生以及先天性血管畸形等,均可压迫食管造成管腔狭窄,严重者引起吞咽困难症状,可误诊为食管癌。通过CT检查及胃镜检查,可以发现病变在食管腔外,尤其是腔内超声胃镜检查,可见受累部食管管壁结构完整,可排除食管癌诊断。对于异常走行的异位迷走血管,增强CT检查可明确血管发出部位、走行情况及与食管的关系。

七、治疗

(一)手术治疗

对 Tis 或 $T_{1\sim2}N_0$ 期的食管癌,手术切除能达到根治效果,应属首选治疗方法。随着外科、麻醉技术的不断发展,高位食管癌和高龄合并存疾病的食管癌手术切除比例增加,手术范围扩大,近年手术切除率已达90%以上,并发症发生率下降,病死率降至1%~3%。不幸的是,大部分患者在诊断时已进入中晚期,即使提高手术切除率,远期效果仍不令人满意。

1.治疗原则

食管癌的治疗方案,要依据癌的分期、位置、细胞类型、生物学特性和患者的全身情况,全面考虑确定。

2.手术类型

(1)根治性切除:主要适用于 0 期至部分Ⅲ期($T_3N_1M_0$)患者,对于某些虽局部外侵明显(T_{4a})但尚局限,如患者条件允许,应力争彻底切除肿瘤及其相应淋巴结,以达到根治目的。

(2)姑息性切除:是指癌已侵及邻近器官(T_{4b})并有区域淋巴结明显转移(N_1),或伴有主要脏器的功能障碍,难以施行根治性切除,亦应争取原发灶的姑息切除,以利术后应用综合治疗,延长生存时间。

(3)减症手术:一般用于邻近器官已有严重受侵、不能切除的病例,可按术中具体情况,采用食管胃反流手术、腔内置管术、胃或空肠造瘘术等减轻食管梗阻,改善营养状况,以利术后开展放化疗等综合治疗。

3.手术方法

(1)经左胸径路剖胸手术:常用切口有左后外侧切口、左腋下切口等。优点:①对胸中段及其以下的病变显露好,便于操作及切除病变;②便于胸、腹两腔操作、颈/胸不同高度的吻合重建,由于无肝脏阻挡,可从胸部切口经膈肌进行腹腔操作,包括对胃的游离及腹腔淋巴结,尤其是胃左血管旁淋巴结的清扫;③左腋下切口剖胸,具有不切除肋骨、损伤小、出血少、疼痛轻、开关胸时间短、术后恢复快等优点。但也有缺点,当病变位于主动脉弓右后方及上段食管癌时游离肿块困难,手术切除率低,且由于切开膈肌,术后肺部并发症多,患者肥胖或胸膜粘连时选择左腋下切口剖胸,切口显露不佳,不利于手术操作。左胸径路剖胸目前在我国用于绝大多数食管癌胸下段及大部分胸中段病变者。

(2)经上腹、右胸径路手术:常用切口有右腋下切口及右胸、腹正中、颈三切口。优点:因无主动脉弓遮挡,病变甚至食管全长及其周围组织显露良好,利于解剖游离;能对颈、胸、腹三野淋巴结进行彻底清扫,手术根治性好,更符合肿瘤切除原则;膈肌无切口,对呼吸功能干扰较少;吻合口在颈部,不污染胸腔,即使发生瘘,一般无致命危险,通过换药即能愈合。缺点:术后胃排空障碍发生率高,这与右胸胃易在幽门部成角有关;右胸、腹正中、颈部三切口手术创伤大,手术时间长,不适用于体质较差的患者;对于有上腹部手术史,腹腔粘连明显,门脉高压脾大者不宜用该切口。右胸径路剖胸适用于胸上段癌及部分胸中段癌。

(3)胸腹联合切口手术:兼有开胸、开腹的优点,暴露好,利于解剖与吻合。采用此切口能对腹腔某个脏器部分或全部切除。缺点:①本术式创伤大,影响患者呼吸功能,不利于患者术后恢复;②病变淋巴结位于主动脉弓水平以上时,手术解剖多为非直接操作,不符合外科原则,易造成出血;③在摘除上纵隔肿大淋巴结时有一定困难,无法达到彻底清扫的目的。本术式适用于食管胸中下段癌手术,特别是有腹、盆腔手术史,腹腔严重粘连,不能经腹完成手术者。

(4)食管内翻拔脱术。优点:①不开胸,不损伤膈肌,对心肺功能影响小;②手术简单,吻合在颈部,较安全;③创伤小,手术时间短,出血少,患者恢复快,可使过去被认为无手术指征的高龄及合并心肺等重要脏器疾病的胸上段食管癌患者获得手术机会。缺点:游离食管的非直视性使其存在胸内出血甚至大出血的可能;易损伤喉返神经,发生气管、支气管膜部撕裂伤等并发症;无法清扫纵隔淋巴结。该术式适用于早期(0~Ⅰ期)食管癌、颈段食管癌和下咽部癌,且无局部淋巴结转移。

(5)经膈肌裂孔食管癌切除术:目前已成为流行的姑息手术方式,在国外有很多医师将其作为食管癌的首选术式。优点:①保全膈肌的完整性。有利于咳嗽、排痰和呼吸功能恢复,预防术后肺部并发症和低氧血症发生;②膈裂孔较完整,减少或避免术后膈疝;③较好保留膈肌脚的

"弹簧夹"作用,可减少术后胃食管反流;④不经胸切除食管,手术创伤小,疼痛轻,术后患者恢复较快,并发症减少。缺点:非直视手术,不能切除食管周围组织及清扫淋巴结;术中及术后出血量大。

(二)放疗

1.术前放疗

术前给予适当剂量的放疗,目的是要使瘤体缩小,外侵的瘤组织退变软化,与相邻器官的癌性粘连转变为纤维性粘连而便于手术切除。对于术前检查病变位置较高、瘤体较大、外侵较多、估计手术切除困难的患者均可行术前放疗。至于放疗剂量,目前认为以 30～40 Gy 为好,手术时间一般以放疗后间隔 2～3 周为佳。

2.术后放疗

对术中发现癌组织已侵及邻近器官而不能彻底切除或术中发现食管旁纵隔有淋巴结行清扫可能不彻底者应行术后放疗。一般认为术后放疗可提高局部控制率,但在改善远期生存率上无意义,术后放疗不宜作为根治性食管鳞癌的辅助治疗手段。

3.单纯放疗

单纯放疗多用于颈段、胸上段食管癌,因手术难度大,手术并发症多,疗效常不满意,也可用于有手术禁忌证而病变不长,尚可耐受放疗者。

(三)化学治疗

1.术前化疗

对于预防和治疗肿瘤全身转移,化疗是目前唯一确切有效的方法。近年来,化疗已逐步成为食管癌综合治疗的重要组成部分。食管癌术前化疗的目的:首先是控制食管原发灶,使肿瘤体积缩小,临床分期降低,以利于手术切除;然后是提高对微小转移灶的控制,以减少术后复发和播散。

2.术后化疗

术后辅助性化疗又称保驾化疗,是指食管癌经根治性切除术后,为了进一步消灭体内可能存在的微小转移灶而加用的化疗。目前认为化疗时机越早越好,一般要求在术后 2 周内进行,最迟不超过 4 周。

放疗、手术、化疗三者联用,是目前治疗食管癌的流行趋势。目的是更彻底地治疗食管癌,以求得到更好的局部控制率、无病生存期和远期生存率。

(四)食管癌的微创治疗

1.内镜下黏膜切除术及剥离术

内镜下黏膜切除术(EMR)及内镜下黏膜剥离术(ESD)适合于 0～ⅠA 级黏膜内病灶的治疗,其 T 分期在术前依靠超声内镜明确肿瘤侵犯深度,术后病检再次确定其肿瘤分期,若发现癌症病变超过黏膜肌层时,应追加手术治疗。基于正确肿瘤分期基础上的这种微创治疗,其 5 年生存率可达 91.5%,与外科手术治疗肿瘤的效果相同。由于微创治疗保留了食管的结构,因此,从保护食管功能、减少术后并发症等方面优于传统外科手术。

2.内镜局部注射化疗药物

内镜局部注射化疗药物是一种微创的姑息治疗,内镜下对肿瘤注射化疗药物可提高肿瘤局部药物浓度,药物可以通过淋巴引流到相应淋巴结起治疗作用,全身毒副作用小。这种治疗方式常与放疗联合应用,具有放射增效作用。

3.食管支架置入

当患者失去手术机会,吞咽梗阻严重时,可通过内镜在狭窄的食管部位置入记忆合金支架,术后即可解除吞咽困难症状,改善生活质量,这种微创的症状姑息治疗对癌细胞没有杀伤作用,因此必须配合放疗及化疗。近年来,应用于临床的^{125}I离子支架,由于在支架表面覆有一层^{125}I,起到局部放疗作用,具有缓解吞咽梗阻和抑制肿瘤细胞的双重作用。

4.光动力学疗法

光动力学疗法是利用光敏剂对肿瘤组织特殊的亲和力,经激光或普通光源照射肿瘤组织后产生生物化学反应,即光敏效应,杀灭肿瘤细胞。食管癌的光动力治疗对晚期患者也只有姑息性疗效。

5.胸腔镜手术

1992年开始用于临床,国内许多医院亦相继开展。采用电视胸腔镜下食管癌切除,创伤小,可以清扫淋巴结,但手术操作时间较长,延长了单肺通气的时间。淋巴结清扫需要丰富的经验,术后是否能降低并发症的发生尚需证实,因而这一技术需要进一步研究,但需严格掌握适应证。

(牛丽元)

第二节 胃　癌

胃癌是指发生在胃上皮组织的恶性肿瘤,是消化道恶性肿瘤中最多见的一种类型。胃癌的发病率在不同国家,不同地区差异很大。日本、智利、芬兰等为高发国家,而美国、新西兰、澳大利亚等国家则发病较低,两者发病率可相差10倍以上。我国也属胃癌高发区,其中以西北地区最高,东北及内蒙古次之,华北华东又次之,中南及西南最低。胃癌是我国常见的恶性肿瘤之一,在我国其发病率居各类肿瘤的首位。胃癌的发生部位一般以胃窦部最多见,约占半数,其次为贲门区,胃体较少,广泛分布者更少。根据上海、北京等城市1 686例的统计,胃癌的好发部位依次为胃窦58％、贲门20％、胃体15％、全胃或大部分胃7％。

临床早期70％以上毫无症状,中晚期出现上腹部疼痛、消化道出血、穿孔、幽门梗阻、消瘦、乏力、代谢障碍以及癌肿扩散转移而引起的相应症状。胃癌可发生于任何年龄,但以40～60岁居多,男女发病率之比为(3.2～3.6)：1。其发病原因不明,可能与多种因素,如生活习惯、饮食种类、环境因素、遗传素质、精神因素等有关,也与慢性胃炎、胃息肉、胃黏膜异形增生和肠上皮化生、手术后残胃,以及长期幽门螺杆菌(Hp)感染等有一定的关系。由于胃癌在我国极为常见,危害性大,所以了解有关胃癌的基本知识对胃癌防治具有十分重要的意义。

胃癌是一种严重威胁人民生命健康的疾病,据统计每年约有17万人死于胃癌,几乎接近全部恶性肿瘤死亡人数的1/4,且每年还有2万以上新的胃癌患者产生,死亡率居恶性肿瘤之首位。胃癌具有起病隐匿的特点,早期多无症状或仅有轻微症状而漏诊。有些患者服用止痛药、抗溃疡药或饮食调节后疼痛减轻或缓解,因而往往被忽视而未做进一步检查。随着病情的进展,胃部症状渐转明显出现上腹部疼痛、食欲缺乏、消瘦、体重减轻和贫血等。后期常有癌肿转移、出现腹部肿块、左锁骨上淋巴结肿大、黑便、腹水及严重营养不良等。早期胃癌诊治的5年、10年生存率分别可达到95％和90％。因此,要十分警惕胃癌的早期症状,正确选择合理的检查方法,以提高早期胃癌检出率,避免延误诊治。

一、病因

随着多年来临床研究的进展,可以认为胃癌的发生可能是环境中某些致癌因素和抑癌作用的复杂作用,与胃黏膜组织损伤和修复的病理变化过程中相互作用,细胞受到致癌物的攻击,并受到人体营养状况、免疫状态以及精神因素等作用的影响,经过较长时间的发展过程而逐渐发展成癌。从有关研究胃癌的发病因素来看,胃癌的发病因素是复杂的,难以用单一的或简单的因素来解释,很可能是多种因素综合作用的结果。至今,胃癌的病因仍处于探索阶段,许多问题尚待进一步研究探讨。但通过大量的流行病学调查和实验研究,已积累了大量资料。根据这些资料证实,胃癌可能与多种因素如生活习惯、饮食种类、环境因素、遗传素质、精神因素等有关,也与慢性胃炎、胃息肉、胃黏膜异形增生和肠上皮化生、手术后残胃以及长期幽门螺杆菌(Hp)感染等有一定的关系,是以下因素相互作用的结果。

(一)饮食因素

胃是重要的消化器官,又是首先与食物长期接触的脏器。因此,在研究胃癌发病因素时首先注意到饮食因素。近年来,胃癌发达国家中的发病率明显下降趋势,多数国家死亡率下降达40%以上。分析这些国家发病率下降主要原因与饮食因素有关。其共同的特点是食物的贮藏、保存方法有明显的变化,减少了以往的烟熏等食物贮存,改变为冷冻保鲜贮存方法,食物的保鲜度有很大提高;盐的摄入量急剧而持久的下降,以及牛奶、奶制品、新鲜蔬菜、水果、肉类及鱼类的进食量有较显著的增加,减少了致癌性的多环烃类化合物的摄入。高浓度盐饮食能破坏胃黏膜保护层,有利于致癌物与胃黏膜直接接触。而牛奶及乳制品对胃黏膜有保护作用,水果新鲜蔬菜中的大量维生素 C 又能阻断胃内致癌亚硝胺的合成,由于饮食组成中减少了引起胃癌的危险因素,增加了保护因素,从而导致胃癌发病率的下降。葱、蒜等含藻类的食物对胃有保护作用,食大蒜后可使胃的泌酸功能增加,胃内亚硝酸盐的含量及霉菌或细菌的检出率均有明显下降。

(二)地理环境因素

世界各国对胃癌流行病学方面的调查表明,不同地区和种族的胃癌发病率存在明显差异。这些差异可能与遗传和环境因素有关。有些资料说明胃癌多发于高纬度地区,距离赤道越远的国家,胃癌的发病率越高。也有资料认为其发病与沿海因素有关。这里有不同饮食习惯的因素,也应考虑地球化学因素以及环境中存在致癌物质的可能。

全国胃癌综合考察流行病学组曾调查国内胃癌高发地区,如祁连山内流河系的河西走廊、黄河上游、长江下游、闽江口、木兰溪下游及太行山南段等地,发现除太行山南段为变质岩外,其余为火山岩、高泥炭,局部或其一侧有深大断层,水中 Ca/SO_4 比值小,而镍、硒和钻含量高。考察组还调查胃癌低发地区,如长江上游和珠江水系等地,发现该区为石灰岩地带,无深大断层,水中 Ca/SO_4 比值大,镍、硒和钻含量低。已知火山岩中含有 3,4-苯并芘,有的竟高达 5.4~6.1 $\mu g/kg$,泥炭中有机氮等亚硝胺前体含量较高,使胃黏膜易发生损伤。此外,硒和钻可引起胃损害,镍可促进 3,4-苯并芘的致癌作用。以上地理环境因素是否为形成国内这些胃癌高发地区的原因,值得进一步探索。

(三)社会经济因素

根据调查研究,发现胃癌的发生与社会经济状况有关,经济收入低的阶层死亡率高。我国胃癌综合考察结果表明,与进食霉菌粮呈正相关。

(四)胃部疾病因素

胃部疾病及全身健康状况大量调查表明,胃癌的发生与慢性萎缩性胃炎,尤其是伴有胃黏膜异型增生以及肠上皮化生者密切相关。且与胃溃疡、特别是经久不愈的溃疡有关。另外与胃息肉、胃部手术后、胃部细菌感染等有关。据报道,萎缩性胃炎的癌变率为6%~10%,胃溃疡的癌变率为1.96%,胃息肉的癌变率约为5%。还有报道称,恶性贫血的患者比一般患胃癌的机会要高5倍。

根据纤维胃镜检查所见的黏膜形态,慢性胃炎可以分为浅表性、萎缩性和肥厚性三种。现已公认萎缩性胃炎是胃癌的一种前期病变,尤与胃息肉或肠腺化生同时存在时可能性更大。浅表性胃炎可以治愈,但也有可能逐渐转变为萎缩性胃炎。肥厚性胃炎与胃癌发病的关系不大。萎缩性胃炎颇难治愈,其组织有再生趋向,有时形成息肉,有时发生癌变。长期随访追踪可发现萎缩性胃炎发生癌变者达10%左右。

关于胃溃疡能否癌变的问题,一直存在着不同意见的争论。不少人认为多数癌的发生与溃疡无关。但从临床或病理学的研究中可以看到,胃溃疡与胃癌的发生存有一定关系。国内报道胃溃疡的癌变率为5%~10%,尤其是胃溃疡病史较长和中年以上的患者并发癌变的机会较大,溃疡边缘部的黏膜上皮或腺体受胃液侵蚀而发生糜烂,在反复破坏和再生的慢性刺激下转化成癌。胃大部切除术后残胃癌的发病率远较一般人群中为高,近已受到临床工作者的重视。

任何胃良性肿瘤都有恶变可能。而上皮性的腺瘤或息肉的恶变机会更多。在直径大于2 cm的息肉中,癌的发生率增高。有材料报道经X线诊断为胃息肉的患者中,20%伴有某种恶性变;在胃息肉切除标本中,见14%的多发性息肉有恶变,9%的单发息肉有恶变,这说明一切经X线诊断为胃息肉的病例均不要轻易放过。

胃黏膜的肠上皮化生系指胃的固有黏膜上皮转变为小肠上皮细胞的现象,轻的仅在幽门部有少数肠上皮细胞,重的受侵范围广泛,黏膜全层变厚,甚至胃体部也有肠假绒毛形成。肠腺化生的病变可能代表有害物质刺激胃黏膜后所引起的不典型增生(又称间变)。如刺激持续存在,则化生状态也可继续存在;若能经过适当治疗,化生状态可以恢复正常或完全消失,因此轻度的胃黏膜肠腺化生不能视为一种癌前期病变。有时化生的肠腺上皮超过正常限度的增生变化,这种异形上皮的不典型增生发展严重时,如Ⅲ级间变,可以视为癌前期病变。

(五)精神神经因素

大量研究证明,受过重大创伤和生闷气者胃癌的发病率相对较高,迟缓、呆板、淡漠或急躁不安者危险性相对略低,而开朗、乐观、活泼者危险性最低。

(六)遗传因素

胃癌的发生与遗传有关,有着明显的家庭聚集现象。临床工作者都曾遇到一个家族中两个以上的成员患有胃癌的情况,这种好发胃癌的倾向虽然非常少见,但至少提示了有遗传因素的可能性。有资料报道胃癌患者的亲属中胃癌的发病率要比对照组高4倍。在遗传因素中,不少学者注意到血型的关系。有人统计,A型的胃癌发病率要比其他血型的人高20%。但也有一些报告认为不同血型者的胃癌发生率并无差异。近年来有人研究胃癌的发病与HLA的关系,尚待进一步做出结论。

(七)化学因素

与胃癌病因有关的因素中,化学因素占有重要地位,可能的化学致癌物主要是N-亚硝基化合物,其他还有多环芳香烃类化合物等。某些微量元素可影响机体某些代谢环节、影响机体生理

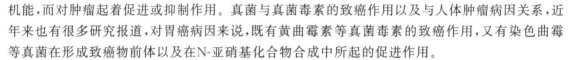

机能,而对肿瘤起着促进或抑制作用。真菌与真菌毒素的致癌作用以及与人体肿瘤病因关系,近年来也有很多研究报道,对胃癌病因来说,既有黄曲霉素等真菌毒素的致癌作用,又有染色曲霉等真菌在形成致癌物前体以及在N-亚硝基化合物合成中所起的促进作用。

1.N-亚硝基化合物

国内外大多数学者认为 N-亚硝基化合物可能是引起胃癌的主要化学致癌物。N-亚硝基化合物是亚硝酸盐与仲胺或仲酰胺反应形成的化合物。亚硝酸盐与仲胺反应形成的化合物为N-亚硝基胺(简称N-亚硝胺或亚硝胺),亚硝酸盐与仲酰胺反应形成的化合物为 N-亚硝基酰胺(简称 N-亚硝酸胺或亚硝酰胺),二者总称 N-亚硝基化合物,也称亚硝胺类化合物。其中-R 可为各种烷基、芳香基或功能团。因-R 结构的不同,N-亚硝基化合物可以有多种。目前已在动物实验中做过实验的 N-亚硝基化合物有 300 多种,其中确有致癌性的占 75%,是当今公认环境中最重要的致癌物之一,对胃癌的病因可能有重要作用。

N-亚硝基胺经活化致癌,N-亚硝基酰胺直接致癌,N-亚硝基胺不具活性,在机体中可经代谢活化。它只能在代谢活跃的组织中致癌。N-亚硝基酰胺不需活化即可致癌。它在生理 pH 的条件下不稳定,分解后产生与 N-亚硝基胺经活化产生相同的中间体而具致癌性。N-亚硝基酰胺可以任意分布在所有组织中,并以相等程度分布,因此能在许多不同的器官中引起肿瘤。其致癌剂量远远小于芳香胺及偶氮染料。如给大鼠 N-二乙基亚硝基胺每天少于0.1 mg/kg,即可出现食管癌及鼻腔癌。不少N-亚硝基化合物只要大剂量一次攻击即可致癌。而且无论是口服、静脉注射、肌内注射、皮下注射或局部涂抹,都可引起器官或组织癌变。已发现 N-亚硝基化合物都有致癌性,致癌的器官很多,其中包括胃、肝、肺、肾、食管、喉头、膀胱、鼻腔、舌、卵巢、睾丸、气管、神经系统、皮肤等。

不同化学结构的 N-亚硝基化合物有特异的合物,若 $R_1 = R_2$,除少数例外,一般都引起肝癌。若$R_1 \neq R_2$,特别是一个-R 为甲基,易引起胃癌、食管不同器官组织有可以激活某种 N-亚硝基化合的酶存在以及与不同结构的 N-亚硝基化合物在机体内的代谢途径有关。

许多 N-亚硝基化合物既能溶于水又能溶于脂肪,因此它们在机体内活动范围广,致癌范围也广,并且能与其他癌物产生协同作用。

N-亚硝基化合物除有上述致癌特点外,N-亚硝基化合物及其前体在空气、土壤、水、植物及多种饮食中广泛存在,并且还可以在机体内合成。因此其致癌作用较为重要,是目前公认的可以引起人类癌症最重要的一类化合物。

2.多环芳香烃(Polycyclic Aromatic Hydrocarbons,PAH)

分子中含有两个或两个以上苯环结构的化合物,是最早被认识的化学致癌物。早在 1775 年英国外科医师 Pott 就提出打扫烟囱的童工,成年后多发阴囊癌,其原因就是燃煤烟尘颗粒穿过衣服擦入阴囊皮肤所致,实际上就是煤炭中的多环芳香烃所致。多环芳香烃也是最早在动物实验中获得成功的化学致癌物。在 20 世纪 50 年代以前多环芳香烃曾被认为是最主要的致癌因素,20 世纪 50 年代后各种不同类型的致癌物中之一类。但从总的来说,它在致癌物中仍然有很重要的地位,因为至今它仍然是数量最多的一类致癌物,而且分布极广。空气、土壤、水体及植物中都有其存在,甚至在深达地层下 50 m 的石灰石中也分离出了 3,4-苯并芘。在自然界,它主要存在于煤、石油、焦油和沥青中。它也可以由含碳氢元素的化合物不完全燃烧产生。汽车、飞机及各种机动车辆所排出的废气中和香烟的烟雾中均含有多种致癌性多环芳香烃。露天焚烧(失火、烧荒)可以产生多种多环芳香烃致癌物。烟熏、烘烤及焙焦的食品均可受到多环芳香烃的污

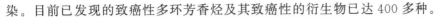

染。目前已发现的致癌性多环芳香烃及其致癌性的衍生物已达400多种。

3.霉菌毒素

通过流地病学调查,发现我国胃癌高发区粮食及食品的真菌污染相当严重。高发区慢性胃病患者空腹胃液真菌的检出率也明显高于胃癌低发区。在胃内检出的优势产生真菌中杂色曲霉占第一位,并与胃内亚硝酸盐含量及慢性胃炎病变的严重程度呈正相关。

4.微量元素

人或其他生物体内存在着几十种化学元素,有些是生命活动中必需的物质基础。它们在生物体内分布不是均一的。在各个器官、组织或体液中的含量虽因不同情况个体间有差异,但平均正常值基本处于同一水平。正常情况下,生物体一般是量出为入,缺则取之,多则排之,只有在病态时,某些元素在生物体内的含量或分布可能出现不同程度的变化。这种变化可能是致癌的原因,也可能是病理变化的结果。近年临床及动物实验证明,肿瘤的发生和发展过程中伴有体内某些元素的代谢异常。例如,某些恶性肿瘤患者血液中铜含量升高、锌含量降低及体内硒缺乏等。一些恶性肿瘤患者体内某些元素代谢的异常可能是致癌的因素,也可能是继发的结果。国际癌症研究机构的一个工作小组通过对实验性和流行病学资料的研究,建议将所有致癌化学物质分为三类:第一类包括23种物质和7种产品,它们对人体致癌性已肯定,其中有微量元素砷、铬及其化合物;第二类包括对人体可能具有致癌危险的物质,如微量元素镍、铍、镉等金属;铝的致癌结论不一,被列为第三类。另外,在动物致癌或致突变试验中,发现其他微量元素如钴、铁、锰、铅、钛和锌等的化合物也有致癌或促癌或致突变的作用。

二、扩散转移

(一)直接播散

直接播散是胃癌扩散的主要方式之一。浸润型胃癌可沿黏膜或浆膜直接向胃壁内、食管或十二指肠扩展。癌肿一旦侵及浆膜,即容易向周围邻近器官或组织如肝、胰、脾、横结肠、空肠、膈肌、大网膜及腹壁等浸润。癌细胞脱落时也可种植于腹腔、盆腔、卵巢与直肠膀胱陷窝等处。

(二)淋巴结转移

淋巴结转移占胃癌转移的70%,胃下部癌肿常转移至幽门下、胃下及腹腔动脉旁等淋巴结,而上部癌肿常转移至胰旁、贲门旁、胃上等淋巴结。晚期癌可能转移至主动脉周围及膈上淋巴结。由于腹腔淋巴结与胸导管直接交通,故可转移至左锁骨上淋巴结。

(三)血行转移

部分患者外周血中可发现癌细胞,可通过门静脉转移至肝脏,并可达肺、骨、肾、脑、脑膜、脾、皮肤等处。

(四)种植转移

当胃癌侵至浆膜外后,癌细胞可自浆膜面脱落,种植于腹膜及其他脏器的浆膜面,形成多数转移性结节,此种情况多见于黏液癌,具有诊断意义的是直肠前陷凹的腹膜种植转移,可经直肠指检摸到肿块。

(五)卵巢转移

胃癌有易向卵巢转移的特点,目前原因不明,临床上因卵巢肿瘤做手术切除,病理检查发现为胃癌转移者,比较多见,此种转移瘤又名Krukenberg瘤。其转移途径除种植外,也可能是经血行或淋巴逆流所致。

三、临床表现

(一)症状

1.早期胃癌

70％以上无明显症状,随着病情的发展,可逐渐出现非特异性的、类同于胃炎或胃溃疡的症状,包括上腹部饱胀不适或隐痛、泛酸、嗳气、恶心,偶有呕吐、食欲减退、消化不良、黑便等。日本有一组查检检出的早期胃癌,60％左右的病例并无任何主诉。国内 93 例早期胃癌分析中 85％的患者有一种或一种以上的主诉,如胃病史,上腹痛,反酸,嗳气,黑便。

2.进展期胃癌也称中晚期肺癌

症状见胃区疼痛,常为咬啮性,与进食无明显关系,也有类似消化性溃疡疼痛,进食后可以缓解。上腹部饱胀感、沉重感、厌食、腹痛、恶心、呕吐、腹泻、消瘦、贫血、水肿、发热等。贲门癌主要表现为剑突下不适,疼痛或胸骨后疼痛,伴进食梗阻感或吞咽困难;胃底及贲门下区癌常无明显症状,直至肿瘤巨大而发生坏死溃破引起上消化道出血时才引起注意,或因肿瘤浸润延伸到贲门口引起吞咽困难后予以重视;胃体部癌以膨胀型较多见,疼痛不适出现较晚;胃窦小弯侧以溃疡型癌最多见,故上腹部疼痛的症状出现较早,当肿瘤延及幽门口时,则可引起恶心、呕吐等幽门梗阻症状。癌肿扩散转移可引起腹水、肝大、黄疸及肺、脑、心、前列腺、卵巢、骨髓等的转移而出现相应症状。

(二)体征

绝大多数胃癌患者无明显体征,部分患者有上腹部轻度压痛。位于幽门窦或胃体的进展期胃癌有时可扪及肿块,肿块常呈结节状,质硬。当肿瘤向邻近脏器或组织浸润时,肿块常固定而不能推动,提示手术切除之可能性较小。在女性患者中,于中下腹扪及可推动的肿块时,常提示为 Krukenberg 瘤可能。当胃癌发生肝转移时,有时能在肿大的肝脏中触及结节块状物。当肝十二指肠韧带、胰十二指肠后淋巴结转移或原发灶直接浸润压迫胆总管时,可以发生梗阻性黄疸。有幽门梗阻者上腹部可见扩张的胃型,并可闻及震水声。胃癌通过圆韧带转移至脐部时在脐孔处可扪及质硬的结节;通过胸导管转移可出现左锁骨上淋巴结肿大。晚期胃癌有盆腔种植时,直肠指检于膀胱(子宫)直肠窝内可扪及结节。有腹膜转移时可出现腹水。小肠或系膜转移使肠腔缩窄可导致部分或完全性肠梗阻。癌肿穿孔导致弥漫性腹膜炎时出现腹壁板样僵硬、腹部压痛等腹膜刺激症状,亦可浸润邻近腔道脏器而形成内瘘。如胃结肠瘘者食后即排出不消化食物。凡此种种症状和体征,大多提示肿瘤已属晚期,往往已丧失了治愈机会。

(三)常见并发症临床表现

当并发消化道出血,可出现头晕、心悸、柏油样大便、呕吐咖啡色物;胃癌腹腔转移使胆总管受压时,可出现黄疸,大便陶土色;合并幽门梗阻,可出现呕吐,上腹部见扩张的胃型、闻及震水声;癌肿穿孔致弥漫性腹膜炎,可出现腹肌板样僵硬、腹部压痛等腹膜刺激征;形成胃肠瘘管,见排出不消化食物。

四、检查与诊断

对于胃癌的检查和诊断,化验仅仅是一种辅助手段。虽然各种生化指标有着各自的临床意义,但还必须结合胃癌的其他特殊检查,如 X 线钡餐检查、内镜检查、组织活检以及病史、体征等,综合分析才能得出正确的诊断结果。千万不要在没有细胞病理学诊断依据时,只见到某项指标轻度改变,就判断为胃癌,造成患者不必要的心理负担。

胃癌的检查方法比较多,一般首选内镜检查,其次是 X 线气钡双重对比造影检查。而 B 超和 CT 只用做胃癌转移病灶的检查。内镜和 X 线检查相比较各有所长,可以互为补充,提高胃癌诊断的准确率。内镜检查准确率高,能够发现许多早期胃癌,可以澄清 X 线检查的可疑发现,但对于浸润型进展期胃癌,由于病变主要在胃壁内浸润扩展,胃黏膜的改变不明显,不如 X 线钡餐检查准确。

(一)化验检查

胃癌主要化验检查如下。

1.粪便潜血试验

粪便潜血试验是指在消化道出血量很少时,肉眼不能见到粪便中带血,而通过实验室方法能检测出粪便中是否有血的一种化验。正常参考值为阴性。粪便潜血试验对消化道出血的诊断有重要价值,现常作为消化道恶性肿瘤早期诊断的一个筛选指标。在患胃癌时,往往粪便潜血试验持续呈阳性,而消化道溃疡性出血时,间断呈阳性。因此,此试验可作为良、恶性疾病的一种鉴别诊断方法。但值得注意的是,潜血阳性还见于钩虫病、肠结核、溃疡性结肠炎、结肠息肉等疾病。另外,摄入大量维生素 C 以及可引起胃肠出血的药物,如阿司匹林、皮质类固醇、非甾体抗炎药,也可造成化学法潜血试验假阳性。

2.血清肿瘤标志物的检查

(1)癌胚抗原:CEA 最初发现于结肠癌及正常胎儿消化道内皮细胞中。血清 CEA 升高,常见于消化道癌症,也可见于其他系统疾病;此外,吸烟对血清中 CEA 的水平也有影响。因此,其单独应用于诊断的特异性和准确性不高,常与其他肿瘤标志物的检测联合应用。正常参考值血清 CEA 低于 5 ng/mL(纳克/毫升)。血清 CEA 升高可见于胃癌患者中,阳性率约为 35%。因其特异性不高,常与癌抗原 CA19-9 一起联检,用于鉴别胃的良、恶性肿瘤。可用于对病情的监测。一般情况下,病情好转时血清 CEA 浓度下降,病情恶化时升高。术前测定血中 CEA 水平,可帮助判断胃癌患者的预后。胃癌患者术前血清 CEA 浓度高于 5 ng/mL,与低于 5 ng/mL 患者相比,其术后生存率要差。对于术前 CEA 浓度高的患者,术后 CEA 水平监测还可作为早期预测肿瘤复发和化疗反应的指标。

(2)癌抗原:CA19-9 是一种与胰腺癌、胆囊癌、结肠癌和胃癌等相关的肿瘤标志物,又称胃肠道相关癌抗原。正常参考值血清 CA19-9 低于 37 U/mL(单位/毫升)。CA19-9 常与 CEA 一起用于鉴别胃的良、恶性肿瘤。部分胃癌患者血清 CA19-9 会升高,其阳性率约为 55%。可用于判断疗效。术后血清 CA19-9 降至正常范围者,说明手术疗效好;姑息手术者及有癌组织残留者术后测定值亦下降,但未达正常。术后复发者血清 CA19-9 的值一般会再次升高。因此测定血清 CA19-9 对胃癌病情监测有积极意义,可作为判断胃癌疗效和复发的参考指标。

3.血沉

血沉的全称为"红细胞沉降率",是指红细胞在一定条件下的沉降速度,它可帮助判断某些疾病发展和预后。一般来说,凡体内有感染或组织坏死,抑或疾病向不良性进展,血沉会加快。所以,血沉快并不特指某个疾病。正常参考值(魏氏法)为:男 0~15 mm/h;女 0~20 mm/h。约有 2/3 的胃癌患者血沉会加快。因此,血沉可作为胃癌诊断中的辅助指标。

(二)内镜检查

纤维胃镜和电子胃镜的发明和应用,是胃部疾病诊断方法的一个划时代的进步,与 X 线检查共同成为胃癌早期诊断的最有效方法,胃镜除了能明确诊断疾病外,还可为某些病症提供良好的治疗方法。内镜检查是利用光纤的特性,光线可在光纤内前进而不会流失,且光纤可随意弯曲,将光线送到消化道内,再将反射出的影像送出,供医师诊断。胃癌依其侵犯范围与程度在内视镜上有许多不同的变化,有经验的医师根据病灶是靠外观形状变化作出诊断,区别是良、恶性的病灶,必要时可立即采用活检工具直接取得,做病理化验。

根据临床经验,可把高发病年龄段(30 岁以上)并有下列情况者列入检查对象或定期复查胃镜:近期有上腹隐痛不适,食欲缺乏,特别是直系亲属中有明确胃癌病史者;有明确的消化性溃疡,但腹痛规律消失或溃疡治疗效果不明显者;萎缩性胃炎特别是有中度以上腺上皮化生或不典型增生者;胃息肉病史者,或曾因各种原因做胃大部切除术后达 5 年以上者;原因不明的消瘦、食欲缺乏、贫血等,特别是有呕血、大便潜血试验持续阳性超过 2 周者。

但许多人害怕做胃镜检查,一般在检查前要向咽部喷射 2～3 次局麻药物(利多卡因),以减轻检查时咽部的反应。在检查时为了将胃腔充盈使黏膜显示清楚,往往要向胃内注气,患者可能会有轻度腹胀,但很快就会消失。检查结束后有的人可能会有咽部不适感或轻微疼痛,几小时后就会消失。极少数可能引起下列并发症:①吸入性肺炎,咽部麻醉后口内分泌物或返流的胃内液体流入气管所致。②穿孔,可能因食管和胃原有畸形或病变、狭窄、憩室等在检查前未被发现而导致穿孔。③出血,原有病变如癌肿或凝血机制障碍在行活检后有可能引起出血,大的胃息肉摘除后其残端可能出血。④麻醉药物过敏,大多选用利多卡因麻醉,罕见有过敏者。⑤心脏病患者可出现短暂的心律失常,ST-T 改变等。有的由于紧张可使血压升高,心率加快。必要时可服以镇静剂,一般检查都可顺利进行。

胃镜检查有以下禁忌证:①严重休克者。②重度心脏病者。③严重呼吸功能障碍。④严重的食管、贲门梗阻;脊柱或纵隔严重畸形。⑤可疑胃穿孔者。⑥精神不正常,不能配合检查者。

胃镜检查方法有其独特的优越性,一方面可以发现其他检查方法不能确诊的早期胃癌,确定胃癌的肉眼类型,还可追踪观察胃癌前期状态和病变,又能鉴别良性与恶性溃疡。胃镜还可以进行自动化的胃内形色摄影和录像、电影等动态观察,并可保存记录。其突出的优点如下:①直接观察胃内情况,一目了然为最大特点,比较小的胃癌也能发现,还能在放大情况下观察。②胃镜除了直接观察判断肿瘤的大小和形状外,还能取小块胃黏膜组织做病理检查确定是否是肿瘤以及肿瘤的类型。并可通过胃镜取胃液行胃黏膜脱落细胞学检查,以发现胃癌细胞。③胃镜采用数千束光导纤维,镜体细而柔软,采用冷光源,灯光无任何热作用,对胃黏膜无损伤。④胃镜弯曲度极大,视野广阔而且清楚,几乎无盲区,能够仔细观察胃内每一处的情况,因此,是目前各种检查手段中确诊率最高的一种。⑤检查的同时可行治疗,胃镜检查时可喷止血药物止血,还能在胃镜下用微波、激光、电凝等方法切除胃息肉及微小胃癌,避免开腹手术之苦。

(三)X 线钡餐检查

钡餐检查是诊断胃癌的主要方法,阳性率可达 90%以上,可以观察胃的形态和黏膜的变化、蠕动障碍、排空时间等。肿块型癌主要表现为突向胃腔的不规则充盈缺损。溃疡型胃癌主要表现为位于胃轮廓内的龛影,溃疡直径通常大于 2.5 cm,外围并见新月形暗影,边缘不齐,附近黏膜皱襞粗乱、中断或消失。浸润型癌主要表现为胃壁僵硬、黏膜皱襞蠕动消失,胃腔缩窄而不光滑,钡剂排出快。如整个胃受累则呈"革袋状胃"。近年来由于 X 线检查方法改进,使用双重摄影法等,可以观察到黏膜皱襞间隙所存在的微细变化,因而能够发现多数的早期胃癌。早期胃癌的 X 线表现,有以下几种类型。

1.隆起型

隆起型可见到小的穿凿性影和息肉样充盈缺损像,有时还能看到带蒂肿瘤的蒂。凡隆起的直径在 2 cm 以上,充盈缺损的外形不整齐,黏膜面呈不规则的颗粒状,或在突起的黏膜表面中央有类似溃疡的凹陷区,均应考虑为癌。

2.平坦型

平坦型黏膜表面不规则和粗糙,边缘不规则,凹凸不平呈结节状,出现大小、形状、轮廓与分布皆不规则的斑点。此型甚易漏诊,且须注意与正常的胃小区及增殖的胃黏膜相区别。

3.凹陷型

凹陷型常须与良性溃疡鉴别,癌溃疡的龛影形状不规则,凹陷的边缘有很浅的黏膜破坏区,此黏膜破坏区可能很宽,也可能较窄,包围于溃疡的周围。

(四)超声检查

由于超声检查可清楚地显示胃壁的层次和结构,近年来被用于胃部病变的检测和分期已逐渐增多。特别是内镜超声的发展,并因其在鉴别早期胃癌和进展期胃癌及判断胃周淋巴结累及情况等方面的优点,使胃癌超声检查更受到重视。

1.经腹 B 超检查

胃 B 超检查通常采用常规空腹检查和充液检查两种方法。受检查者在空腹时行常规检查以了解胃内情况和腹内其他脏器的情况,胃内充液超声检查方法,可检测胃内息肉、胃壁浸润和黏膜下病变,特别适合于胃硬癌检查。

(1)贲门癌声像图特征:在肝超声窗后方,可见贲门壁增厚,呈低回声或等回声,挤压内腔;横切面可见一侧壁增厚致使中心腔强回声偏移;饮水后可见贲门壁呈块状、结节蕈伞状、条带状增厚,并向腔内隆起,黏膜层不平整或增粗。肿瘤侵及管壁全周,则可见前后壁增厚,内腔狭窄,横断切面呈靶环征。超声对贲门癌的显示率可达 90.4%。

(2)胃癌声像图特征:在 X 线和内镜的提示下,除平坦型早期黏膜癌以外,超声一般可显示出胃癌病灶。其特征为:胃壁不同程度增厚,自黏膜层向腔内隆起;肿瘤病灶形态不规整,局限型与周围正常胃壁分界清晰,浸润型病变较广泛,晚期胃癌呈假肾征,胃充盈后呈面包圈征;肿瘤呈低回声或等回声,较大的肿瘤回声可增强不均;肿瘤局部黏膜模糊、不平整、胃壁层次结构不规则、不清晰或消失;胃壁蠕动减缓或消失,为局部僵硬之表现;合并溃疡则可见肿瘤表面回声增粗增强,呈火山口样凹陷。

肝和淋巴结转移的诊断:胃癌肝转移的典型声像图为"牛眼征"或"同心圆"结构,为多发圆形或类圆形,边界较清晰,周围有一较宽的晕带,约占半数;其余半数为类圆形强回声或低回声多灶结节。超声对上腹部淋巴结的显示率与部位、大小有关。在良好的显示条件下,超声能显示贲门旁、小弯侧、幽门上、肝动脉、腹腔动脉、脾门、脾动脉、肝十二指韧带、胰后、腹主动脉周围淋巴结。大小达 0.7 cm 一般能得以显示。转移淋巴结多呈低回声,边界较清晰,呈单发或多发融合状。较大的淋巴结可呈不规则形,内部见强而不均匀的回声多为转移淋巴结内变性、坏死的表现。

2.超声内镜检查(EUS)

超声内镜可清晰地显示胃癌的五层结构,根据肿瘤在各层中的位置和回声类型,可估价胃癌的浸润深度,另外对诊断器官周围区域性淋巴结转移有重要意义。近年来国外广泛开展的早期胃癌非手术治疗,如腹腔镜治疗、内镜治疗等,都较重视 EUS 检查的结果。

早期胃癌的声像图因不同类型而异,平坦型癌黏膜增厚,呈低回声区、凹陷型癌黏膜层有部分缺损,可侵及黏膜下层。进展期胃癌的声像图有如下表现:大面积局限性增厚伴中央区凹陷,第一、二、三层回声带消失,见于溃疡型癌;胃壁增厚及肌层不规则低回声带,见于硬性癌;黏膜下层为低回声带的肿瘤所遮断,见于侵及深层的进展型癌;清楚的腔外圆形强回声团块,可能为转移的淋巴结,或在胃壁周围发现光滑的圆形成卵圆形结构,且内部回声较周围组织为低,则认为是转移性淋巴结;第四、五层回声带辨认不清,常为腔外组织受侵。超声内镜对判断临床分期有一定帮助,但不能区别肿瘤周围的炎症浸润及肿瘤浸润,更不能判断是否有远处转移。

(五)CT检查

由于早期胃癌局限于胃黏膜层和黏膜下层,通常较小,而且与胃壁密度差别不大,所以,CT对早期胃癌的诊断受到一定的限制,故不作为胃癌诊断的首选方法。CT对中晚期胃癌的肿块常能发现,并能确定浸润范围,弥补了胃镜和钡餐检查的不足。其特点是:对胃癌的浸润深度和范围能明确了解;确定是否侵及邻近器官和有无附近大的淋巴结转移;确定有无肝、肺、脑等处转移;显示胃外肿物压迫胃的情况。CT检查结果可为临床分期提供依据,结合胃镜或钡餐检查对确定手术方案有参考价值。

五、治疗

胃癌是我国最常见的恶性肿瘤,治疗方法主要有手术治疗,放射治疗、化疗和中医药治疗。虽然胃癌治疗至今仍以手术为主,但由于诊断水平的限制,我国早期胃癌占其手术治疗总数平均仅10%左右,早期胃癌单纯手术治愈率只有20%～40%,术后2年内有50%～60%发生转移;3/4患者就诊时已属进展期胃癌,一部分失去手术治疗机会,一部分患者即使能够接受手术做根治性切除,其术后5年生存率仅30%～40%。因此,对失去手术切除机会、术后复发或转移患者应选择以下内科治疗。

(一)化疗

1.术后化疗

胃癌根治术后患者的5年生存率不高,为提高生存率,理论上术后应对患者进行辅助治疗。但长期以来,临床研究并未证实辅助治疗能够延长胃癌患者的生存期(OS)。针对1992年以前公布的辅助化疗随机临床研究进行的荟萃分析也显示,辅助化疗并不能延长患者的生存期。综观以往试验,由于入组的患者数相对较少、使用的化疗方案不强、试验组和对照组患者的选择有偏倚等因素,可能影响了研究的准确性。而西方国家最近完成的研究中,除少数认为术后辅助化疗比单纯手术有临近统计学意义的延长患者的生存期外,绝大多数研究的结论仍然是辅助化疗不能显著延长患者的生存期。在美国INT 0116的Ⅲ期临床研究中,556例胃癌或胃食道腺癌患者,被随机分为根治性手术后接受氟尿嘧啶(5-FU)联合亚叶酸钙(LV)加放疗的辅助治疗组和仅接受根治性手术的对照组,结果显示,术后辅助放化疗组的中位生存期为36个月,明显长于对照组(27个月,$P=0.005$);术后辅助放化疗组的无病生存期(DFS)为30个月,也明显长于对照组(19个月,$P<0.001$)。因此,美国把辅助放化疗推荐为胃癌根治术后的标准治疗方案。但是,国内外不少学者对此研究的结论持有疑义,认为胃癌术后的局部复发与手术的方式、切除的范围以及手术的技巧关系密切。此研究的设计要求所有患者行D_2手术,但试验中仅10%的患者接受了D_2手术,因此,术后放化疗中的放疗对仅接受D_0或D_1手术的患者获益更大,而对接受D_2手术者的获益可能较小。所以,学者们认为,INT0116研究仅能证明术后放化疗对接受D_0或D_1

手术的患者有益。在英国的MAGIC试验中,有68%的患者接受了 D_2 手术,结果显示,接受围手术期放化疗患者的 5 年生存率为 36%,仍然明显高于单纯手术组患者的 23%($P<0.001$)。目前,无论是东方还是西方国家的学者均普遍认同单纯手术并非是可切除胃癌的标准治疗,但术后是否行辅助治疗,仍建议按照美国国家癌症综合网(NCCN)的指导原则,依据患者的一般状况、术前和术后分期以及手术的方式来做决定。

与西方的研究相比,亚洲国家的研究结果更趋于认同胃癌的辅助治疗。这可能与东西方患者中近端和远端胃癌所占的比例不同、患者的早期诊断率不同、术前分期不同以及手术淋巴结的清扫程度不同有关。最近,日本的一项入组 1 059 例患者的随机Ⅲ期临床试验(ACTS-GC)中,比较了 D_2 术后Ⅱ和Ⅲ期胃癌患者接受 S_1 辅助化疗组与不做化疗的对照组患者的生存情况,结果显示,S_1 组患者的 3 年生存率为 80.5%,明显高于对照组(70.1%,$P=0.002\ 4$),而且辅助化疗组患者的死亡风险降低了 32%。

2.术前化疗

在消化道肿瘤中,局部晚期胃癌的术前新辅助化疗较早引起人们的关注。从理论上说,术前化疗能降低腹膜转移的风险,降低分期,增加 R_0 切除率。一些Ⅱ期临床试验表明,术前化疗的有效率为31%~70%,化疗后的 R_0 切除率为 40%~100%,从而延长了患者的生存期。但是,以上结论还有待于Ⅲ期临床研究的证实。

对于手术不能切除的局部晚期胃癌,如果患者年轻,一般状况较好,建议应选择较为强烈的化疗方案。一旦治疗有效,肿瘤就变成可手术切除。为了创造这种可切除的机会,选择强烈化疗,承担一定的化疗毒性风险是值得的。由于胃癌根治术后上消化道生理功能的改变,使患者在很长一段时间内体质难以恢复,辅助化疗不能如期实施。因此,应把握好术前化疗的机会,严密监控化疗的过程和效果,一旦有效,应适当增加化疗的周期数,以尽量杀灭全身微小病灶,以期延长术后的 DFS 甚至生存期。当然,术前化疗有效后,也不能因过分追求最佳的化疗疗效,过度化疗,延误最佳的手术时机。掌控新辅助化疗的周期数要因人而异,因疗效而异,虽然尚无循证医学的证据,但一般不要超过 4 个周期,而对于认为能达到 R_0 切除者,术前化疗更应适可而止。

3.晚期胃癌的解救治疗

对于不能手术的晚期胃癌,应以全身化疗为主。与最佳支持治疗比较,化疗能够改善部分患者的生活质量,延长生存期,但效果仍然有限。胃癌治疗可选择的化疗药物有 5-FU、阿霉素(ADM)、表柔比星(EPI)、顺铂(PDD)、依托泊苷(VP-16)、丝裂霉素(MMC)等,但单药应用的有效率不高。联合方案中 FAMTX(5-FU+ADM+MTX)、ELF(VP-16+5-FU+LV)、CF(PDD+5-FU)和 ECF(EPI+PDD+5-FU)是以往治疗晚期胃癌常用的方案,但并不是公认的标准方案。ECF 方案的有效率较高,中位肿瘤进展时间(TTP)和 OS 较长,与 FAMTX 方案比较,其毒性较小,因此,欧洲学者常将 ECF 方案作为晚期胃癌治疗的参考方案。临床上常用的 CF 方案的有效率也在 40%左右,中位生存期达 8~10 个月。因此,多数学者都将 CF 和 ECF 方案作为晚期胃癌治疗的参考方案。

紫杉醇(PTX)、多西紫杉醇(DTX)、草酸铂、伊立替康(CPT-11)等新的细胞毒药物已经用于晚期胃癌的治疗。相关临床研究显示,PTX 一线治疗的有效率为 20%,PCF(PTX+PDD+5-FU)方案治疗的有效率为 50%,生存期为 8~11 个月;DTX 治疗的有效率为 17%~24%,DCF(DTX+PDD+5-FU)方案治疗的有效率为 56%,生存期为 9~10 个月。另外,V325 研究的终期结果表明,DCF 方案优于 CF 方案,DCF 方案的有效率(37%)高于 CF(25%,$P=0.01$),TTP

(5.6 个月比 3.7 个月，$P=0.0004$)和生存期(9.2 个月比 8.6 个月，$P=0.02$)也长于 CF，因此认为，DCF 方案可以作为晚期胃癌的一线治疗方案。但是 DTX 的血液和非血液学毒性是制约其临床应用的主要因素。探索适合中国胃癌患者的最适剂量，将是临床医师要解决的问题。草酸铂作为第 3 代铂类药，与 PDD 不完全交叉耐药，与 5-FU 也有协同作用。FOLFOX6 方案(5-FU ＋LV＋草酸铂)治疗胃癌治疗的有效率达 50％。CPT-11 与 PDD 或与 5-FU＋CF 联合应用的有效率分别为 34％和 26％，患者的中位 OS 分别为 10.7 和 6.9 个月。目前，口服 5-FU 衍生物以其方便、有效和低毒的优点而令人关注，其中，卡培他滨或 S_1 单药的有效率在 24％～30％；与PDD 联合的有效率＞50％，中位 TTP＞6 个月，中位 OS＞10 个月。

分子靶向药物联合化疗多为小样本的 II 期临床试验，其中，靶向 EGFR 的西妥昔单抗与化疗联合一线治疗晚期胃癌的疗效在 44％～65％，但其并不能明显延长患者的 OS。另外，有关靶向 Her-2/neu 的曲妥珠单抗的个别报道，也显示了曲妥珠单抗较好的疗效。正在进行的 III 期 ToGA 试验中比较了曲妥珠单抗联合化疗与单纯化疗的效果，但尚未得出结论。靶向血管内皮生长因子(VGFR)的贝伐单抗与化疗联合一线治疗晚期胃癌的有效率约为 65％，患者的中位生存期为 12.3 个月。国际多中心的临床研究也正在评价贝伐单抗联合化疗与单纯化疗的效果。从目前的结果看，虽然分子靶向药物治疗胃癌的毒性不大，但费用较高，疗效尚不确定，临床效果尚需要更多的数据来评价。

一些新的化疗药物与以往的药物作用机制不同，无交叉耐药，毒性无明显的重叠，因此有可能取代老一代的药物，或与老药联合。即便如此，目前晚期胃癌一线化疗的有效率仅为 30％～50％。化疗获益后，即使继续原方案化疗，中位 TTP 也仅为 4～6 个月。因此，化疗获益后的继续化疗，只能起到巩固和维持疗效的作用。在加拿大进行的一项对 212 名肿瘤内科医师关于晚期胃癌化疗效果看法的调查结果显示，仅 41％的医师认为化疗能延长患者的生存期，仅 59％的医师认为化疗能改善患者的生活质量。据文献报道，传统方案化疗对患者生存期的延长比最佳支持治疗仅多 4 个月，而以新化疗药物如 CPT-11，PTX 和 DTX 为主的方案，对生存期的延长比最佳支持治疗仅多 6 个月。一般说来，三药联合的化疗方案，如 ECF、DCF、PCF 和 FAMTX 等属于较为强烈的化疗方案；而单药或两药联合的化疗，如 PF(PTX＋5-FU)、CPT-11＋5-FU 和卡培他滨等是属于非强烈的方案。Meta 分析表明，三药联合的生存优势明显，如以蒽环类药物联合 PDD 和 5-FU 的三药方案与 PDD 和 5-FU 联合的两药方案比较，患者的生存期增加了 2 个月。但是含 PDD，EPI 或 DTX 的化疗方案，毒性相对较大。目前，晚期胃癌的临床治疗重点主要为以下两个方面：①控制肿瘤生长，提高患者生活质量，使患者与肿瘤共存。因此，在治疗方案的选择上，既要考虑个体患者的身体状况、经济状况，又要考虑所选方案的有效率、毒性的种类和程度，权衡疗效和毒性的利弊。②探索新的治疗方案，以达到增效减毒的作用。如 REAL-2 的 III 期临床研究就是以标准的 ECF 方案作为对照，通过 2×2 的设计，综合权衡疗效和毒性后，得出以草酸铂替代顺铂、卡培他滨替代 5-FU 后组成的 EOX 方案效果最佳的结论。

胃癌治疗的理想模式是个体化治疗，包括个体化的选择药物的种类、剂量以及治疗期限等。最近，英国皇家 Mamden 医院对一组可以手术切除的食管癌、食管和胃连接处癌患者，进行了术前基因表达图谱与术前化疗及手术后预后的分析研究。35 例患者术前接受内镜取肿瘤组织作基因图谱分析，通过术前化疗，其中有 25 例接受了手术治疗。初步的结果显示，根据基因图谱预测预后好和预后差的两组患者的生存期差异有统计学意义($P<0.001$)，表明药物基因组学或蛋白质组学的研究是实现真正意义上胃癌个体化治疗的重要手段。

(二)放疗

胃癌对放疗不甚敏感,尤其是印戒细胞癌和黏液腺癌,不过,未分化、低分化、管状腺癌和乳头状腺癌还是有一定的敏感性。放疗包括术前、术中、术后放疗,主要采用钴或直线加速器产生γ射线进行外照射,多提倡术前及术中放疗。由于胃部的位置非常靠近其他重要的器官,在进行胃癌的放射治疗时,很难不会对其他的器官造成不良反应。在这种情况下,胃癌的放射治疗有严格的适应证与禁忌证,同时应在胃癌的放射治疗过程中服用中药来保护周围脏器。

适应证:未分化癌,低分化癌,管状腺癌、乳头状腺癌;癌灶小而浅在,直径在 6 cm 以下,最大不超过 10 cm;肿瘤侵犯未超过浆膜面,淋巴结转移在第二组以内,无周围脏器、组织受累。

禁忌证:因黏液腺癌和印戒细胞癌对放射治疗无效,故应视为禁忌证。其他禁忌证还包括癌灶直径大于 10 cm,溃疡深且广泛;肿瘤侵犯至浆膜面以外,有周围脏器转移。

从以上分析我们可以看出,放射治疗适用于胃癌早期,不适用于已有转移的中晚期。

1.术前、术中放疗

术前、术中放疗指对某些进展期胃癌,临床上可摸到肿块,为提高切除率而进行的术前局部照射。Smalley 等总结了胃的解剖特点和术后复发的类型,并提供了详细的放射治疗推荐方案。北京报道了一项Ⅲ期临床试验,360 例患者随机接受术前放疗再手术或单纯手术。两组患者的切除率为 89.5% 和 79.4%($P<0.01$)。两组术后病理 T_2 分期为 12.9% 和 4.5%($P<0.01$),T_4 分期为 40.3% 和 51.3%($P<0.05$),淋巴结转移分别为 64.3% 和 84.9%($P<0.001$)。两组患者 5 年及 10 年的生存率分别为 30% 对 20%,20% 对 13%($P=0.009$)。这些数据提示术前放疗可以提高局部控制率和生存率。Skoropad 等报道,78 例可手术切除的胃癌患者随机接受单纯手术,或术前放疗(20 Gy/5 次)后再手术及术中放疗(20 Gy)。研究发现,对于有淋巴结侵犯及肿瘤侵出胃壁的患者,接受术前及术中放疗组的生存期显著优于单纯手术组。两组间在死亡率上无显著差异,提示术前放疗安全可行。关于术前放疗的大型临床研究资料有限,有待进一步的研究。

2.术后放化疗

术后单纯放疗多数学者认为无效。有文献显示,术后单纯放疗未能提高生存率。术后放化疗的设想合理,放疗可控制术后易发生的局部复发,化疗可以进行全身治疗,同时化疗能够起到放疗增敏的作用。5-FU 是一个最常用于与放疗联合的化疗药物,与单纯放疗相比,前者能够提高胃肠道肿瘤患者的生存期。

为了彻底了解放化疗在胃癌术后辅助治疗中的疗效,INT0116 试验于 1991 年被启动。研究中共入组 603 例患者。其中 85% 有淋巴结转移,68% 为 T_3 或 T_4 期病变。患者随机分为术后同步放化疗组和单纯手术组($n=281$ 和 275)。单纯手术组接受胃癌根治性切除术,同步放化疗组在根治性切除术后接受如下治疗:第 1 周期化疗,每天给予 5-FU 425 mg/m^2 和 CF 20 mg/m^2,连续用 5 天;4 周后再进行同步放化疗,放疗总剂量为 45 Gy,分 25 次给予,每周 5 次,共 5 周。放疗范围包括瘤床、区域淋巴结和切缘上下各 2 cm。在放疗最初 4 天及最后 3 天连续给予上述化疗,放疗完全结束后 1 个月再给予以上化疗方案 2 周期。结果显示联合化放疗组的无病复发时间明显延长(30 个月 vs. 19 个月,$P<0.001$),中位生存期明显延长(35 个月 vs. 26 个月,$P=0.006$),3 年无复发生存(48% vs. 31%)和总生存率(50% vs. 41%,$P=0.005$)均有提高。最常见 3~4 级的毒性反应为骨髓抑制(54%),胃肠道反应(33%),流感样症状(9%),感染(6%)和神经毒性(4%)。

无疑，INT0116 试验正式确立了放化疗在胃癌术后辅助治疗中的地位。但是，该试验仍存在不少争议，焦点主要集中在以下几个方面。

其一，关于淋巴结的清扫范围。INT0116 中每例患者都要求进行胃癌 D_2 淋巴结清扫术，但实际上仅 10% 的手术达到该标准，36% 为胃癌 D_1 手术，54% 为胃癌 D_0 手术（即未将 N_1 淋巴结完全清扫）。因而很多学者认为，术后放化疗生存率提高可能是因为弥补了手术的不完全性，并由此提出胃癌 D_2 淋巴结清扫后是否有必要接受辅助放化疗的疑问。Hundahl 等在回顾性研究中收集了 INT0116 试验的完整手术资料，分层分析结果显示，术后放化疗对提高胃癌 D_0 或 D_1 手术患者的生存率有益，而对胃癌 D_2 手术后的患者并无帮助。然而，INT0116 试验中接受胃癌 D_2 手术的患者极少，较小的样本量使分析结果缺乏说服力。Lim 等给予 291 例 D_2 手术的胃癌患者 INT0116 治疗方案，结果显示 5 年生存率和局部控制率比美国 INT0116 的研究结果更好。Oblak 等分析 123 例接受 INT0116 治疗方案的患者，其中 107 例行根治性（R_0）切除，其 2 年局部控制率、无病生存率、总体生存率分别达 86%、65% 和 73%。但上述两项研究缺乏对照组。生存率和局部控制率的提高是由于手术（D_2 或 R_0）、放化疗或二者共同作用还不能肯定。韩国的一项多中心的观察性研究比较了 544 例 D_2 术后接受放化疗的胃癌患者与同期 446 例仅接受 D_2 术胃癌患者的复发率和生存率。结果表明放化疗组的中位总生存、无复发生存时间明显优于单纯手术组，分别为 95.3 个月对 62.6 个月（$P = 0.020$），75.6 个月对 52.7 个月（$P = 0.016$）。二者的 5 年总体生存率、无复发生存率分别为 57.1% 对 51.0%（$P = 0.019\ 8$），54.5% 对 47.9%（$P = 0.016\ 1$），且放化疗组的死亡风险降低了 20%。认为胃癌 D_2 术后辅以放化疗能提高生存率，减少复发。

第二个争议为，INT0116 试验方案的安全性，即术后放化疗的毒性反应也受到关注。试验进行中近 75% 的患者出现了 >3 级的毒性反应，另有 17% 的患者因毒性反应未能完成全部疗程。术后放化疗是否安全？是什么因素使患者的耐受性下降？Tormo 和 Hughes 的两个临床研究认为 INT0116 的放化疗方案是安全的，毒性反应可以接受。在 INT0116 试验中，放疗方法多为传统的前后野照射，射野计划很少基于 CT 定位。而现在采用的放疗方法常为多野照射，且使用 CT 进行放疗计划，这些措施必将减轻正常组织的毒性反应。

此外一个争议为，INT0116 试验使用的化疗药物为静脉推注的 5-FU，之后的分析发现，5-FU 的使用并没有减少腹腔外的复发（放化疗组及单纯手术组的腹腔外的复发率分别为 14% 和 12%）。这就提示放化疗带来的生存益处是由于放疗提高了局控率的结果。

在某种程度上，5-FU 充当了放疗增敏的角色而并未起到全身化疗的效果。当然，INT0116 试验设计于 20 世纪 80 年代，在当时静脉推注 5-FU 还是一个标准治疗。然而，单药 5-FU 在胃癌中的有效率太低，目前出现了很多有效率更高的化疗方案，可以作为更好的放疗增敏剂，及用于全身治疗。

同步放化疗中是否有更好的化疗方案取代 FL/LV 方案，Leong 等在放疗同步 5-FU 输注治疗的前后使用 ECF 方案用于胃癌的辅助治疗，并采用多野放疗。3 或 4 级毒性反应发生率分别为 38%、15%，主要毒性表现为骨髓抑制（3～4 级发生率为 23%），胃肠道反应（3 级发生率为 19%）。Fuehs 等在一个含 ECF 方案的同步放疗研究也观察到相似的毒性反应，3～4 级的粒细胞减少及胃肠道反应分别为 29%、29%。目前，一个大型的Ⅲ期临床研究（Trial 80101）正在进行。该研究将根治性胃癌切除术的患者随机分为两组，术后的辅助治疗分别 FU/LV＋放疗（45 GY）/输注的 5-FU＋FU/LV 方案及 ECF＋放疗（45 GY）/输注的 5-FU＋ECF。其结果值得期待。

（龙欣欣）

第三节　原发性肝癌

一、流行病学

原发性肝癌是世界上流行率最高的 10 种恶性肿瘤之一,主要发生于温暖、潮湿、居民饮用闭锁水系的地区。其病程短,死亡率高。在我国广泛流行,占恶性肿瘤的第 1 位,其发病率为欧美的 5～10 倍,约占全世界肝癌病例的 42.5%。发病年龄可由 2 月婴儿至 80 岁以上老人,而 40～49 岁为发病年龄高峰。男性较女性的发病率显著高,高发地区男女之比为 3.4∶1。1966 年 Doll 收集各地资料亦证实这点。美国为 2.4∶1,英国为 3.1∶1,加拿大为 2∶1,南非为 1.9∶1,新加坡为 3.1∶1,我国为 7.7∶1。女性肝癌发病较少,是否与内分泌系统有关,有待研究。70 年代我国肝癌标化死亡率为 10.09/10 万人,每年 9～11 万人死于肝癌,其中男性死亡率达 14.52/10 万人,为第三位恶性肿瘤;女性为 5.61/10 万人,为第四位恶性肿瘤,上海地区最高 17.68/10 万人,云南最低 4.41/10 万人。据 1987－1990 年部分城市和农村统计肝癌死亡率在部分城市中为第三位恶性肿瘤,仅次于肺癌(32.89/10 万)和胃癌(21.51/10 万),部分农村中为第二位恶性肿瘤,仅次于胃癌(25.94/10 万)。死亡年龄从 20 岁组突然上升,40 岁组达最高峰,70 岁以后有所下降。

我国原发性肝癌的地理分布显示:沿海高于内地;东南和东北高于西北、华北和西南;沿海江河口或岛屿高于沿海其他地区。而且即使在同一高发区,肝癌的分布亦不均匀。启东市是肝癌高发区,近年来肝癌发病率一直在 50/10 万左右,而通兴乡肝癌发病率(47.44/10 万)则比相隔一条马路的西宁乡(15.44/10 万)和天汾乡(17.81/10 万)高,这种发病率的显著差异,为肝癌病因的研究提供了线索。

东西沿海地区肝癌死亡率大于 30/10 万的县有 4 处:广西扶缓、江苏启东,浙江嵊泗、岱山,福建同安。广西扶缓统计年死亡率基本稳定在 40/10 万左右,江苏启东肝癌在恶性肿瘤发病及死亡病例中一直居首位,年平均发病率为 55.63/10 万,死亡率为 47.93/10 万。在该县周围有一些相对高发县市,如广西隆安、江苏海门、上海崇明、福建东山等。

在江河海口地区肝癌标化死亡率亦高:1973－1975 年福建九龙江口的同安为 42.19/10 万,晋江的泉州市 28.08/10 万,闽江的福州市 21.42/40 万,莆田 28.95/10 万。又如长江口上海宝山地区 21.35/10 万,南汇区 22.33/10 万,沿海一些岛屿如广东南澳岛 27.08/10 万,福建东山县 38.57/10 万,平潭岛 29,29/10 万,浙江洞头 25.1/10 万,普陀 28.08/10 万,上海崇明 1974－1985 年男性 54.85/10 万,女性 18.03/10 万,辽宁长海 17.15/10 万,台湾地区 55.0/10 万。

此外,据调查湖南、四川的肝癌死亡率亦居当地恶性肿瘤死因的首位。山东、湖北、辽宁、新疆(新源县)、甘肃、内蒙古等地的肝癌死亡率则占恶性肿瘤死亡的第三位。

世界上肝癌以非洲撒哈拉大沙漠以南和东南亚为高。全世界每年发生约 26 万肝癌病例,大部分发生在上述二地区。而欧美、大洋洲的发病率则较低,非洲莫桑比克的发病率较北欧高达100 倍。有人按男性肝癌患者的发病率分为三组:大于 5.10/10 万者包括莫桑比克、南非、尼日利亚、新加坡、乌干达,(3.1～5.0)/10 万者如日本、丹麦,小于 3.0/10 万者,欧、美、澳、印度北部等很多地区。以此作为参考,我国的一些地区属高发范围。

二、病因学

和其他恶性肿瘤一样,原发性肝癌的病因仍不十分清楚。实验证明,很多致癌物质均可诱发动物肝癌,但人类肝癌的病因尚未完全得到证实。根据临床观察,流行病资料和一些实验研究结果表明,肝癌可能主要与肝炎病毒、黄曲霉素、饮水污染有关。

(一)病毒性肝炎

1.乙型肝炎病毒(HBV)

HBV 与肝细胞癌(HCC)的关系已研究多年,发现乙肝病毒与原发性肝癌有一致的特异性的因果关系,归纳为:①二者全球地理分布接近,乙型肝炎高发区,其肝癌的发病率也高,我国肝癌三个高发区(启东、海门、扶缓)研究结果表明 HBsAg 阳性者发生肝癌的机会较 HBsAg 阴性者高 6～50 倍。②原发性肝癌患者的血清学与病理证实其 HBsAg 阳性高达 89.5%,抗-HBc 达 96.5%,明显高于对照人群(5% 以下);免疫组化亦提示 HCC 者有明显 HBV 感染背景;在肝癌流行区及非流行区,男性 HBsAg 慢性携带者发生原发性肝癌的危险性相对恒定,且前瞻性研究表明,HBsAg 阳性肝硬化者发生原发性肝癌的概率比 HBsAg 阴性肝硬化者高,且标志物项越多(除抗-HBs)患肝癌危险性越高,流行病学调查证明病毒感染发生在肝癌之前。③证实 HCC 患者中有 HBV-DNA 整合,我国 HCC 患者中有 HBV-DNA 整合者占 68.2%,分子生物学研究提示 HBV-DNA 整合可激活一些癌基因(如 N-ras、K-ras 等),并使一些抑癌基因突变,已发现 HBsAg 的表达与 P53 突变有关。④动物模型(如土拨鼠、地松鼠、鸭等)提示动物肝炎与肝癌有关。

我国约 10% 人口为 HBsAg 携带者,每年约有 300 万人可能从急性肝炎转为慢性肝炎,每年约 30 万人死于肝病,其中 11 万死于肝癌。肝炎的垂直传播是肝癌高发的重要因素,表面抗原阳性的孕妇可使 40%～60% 婴儿感染乙肝型炎,这些婴儿一旦感染乙型肝炎,约有 1/4 可能发展到慢性肝炎,还有一部分发展到肝硬化和肝癌。国外有学者认为,高发区婴儿接种乙型肝炎疫苗,可减少 80% 的肝癌患者。世界各地 HBsAg 与 HCC 关系几乎完全一致,肝癌危险度(RR):启东为 8.8～12.5;日本为 10.4,英国为 12.0,纽约为 9.7,因此乙型肝炎病毒可能是人类肝细胞癌发病因素中的主要启动因素。

2.丙型肝炎病毒(HCV)

HCV 主要经血传播,亦可由性接触传播,HCV 与 HCC 关系的研究近年受到重视。日本报告提示 HCC 患者中合并 HCV 感染者远高于 HBV 感染者,1990 年鹈浦雅志等报道肝细胞癌 113 例中 HBsAg 阳性 30 例(27%),抗-HCV 阳性 65 例(58%),有输血史 32 例(28%),有饮酒史者 46 例(41%),在与 HCV 有关的肝硬化病例中 30% 可检出抗 HCV。在西班牙、希腊 HCC 的抗-HCV 阳性率分别达到 63% 和 55%,HBsAg 阳性率为 39% 左右,而印度抗-HCV 阳性率为 15.1%,香港 7.3%,上海为 5%～8%,表明该型肝炎病毒与肝癌的关系有地理分布关系。

流行病学的证据说明 HBV 是肝癌发生的重要危险因素,但不是唯一的因素。HCV 与肝癌的关系在部分地区如日本、西班牙、希腊可能是重要的,在中国的作用有待进一步研究。流行病学研究提示了病毒病因参与了肝癌的发病过程,随着分子生物学的发展,进一步从分子水平提示了病毒病因的作用机制。乙肝肝炎病毒(HBV)在人肝癌中以整合型 HBV DNA 和游离型 HBV DNA 二种形式存在。病毒在整合前,首先要通过游离病毒的复制,因此在早期以游离型 HBV

DNA 存在于肝癌中,由于整合型 HBV DNA 中,相当部分 X 基因存在断裂,部分或全部缺少,游离型 HBV DNA 可能是 X 基因表达的反式激活因子。不少学者观察到肝癌中存在 HBV X 基因表达,但 X 基因的生物学功能,是否存在有促进原癌基因 c-myc 的表达以及与 ras 基因的协同促肝癌作用,有待进一步研究。目前发现的癌基因 N-ras,C-myc,C-ets-2,胰岛素样生长因子 Ⅱ 号(IGF-Ⅱ)、IGF-Ⅱ受体,集落刺激因子 Ⅰ 号受体(CSF$_1$ 即 c-fms)及相关基因有激活及抗癌基因,P53、TTR 失活与肝癌的发生发展有关。

3.黄曲霉素(AF)

黄曲霉素和产生曲霉的产毒菌的代谢产物,动物实验证明有肯定的致癌作用。黄曲霉毒素 B$_1$(AFB$_1$)是肝癌的强烈化学致癌物,能诱发所有实验动物发生肝癌;在人体肝脏中发现有纯代谢黄曲霉素及黄曲霉毒素 B$_1$ 的酶。霉变食物是肝癌高发区的主要流行因素之一,肝癌高发区粮食的黄曲霉素及黄曲霉素污染程度高于其他地区。这可能与肝癌高发区多处于温潮湿地带霉菌易于生长有关,非洲和东南亚曾进行过黄曲霉素与肝癌生态学研究,发现男性摄入的黄曲霉毒素高的地方,肝癌发病率亦高;摄入黄曲霉素的剂量与肝癌发病率经呈线性函数关系 Y(肝病发病率)$=0.42 \times$ AFB$_1$ng/kg$+6.06$($P<0.01$,d.f$=5$)。分子流行病学的研究,也进一步证实黄曲霉素曲霉毒素 B$_1$(AFB$_1$)与肝癌发生密切相关。近年来上海肿瘤研究所和 AFB$_1$ 加成物(AFB$_1$-N$_7$-Gua)及 AFB$_1$ 清蛋白加成物的检测方法,从肝癌高危人群或肝癌患者血,尿中检测 AFB$_1$ 加成物证明了崇明肝癌高发区人群中 AFB$_1$-清蛋白加成物阳性高达 68.3%,启东地区阳性率为 65%,进一步研究提示过氧化物酶(EPHX)基因 113 位的突变很有可能和 AFB$_1$ 暴露引起 AFB$_1$ 清蛋白生成物的量有关,提示了 AFB$_1$ 与肝癌发生具有密切相关性。

(二)饮水污染

饮水与肝癌的关系已有不少流行病学与实验室证据。早在 20 世纪 70 年代苏德隆教授就提出饮水与肝癌有关,即"饮用沟塘水居民肝癌发病率比一般居民高 2.6 倍;而饮用井水居民比一般居民低 1/3;改饮深水后居民肝癌发病率有下降趋势"。1991 年发现我国沟溏水中有一种兰绿藻产生兰绿藻毒素(mycosistin,MCYST)。通过动物实验发现它是一种强促癌剂,能强烈抑制蛋白磷酸酯酶Ⅰ和 2A 型,它能使肝细胞中毒,坏死。我国武汉东湖、安徽巢湖、上海淀山湖、海门沟塘水中均已找到此类毒素。

(三)其他

微量元素、遗传因素等在原发性肝癌发病中有一定作用。有人认为硒是原发性肝癌发生发展过程中的条件因子,有资料表明血硒水平与原发性癌发病率呈负相关。硒的适量补充可降低原发性肝癌发病率的 1/3～2/3。国内外均有原发性肝癌高发家系的报道,我国启东对原发性肝癌和健康对照组家庭中肝癌的发生情况进行调查,结果表明原发性肝癌高于对照组,统计学检验有显著差异。另外发现肝细胞癌与血色素沉着症(一种罕见的遗传代谢异常)的联系仅仅存在于那些患此病而长期生存以致产生肝硬化的患者。通常情况下遗传的是易患肿瘤的体质而非肿瘤本身。此外饮酒、吸烟、寄生虫、某些化学致癌物、激素、营养等与人类肝癌的关系尚有不同的看法。迄今认为,原发性肝癌是多因素协同作用的结果,在不同的阶段,不同的地区,其主要因素可能会有所不同。肝炎病毒 HBV、HCV、黄曲霉素、亚硝胺、饮水污染是原发性肝癌的主要病因。因此管水、管粮、防治肝炎是预防肝癌的主要措施。

三、病理

(一)大体分型

肝癌大体分型可分为以下四型。

1.巨块型

除单个巨大块型肝癌外,可由多个癌结节密集融合而成的巨大结节。其直径多在 10 cm 以上。

2.结节型

肝内发生多个癌结节,散布在肝右叶或左叶,结节与四周分界不甚明确。

3.弥漫型

弥漫型少见,癌结节一般甚小,弥漫分布于全肝,与增生的肝假小叶有时难以鉴别,但癌结节一般质地较硬,色灰白。

4.小肝癌

单个癌结节直径小于 3 cm,癌结节数不超过 2 个,最大直径总和小于 3 cm。

(二)组织学分型

1.肝细胞癌

肝细胞癌最常见,其癌细胞分类似正常肝细胞,但细胞大小不一,为多角,胞浆丰富,呈颗粒状,胞核深染,可见多数核分裂,细胞一般排列成索状,在癌细胞索之间有丰富的血窦,无其他间质。

2.胆管细胞癌

胆管细胞癌为腺癌,癌细胞较小,胞浆较清晰,形成大小不一的腺腔,间质较多,血管较小,在癌细胞内无胆汁。

3.混合型肝癌

肝细胞癌与胆管细胞癌混合存在。

4.少见类型

(1)纤维板层型:癌细胞索被平行的板层排列的胶原纤维隔开,因而称为纤维板层肝癌(FCL)。以多边嗜酸肿瘤细胞聚成团块,其周围排列着层状排列的致密纤维束为特征。FCL 肉眼观察特征,绝大多数发生在左叶,常为单个,通常无肝硬化和切面呈结节状或分叶状,中央有时可见星状纤维瘢痕,这些有助于区别普通型 HCC,电镜下 FCL 的胞浆内以充满大量线粒体为特征,这与光镜下癌细胞呈深嗜酸性颗粒相对应。有人观察到 FCL 有神经分泌性颗粒,提示此癌有神经内分泌源性。

(2)透明细胞癌:透明细胞癌肉眼所见无明显特征,在光镜下,除胞浆呈透明外,其他均与普通 HCC 相似,胞浆内主要成分是糖原或脂质。电镜下透明癌细胞内细胞器较普通 HCC 为少。透明细胞癌无特殊临床表现,预后较普通 HCC 略好。

(三)原发性肝癌分期

1.我国肝癌的临床分期

根据全国肝癌会议拟定的分期标准如下。

Ⅰ期:无明确肝癌症状和体征,又称亚临床期。

Ⅱ期:出现临床症状或体征无Ⅲ期表现者。

Ⅲ期：有明显恶病质、黄疸、腹水或远处转移之一者。

2.国际抗癌联协(UICC)的 TNM 分期

(1)分期符号说明。

T：原发性肿瘤，N：局部淋巴结，M：远处转移。

T_1：孤立的肿瘤；最大直径在 2 cm 或以下；无血管浸润。

T_2：T_1中三项条件之一不符合者。

T_3：T_1三项条件 2 项不符合者。

T_2：T_3二者包括多发肿瘤但局限于一叶者。

T_4：多发肿瘤分布超过一叶或肿瘤累及门静脉或肝静脉的主要分支(为便于分期划分肝两叶之平面设于胆囊床与下腔静脉之间)。

N：局部淋巴结；N_0，无局部淋巴结转移；N_1，局部淋巴结转移。

M：远处转移；M_0，无远处转移；M_1，远处转移。

(2)分期标准。

Ⅰ期：$T_1N_0M_0$。

Ⅱ期：$T_2N_0M_0$。

Ⅲ期：$T_1N_1M_0$；$T_2N_1M_0$；$T_3N_{0\sim1}M_0$。

四、临床表现

早期小肝癌因缺乏临床症状和体征被称为"亚临床肝癌"或"Ⅰ期肝癌"，常能在普查、慢性肝病患者随访或健康检查时出现甲胎蛋白异常升高和/或超声异常而发现。一旦出现临床症状和体征已属中晚期。

(一)临床症状

肝区痛，消瘦、乏力、食欲缺乏、腹胀是肝癌常见症状。

1.肝区痛

最常见，多由肿瘤增大致使肝包膜绷紧所致，少数可由肝癌包膜下结节破裂，成肝癌结节破裂内出血所致。可表现为持续钝痛，呼吸时加重的肝区痛或急腹症，肿瘤侵犯膈肌疼痛可放散至右肩和右背，向后生长的肿瘤可引起腰痛。

2.消化道症状

因无特征往往易被忽视，常见症状有食欲缺乏、消化不良、恶心呕吐、腹泻等。

3.消耗体征

乏力、消瘦、全身衰竭，晚期患者可呈恶病质状。

4.黄疸

可因肿瘤压迫肝门、胆管癌栓、肝细胞损害等引起，多为晚期症状。

5.发热

30%～50%患者有发热，一般为低热，偶可达 39 ℃，呈持续或午后低热，偶呈弛张型高热。发热可因肿瘤坏死产物吸收、合并感染、肿瘤代谢产物所致。如不伴感染，为癌热，多不伴寒战。

6.转移灶症状

肿瘤转移之处有相应症状，有时成为本病的初始症状。如肺转移可引起咯血、咳嗽、气急等。

骨转移可引起局部痛或病理性骨折,椎骨转移可引起腰背痛、截瘫,脑转移多有头痛、呕吐、抽搐、偏瘫等。

7.伴癌综合征

伴癌综合征即肿瘤本身代谢异常或癌组织对机体的影响引起内分泌或代谢方面的综合征,可先于肝症状出现。

(1)自发性低血糖症:发生率为 $10\%\sim30\%$,肝细胞能异位分泌胰岛素或胰岛素样物质;肿瘤抑制胰岛素酶或分泌一种胰岛 β 细胞刺激因子或糖原储存过多;肝组织糖原贮存减少,肝功能障碍影响肝糖原的制备。以上因素造成血糖降低,形成低血糖症,严重者出现昏迷、休克导致死亡。

(2)红细胞增多症:$2\%\sim10\%$ 患者可发生,肝癌切除后常可恢复正常,可能与肝细胞产生促红细胞生成素有关。肝硬化患者伴红细胞增多症者宜警惕肝癌的发生。

(3)其他:罕见的尚有高钙血症、高脂血症、皮肤卟啉癌、类癌综合征、异常纤维蛋白原血症等。

(二)体征

1.肝、脾大

进行性肝大是其特征性体征之一,肝质地硬,表面及边缘不规则,部分患者肝表面可触及结节状包块。合并肝硬化和门静脉高压者,门静脉或脾静脉内癌栓或肝癌压迫门静脉或脾静脉可出现脾大。

2.腹水

合并肝硬化和门静脉高压或门静脉、肝静脉癌栓所致,为淡黄色或血性腹水。

3.黄疸

常因癌肿压迫或侵入肝门内主要胆管或肝门处转移性肿大淋巴结压迫胆管所致梗阻性黄疸;癌肿广泛破坏肝脏引起肝细胞坏死形成肝细胞性黄疸。无论梗阻性或肝细胞性黄疸,亦无论肿瘤大小,一旦出现黄疸多属晚期。

4.转移灶的体征

肝外转移以肺、淋巴结、骨和脑为最常见。转移灶发展到一定大小时可出现相应的体征,而较小的转移瘤往往无体征。

五、影像学表现

由于电脑技术与超声波、X线、放射性核素、磁共振等的结合,大大提高了肝癌早期诊断的水平。目前常用的影像学诊断方法有超声显像(US),计算机体层显像(CT)、磁共振成像术(MRI)、放射性核素显像(SPECT)和选择性血管造影(PAS)、选择腹腔动脉、肝动脉造影等。

(一)超声显像(ultrasonography,US)

US是肝癌定位诊断中最常用的分辨力高的定位诊断方法,单用二维B超对肝癌的确诊率为 $76\%\sim82.2\%$,可检出 2 cm 以内的小肝癌。图像主要特征为肝区内实性回声光团,均质或不均质,或有分叶,与周围组织界限欠清楚,部分有"晕环",可显示肿瘤位置、大小、并了解局部扩散程度(如有无门静脉、肝静脉、下腔静脉、胆管内癌栓、周围淋巴结有无转移等),近年术中B超的应用,提高了手术切除率,随着超声波技术的进展,彩色多普勒血流成像(DFI)可分析测量进出肿瘤的血液,以鉴别占位病灶的血供情况,推断肿瘤的性质。另外以动脉 CO_2 微泡增强作用对

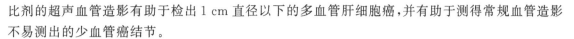

比剂的超声血管造影有助于检出 1 cm 直径以下的多血管肝细胞癌,并有助于测得常规血管造影不易测出的少血管癌结节。

(二)电子计算机 X 线体层扫描(CT)

CT 具有较高的分辨率,是一种安全、无创伤的检查方法,诊断符合率达 90%。肝癌通常是低密度结节或与等密度、高密度结节混合的肿物。边界清楚或模糊,大肝癌常有中央液化,增强扫描早期病灶密度高于癌周肝,10～30 秒密度下降至低于癌周肝使占位更为清晰,并持续数分钟。近年来一些新的 CT 检查技术如动床式动态团注增强 CT(dynamic inrrmental bolus ST, DLB-CT),延迟后 CT(delayed CT,D-CT),螺旋 CT(Spriral-CT),电子束 CT(electric beem-CT)和多层 CT(multi-sliceCT)的应用,极大地提高了扫描速度和图像后处理功能,能非常方便、快捷地完成肝脏的分期扫描,动态扫描及癌灶和血管的三维重建。近年来碘油-CT(Lipiodol-CT)颇受重视,此乃 CT 与动脉造影结合的一种形式,包括肝动脉,肠系膜上动脉内插管直接注射造影剂,增强扫描(即 CAT、CATP),先经肝动脉注入碘油,约一周后做 CT,常有助检出 0.5 cm 小肝癌,但亦有假阳性者。

(三)磁共振成像(MRI)

MRI 可显示肿瘤包膜的存在,脂肪变性、肿瘤内出血、坏死、肿瘤纤维间隔形成,肿瘤周围水肿,子结节及门静脉和肝静脉受侵犯等现象。肝癌图像为 T_1 加权像,肿瘤表现为较周围肝组织低信号强度或等信号强度,T_2 加权像上均显示高信号强度。肝癌的肿瘤脂肪,肿瘤包膜及血管侵犯是最具特征性的征象,MRI 能很好显示 HCC 伴脂肪变性者下弛豫时间短,在 T_1 加权图产生等信号或高信号强度;而 HCC 伴纤维化者 T_1 弛豫时间长则产生低信号强度。MRI 证实 47% 的肝癌病例有脂肪变性,此征象具有较高的特异性,而 T_2 加权图上 HCC 表现为不均匀的高信号强度,病灶边缘不清楚;肿瘤包膜在 T_1 加权图显示最佳,表现为肿瘤周围有一低信号强度环,0.5～3 mm 厚,而 MRI 不用注射造影剂即可显示门静脉和肝静脉分支,显示血管的受压推移,癌栓形成时 T_1 加权图为中等信号强度,T_2 加权图呈高信号强度。

(四)血管造影

肝血管造影不仅是诊断肝癌的重要手段,而且对估计手术可能性及选择合适的手术方式有较高的价值。尤其是应用电子计算机数字减影血管造影(DSA)行高选择性肝动脉造影,不仅能诊断肝癌,更为肝癌动脉灌注化疗,肝动脉栓塞提供了方便的途径。但近年由于非侵入性定位诊断方法的问世,肝动脉造影趋于少用。目前作为诊断,动脉造影的指征为:①临床疑有肝癌而其他显像阴性,如不伴有肝病活动证据的高浓度 AFP 者。②各种显像结果不同,占位病变性质不能肯定者。③需做 CTA 者。④需同时做肝动脉栓塞者。肝癌的肝动脉造影主要表现:早期动脉像出现肿瘤血管;肝实质相时出现肿瘤染色;较大肿瘤可见动脉移位,扭曲、拉直等;如动脉受肿瘤侵犯可呈锯齿状,串珠状或僵硬状;动静脉瘘;"湖状"或"池状"造影剂充盈区。

(五)放射性核素显像

放射性核素显像包含 γ 照相、单光子发射计算机断层显像(SPECT)、正电子发射计算机断层(PET)。采用特异性高,亲和力强的放射性药物^{99m}TC-吡多醛五甲基色氨酸(^{99m}TC-PMT),提高了肝癌、肝腺瘤检出率,适用于小肝癌定位及定性,AFP 阴性肝癌的定性诊断,鉴别原发性抑或继发性肝癌及肝脏外转移灶的诊断。图像表现为肝脏肿大失去正常形态,占位区为放射性稀疏或缺损区。近年来以放射性核素标记 AFP 单抗,抗人肝癌单抗,铁蛋白抗体等做放射性免疫显像,是肝癌阳性显像的另一途径。目前检出低限为 2 cm。

六、实验室检查

肝癌的实验室检查主要包括肝癌标志物、肝功能检测、肝炎病毒(尤其是乙型与丙型)有关指标、免疫指标、其他细胞因子等。

细胞在癌变过程中常产生或分泌释放出某种物质,存在肿瘤细胞内或宿主体液中,以抗原、酶、激素、代谢产物等方式存在,具有生化或免疫特性可识别或诊断肿瘤者称为肿瘤标志物。理想的肿瘤标志物应具有高特异性,可用于人群普查,有鉴别诊断的价值,能区分良恶性病变;监视肿瘤发展、复发、转移,能确定肿瘤预后和治疗方案。

血清肝癌标志物文献报道达几十种,主要有以下几种。

(一)甲胎蛋白(alpha-fetal protein,AFP)

自 20 世纪 60 年代末用于临床以来,AFP 已成为肝癌最好的标志物,目前已广泛用于肝细胞癌的早期普查、诊断、判断治疗效果、预防复发。全国肝癌防治研究会议确定 AFP 诊断肝癌标准如下。

(1)AFP>400 $\mu g/L$,持续 4 周,并排除妊娠,活动性肝病及生殖胚胎源性肿瘤。

(2)AFP 在 200~400 $\mu g/L$,持续 8 周。

(3)AFP 由低浓度逐渐升高。

有 10%~30% 的肝细胞癌患者血清 AFP 呈阴性,其原因可能是:肝细胞癌有不同细胞株,有的能合成 AFP,另一些仅能合成清蛋白,后者比例大,AFP 不升高;癌体直径≤3 cm 的小肝患者中,AFP 可正常或轻度升高(20~200 $\mu g/L$);肿瘤不是肝细胞癌,而是纤维板层癌或胆管细胞癌。

肝癌常发生在慢性肝病基础上,慢性肝炎,肝炎后肝硬化有 19.9%~44.6% AFP 呈低浓度(50~200 $\mu g/L$)升高,因此肝癌的鉴别对象主要是良性活动性肝病。良性肝病活动常先有 ALT 升高,AFP 相随或同步升高,随着病情好转 ALT 下降,AFP 亦下降。对于一些 AFP 呈反复波动,持续低浓度者应密切随访。启东地区对 3 177 例 AFP 低浓度持续阳性的随访,1 年内肝癌发生率为 10.4%,为当地自然人群的 315.2 倍,故 AFP 持续低浓度升高可能是一组高发人群,其中一部分已是亚临床肝癌。

原发性肝癌、继发性肝癌、胚胎细胞癌和良性活动性肝病均可合成 AFP,但糖链结构不同。肝细胞癌患者血清中的岩藻糖苷酶活性明显增高,使 AFP 糖链经历岩藻糖基化过程,在与植物凝集素(扁豆凝集素 LCA、刀豆凝集素 ConA)反应呈现不同亲和性,从而分出不同异质群。扁豆凝集素更能反映肝组织处于再生癌变时 AFP 分子糖基化的差异。应用亲和层析电泳技术将患者血清 AFP 分成 LCA(或 ConA)结合型(AFP-R-L)和非结合型(AFP-N-L),其意义:①鉴别良恶性肝病,癌患者 AFP 结合型明显高于良性肝病。以 LCA 非结合型 AFP<75% 为界诊断肝癌,诊断率为 87.2%,假阳性率仅 2.5%。②早期诊断价值,Ⅰ期肝癌及 5 cm 以下的小肝癌阳性率为 74.1% 和 71.4%,故 AFP 异质体对肝癌诊断不受 AFP 浓度,深度肿瘤大小和病期早晚的影响。

AFP 单克隆抗体:AFP 异种血清均难以区别不同来源 AFP,影响低浓度肝癌的诊断。AFP 单克隆抗体能识别不同糖链结构的 AFP,可选用针对 LCA 结合型 AFP 的单克隆抗体建立特异性强,高敏感度的方法,有助于鉴别肝癌和其他肝病,同时有助于早期肝癌的诊断和肝癌高危人群的鉴别,有人报道抗人小扁豆凝集素甲胎蛋白异质体单抗(AFP-R-LCA-McAb)的双位点夹心

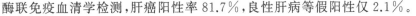

酶联免疫血清学检测,肝癌阳性率81.7%,良性肝病等假阳性仅2.1%。

(二)γ-谷氨酰转肽酶同工酶Ⅱ(GGT-Ⅱ)

应用聚丙烯酰胺凝胶(PAG)梯度电泳,可将GGT分成9~13条区带,阳性率为27%~63%,经改良用PAG梯度垂直平板电泳可提高阳性率至90%,特异性达97.1%,非癌肝病和肝外疾病阳性小于5%,GGT-Ⅱ与AFP浓度无关,在AFP低浓度和假阴性肝癌中阳性率亦较高,是除AFP以外最好的肝癌标志。

(三)γ羧基凝血酶原(DCP)

肝癌患者凝血酶原羧化异常,而产生异常凝血酶原即DCP。原发性肝癌细胞自身具有合成和释放DCP的功能,肝癌时血清DCP往往超过300 $\mu g/L$,阳性率为67%,良性肝病也可存在,但一般低于300 $\mu g/L$,正常人血清DCP一般不能测出。AFP阳性肝癌病例DCP也会升高,两者同时测定具有互补价值。

(四)α-L-岩藻糖苷酶(AFU)

AFU属溶酶体酸性水解酶类,主要功能是参与含岩藻糖基的糖蛋白、糖脂等生物活性大分子的分解代谢。肝细胞癌时血清AFU升高的阳性率75%,特异性91%,在AFP阴性肝癌和"小肝癌"病例,AFU阳性率分别为76%和70.8%,显示其与AFP无相关性,且有早期诊断价值。

(五)碱性磷酸酶(ALP)及其同工酶Ⅰ

在无黄疸和无骨病患者,血清ALP超过正常上界的2.5倍,应疑为肝内占位性病变,尤其是肝癌存在,但早期小的肝癌病例,ALP升高不明显。应用PAG电泳分离出的ALP同工酶Ⅰ(ALP-Ⅰ)对肝细胞癌具有高度特异性,但阳性率仅25%,且不具有早期诊断意义。但与其他标志物具有互补诊断价值。

(六)醛缩酶(ALD)同工酶

ALD有A、B、C三种同工酶,ALD-A主要见于原发性和继发性肝癌及急性重型肝炎。该同工酶对底物1,6-二磷酸果糖(FDP)和1-磷酸果糖(FIP)的分解能力不同,因而FDP/FIP活力比对肝癌诊断有一定价值,原发性肝癌阳性率为71.5%。

(七)5′-核苷酸磷酸二酯酶(5′NPD)同工酶Ⅴ(5′NPDV)

5′NPDV常见于肝癌患者,将Ⅴ带迁移系数(Rf)≥0.58作为阳性标准,在AFP阳性肝癌为84.6%~85.7%,在AFP阴性肝癌为56.4%~91.0%,与AFP联用互补诊断率达94.0%~95.4%,术后此酶转阴,但在转移性肝癌阳性率为72%~88%,肝炎肝硬化阳性率为10%,提示肝癌特异性差,而对良恶性肝病有一定鉴别意义。

(八)α_1-抗胰蛋白酶(AAT)

人肝癌细胞具有合成、分泌AAT的功能,AAT是一种急性时相反应物,当肿瘤合并细胞坏死和炎症时AAT可升高,对肝癌诊断特异性为93.6%,敏感性74.7%,AFP阴性肝癌的阳性率为22.7%,而在良性肝病则为3%~12.9%。

(九)α_1-抗糜蛋白酶(AAC)

AAC产生机制同AAT,其诊断肝癌的特异性为92.2%,敏感性为68.0%。

(十)M_2型丙酮酸同工酶(M_2-PrK)

PrK有R、L、ML、M_2(K)型4种同工酶,脂肪肝及肝癌组织中主要是M_2(K)型可视为一种癌胚蛋白,肝癌患者的M_2-PrK阳性率达93%,良性肝病则在正常范围内[ELISA夹心法正常值为(575.8±259.5)ng/L]。

(十一)铁蛋白和同功铁蛋白

肝脏含有很丰富的铁蛋白,同时肝脏又是清除循环中铁蛋白的主要场所。当肝脏受损时铁蛋白由肝组织逸出而且受损的肝组织清除循环中铁蛋白能力降低致使血清铁蛋白升高。肝癌患者较良性肝病患者增高更明显,诊断特异性 50.5%,同功铁蛋白在肝癌时由于肝癌细胞合成增多,释放速度加快,故对肝癌诊断意义较大。正常人为 $16\sim210~\mu g/L$,$300~\mu g/L$ 为诊断界值,肝癌诊断率 72.1%,假阳性为 10.3%,AFP 阴性或低 AFP 浓度肝癌阳性率 66.6%,<5 cm 的小肝癌阳性率 62.5%。

为提高肝细胞性肝癌诊断率,上述标志物可做以下选择。

(1)临床拟诊或疑似肝癌者,除 AFP 外,比较成熟的可与 AFP 互补的有 CAST-Ⅱ,DCP,AFU,M_2PrK,同功铁蛋白等需临床进一步验证。

(2)AFP 低浓度持续阳性,疑为 AFP 假阳性者,可加做 AFP 分子异质体。

(3)AFP 阴性可选择联合酶谱检查,如 GGT-Ⅱ＋AAT 或/加 ALP-1,AFU＋GGT-Ⅱ＋AAT 等。

七、诊断

根据《中国常见恶性肿瘤诊治规范 第二分册原发性肝癌》(1991)的诊断标准如下。

(一)病理诊断

(1)肝组织学检查证实的原发性肝癌者。

(2)肝外组织的组织学检查证实为肝细胞癌。

(二)临床诊断

(1)如无其他肝癌证据,AFP 对流法阳性或放射免疫法≥400 $\mu g/L$,持续 4 周以上,并能排除妊娠,活动性肝病,生殖胚胎源性肿瘤及转移性肝癌者。

(2)影像学检查有明确肝内实质性占位病变,能排除肝血管瘤和转移性肝癌,并具有下列条件之一者:①AFP≥200 $\mu g/L$。②典型的原发性肝癌影像学表现。③无黄疸而 ALP 或 GGT 明显增高。④远处有明确的转移性病灶或有血性腹水,或在腹水中找到癌细胞。⑤明确的乙型肝炎标记阳性的肝硬化。

八、鉴别诊断

为了便于临床运用,对原发性肝癌的鉴别诊断可分为 AFP 阳性与 AFP 阴性肝癌两方面。

(一)甲胎蛋白阳性肝癌的鉴别诊断

由于 AFP 存在胚胎期末胚肝、卵黄囊,少量来自胚胎胃肠道,因此有时出现 AFP 假阳性。

(1)分娩后 AFP 仍持续上升者应警惕同时存在肝癌。

(2)生殖腺胚胎性肿瘤,通过仔细的生殖器与妇科检查鉴别。

(3)胃癌、胰腺癌,尤其伴肝转移者常不易鉴别,其 AFP 异常升高的发生率为 1%。但 AFP 浓度多较低,常无肝病背景。B 超可鉴别胰腺癌,继发性肝癌呈"牛眼征",胃肠钡餐、胃镜有助鉴别胃癌。而且胃癌、胰腺癌转移至肝多见,而肝癌转移胃、胰极少见。

(4)肝炎、肝硬化伴 AFP 升高是 AFP 阳性肝癌的最主要鉴别对象,尤其是不伴明显肝功能异常的低中浓度 AFP 升高者。以下几点有助鉴别:①有明确的肝功障碍而无明确肝内占位者。②AFP 与 ALT 绝对值、动态变化呈相随关系。③AFP 单抗、AFP 异质体、异常凝血酶原等测定,B超检查。

(二)AFP 阴性肝癌的鉴别诊断

AFP 阴性而肝内有占位性病变者,常见的鉴别对象如下。

1.肝血管瘤

与肝癌鉴别的最常见疾病,以下几点有助鉴别:①多见女性、病程长,发展慢,一般情况好。②无肝病背景。③肝炎病毒标记常阴性。④超声显像示边清而无声晕,彩色多普勒常见血管进入占位区。⑤增强 CT 示填充,并常由周边开始。⑥肿块虽大但常不伴肝功能异常。

2.继发性肝癌

常有原发癌史,多为结直肠癌,胰腺癌,胃癌,无肝病背景;肝炎病毒标记常阴性;癌胚抗原增高,显像示散在多发病灶,超声示"牛眼征",动脉造影示血管较少,^{99m}TC-PMT 阴性。

3.肝脓肿

以尚未液化或已部分机化的肝脓肿鉴别,以下几点有助鉴别:①有痢疾或化脓性病史。②无肝炎、肝硬化背景。③肝炎病毒标记多阴性。④有或曾有炎症表现,如发热伴畏寒。⑤影像学检查在未液化或脓稠者颇难鉴别,但边缘多模糊且无声晕等包膜现象;已液化者需与肝癌伴中央坏死相鉴别,增强或造影示无血管。

4.肝囊肿、肝包虫

病程长,无肝病史,包虫病患者常有疫区居住史;一般情况较好;肿块虽大而肝功能障碍不明显;超声波显像示液性占位,囊壁薄,常伴多囊肾;包虫皮试可助包虫诊断。

5.肝腺瘤

较少见,女性多于男性,常有口服避孕药多年历史,常无肝病史,^{99m}TC-PMT 扫描呈强阳性,此点鉴别价值高,因腺瘤分化程度较肝癌好,故摄取 PMT 却无排出通道而潴留呈强阳性。

九、治疗

原发性肝癌,病情发展迅速,预后不佳,因此治疗方法的选择,应视肿瘤状况,肝功能和全身情况而定。

影响肝癌治疗与预后的因素主要有肿瘤大于或小于 5 cm;局限于一叶抑或累及全肝;是否侵犯门静脉主干;是否有远处转移。肝功能处于代偿或失代偿,血清胆红素高于正常高值上限,清/球蛋白比例倒置,凝血酶原时间为正常值 50% 以下均属失代偿。γ-谷氨酰转肽酶值数倍于正常值者或提示肝功能差,或提示肿瘤巨大,或提示有广泛门、肝静脉癌栓。全身情况则包括心、肺、肾等重要脏器功能以及年龄等。

(一)肝癌的治疗原则

早期、综合、积极是肝癌治疗的三个重要原则。

1.早期治疗

一般小肝癌切除五年生存率可为 60%～70%,而大肝癌切除后 5 年生存率仅 20% 左右;切除的预后明显优于非切除者。因此"早期"和"有效"的治疗(切除)是达到根治和延长生存期最重要的途径。对亚临床肝癌,应争取在肿瘤长大至 3～5 cm 前加以切除。对临床肝癌,应争取在发生门静脉主干癌栓前进行治疗。

2.综合治疗

迄今肝癌尚无特效疗法,各种疗法包括切除治疗均无法达到 100% 根治。因此采用综合治

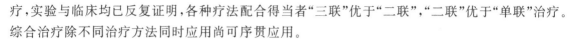

疗,实验与临床均已反复证明,各种疗法配合得当者"三联"优于"二联","二联"优于"单联"治疗。综合治疗除不同治疗方法同时应用尚可序贯应用。

3.积极治疗

积极治疗突出个"再"字,如切除术后亚临床期复发行再切除者其5年生存率可在原先基础上再增加约20%,此乃化疗、放疗、免疫治疗等任何办法难以达到,同样瘤内无水乙醇注射,TAE等需多次进行,不少可达到长期稳定。

(二)肝癌治疗的选择

1.手术切除与肝移植

手术切除是肝癌获得根治的最主要手段。随着外科技术的进步,在全部肝癌患者中能切除者已从过去5%左右提高到10%以上。包括对原发灶的切除,多个原发灶的切除,复发灶的切除,转移灶的切除,以及肿瘤缩小后的二期切除。

手术切除适应证:凡肿瘤局限于一侧,肝功能代偿者,无其他脏器的手术禁忌证均可采用手术切除或进行切除以外的姑息性外科的可能。

值得注意的是:①小肝癌压迫引起梗阻性黄疸而肝功能较好者,轻度 ALT 升高并非绝对禁忌。②GGT显著升高达正常数倍以上者手术宜慎。③合并糖尿病者,在未获得控制前宜暂缓。④已有门静脉主干癌栓者一般为手术禁忌。

手术的关键是正确判断能否既切除肿瘤又保存足够的肝组织,以及既能切除肿瘤又不致引起难以控制的出血。

手术并发症:早年主要为肝功衰竭,近年已明显减少,术后并发症一般有:①术后腹腔内出血,多因止血不彻底和肝功能不佳所致。②肝功能衰竭、腹水、黄疸,多因未能正确判断肝切除量所致。③膈下积液或脓肿,多因引流不畅所致。④胆瘘,右侧胸腔积液,在右肝手术尤其清蛋白较低者常难免发生。⑤其他少见并发症如肺梗死等。

肝移植治疗原发性肝癌的5年生存率已提高到37%,在肝细胞癌中,纤维板层型肝癌的疗效较好。伴有肝硬化者肝移植疗效优于肝切除。而大于5 cm,多个结节,血管受癌侵犯者复发早。

2.切除以外的外科治疗

切除以外的外科治疗,或称姑息性外科治疗,包括液氮冷冻治疗、高频率激光气化治疗、微波局部高热治疗、术中瘤内无水乙醇注射、肝动脉结扎、肝动脉插管等。此类姑息性外科治疗应用得当,尤其合并应用,常可明显延长生存期,或导致肿瘤缩小而切除。

(1)肝动脉插管药物灌注(HAI):肝癌90%的血供来自肝动脉,因此插管致肝动脉注射药物可明显提高药物在肿瘤的浓度,其3年生存率13.3%,5年生存率为7.9%。

(2)肝动脉结扎术(HAL):肝动脉结扎后可使肿瘤的大部坏死,但通常6周后侧支循环重新建立,故难以达到根治。HAL适于不能切除的大肝癌,但肿瘤超过全肝的70%,则HAL后将有肾功能障碍甚至导致死亡,故肿瘤过大,有黄疸或腹水,或肾功能不佳者宜慎,近年来 HAL 改进:①仅结扎患侧肝动脉支。②合并远段肝动脉栓塞。③采用带气囊导管做间歇性动脉阻断。HAL 术后3年生存率及5年生存率同 HAI。

(3)肝动脉结扎合并插管(HAL+HAI):该法是近年新的发展,即剖腹后于肝门部经胃网膜右动脉插管进入患侧肝动脉支,注入亚甲蓝以确证灌注至肿瘤区,然后结扎患侧肝动脉支,但仍保持动脉导管的通畅,以备手术后药物灌注。3年生存率达27.3%,5年生存率18.1%,部分患者肿瘤明显缩小而获二期切除。

(4)液氮冷冻切除治疗:自1974年用于临床肝癌患者。用-196℃液氮经冷冻置于肝瘤区,20分钟即达到80%的最大冷冻效果,病理证实在冰球内的所有组织包括肿瘤均产生凝固性坏死。如并用HAL,可提高疗效。冰球如能覆盖整个癌结节,常可根治。该法安全、有效、不良反应小。

(5)高功率激光气化与微波治疗:用高功率YAG激光气化肝癌结节,其效果如用手术切除,且出血少。但气化只适于不太大的肝癌结节,亦可做肝癌的姑息性切除。近来用微波刀,可用于固化癌结节,或用以代手术刀切肝,可减少出血并消灭切端癌。

3.非手术肝血管栓塞治疗与化疗

由于肝细胞癌结节90%血供来自肝动脉,10%血供来自门静脉,经皮股动脉穿刺肝动脉栓塞术(Transcatheter afterial embolization,TAE)或合并化疗,已成为不适合手术治疗肝癌患者的首选疗法。其原理将供应肿瘤的肝动脉分支加以栓塞,导致肿瘤结节大部坏死,配以化疗药物杀伤更多癌细胞。使用的指征为不能手术切除的肝癌均可用TAE,但门静脉主干有癌栓,肝硬化严重,肝功能失代偿、有黄疸、腹水、肾功能不佳者不宜应用,目前TAE已发展至肝段TAE(Segmental TAE),提高了疗效,2年生存率达71.6%。但由于癌结节的周边由门静脉供血,故单独TAE难以达到根治。与PVE(即在超声引导下经皮穿刺做肝内门静脉支栓塞治疗)合用,可获得较完全的肿瘤结节坏死。栓塞剂主要为碘油与吸收性明胶海绵,化疗药物则常用顺铂,阿霉素或表柔比星、丝裂霉素,氟尿嘧啶。3年生存率为17.6%。为了提高TAE疗效,Goldberg等用血管紧张肽Ⅱ(AngiotensinⅡ)与化疗微球同用,可使肿瘤中药物浓度提高2.8倍,TAE的关键为反复多次,多次TAE能有效延长生存期,TAE后肿瘤缩小可行二期切除。

4.经皮穿刺瘤内无水乙醇注射

无水乙醇可导致肿瘤凝固坏死,为此治疗的要点为:①力求无水乙醇能覆盖整个癌结节。②重复进行:适于3 cm以下肝癌以及5 cm以下而手术风险较大的肝癌。3年生存率60%~80%,由于无水乙醇难以达到100%的癌结节的覆盖,故远期疗效逊于手术切除者。

5.放射治疗

由于控制肝癌所需的放射剂量与正常肝脏所能耐受的剂量差别不大,而且我国肝癌患者大都伴随肝硬化,致使肝脏对放射线耐受量更差,同时不能手术切除者的肝癌全肝放射很难避免放射性肝炎。过去肝癌一般不主张放疗,近年世界上放疗技术的改进,特别适形和适形调强技术的应用,使肝癌的放疗取得很好效果。特别是对不能手术的,先行TACE使肿瘤缩小,再行适形放疗,使部分正常肝脏不受损伤,有利于再生,保持正常功能,明显地减少了放射性肝炎,使之成为非手术治疗中的重要方法之一。

(1)适应证:①肝内肿瘤较局限,直径<10 cm,而不能行手术切除者。②肝门区肝癌或门静脉癌栓,难以手术切除,或未能手术切除者。③肿瘤或淋巴结转移所致的梗阻性黄疸,骨转移导致的疼痛,椎管内转移所致的截瘫,以及脑转移时的姑息性放疗,用于解除症状。④作为综合治疗中的手段之一,联合应用手术切除,肝动脉灌注化疗,肝动脉栓塞化疗,局部无水乙醇注射等。

(2)禁忌证:①严重的肝硬化,肝功能失代偿,有黄疸腹水,和清蛋白低于30 g/L。②活动性肝病,谷丙转氨酶(ALT)和谷草转氨酶(AST)升高超过正常的2倍。③弥漫性肝病。

(3)放射治疗的方法:放射源采用直线加速器产生的高能X线或[60]Co产生的γ,深部X线等。放射野应只包括整个肿瘤区,不包括淋巴引流区,适形放疗CTV外放1~2 cm(PTV),常规

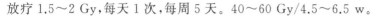

放疗 1.5～2 Gy,每天 1 次,每周 5 天。40～60 Gy/4.5～6.5 w。

6.药物治疗

药物治疗包含化疗药物及中药两个主要方面。肝癌的化疗始于 20 世纪 50 年代末,至今虽有不少新药出现,但实际疗效进展不大,尤其全身化疗疗效更差。对于晚期肝癌、肝功能失代偿者,合并肝癌结节破裂或消化道出血,全身情况差,骨髓明显受抑,重要器官功能障碍者应视为禁忌。可供选择的药物有:顺氯铵铂、氟尿嘧啶或氟脲苷(FUDR)或替加氟(FT207)、表柔比星或阿霉素、丝裂霉素、甲氨蝶呤等。肝硬化较严重者以前两种较为适宜。给药的途径可采用动脉化疗灌注,腔内或瘤内注射如癌性胸腔积液者,抽液后注入 MMC 可短期控制胸腔积液。由于肝癌中 33%可查出雌激素受体,使用抗雌激素的三苯氧胺(Tamoxifen)治疗肝癌已有报道,Farinati(1992)对 32 例不能切除的肝癌作前瞻性随机分组临床试验,治疗组三苯氧胺30 mg/d,对照组无治疗,结果治疗组 1 年生存率为 38%,40%AFP 下降,对照组 1 年生存率为 0%。认为此药可作为肝癌的姑息性放疗。

肝癌的中医治疗是我国的特色。中药治疗的作用:①对不宜手术的患者可延长生存期。②对手术、放疗、化疗为主治疗的患者起辅助作用,如增强机体免疫功能,改善食欲,改善微循环等。③对肝硬化所特有的肝病背景——肝炎、肝硬化,中药有一定疗效,中药治疗的特点为症状改善较显著,不良反应小,全身状况保持较好,病情变化慢,可减轻放疗、化疗的不良反应等。少数呈带瘤生存状态,个别肿瘤可缩小,伴 AFP 下降,中医治疗宜辨证治疗,"攻补兼施",目前较常用的中成药中,偏攻者如大黄䗪虫丸、人参鳖甲煎丸,偏补扶正者如逍遥丸、杞菊地黄丸。偏用清热解毒,破气破血与泻下之品,易诱发肝性脑病与出血。中西结合的情况下,宜注意攻补兼顾,西医放疗,化疗为"攻",中药宜"补"。健脾理气药可提高机体免疫力,与放疗、化疗同用有增效作用。

7.生物、分子靶向治疗

肝癌应用生物治疗的指征和禁忌证:①在肝癌切除术 2 周后,肝功能恢复正常,免疫抑制已恢复,可以应用生物治疗,用来预防肝癌切除后的复发。②体积较大的肝癌患者,应在各种减瘤性治疗的基础上,应用生物治疗。③肝功能失代偿时,慎用生物反应调节剂治疗。

目前常用的生物调节剂有胸腺素、α-干扰素、γ-干扰素、IL-2、肿瘤坏死因子等。肝癌的基因治疗方法尚在实验研究阶段。分子靶向治疗在肝癌治疗中受到重视,目前常用的有贝伐单抗、厄洛替尼、索拉非尼等。

8.小肝癌的治疗

肝癌的防治包括一级、二级和三级。一级预防即病因预防,为最根本的预防,但由于肝癌的病因尚未完全清楚,且不同病因引起肝癌的潜伏期不一样,故一级预防的效果常需数年,甚至几十年。三级预防即临床治疗,目前虽然进展较大,但大幅度提高疗效尚相距太远,因此二级预防,即早期发现,早期诊断与早期治疗应是其重点,在短期内见效。

肝癌的二级预防实质上是小肝癌的研究。小肝癌的早期发现、早期诊断、早期治疗是肝癌长期生存及提高 5 年生存率的重要途径,小肝癌的发现应从高危人群着手,主要以 HBsAg HCV 阳性者,年龄 35～40 岁,65 岁以下为对象的普查,目前较实用者为 AFP 加超声显像。由于小肝癌缺乏临床症状及体征,其诊断与大肝癌有诸多不同,诊断中应注意:①AFP 与 ALT 的关系分析。②AFP 持续阳性虽不伴肝功能异常,最终几乎均证实为肝癌。③敢于对 AFP 较低浓度时作出诊断,因通常小肝癌阶段肿瘤大小与 AFP 高低相关。④对可疑患者严格随访。小肝癌早期

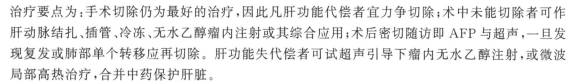

治疗要点为：手术切除仍为最好的治疗，因此凡肝功能代偿者宜力争切除；术中未能切除者可作肝动脉结扎、插管、冷冻、无水乙醇瘤内注射或其综合应用；术后密切随访即 AFP 与超声，一旦发现复发或肺部单个转移应再切除。肝功能失代偿者可试超声引导下瘤内无水乙醇注射，或微波局部高热治疗，合并中药保护肝脏。

9.复发与转移的治疗

对于肝癌复发与转移的治疗，近年来随着诊断技术的进步，已可能早期发现并能发现亚临床期复发与转移，对该部分患者的治疗可行再切除。其要求为：①对根治性切除患者应视为极高危人群，每 2~3 个月用 AFP 与超声显像随访监测，连续 5~10 年，以早期发现亚临床复发，并每半年作胸部 X 线检查以检出肺转移。②对肝内 3 个以内复发灶及肺部 2 个以内转移灶应力求再切除，通常均为局部切除。肺部单个转移灶的切除其远期疗效甚至优于肝内复发再切除者。

十、疗效与预后

原发性肝癌已由"不治"变为"部分可治"，随着诊断技术及治疗方法改进，5 年生存率由 20 世纪 50 年代末的 3% 提高至 20 世纪 90 年代的 40.2%，这一变化与小肝癌比例增高（2.0%~30.5%），再切除率的增多和二期切除的增多相关。

不同治疗方法的 5 年生存率依次为：根治性切除 53.0%，HAL＋HAI＋导向内放射 40.2%；HAL＋HAI＋局部外放射 22.2%；HAL＋HAI 18.1%；姑息性切除 12.5%；冷冻治疗 11.6%；HAL 或 HAI 单一治疗仅 7.7%；药物治疗 0%。

影响 5 年生存率的因素：普查优于临床发现者，小肝癌优于大肝癌，单个肿瘤优于多个肿瘤，包膜完整者优于无包膜者，切后 AFP 降至正常胜于未降至正常值者。

（张树霞）

第四节　转移性肝癌

肝脏恶性肿瘤可分为原发性肝癌和转移性肝癌两大类。原发性肝癌包括常见的肝细胞肝癌，少见的胆管细胞癌，罕见的肝血管肉瘤等。身体其他部位的癌肿转移到肝脏，并在肝内继续生长、发展，其组织学特征与原发性癌相同，称为转移性肝癌或继发性肝癌。在西方国家，转移性肝癌的发生率远高于原发性肝癌，造成这种情况的原因是多方面的，而后者的发病率低是其中的影响因素之一；我国由于原发性肝癌的发病率较高，转移性肝癌发生率相对低于西方国家，两者发病率相近。国内统计两者之比为（2~4）：1，西方国家高达 20：1 以上。在多数情况下，肝转移癌的发生可被看成是原发性肿瘤治疗失败的结果。目前，虽然肝转移癌的综合治疗已成为共识，但外科治疗依然被看作治疗转移性肝癌最重要、最常见的手段，尤其是对结直肠癌肝转移而言，手术治疗已被认为是一种更积极、更有效的治疗措施，其 5 年生存率目前可达 20%~40%。近年来，随着对肝转移癌生物学特性认识的加深，肝脏外科手术技巧的改进以及围术期支持疗法的改善，肝转移癌手术切除的安全性和成功率已大大提高，手术死亡率仅为 1.8%，5 年生存率达 33.6%。因此，早期发现、早期诊断、早期手术治疗是提高肝转移癌远期疗效的重要途径，手术切除肝转移癌灶可使患者获得痊愈或延长生命的机会，因此对肝转移癌的外科治疗需持积极态度。

一、肝转移癌的发病机制及临床诊断

(一)肝转移癌的病理基础及来源

肝脏是全身最大的实质性器官,也是全身各种肿瘤转移的高发区域,这与肝脏本身的解剖结构、血液供应和组织学特点有关。

肝脏的显微结构表现为肝小叶,肝小叶是肝脏结构和功能的基本单位。小叶中央是中央静脉,围绕该静脉为放射状排列的单层细胞索(肝细胞板),肝板之间形成肝窦,肝窦的壁上附有Kuffer细胞,它具有吞噬能力。肝窦实际上是肝脏的毛细血管网,它的一端与肝动脉和门静脉的小分支相通,另一端与中央静脉相连接。肝窦直径为 9~13 mm,其内血流缓慢,肝窦内皮细胞无基底膜,只有少量网状纤维,不形成连续结构,因此,在血液和肝细胞之间没有严密的屏障结构,有助于癌细胞的滞留、浸润。此外,肝窦通透性高,许多物质可以自由通过肝窦内皮下间隙(Disse 间隙)。Disse 间隙有富含营养成分的液体,间隙大小不等,肝细胞膜上的微绒毛伸入该间隙,癌细胞进入 Disse 间隙后可逃避 Kuffer 细胞的"捕杀"。这些结构特点有助于癌细胞的滞留、生长与增生。

在血液循环方面,肝脏同时接受肝动脉和门静脉双重的血液供应,血流极为丰富,机体多个脏器的血液经门静脉回流至此,为转移癌的快速生长提供了较为充足的营养。有关转移癌的血供研究表明:当瘤体小于 1 mm 时,营养主要来源于周围循环的扩散;瘤体直径达 1~3 mm 时,由肝动脉、门静脉、混合的毛细血管在肿瘤周围形成新生的血管网;当瘤体进一步增大,直径超过1.5 cm,从血管造影等观察,血液供应 90% 主要来自肝动脉,瘤体边缘组织的部分血供可能来自门静脉,也有少部分肝脏转移癌的血液供应主要来自门静脉。

这些因素都在肝转移性肿瘤的形成中起着决定作用,使肝脏成为肿瘤容易侵犯、转移、生长的高发区域。在全身恶性肿瘤中,除淋巴结转移外,肝转移的发病率最高。据 Pickren 报道。在9 700 例尸体解剖中共发现恶性肿瘤10 912 个,其中有肝转移者4 444 例,占41.4%,是除淋巴结转移(57%)外转移部位最多的器官。

转移性肝癌的发生与原发肿瘤类型、部位有关,全身各部位的癌肿,以消化道及盆腔部位(如胃、小肠、结肠、胆囊、胰腺、前列腺、子宫和卵巢等)的癌肿转移至肝脏者较为多见,临床统计转移性肝癌中腹腔内脏器癌肿占 50%~70%,有 40%~65% 的结直肠癌、16%~51% 的胃癌、25%~75% 的胰腺癌、65%~90% 的胆囊癌产生肝转移,临床资料还表明结直肠癌与其肝转移癌同时发现者为 16%~25%,大多数是在原发处切除后 3 年内出现肝转移;其次是造血系统肿瘤,占30%;胸部肿瘤(包括肺、食管肿瘤)占 20%;还有少数来自女性生殖系统、乳腺、软组织、泌尿系统的肿瘤等,如 52% 的卵巢癌、27% 的肾癌、25%~74% 的支气管癌、56%~65% 的乳腺癌、20%的黑色素瘤、10% 的霍奇金病出现肝转移。肾上腺、甲状腺、眼和鼻咽部的癌肿转移至肝脏者亦不少见。中国医学科学院肿瘤医院经病理检查发现,在 83 例转移性肝癌中,原发灶来源于结直肠癌占24%,乳腺癌占 16%,胃癌占 13%,肺癌占 8%,其他尚有食管癌、鼻咽癌、淋巴瘤、胸腺瘤、子宫内膜癌等。资料还显示,随着年龄增大,转移性肝癌发生率降低。按系统划分,转移性肝癌来源依次为消化、造血、呼吸及泌尿生殖系统等。

(二)转移途经

人体各部位癌肿转移至肝脏的途径有门静脉、肝动脉、淋巴和直接浸润四种。

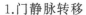

1.门静脉转移

凡血流汇入门静脉系统的脏器,如食管下端、胃、小肠、结直肠、胰腺、胆囊及脾等的恶性肿瘤均可循门静脉转移至肝脏,这是原发癌播散至肝脏的重要途径。有人报道门静脉血流存在分流现象,即脾静脉和肠系膜下静脉的血流主要进入左肝,而肠系膜上静脉的血流主要汇入右肝,这些门静脉所属脏器的肿瘤会因不同的血流方向转移至相应部位的肝脏。但临床上这种肿瘤转移的分流情况并不明显,而以全肝散在性转移多见。其他如子宫、卵巢、前列腺、膀胱和腹膜后组织等部位的癌肿,亦可通过体静脉和门静脉的吻合支转移至肝;也可因这些部位的肿瘤增长侵犯门静脉系统的脏器,再转移至肝脏;或先由体静脉至肺,然后再由肺到全身循环而至肝脏。经此途径转移的肿瘤占肝转移癌的 35%~50%。

2.肝动脉转移

任何血行播散的癌肿均可循肝动脉转移到肝脏,如肺、肾、乳腺、肾上腺、甲状腺、睾丸、卵巢、鼻咽、皮肤及眼等部位的恶性肿瘤均可经肝动脉而播散至肝脏。眼的黑色素瘤转移至肝脏者也较常见。

3.淋巴转移

盆腔或腹膜后的癌肿可经淋巴管至主动脉旁和腹膜后淋巴结,然后倒流至肝脏。消化道癌肿也可经肝门淋巴结循淋巴管逆行转移到肝脏。乳腺癌或肺癌也可通过纵隔淋巴结而逆行转移到肝脏,但此转移方式较少见。临床上更多见的是胆囊癌沿着胆囊窝的淋巴管转移到肝脏。

4.直接浸润

肝脏邻近器官的癌肿,如胃癌、横结肠癌、胆囊癌和胰腺癌等,均可因癌肿与肝脏粘连使癌细胞直接浸润而蔓延至肝脏,右侧肾脏和肾上腺癌肿也可以直接侵犯肝脏。

(三)病理学特点

转移癌的大小、数目和形态多变,少则 1~2 个微小病灶,多则呈多结节甚至弥漫性散在生长,也有形成巨块的,仅有约 5%的肝转移灶是孤立性结节或局限于单叶。转移灶可发生坏死、囊性变、病灶内出血以及钙化等。转移性肝癌组织可位于肝脏表面,也可位于肝脏中央。癌结节外观多呈灰白色,质地硬,与周围肝组织常有明显分界,肝转移癌灶多有完整包膜,位于肝脏表面者可有凸起或凹陷,癌结节中央可有坏死和出血。多数肝转移癌为少血供肿瘤,少数肝转移癌血供可相当丰富,如肾癌肝转移。来自结、直肠癌的肝转移癌可发生钙化,钙化也可见于卵巢、乳腺、肺、肾脏和甲状腺癌肿的转移。来自卵巢与胰腺癌(特别是腺癌或囊腺癌)的转移灶可发生囊变。肉瘤的肝转移灶常表现为巨大肿块,并伴有坏死、出血等。转移性肝癌的病理组织学变化和原发病变相同,如来源于结直肠的腺癌组织学方面可显示腺状结构,来自恶性黑色素瘤的肝转移癌组织中含有黑色素。但部分病例由于原发性癌分化较好,使肝脏转移灶表现为间变而无法提示原发病灶。与原发性肝癌不同,转移性肝癌很少合并肝硬化,一般也无门静脉癌栓形成,而已产生肝硬化的肝脏则很少发生转移性肿瘤。Jorres 等报道 6 356 例癌症患者尸体解剖发现有300 例肝转移癌中,仅有 2 例伴有肝硬化,认为其原因可能是硬化的肝脏血液循环受阻和结缔组织改变限制了肿瘤转移和生长。肝转移癌切除术后肝内复发率为 5%~28%,低于原发性肝癌切除术后肝内复发率。

临床上根据发现转移性肝癌和原发肿瘤的先后分为同时转移、异时转移以及先驱性肝转移。同时转移是指初次诊断或者外科治疗原发性肿瘤时发现转移病灶,发生率为 10%~25%。资料显示,年龄、性别与肝转移无关,但大城市患者发生肝转移少于小城市和农村地区,这与在大城市易得到早期检查、早期发现有关。同时性肝转移癌发生率和临床病理分期明显相关,晚期患者中发病率较高,且多呈分散性多结节病灶。异时转移是指原发性肿瘤手术切除或局部控制后一段时间在随访中发现肝转移病灶,大多数在原发灶切除后 2～3 年内发现,其发生率尚不清楚。同时转移和异时转移可占肝转移的 97％。先驱性肝转移是指肝转移病灶早于原发肿瘤发现,其发生率较低。

(四)肝转移癌的分期

判明肿瘤分期对治疗方案选择、预后判断、疗效考核、资料对比极为重要,近几十年来国内外对肝转移癌的分期提出了多种分类标准。

Fortner 对术后证实的肝转移进行了以下分级。①Ⅰ级:肿瘤局限在切除标本内,切缘无癌残留。②Ⅱ级:肿瘤已局部扩散,包括肿瘤破溃、直接蔓延至周围邻近器官、镜下切缘癌阳性、直接浸润至大的血管或胆管。③Ⅲ级:伴有肝外转移者,包括肝外淋巴结转移、腹腔内其他器官转移、腹腔外远处转移。

Petlavel 提出肝转移癌的分期需要兼顾转移灶的大小、肝功能状态和肝大情况,依此将肝转移癌分为四期。资料表明Ⅰ期预后最好,中位生存期为 21.5 个月,Ⅱ、Ⅲ、Ⅳ期中位生存期分别为 10.4 个月、4.7 个月和 1.4 个月。

Genneri 认为肝转移癌的预后主要与肝实质受侵犯的程度有关。根据转移灶的数目和肝实质受侵犯程度将肝转移癌分为三期:Ⅰ期为单发性肝转移,侵犯肝实质 25％以下;Ⅱ期为多发性肝转移,侵犯肝实质 25％以下或单发性肝转移累计侵犯肝实质 25％～50％;Ⅲ期为多发性肝转移,侵犯肝实质 25％～50％或超过 50％。他认为Ⅰ期最适合手术治疗,Ⅱ期、Ⅲ期则应侧重于综合治疗。

Petreli 进一步肯定了肝实质被侵犯的程度是影响预后最重要的因素。肝实质受侵犯程度可以通过测量肝脏被肿瘤侵犯的百分比、肝脏大小和肝功能试验(包括碱性磷酸酶和胆红素水平)来判断,其他影响预后的因素主要为肝转移癌结节的数目以及分布(单叶或双叶)、大小、能否手术切除、出现时间(与原发灶同时或异时)、有无肝外转移、肝外侵犯的类型、患者功能状况、有无症状或并发症等。

(五)转移性肝癌的临床表现

转移性肝癌常以肝外原发性癌肿所引起的症状为主要表现,但因无肝硬化,病情发展常较后者缓慢,症状也较轻。临床表现主要包括:①原发性肿瘤的临床表现;②肝癌的临床表现;③全身状况的改变。

1.原发性肿瘤的临床表现

早期主要表现为原发肿瘤的症状,肝脏本身的症状并不明显,大多在原发肿瘤术前检查、术中探查或者术后随访时候发现。如结直肠癌出现大便性状改变,黑便、血便等;肺癌出现刺激性干咳和咯血等。部分原发性肿瘤临床表现不明显或晚于肝转移癌,是造成肝转移癌误诊、延诊的主要因素。转移性肝癌的临床表现常较轻,病程发展较缓慢。诊断的关键在于查清原发癌灶。

2.肝癌的临床表现

随着病情的发展,肝癌转移性肿瘤增大,肝脏转移的病理及体外症状逐渐表现出来,出现了如消瘦、乏力、发热、食欲缺乏、肝区疼痛、肝区结节性肿块、腹水、黄疸等中晚期肝癌的常见症状。也有少数患者出现转移性肝癌的症状以后,其原发癌灶仍不易被查出或隐匿不现,因此,有时与原发性肝癌难以鉴别。消瘦与恶性肿瘤的代谢消耗、进食少、营养不良有关;发热多是肿瘤组织坏死、合并感染以及肿瘤代谢产物引起,多不伴寒战;肝区疼痛是由于肿瘤迅速生长使肝包膜紧张所致;食欲缺乏是由于肝功能损害,肿瘤压迫胃肠道所致;肝区疼痛部位和癌肿部位有密切关系,如突然发生剧烈腹痛并伴腹膜刺激征和休克,多有肝转移癌结节破裂的可能;腹部包块表现为左肝的剑突下肿块和/或右肝的肋缘下肿块,也可因肝转移癌占位导致肝大;黄疸常由于癌肿侵犯肝内主要胆管,或肝门外转移淋巴结压迫肝外胆管所引起,癌肿广泛破坏肝脏可引起肝细胞性黄疸。

3.全身状况的改变

由于机体消耗增多和摄入减少,患者往往出现体重减轻,严重者出现恶病质。如发生全身多处转移,还可出现相应部位的症状,如肺转移可引起呼吸系统的临床表现。

(六)诊断方法

1.实验室检查

(1)肝功能检查:肝转移癌患者在癌肿浸润初期肝功能检查多属正常,乙肝、丙型肝炎病毒感染指标往往呈阴性。随肿瘤的发展,患者血清胆红素、碱性磷酸酶(AKP)、乳酸脱氢酶(LDH)、γ-谷氨酰转肽酶(GGT)、天门冬氨酸转氨酶(AST)等升高,但由于肝转移癌多数不伴肝炎、肝硬化等,所以肝脏的代偿功能较强。在原发性肝癌中常出现的白/球蛋白比例倒置、凝血酶原时间延长等异常,在肝转移癌中则极少出现。在无黄疸和骨转移时,AKP活性增高对诊断肝转移癌具有参考价值。

(2)甲胎蛋白(AFP):肝转移癌中AFP的阳性反应较少,主要见于胃癌伴肝转移。大约15%的胃癌患者AFP阳性,其中绝大多数患者在100 μg/L以下,仅1%～2%患者超过200 μg/L。切除原发病灶后即使保留转移癌,AFP也可以降至正常水平。

(3)癌胚抗原(CEA):消化道肿瘤,特别是结直肠癌肿瘤患者的CEA检查,对于肝转移癌的诊断十分重要。目前多数学者认为CEA检查可作为肝转移癌的辅助诊断指标,尤其是对无肿瘤病史、肝内出现单个肿瘤病灶、无明确肝炎病史、AFP阴性的患者,必须复查CEA等指标,以警惕肝转移癌的发生。一般认为CEA水平迅速升高或CEA超过20 μg/L是肝转移的指征,但其变化与肿瘤大小并无正相关。若CEA阳性,需复查B超、CT、结肠镜等寻找原发病灶以明确诊断或随访。肝转移癌术后动态监测CEA对于手术切除是否彻底、术后辅助化疗疗效、肿瘤复发具有重要意义。在清除所有癌灶后,CEA可降至正常水平。原发性结直肠癌术后2年应定期监测,可3个月1次,如果CEA升高,应高度怀疑肿瘤复发,同时有AKP、LDH、CEA明显增高提示肝转移。CEA升高时,有时影像学检查并无转移迹象,此时常需通过核素扫描或剖腹探查才能发现。此外,国外文献报道胆汁中的CEA敏感性远较血清CEA高。Norton等研究发现,结直肠癌肝转移患者,胆汁CEA水平是血清的29倍,这对原发病灶在术后肝转移以及隐匿性癌灶的发现尤为重要。

(4)其他肿瘤标志物测定:其他部位的肿瘤患者如出现5'-核苷磷酸二酯酶同工酶V(5'-NPDV)阳性常提示存在肝内转移的可能,同时它也可以作为肝转移癌术后疗效和复发监测的指标,但不能区分原发性和转移性肝肿瘤。其他临床常用的肿瘤标志物还有酸性铁蛋白、CA19-9、CA50、CA242等,它们在多种肿瘤特别是消化系统肿瘤中均可增高,但组织特异性低,可作为肝转移癌检测的综合判断指标。

2.影像学检查

影像学检查方法同原发性肝癌。转移性肝癌在影像学上可有某些特征性表现:①病灶常为多发且大小相仿;②由于病灶中央常有液化坏死。在 B 超和 MRI 上可出现"靶征"或"牛眼征";③CT 扫描上病灶密度较低,有时接近水的密度,对肝内微小转移灶(<1 cm)普通的影像学检查常难以发现而漏诊,可采用 CT 加动脉门静脉造影(CTAP),其准确率可达 96%;对这些微小转移灶的定性诊断,目前以正电子发射断层扫描(PET)特异性最强,后者以^{18}F-氟代脱氧葡萄糖(^{18}F-FDG)作为示踪剂,通过评价细胞的葡萄糖代谢状况确定其良恶性。

(七)诊断

肝转移癌的诊断关键在于确定原发病灶,其特点是:①多数有原发性肿瘤病史,以结直肠癌、胃癌、胰腺癌等最常见;②常无慢性肝病病史。如 HBV、HCV 标志物多阴性;③由于肝转移癌很少合并肝硬化,所以体检时癌结节病灶多较硬而肝脏质地较软;④影像学显示肝内多个散在、大小相仿的占位性病变,B 超可见"牛眼"征,且多无肝硬化影像,肝动脉造影肿瘤血管较少见。

临床上诊断的依据主要有:①有原发癌病史或依据;②有肝脏肿瘤的临床表现;③实验室肝脏酶学改变,CEA 增高而 AFP 可呈阴性;④影像学发现肝内占位性病变,多为散在、多发;⑤肝脏穿刺活检证实。

对于某些组织学上证实为肝转移癌,但不能明确或证实原发性肿瘤起源的情况,临床上并不少见,如 Kansaa 大学医院所记载的 21 000 例癌症患者中,有 686 例(3.2%)未明确原发癌的部位。对于此类病例 需要通过更仔细的病史询问、更细致的体格检查以及相关的影像学和实验室检查来判断。例如原发肿瘤不明时,乳腺、甲状腺及肺可能是原发灶;粪便潜血阳性提示胃肠道癌,胃镜、结肠镜、钡餐及钡灌肠检查对诊断有帮助;疑有胰体癌时,应行胰腺扫描及血管造影等。

(八)鉴别诊断

1.原发性肝癌

患者多来自肝癌高发区,有肝癌家族史或肝病病史,多合并肝硬化,肝功能多异常,肝癌的并发症较常见,病情重且发展迅速,AFP 等肿瘤标志呈阳性,影像学呈"失结构"占位性病变,孤立性结节型也较多见;肝转移癌多有原发肿瘤病史和症状,很少合并肝硬化,肝功能多正常,病情发展相对缓慢,AFP 多正常,CEA 多增高,影像学发现肝脏多个散在占位结节,可呈"牛眼征"。但 AFP 阴性的原发性肝癌和原发灶不明确的肝转移癌之间的鉴别诊断仍有一定困难,有时需依靠肝活检,当组织学检查发现有核居中央的多角形细胞、核内有胞质包涵体、恶性细胞被窦状隙毛细血管分隔、胆汁存留、肿瘤细胞群周围环绕着内皮细胞等表现时,提示为原发性而非转移性肝癌。

2.肝血管瘤

一般容易鉴别。女性多见,病程长,发展慢。临床症状多轻微,实验室酶学检查常属正常。B 超见有包膜完整的与正常肝脏有明显分界的影像,其诊断符合率达 85%;CT 表现为均匀一致的低密度区,在快速增强扫描中可见特征性增强,其对血管瘤的诊断阳性率近 95%;血管造影整个毛细血管期和静脉期持续染色,可见"早出晚归"征象。

3.肝囊肿

病史较长,一般情况好,囊肿常多发,可伴多囊肾,B 超提示肝内液性暗区,可见分隔,血清标志物 AFP、CEA 阴性。

4.肝脓肿

肝脓肿多有肝外感染病史,临床可有或曾有发热、肝痛、白细胞计数增高等炎症表现,抗感染治疗有效。超声检查可见液平面,穿刺为脓液,细胞培养阳性。

5.肝脏肉瘤

此病极少见,患者无肝脏外原发癌病史。多经病理证实。

二、治疗

(一)手术切除

与原发性肝癌一样,转移性肝癌的治疗也是以手术切除为首选,这是唯一能使患者获得长期生存的治疗手段,如大肠癌肝转移切除术后 5 年生存率可达 25%～58%,而未切除者 2 年生存率仅为 3%,4 年生存率为 0。

转移性肝癌的手术适应证近年来有逐渐放宽的趋势。最早对转移性肝癌的手术价值还存在怀疑,直到 1980 年 Adson 和 VanHeerdon 报道手术切除大肠癌肝脏孤立性转移灶取得良好效果,才确定手术切除是孤立性肝转移癌的首选治疗方法。以后有许多研究发现,多发性与孤立性肝转移癌切除术后在生存率上并无明显差异,因而近年来手术切除对象不只是限于孤立病灶,位于肝脏一侧或双侧的多发转移灶也包括在手术适应证内,至于可切除多发转移灶数目的上限,以往通常定为 3～4 个,有学者认为以转移灶的数目作为手术适应证的依据没有足够理由,不可机械从事,只要保证有足够的残肝量和手术切缘,任何数目的肝转移癌均为手术切除的适应证。有肝外转移者以往被认为是手术禁忌证,近年来的研究发现,只要肝外转移灶能得到根治性切除,可获得与无肝外转移者一样好的疗效,故也为手术治疗的适应证。目前临床上掌握转移性肝癌的手术指征为:①原发灶已切除并无复发,或可切除,或已得到有效控制(如鼻咽癌行放疗后);②单发或多发肝转移灶,估计切除后有足够的残肝量并可保证足够的切缘;③无肝外转移或肝外转移灶可切除;④无其他手术禁忌证。

转移性肝癌的手术时机,原则上一经发现应尽早切除。但对原发灶切除后近期内刚发现的较小转移灶(如<2 cm)是否需要立即手术,有学者认为不必急于手术,否则很可能在手术后不久就有新的转移灶出现,对这样的病例可密切观察一段时间(如 3 个月)或在局部治疗下(如 PEI)观察,若无新的转移灶出现再做手术切除。对同时转移癌的手术时机也是一个存在争议的问题,如大肠癌在原发灶手术的同时发现肝转移者占 8.5%～26%,是同期手术还是分期手术尚有意见分歧,有学者认为只要肝转移灶可切除、估计患者能够耐受、可获得良好的切口显露,应尽可能同期行肝癌切除。

转移性肝癌的手术方式与原发性肝癌相似,但有如下几个特点:①由于转移性肝癌常为多发,术中B超检查就显得尤为重要,可以发现术前难以发现的隐匿于肝实质内的小病灶,并因此改变手术方案;②因很少伴有肝硬化,肝切除范围可适当放宽以确保阴性切缘,切缘一般要求超过1 cm,因为阴性切缘是决定手术远期疗效的关键因素;③由于转移性肝癌很少侵犯门静脉形成癌栓,肝切除术式可不必行规则性肝叶切除,确保阴性切缘的非规则性肝切除已为大家所接受,尤其是多发转移灶的切除更为适用;④伴肝门淋巴结转移较常见,手术时应做肝门淋巴结清扫。

转移性肝癌术后复发也是一个突出的问题,如大肠癌肝转移切除术后 60%～70%复发,其中 50%为肝内复发,是原转移灶切除后的复发还是新的转移灶在临床上难以区别。与原发性肝癌术后复发一样,转移性肝癌术后复发的首选治疗也是再切除,其手术指征基本同第一次手术。再切除率文献报道差别较大,为 13%～53%,除其他因素外,这与第一次手术肝切除的范围有关,第一次如为局部切除则复发后再切除的机会较大,而第一次为半肝或半肝以上的切除则再切除的机会明显减小。

(二)肝动脉灌注化疗

虽然手术切除是转移性肝癌的首选治疗方法,但可切除病例仅占 10%～25%,大多数患者则因病灶广泛而失去手术机会,此时肝动脉灌注化疗(HAI)便成为这类患者的主要治疗方法。转移性肝癌的血供来源基本同原发性肝癌,即主要由肝动脉供血,肿瘤周边部分有门静脉参与供血。与全身化疗相比,HAI 可提高肿瘤局部的化疗药物浓度,同时降低全身循环中的药物浓度,因而与全身化疗相比,可提高疗效而降低药物毒性作用,已有多组前瞻性对照研究证明,HAI 对转移性肝癌的有效率显著高于全身化疗。HAI 一般经全置入性 DDS 实施,后者可于术中置入;也可采用放射介入的方法置入,化疗药物多选择氟尿嘧啶(5-FU)或氟尿嘧啶脱氧核苷(FudR),后者的肝脏清除率高于前者。文献报道 HAI 治疗转移性肝癌的有效率为 40%～60%,部分病例可因肿瘤缩小而获得二期切除,对肿瘤血供较为丰富者加用碘油栓塞可使有效率进一步提高。但转移性肝癌多为相对低血供,这与原发性肝癌有所不同,为了增加化疗药物进入肿瘤的选择性,临床上有在 HAI 给药前给予血管收缩药(如血管紧张素 Ⅱ 等)或可降解性淀粉微球暂时使肝内血流重新分布,以达到相对增加肿瘤血流量、提高化疗药物分布的癌/肝比值之目的,从而进一步提高 HAI 的有效率。

前瞻性对照研究表明,与全身化疗相比,HAI 虽然显著提高了治疗的有效率,但未能显著提高患者的生存率,究其原因主要是由于 HAI 未能有效控制肝外转移的发生,使得原来死于肝内转移的患者死于肝外转移。因此,对转移性肝癌行 HAI 应联合全身化疗(5-FU＋四氢叶酸),或加大化疗药物的肝动脉灌注剂量,以使部分化疗药物因超过肝脏的清除率而"溢出"肝脏进入全身循环,联合使用肝脏清除率低的化疗药物,如丝裂霉素(MMC)亦可达到相同作用。

(三)其他

治疗转移性肝癌的方法还有许多,如射频、微波、局部放疗、肝动脉化疗栓塞、瘤体无水乙醇注射、氩氦刀等。

(范玉兰)

第五节 胆 囊 癌

胆囊癌在胆囊的恶性肿瘤中占首位,发病率低但恶性度高,占所有实体肿瘤的 1%～2%。由于早期缺乏临床症状,往往发病即为晚期,预后很差。胆囊癌的发病有明显的地区差别,在南美洲国家智利、厄瓜多尔和印度、韩国等地胆囊癌的发病率最高,而美国的发病率仅为 1/10 万。女性发病率是男性的 2～6 倍。多见于 50～70 岁,50 岁以上者占 90%。

一、危险因素

胆囊癌常与胆囊良性疾病同时存在,最常见是与胆囊结石共存,多数人认为胆囊结石的慢性刺激是重要的致病因素。其他危险因素还包括:胆囊息肉、硬化性胆管炎、沙门菌属感染、先天性胆道囊肿。

二、临床表现

(一)临床症状

胆囊癌早期无特异性临床表现或只有慢性胆囊炎的症状,早期诊断很有困难,晚期常常出现上腹部持续性疼痛、包块和黄疸等症状。

1.右上腹疼痛

疼痛性质与结石性胆囊炎相似,为右上腹不适,继而出现持续性隐痛或钝痛,有时伴阵发性剧痛,并向右肩放射。

2.消化道症状

绝大多数患者出现消化不良表现,包括厌油腻、嗳气、进食减少、消瘦等。

3.黄疸

往往出现在病程晚期,皮肤、黏膜黄染,皮肤瘙痒、尿色加深,大便发白。

4.发热

部分患者出现发热。

(二)体征

1.黄疸

表现为黏膜、皮肤黄染。

2.右上腹包块

右上腹可触及较为光滑肿大的胆囊,与周围组织无粘连时,移动性大;与周围组织有粘连时肿块固定。

(三)转移

胆囊癌的转移方式可直接浸润周围脏器,亦可经淋巴、血液循环、神经、胆管等途径转移及腹腔内种植。主要通过淋巴转移,手术时发现已有淋巴转移者 25%～75%;其半数以上癌瘤可直接播散到邻近器官,包括肝、胆管、胰、胃十二指肠、网膜、结肠和腹壁;血行播散者少。晚期患者也可出现远处转移。

三、诊断依据

(一)实验室检查

梗阻性黄疸、肝功能异常,以碱性磷酸酶和谷氨酰转肽酶升高为主,肿瘤标志物癌胚抗原和CA19-9 等肿瘤糖链抗原升高,但特异性不强,升高的患者可作为肿瘤的动态监测指标。

(二)影像学检查

1.超声检查

B 超检查简便无损伤可反复使用,是首选检查方法。部分患者是体检时 B 超无意中发现胆囊癌。可表现为胆囊壁增厚、钙化,胆囊壁隆起性病变,胆囊腔内固定的肿物。胆囊息肉如果直径超过 1 cm,其恶变的机会明显增加。

2.超声内镜

用高频率探头仅隔胃壁或十二指肠壁对胆囊进行扫描,提高了胆囊癌的检出率,并且能进一步判定胆囊壁各层结构受肿瘤浸润的程度。

3.CT 和 MRI 检查

CT 检查对胆囊癌的敏感性不高,很难鉴别胆囊良恶性病变。增强 CT/MRI 可以发现远处转移和周围淋巴结转移。MRCP 是一项无创伤检查,可帮助区分良恶性病变,了解肿瘤浸润的程度、门脉受侵和淋巴结转移情况。

4.胰胆管造影

胰胆管造影包括 ERCP 和 PTC,由于人大多数胆囊癌不显影,因此对胆囊癌诊断作用不大。但可以显示肝内胆管和胆总管是否受侵犯,对下一步的手术有一定的帮助。还可以通过 ERCP 和 PTC 获得的胆汁进行细胞学检查,其阳性率虽然不高,但结合影像学检查方法仍可对部分胆囊癌患者作出诊断。同时可进行局部支架植入或引流术以缓解梗阻性黄疸。

四、病理

胆囊癌发生在底部多见,颈部次之,体部较少,组织学上腺癌占 80%,未分化癌占 6%,鳞癌占 3%,混合癌占 1%。接近一半的胆囊癌是在常规腹腔镜下胆囊切除术后,病理检查中无意发现的。

五、分期

(一)胆囊癌肿瘤分期

胆囊癌肿瘤分期见表 8-1。

表 8-1　胆囊癌肿瘤分期

分期		描述
T 分期(原发肿瘤)		
T_x		原发肿瘤无法评估
T_0		无原发肿瘤的证据
T_{is}		原位癌
T_1		
	T_{1a}	肿瘤侵及固有层
	T_{1b}	肿瘤侵及肌层
T_2		
	T_{2a}	侵及腹膜面的肌周结缔组织,但未穿透浆膜
	T_{2b}	或侵及肝脏面的肌周结缔组织,但未进入肝脏
T_3		穿透浆膜和/或直接侵入肝脏和/或一个邻近器官或结构,如胃、十二指肠、结肠、胰腺、网膜或肝外胆管
T_4		侵及门静脉或肝动脉,或两个或更多肝外器官或结构
N 分期(区域淋巴结)		
N_x		无区域淋巴结不能评价
N_0		无区域淋巴结转移
N_1		1~3 个区域淋巴结转移
N_2		4 个以上区域淋巴结转移

续表

分期	描述
M 分期(远处转移)	
M_0	无远处转移
M_1	有远处转移

(二)胆囊癌肿瘤分期标准

胆囊癌肿瘤分期标准见表 8-2。

表 8-2 分期标准

分期	T	N	M
0	T_{is}	N_0	M_0
Ⅰ期	T_1	N_0	M_0
ⅡA期	T_{2a}	N_0	M_0
ⅡB期	T_{2b}	N_0	M_0
ⅢA期	T_3	N_0	M_0
ⅢB期	$T_{1\sim3}$	N_1	M_0
ⅣA期	T_4	$N_{0\sim1}$	M_0
ⅣB期	AnyT	N_2	M_0
ⅣB期	AnyT	AnyN	M_1

六、治疗原则

(一)化疗

1.辅助化疗

术后辅助化疗缺乏大规模的临床研究数据,2011 年美国国立综合癌症网络指南推荐肿瘤超过 $T_{1b}N_0$ 的患者进行术后辅助化疗。采用 5-FU 或者吉西他滨为主的化疗方案。

2.晚期胆囊癌的化疗

治疗以全身化疗为主,在一般情况较好的患者推荐联合化疗。晚期胆管癌的Ⅲ期临床研究 UKABC-02 数据见胆管癌部分,吉西他滨联合顺铂的方案优于吉西他滨单药。其他备选方案包括:吉西他滨联合奥沙利铂、吉西他滨联合 5-FU/卡培他滨。对于一般状况差的患者,可选择单药 5-FU 或者吉西他滨化疗。

(二)放疗

术后放疗对胆囊癌有一定减少术后复发的作用,可采用 5-FU 进行同步化放疗。2011 年美国国立综合癌症网络指南推荐除了早期 $T_{1b}N_0$ 以外,所有胆囊癌患者都应进行术后放疗。复发或者局部晚期胆囊癌可以进行局部姑息放疗及 5-FU 同步化放疗。

七、随访和监测

胆囊癌患者术后每 3 个月随访 1 次,每 6 个月进行癌胚抗原、CA19-9 检测和影像学检查。连续 2 年后,改为 6 个月随访 1 次,每 12 个月 1 次检查。

八、预后

胆囊癌的预后与分期密切相关,国外研究报道,Ⅰ~Ⅳ期患者的 5 年生存率分别为 39%、15%、5% 和 1%。中位生存期超过 1 年,晚期患者生存期在 6 个月左右。

(张树霞)

第六节 胰 腺 癌

胰腺癌是指发生在胰腺腺泡或导管腺上皮的恶性肿瘤,是消化系统恶性程度很高的一种肿瘤。

一、致病因素

虽然胰腺癌和壶腹部癌的具体发病原因至今尚不清楚;但是有些因素,尤其是与胰腺癌的发病有密切关系。

(一)吸烟

大样本调查研究结果表明,吸烟者胰腺癌的发病率比不吸烟者高 1.5 倍。随着吸烟量的增加,发病率也随之增高;若每天吸烟量多出 1 包,其发病率在女性高出 2 倍,而在男性则高出 4 倍。Robert M.Beazley 也认为虽然胰腺癌的高危人群尚不能清楚确定,但是抽烟比不抽烟者的发病率高 2.6 倍。吸烟者的发病年龄也比不吸烟者提早 10~15 年。

(二)饮食

经调查显示胰腺癌的发病与长期摄入高热量饮食有关。多摄入富含脂肪和蛋白质食物、油炸食物和低膳食纤维食物,均可增加胰腺细胞的更新和胰腺细胞对致癌物质的敏感性,促进胰腺癌的发生。多摄入新鲜水果和蔬菜可减低致癌危险。

(三)糖尿病

统计胰腺癌患者中 80% 的病例患有糖尿病,而糖尿病患者中胰腺癌的发病率又比健康成人高出 2~4 倍,尤其是女性患者可更高,说明糖尿病可能是与胰腺癌发病因素有关。

(四)慢性胰腺炎

因为慢性炎症过程的反复刺激,可导致胰腺导管狭窄、梗阻,胰液潴留,小胰管上皮增生以致癌变。若有胰管结石、组织钙化,可能性就更大。

(五)胃切除手术或恶性贫血者

胃酸可抵抗致癌物质,缺乏胃酸者发病率可增加 2~3 倍。

(六)饮酒和咖啡

曾一度被少数研究认为与胰腺癌发病有关,但多数研究未能证实其有关系。

(七)遗传与基因突变

大多数胰腺癌的发病是散在性的,但是近代分子遗传学研究发现 20%~50% 病例有继承性遗传缺陷。在人类所有肿瘤中最常见的是抑癌基因 p53 和 p16 的突变。90% 胰腺癌患者有 p16 基因突变,50%~75% 有 p53 基因突变,50% 有 DPC4 基因突变。

二、病理变化

(一)部位

常见于胰头颈部,占 66%~70%;胰体尾部次之,占 20%~25%;局限在尾部者占 5%~10%;全胰仅占 6%~8%。

(二)组织分类

大体肉眼检查这种肿瘤质硬、切面呈淡褐色。根据其组织来源分以下 3 类。

(1)胰管上皮细胞发生的胰腺导管癌:约占 90%,主要是高、中、低分化腺癌,其次有鳞腺癌、巨细胞癌和黏液癌。

(2)由腺泡细胞发生的腺泡细胞癌:占 4%。

(3)由胰岛细胞发生的胰岛细胞癌:罕见。

(三)胰腺癌的转移和扩散

1.淋巴转移

胰腺内有丰富的毛细淋巴管网,由许多淋巴管网形成许多淋巴丛,由许多淋巴管丛发出许多集合淋巴管到达胰腺表面,然后伴着血管走行,沿不同方向进入各个局部淋巴结,最后汇入腹腔淋巴结主干。淋巴转移是胰腺癌早期最主要的转移途径。虽然直径仅为 2 cm 的小肿瘤,可能 50% 的病例已有淋巴结转移。因其在早期即可发生转移,故是影响手术治疗效果的重要因素。

按胰腺淋巴引流和淋巴结的分布,胰腺癌的转移途径如下。

(1)胰头癌的淋巴转移。①第一站淋巴结:幽门下淋巴结→胰头前上淋巴结→胰头前下淋巴结→胰头后上淋巴结→胰头后下淋巴结→沿肠系膜上动脉根部周围淋巴结→肝总动脉周围淋巴结。②第二站淋巴结:腹腔干周围淋巴结→脾动脉根部淋巴结→肝动脉淋巴结→胆管淋巴结。③第三站淋巴结:腹主动脉周围淋巴结→胰下淋巴结。

(2)胰体尾癌的淋巴转移。①第一站淋巴结:肝总动脉和肝固有动脉周围淋巴结→腹腔干周围淋巴结→脾动脉周围淋巴结→脾门淋巴结→胰下动脉周围淋巴结。②第二站淋巴结:肠系膜根部淋巴结→结肠中动脉周围淋巴结→腹主动脉周围淋巴结。

2.直接浸润

虽然是早期胰腺癌,但癌细胞可早期穿出胰管向周围浸润;如胰头癌就可向胆总管末段浸润引起梗阻性黄疸;而胰体尾癌常可浸润到十二指肠空肠曲,对肠系膜上血管、腹腔干和脾门等处的直接浸润或形成后腹膜结缔组织块,致使手术切除困难。

3.沿神经束扩散

沿神经束扩散是胰腺癌特有的转移方式。最早癌细胞可直接侵及神经束膜进入束膜间隙沿着神经鞘蔓延,并向周围浸润扩散,随着肠系膜上动脉并行的神经丛和腹主动脉周围神经丛,向腹膜后浸润可出现腰背疼痛。

4.血行转移

胰腺癌晚期常通过胰腺丰富的血流,经门静脉扩散到肝脏,还可转移到肺、脑。

5.腹膜种植

常可在前上腹膜和双侧腹膜呈多发性、弥漫性、粟粒状或结节状种植。

三、临床表现

由于胰腺癌早期无特异性症状,常被误诊为胃病、肝病、胆道病等,使正确诊断延迟 2~3 个月,影响了疾病的预后,应引起警惕。以下是常见的症状和体征。

(一)临床症状

1.上腹疼痛

早期胰腺癌无特异症状,上腹不适或疼痛占70%～90%,胰腺疼痛常位于上腹部,表现为模糊不清而无特殊性,可能在餐后发生。1/4的患者可能发生背部放射痛,若固定于背部疼痛则要考虑胰腺体尾部癌肿,疼痛的程度可反映肿瘤大小和后腹膜组织被浸润情况。严重疼痛提示癌肿浸润内脏神经,病变已属中晚期。

2.体重减轻

胰腺癌患者常有体重减轻占70%～100%。可能由多因素所致,如休息性能量消耗增加、食量减少热量降低和脂肪吸收障碍有关。后者乃因胰管阻塞致使胰腺外分泌功能不全所致。

3.黄疸

如癌肿发生在胰头部,肿瘤可直接压迫胆总管末段,则可早期出现梗阻性黄疸,占80%～90%,无痛性进行性黄疸是胰头癌和壶腹部癌的特征,尤其是后者可更早出现黄疸。胰腺体尾部癌肿亦可发生黄疸,往往提示已有广泛肝转移。

4.胰腺炎

临床上可见到少数胰腺癌患者,可发生急性或亚急性胰腺炎症状,此乃胰腺管被堵塞所致。此对无暴饮暴食和非胆源性者更应提高警惕,应做进一步检查。

5.浅表性血栓性静脉炎

不到5%的胰腺癌患者,有反复发作的迁徙性血栓性浅静脉炎(Trousseau's征)的病史。这可能是由于肿瘤组织细胞阻塞胰管,导致胰蛋白酶进入血液循环,使凝血酶原转变为凝血酶,促进了血栓形成。

6.精神抑郁症

50%的胰腺癌患者,在做出癌症诊断之前有精神抑郁症。其发生率比其他腹部恶性肿瘤为高。此发现的原因不清,可能与胰腺癌的神经内分泌物质有关。这些物质影响着中枢神经系统。

7.其他

胰腺癌起始的模糊而无特异性症状还包括乏力、食欲缺乏、食量降低。大约10%病例伴有不同程度的不规则性发热,可能为癌组织坏死和其代谢产物被吸收所致。一般均为低热,但亦可出现38～39℃中、高热。后者若伴有畏寒或疼痛时,在有黄疸患者应排除是否有胆道感染。患者反映尿色不断加深、大便色淡发白,亦应引起注意是否胆管有阻塞。

(二)体征

除了临床上出现黄疸外,典型的体征如下。

1.胆囊肿大

如临床上有无痛性进行性黄疸,再加上右上腹扪到肿大的胆囊(Courvoisier's征),乃是典型的肝胰壶腹周围癌的体征,占少于1/3的病例。

2.脾大

有30%～50%的患者可扪及肝大。中、晚期胰体尾部癌肿可压迫脾静脉或脾静脉血栓形成引起脾大。

3.腹部肿块

只有5%～10%的胰头癌患者可能扪到右上腹部肿块,而胰腺体尾部癌肿有20%患者可在

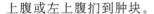

上腹或左上腹扪到肿块。

四、诊断

胰腺癌隐蔽于腹膜后,早期又无特异性症状和体征,诊断较为困难。但对 40 岁以上的胰腺癌高危人群,若出现以下情况,应高度怀疑胰腺癌的可能,应尽早进行深入详细的检查,争取早期做出正确诊断:①梗阻性黄疸;②近期发生不能解释的体重减轻,超过原体重的 10% 者;③不能解释的上腹部饱胀、不适和腰背疼痛;④模糊而不能解释的消化不良,X 线胃肠检查阴性者;⑤无家族史、无肥胖者而在近期发生糖尿病;⑥突然发生不能解释的腹泻;⑦特发性胰腺炎反复发作;⑧重度抽烟者。

(一)实验室检查

1.常规化验

除了梗阻性黄疸外,一般均在正常范围。高胆红素血症和碱性磷酸酶升高,或有氨基转移酶增高,或其他肝功能异常,均不能作为鉴别手段。血清淀粉酶和血清脂肪酶升高,亦只能鉴别胰腺炎。

2.肿瘤标志物

20 年来有许多肿瘤标志物用于胰腺癌的诊断和术后随访。目前发现与胰腺癌相关肿瘤标志物有十多种,但至今为止尚未找出一种敏感性和特异性均令人满意的胰腺癌标志物。现在常用的胰腺癌标志物有 CA19-9、CA50、CA242、CA72-4、CA125、CA153、CA494、POA、CEA、DUPAN-2、TPA、Span-1、CAM17-1、IAPP、PCAA 等。

(1)CA19-9:为临床上最常用、最有价值的一种肿瘤相关抗原,是由单克隆抗体 116NS19-9 识别的涎酸化 Lewis-a 血型抗原,是目前公认的在各类标志物的血清学检测中阳性率最高的标志物。它的发展起始于 1979 年 Koprowski 等的研究,来自人类的结直肠癌细胞。虽然其来自结直肠癌,然而不同于 CEA 抗体,对检测胰腺癌最为敏感。一般认为 CA19-9 超过 200 kU/L 即有诊断价值。其敏感性可达 90%(69%~90%),准确性达 80%,特异性也在 90% 左右。它可作随访监测预后和治疗效果,反映肿瘤有否复发,是判断预后的一种良好指标。因为正常胆管和胰管上皮中也存在着微量的 CA19-9 抗原,在慢性胰腺炎和胆管炎时,由于炎症刺激管壁增生、化生,使产生 CA19-9 细胞数量增加,特别是有黄疸时 CA19-9 也可明显升高,但随着炎症消退、黄疸解除而下降。

(2)CA50:1983 年首先由 Lindholm 等报道,也是来自人类结直肠癌细胞,一种涎酸化糖类抗原,因此与 CA19-9 有交叉免疫性。有部分人群(大约为 10%)不产生 CA19-9,只产生 CA50。故若 CA19-9 阴性时可监测 CA50,其阳性率略低于 CA19-9,敏感性为 70%~80%,特异性为 70%。CAS0 阳性也可见于大肠癌。

(3)CA242:一种肿瘤相关性糖链抗原,主要为胰腺癌所产生。其敏感性、特异性和准确性均略低于 CA19-9,前者为 70%,中者为 90%,后者为 80%。

(4)CA72-4:一种肿瘤相关糖蛋白抗原,若为阳性多见于低分化胰腺癌。其敏感性仅为 38%~45%。对胰腺囊腺性肿瘤中的液体作 CA72-4 测定,可鉴别其良、恶性。

(5)CA125:1980 年 Bast 报道主要是卵巢癌产生的一种肿瘤相关糖蛋白抗原,也可见于胰腺癌。在卵巢癌的诊断中,其特异性的阳性率为 97%。该抗原在胰腺癌Ⅰ、Ⅱ期较低(48%),Ⅲ、Ⅳ期较高(75%),与肿瘤分期有关,对早期诊断无意义。

（6）CA494：是诊断胰腺癌特异性最高的一种肿瘤相关抗原，可达94％。其敏感性为90％与CA19-9相仿。糖尿病患者并不升高，对胰腺癌和胰腺炎的鉴别很有帮助。

（7）胰胚抗原（POA）：1974年Banwo等报道，主要存在于胎儿胰腺和胰腺癌组织中，其阳性率在56％～76％。在高分化胰腺癌中阳性率高，低分化胰腺癌的阳性率低。正常值低于9.0 kU/L。

（8）CEA：主要存在于大肠癌组织中，但也存在于胎儿消化道上皮组织中，故称为癌胚抗原。早在1965年由Gold等就作为结直肠癌细胞的标志物。其正常值（RIAs，放射免疫分析法）为低于2.5 μg/L，胰腺癌也可升高至20 μg以上，其阳性率可达70％，但欠缺特异性和低敏感性，限制了其在临床上的使用。测定血清CEA水平的结果与肿瘤大小、转移和扩散呈正相关。在肿瘤复发时也可升高，所以也可作为随访观察用。

（9）Dupan-2：1982年Metzar在Duke大学（DU）用胰腺癌患者（pancreas的简写pan-2）腹水中的癌细胞作为免疫原制出的单克隆抗原。正常值在150 kU/L以下。临床上以400 kU/L以上为阳性，其敏感性为47.7％，特异性为85.3％，准确性为74.1％。可用作随访检测。

（10）组织多肽抗原（TPA）：为癌胎蛋白，于1957年由瑞典Bjorklund所发现，存在于癌组织细胞膜和细胞质内，其阳性率可达81％。血清正常值为（81±23）U/L，胰腺癌可高达（277±219）U/L。

（11）CAM17-1：一种IgM抗体，在胰腺组织中呈过度表达，对胰液中的黏蛋白有很高的特异性，达到90％，其敏感性为86％。

（12）胰岛淀粉样多肽（IAPP）：胰腺癌细胞分泌出的一种可溶性IAPP释放因子，刺激胰岛细胞分泌IAPP，可早期诊断胰腺癌。

（13）胰腺癌相关抗原（PACC）：主要存在于胰腺导管上皮细胞内，但在正常人的其他多种组织内也有。其正常值为0.1～22.5 μg/mL，胰腺癌的阳性率为67％。

（二）影像检查

1.X线检查

（1）钡餐检查：主要通过钡餐显示胃十二指肠形态改变的间接征象，如胃十二指肠壁有外来性压痕；十二指肠框（降部、水平部）呈C形扩大，其内侧壁僵硬，框内有反3字征象。用十二指肠低张造影，可突显其表现，更有诊断价值。但是对早期胰头癌和早期胰体尾部癌则无明显改变。

（2）经皮穿刺肝胆道成像（PTC）：对梗阻性黄疸患者，其梗阻近端的胆管均有一定程度扩张。PTC可显示梗阻的部位和梗阻端的形态，对判断病变的位置和性质很有价值。若为胰头癌则可见肝内、外胆管呈现明显扩张和胆囊肿大，梗阻末端形态呈偏心性的被压、不规则狭窄和充盈缺损，管壁僵硬等表现。由于梗阻性黄疸，胆管内压力很高，若单做PTC会发生胆漏和胆汁性腹膜炎，应置入导管做胆管内减压引流（PTCD），可作为术前减黄用。

（3）经内镜逆行胆胰管成像（ERCP）：通过内镜可观察十二指肠乳头情况，再经造影可显示胆管和主胰管情况。若为胰头癌除可见肝内外胆管扩张外，还可显示主胰管阻塞；若为胰体部癌则显示主胰管不规则狭窄和狭窄后扩张。对胰腺癌的早期诊断很有帮助，其敏感性和准确性均可达95％。通过ERCP还可收集胰液做细胞学检查和送做CEA、POA、CA19-9测定。对重度梗阻性黄疸患者，还可经内镜下放置鼻胆管引流或逆行置管内引流。ERCP后有一定的并发症，如胆管炎和胰腺炎，虽然其发生率仅3％～4％，但应严密注意，给予抗生素等预防措施。

2.超声检查

(1)腹部B超:超声检查具有简便、易行、无创、廉价等优点,腹部B超是目前临床上对拟诊腹部疾病首选的检查方法。其缺点是易受胃肠胀气而影响探查结果。为获得最佳效果,提高准确性,尤其是对疑诊深位的胰腺疾病时,应做好查前准备。通常是在早晨空腹时或禁食8小时后做检查。必要时在检查前日服用轻泻剂,晨起排便后做检查。统计表明对直径超过2 cm的胰腺肿瘤,其敏感性和准确性可达80%以上。也可发现直径<2 cm肿瘤的报道。对胰头癌者还能见到肝内外胆管扩张、胆囊肿大、胆总管末端梗阻以及主胰管扩张等间接征象。

(2)内镜下超声(EUS):将超声探头经内镜送入胃、十二指肠,在胃后壁和十二指肠内侧壁上探查胰腺,不受肥胖的腹壁和胃肠胀气的影响,其高频超声探头分辨率高。对胰头、胰体、胰尾肿瘤均能探到,其准确性可达到90%。并可了解胰周是否有淋巴结转移,对胰腺癌分期也有帮助。

(3)管腔内超声(IDUS):在内镜下,将高频超声微探头伸入胰管内进行探查,受外界影响最小。可准确地探查出胰腺实质内的小胰腺癌。对胰管良性或恶性狭窄的鉴别也有帮助。

(4)术中B超(IOUS):这种检查可直接在胰腺表面作探查,不受胃肠胀气的影响。可发现胰腺内小肿瘤的存在,并可指导细针穿刺做细胞学检查(涂片或活检)。也可探查肝脏有否转移病灶,以及门静脉和肠系膜上静脉有否被浸润,对选择术式有重要参考价值。

3.计算机断层扫描(CT)

CT是目前对胰腺疾病最常用和最主要的检查方法,可精确显示胰腺的轮廓和形态,及其与周围脏器的关系,了解有否淋巴结和肝脏转移,对胰腺癌诊断的准确性可达95%。螺旋CT的分辨率更高,更可提高胰腺癌的诊断率。三维CT血管造影,可清晰显示腹腔及其分支和肠系膜上动脉的形态,了解血管有否被浸润,为提供术式选择做参考。

4.磁共振成像(MRI)和磁共振胰胆管成像(MRCP)

MRI更具有良好的软组织对比度,能清晰地显示全胰腺的轮廓形态以及腺体内的异常影像。胰腺癌时T_1和T_2时间延迟,其T_1加权影像呈低信号,T_2加权影像呈稍高信号。在被强化的胰腺组织可清晰显示出癌性病灶。MRI对胰周血管和淋巴结有否浸润和转移的判断能力更好。

MRCP是近年来发展起来的一种无创伤性胰胆管显像技术。可显示胆管和胰管全貌,反映出病变的位置、程度和原因,其准确性几乎达100%。

5.胰管镜(PS)

胰管镜(PS)即母子镜技术,先将十二指肠镜(即母镜)送到十二指肠降部找到乳头开口,再将一根1~2 mm的子镜从其活检操作空间伸入直至胰管,由此即可观察胰管内情况,并通过套管做抽吸、活检等检查,发现早期胰腺癌和鉴别诊断。

6.血管造影

采用Seldinger法,经右侧股动脉穿刺插管至腹腔干和肠系膜上动脉进行选择性血管造影。若要超选择性地还可将造影导管伸入到肝动脉、胃十二指肠动脉、胰十二指肠下动脉或胰背动脉造影。分动脉期、毛细血管期、静脉期等三种时相,以观察胰腺和胰周的情况。胰腺癌是一种少血供的肿瘤,只能见到少血管区或缺血区表现,而其周围动脉和静脉呈现受压、移位、僵直、狭窄、中断以及有侧支循环等表现。因为血管造影是有创而操作比较复杂的检查方法,目前已较少使用;在许多情况下,无创或微创影像技术,如B超、CT、MRA、ERCP等已能满足临床诊断的要求。

血管造影的目的主要是观察癌灶与周围血管的关系,确定血管有否被侵犯,作为术前评估和制定手术方案。

7.电子发射断层显像(PET)

这种显像技术是将极其微量的正电子核素示踪剂注射到人体内,由体外测量装置探测这些正电子核素在体内分布情况,再通过计算机断层显像方法,显示出人体全身主要脏器的生理代谢功能和结构。这些正电子核素都是构成人体的基本元素的超短半衰期核素或性质极其相似的核素,如碳(C)、氮(N)、氧(O)、氟(F)等。运载这些正电子核素的示踪剂是生命的基本物质,如葡萄糖、水、氨基酸;或是治疗疾病的常用药物,如抗癌药氟尿嘧啶等。因此,PET 具有多种不同功能的检查项目,临床应用非常广泛。因为 PET 显像是采用与生命代谢密切相关的示踪剂,所以每项 PET 显像结果实质上是反映了某种特定的代谢物(或药物)在人体内的动态变化。因此,PET 检查是一项代谢功能显像,是在分子水平上反映人体是否存在病理变化。对于胰腺癌来说就是利用其癌组织细胞内的糖代谢比正常组织和良性病变组织明显增加,采用葡萄糖的类似物——氟代脱氧葡萄糖(FDG)进入癌组织细胞内聚集释放正电子,而被扫描显示出高密度断层图像。其敏感性和特异性可达 100%,对转移性淋巴结和肝转移灶也能良好显示,并可鉴别慢性胰腺炎。对糖尿病患者可能出现假阳性。

8.PET/CT 显像

PET/CT 是目前医学影像学最新的设备,将 CT 显像和 PET 显像两种不同成像原理的装置整合在一个系统工程中,通过一次的检查可完成两次的影像扫描,再由重建融合技术使其形成一幅叠加的PET/CT图像。可作全身扫描或局部扫描,这种图像既具有多层螺旋 CT 显示清晰的解剖结构和高分辨率的图像,弥补了 PET 的空间分辨率不足的缺点,又有 PET 的功能成像、灌注成像及时间——代谢四维成像的优势,显著地提高了螺旋 CT 的诊断价值,尤其是对肿瘤(如胰腺癌、转移癌)的早期诊断起到重要作用。

(三)细胞学检查

细胞学标本的来源主要是由细针穿刺活检;对于胰腺癌来说,一般不主张在术前经皮操作,以免发生穿刺道种植或播散。术中或在 B 超引导下进行穿刺活检,对确定癌肿有一定帮助。细胞学标本的另一来源是通过 ERCP 收集胰液,其阳性率 70%~80%。

(四)基因诊断

在肿瘤学的研究工作中,随着细胞分子生物学技术的发展,我们现在可以检测细胞的基因缺陷。细胞癌基因的前身是未被激活状态的基因,称为原癌基因,若被激活即成为癌基因。在正常细胞中有一种为使机体不易变癌的基因,称为抑癌基因。近年来已证实癌的发生与癌基因和抑癌基因有密切关系,即原癌基因被激活和抑癌基因失活所致。目前已知胰腺癌有很高的 K-ras 癌基因表达,而在正常胰腺组织和胰腺炎组织中无表达,因此可将 K-ras 基因突变作为胰腺癌的肿瘤标志物,从胰液、胆汁、血液、粪便、细针穿刺的肿瘤组织中测定,用作早期诊断和鉴别诊断手段,也可作为肿瘤复发的检测和预后的随访。

五、分 期

(一)TNM 国际胰腺癌分期

TNM 国际胰腺癌分期见表 8-3。

表 8-3 　TNM 国际胰腺癌分期

分期		描述
T 分期（原发肿瘤）		
T_x		原发肿瘤无法评估
T_0		无原发肿瘤的证据
T_{is}		原位癌（包括高级别导管上皮内瘤变,导管内乳头状黏液性肿瘤伴重度异型增生,导管内管状乳头状肿瘤伴重度异型增生黏液性囊性肿瘤伴有重度异型增生）
T_1		
	T_{1a}	肿瘤最大径≤0.5 cm
	T_{1b}	0.5 cm＜肿瘤最大径＜1 cm
	T_{1c}	肿瘤最大径 1～2 cm
T_2		2 cm＜肿瘤最大径≤4 cm
T_3		肿瘤最大径＞4 cm
T_4		肿瘤侵及腹腔动脉,肠系膜上动脉,和/或肝总动脉,无论肿瘤大小
N 分期（区域淋巴结）		
N_x		区域淋巴结不能评价
N_0		无区域淋巴结转移
N_1		1～3 个区域淋巴结转移
N_2		4 个以上区域淋巴结转移
M 分期（远处转移）		
M_0		无远处转移
M_1		有远处转移

（二）分期标准

分期标准见表 8-4。

表 8-4　分期标准

分期	T	N	M
0	T_{is}	N_0	M_0
I A期	T_1	N_0	M_0
I B期	T_2	N_0	M_0
II A期	T_3	N_0	M_0
II B期	T_1	N_1	M_0
II B期	T_2	N_1	M_0
II B期	T_3	N_1	M_0
III 期	T_1	N_2	M_0
III 期	T_2	N_2	M_0
III 期	T_3	N_2	M_0
III 期	T_4	AnyN	M_0
IV 期	AnyT	AnyN	M_1

术前 CT 检查对准确分期很有成效,MRI 和内镜下超声波探查可进一步观察到肿瘤的大小范围、淋巴结的受累和原发肿瘤的来源(如肝胰壶腹癌或胰头癌)。更加准确的术前分期,对选择采用手术或非手术的姑息性治疗很重要。不少患者在剖腹探查才发现有小的肝脏转移和腹膜的种植而做切除,因此有些学者认为腹腔镜检查应作为术前分期的一部分。若见有远处转移,则应考虑非手术的姑息性治疗。但是否要常规使用腹腔镜检查仍有争论。

Hermreek 的胰腺癌肉眼分期法,简单、明了、实用,对手术的术式选择和预后的判定很有帮助,也被广泛使用。Ⅰ期,病变局限在胰腺;Ⅱ期,病变已累及周围组织或脏器,如十二指肠、门静脉、胰周组织;Ⅲ期,已有区域淋巴结转移;Ⅳ期,已有远处转移。

六、治疗

对患者全身情况差,不能耐受手术者或患者晚期无法施行手术切除者,应给予非手术治疗。

(一)化疗

常用的药物是氟尿嘧啶、吉西他滨、奥沙利铂等。

(二)放疗

分为单纯放疗、放疗及化疗联合治疗及立体定位的 γ 刀治疗。

(三)免疫治疗

除了影响癌肿患者预后的共同因素:如肿瘤病期、大小、淋巴结转移程度、手术彻底性等以外,还有患者全身情况的差异,即免疫能力的差异因素。由于癌症患者均有不同程度免疫能力低下,所以近数年来常使用各种生物反应调节剂,以增加治疗效果。目前常用的有白细胞介素-2(IL-2)、干扰素(IFN)、胸腺素等。

(四)激素治疗

常用药物有雄激素(如丙酸睾酮)、他莫昔芬(三苯氧胺)、醋酸氯羟甲烯孕酮、LHRH 类似物生长激素释放抑制因子类似物等。

(五)胆道介入治疗

对不能切除的胰头癌患者,因肿瘤压迫或侵犯胆总管可发生严重的梗阻性黄疸。可考虑施行经皮经肝穿刺胆道引流术(PTCD)以减轻黄疸肝损害和改善症状延长患者生命。

(王　娜)

第七节　大　肠　癌

一、大肠解剖学

大肠是消化管的末段,全长约 1.5 m,以盲肠起始于右髂窝,末端终止于肛门,围在空、回肠周围。大肠可分为盲肠、结肠和直肠三部分,大肠的主要功能是吸收水分,将不消化的残渣以粪便的形式排出体外。

(一)盲肠和阑尾

盲肠为大肠的起始部,长 6～8 cm,通常位于右髂窝内,约在右腹股沟韧带外侧半的上方,左接回肠,上续升结肠。但其位置并不固定,在胚胎发育过程中,盲肠可停留在肝下面或下降过低而位于盆腔内。小儿盲肠位置较高,随着年龄增长而逐渐下降。盲肠为腹膜内位器官,活动性较大,但有的人盲肠后壁无腹膜,它与阑尾共同直接贴附于腹膜后结缔组织内,失去其活动性,造成手术中寻找阑尾的困难。回肠末端向盲肠的开口,称回盲口,此处肠壁内的环行肌增厚,并覆以黏膜而形成上、下两片半月形的皱襞称回盲瓣,它可阻止小肠内容物过快地流入大肠,以便食物在小肠内被充分消化吸收,并可防止盲肠内容物逆流回小肠。临床上常将回肠末段、盲肠、升结肠起始部和阑尾统称为回盲部。在回盲口下方约 2 cm 处,有阑尾的开口。阑尾是附属于盲肠的一段肠管,是一条细长的盲管,其长度因人而异,一般长 7～9 cm,阑尾的外径介于 0.5～1.0 cm,管腔狭小。阑尾通常与盲肠一起位于右髂窝内,但变化甚大,因人而异,为腹膜内位器官。上端开口于盲肠的后内侧端,下端游离,活动范围较大。阑尾根部位于盲肠的后内方,其位置较恒定。阑尾本身可有多种位置变化,可在盲肠后、盲肠下、回肠前、回肠后以及向内下伸至骨盆腔入口处等。根据国人体质调查资料,阑尾以回肠后位和盲肠后位较多见。盲肠后位阑尾,有的位于盲肠后壁与腹后壁壁腹膜之间,有的位于腹膜后间隙。由于阑尾位置差异较大,毗邻关系各异,故阑尾发炎时可能出现不同的症状和体征,这给阑尾炎的诊断和治疗增加了复杂性,但由于三条结肠带均在阑尾根部集中,故沿结肠带向下追踪,在手术时可作为寻找阑尾的标志。阑尾根部的体表投影以右髂前上棘至脐连线的外、中 1/3 交界处做标志,此处称麦氏点,阑尾炎时该点有压痛。阑尾系膜呈三角形,较阑尾短,内含血管、淋巴管和神经,致使阑尾缩曲成袢状或半圆弧形。

(二)结肠

结肠起于盲肠,终于直肠,整体呈"M"形,包绕于空、回肠周围。结肠分为升结肠、横结肠、降结肠和乙状结肠四部分。结肠的直径自起端 6 cm,逐渐递减为乙状结肠末端的 2.5 cm,这是结肠腔最狭窄的部位。结肠具有三种特征性结构,即结肠带、结肠袋和肠脂垂。结肠带有三条,由肠壁的纵行肌增厚形成,沿大肠的纵轴平行排列,三条结肠带均汇集于阑尾根部。结肠袋是由横沟隔开向外膨出的囊状突起,是因结肠带短于肠管的长度使肠管皱缩形成的。肠脂垂是沿结肠带两侧分布的许多小突起,由浆膜和其所包含的脂肪组织形成。

升结肠为腹膜间位器官,长约 15 cm,在右髂窝处,起自盲肠上端,沿腰方肌和右肾前面上升至肝右叶下方,转折向左前下方移行于横结肠,转折处的弯曲称结肠右曲或称肝曲。升结肠无系膜,其后面以疏松结缔组织与腹后壁相邻,其外侧为右结肠旁沟,内侧和前方为系膜小肠,位置较为固定。

横结肠横列于腹腔中部,为腹膜内位器官,长约 50 cm。起自结肠右曲,先行向左前下方,后略转向左后上方,形成一略向下垂的弓形弯曲,至左季肋区,在脾的脏面下方处,折转成结肠左曲或称脾曲,向下续于降结肠。横结肠后方借横结肠系膜附着于腹后壁上。系膜右侧有中结肠动脉,在胃肠吻合手术中切开横结肠系膜时,应注意防止损伤此动脉。横结肠上方有胃结肠韧带与胃大弯相连,下方与大网膜相连。横结肠的两端固定,中间部分下垂,有时可达盆腔。

降结肠为腹膜间位器官,长约 20 cm,起自结肠左曲,沿左肾外侧缘和腰方肌前面下降,至左髂嵴处续于乙状结肠。降结肠亦无系膜,其后面借结缔组织与腹后壁相邻,其前方和内侧为小肠,外侧为左结肠旁沟。

乙状结肠为腹膜内位器官,长约 45 cm,在左髂嵴处起自降结肠,沿左髂窝转入盆腔内,全长呈"乙"字形弯曲,至第三骶椎平面续于直肠。乙状结肠有较长的系膜,活动性较大,可向下至骨盆腔,也可移动至右下腹,在阑尾手术时应注意与盲肠相区别。如乙状结肠系膜过长,则易引起乙状结肠扭转。

结肠血管的分布特点：结肠的血液供应来自回结肠动脉，左、右结肠动脉，中结肠动脉和乙状结肠动脉。这些动脉的分布特点是在接近肠壁前均相互吻合成弓形的结肠缘动脉，然后从结肠缘动脉发出终末动脉至肠壁，升结肠和降结肠的动脉均位于肠管内侧。因此，升结肠的手术应从肠管外侧切开较为安全。由结肠缘动脉发出的终末支又分长支和短支，以与肠管垂直的方向进入肠壁，相互吻合较差。在结肠手术中分离肠脂垂时，不能牵连过紧，以免把浆膜下终末动脉分支切断。又因中结肠动脉左支与左结肠动脉的升支在结肠脾曲处吻合较差，有时缺如，故在手术时应防止中结肠动脉左支的损伤，以免横结肠左侧部的坏死。结肠的静脉与动脉伴行，常经肠系膜上、下静脉进入肝门静脉。有关血流动力学的研究证明，肠系膜上静脉的血液沿肝门静脉右侧多流入右半肝，脾静脉和肠系膜下静脉的血液沿肝门静脉左侧多流入左半肝。

结肠的淋巴结可分为四组：①结肠上淋巴结，位于肠壁脂肪垂内；②结肠旁淋巴结，位于边缘动脉和肠壁之间；③右、回结肠淋巴结，位于右、回结肠动脉周围；④腰淋巴结，位于结肠动脉的根部及肠系膜上、下动脉的根部。肠壁的淋巴汇集于肠系膜淋巴结。肠系膜上、下淋巴结与腹腔淋巴结的输出管共同组成肠干，但有一部分结肠淋巴管注入腰淋巴结而入腰干。

(三)直肠

位于盆腔后部、骶骨前方，全长 10～14 cm。起始部在相当于第三骶椎上缘高度接续乙状结肠，沿骶、尾骨前面下行，向下穿盆膈延续为肛管。它不再具有结肠带、脂肪垂和系膜。直肠并不直，在矢状面上形成两个弯曲：骶曲和会阴曲。骶曲与骶骨弯曲相一致，凸向后，距肛门 7～9 cm；会阴曲绕尾骨尖转向后下，凸向前，距肛门 3～5 cm。在冠状面上，直肠还有三个不甚恒定的侧方弯曲，一般中间的一个弯曲较大，凸向左侧，上下两个凸向右侧。在进行直肠镜或乙状结肠镜检查时，应注意这些弯曲，以免损伤肠壁。直肠上端与乙状结肠交接处管径较细，直肠腔下部明显膨大称直肠壶腹，一般直肠腔内有三个半月形的横向黏膜皱襞，称直肠横襞。其中位于右侧中间的直肠横襞最大，也最恒定。

直肠的血管：分布于直肠的动脉主要有直肠上动脉和直肠下动脉。直肠上动脉为肠系膜下动脉的分支，在直肠上端分为左右两支，分布于直肠壁内。直肠下动脉为髂内动脉的分支，主要分布于直肠的前下部。肛管由肛动脉分布。直肠的静脉与同名动脉伴行，在直肠壁内形成丰富的直肠静脉丛。静脉丛的血液，一部分通过直肠上静脉回流入肠系膜下静脉，再至肝门静脉，另一部分通过直肠下静脉和肛静脉，经会阴部内静脉和髂内静脉汇入下腔静脉。

直肠的淋巴回流：直肠的大部分淋巴管沿直肠上血管向上注入直肠上淋巴结，小部分淋巴管向两侧沿直肠下血管走行，入髂内淋巴结。直肠的淋巴管与乙状结肠、肛管以及邻近器官的淋巴管之间有广泛交通，故直肠癌可沿这些路径进行转移。

二、大肠癌的流行病学

大肠癌是世界上最常见的恶性肿瘤之一，在全世界范围内，大肠癌的发病率处于所有恶性肿瘤的第三位，死亡率处于第四位，严重威胁着人类的生命和健康。

(一)大肠癌的发病率

根据世界卫生组织下属的国际癌症研究机构发布的 2012 年全球肿瘤流行病统计数据，2012 年全球大肠癌新发病例 1 361 000 例，占所有恶性肿瘤的 9.7％，为第三位常见的恶性肿瘤。其中，男性 746 000 例，占所有恶性肿瘤的 10％，是男性第三位常见的恶性肿瘤，紧随肺癌和前列腺癌之后；女性 614 000 例，占所有恶性肿瘤的 9.2%，是女性第二位常见的恶性肿瘤，仅次于乳腺癌。2012 年全球大肠癌年龄标化发病率为 17.2/10 万，其中欧洲、北美、亚洲和非洲分别为 29.5/10 万、26.1/10 万、13.7/10 万和 5.8/10 万。

在我国，随着经济的发展，人们的生活方式尤其是饮食习惯和饮食结构的改变，近年来大肠癌在大多数地区已成为发病率上升最快的恶性肿瘤之一。王宁等分析了 2009 年全国 72 个肿瘤登记处提供的发病数据，结果显示大肠癌已成为我国第三位常见的恶性肿瘤，其发病粗率达到 29.44/10 万（男性 32.38/10 万，女性 26.42/10 万），仅次于肺癌和胃癌。2012 年诊断的全球 1 361 000 例大肠癌病例中，我国的新发病例数达到 253 000 例，占全球的 18.6%，是新发病例最多的国家。

从 20 世纪 90 年代开始，欧美等发达国家以及亚洲的日本和新加坡等发达国家大肠癌的发病率开始逐年下降，但是亚洲发展中国家的发病率仍在逐年上升。美国的监测、流行病学和最终结果项目的数据显示，其大肠癌的发病率从 20 世纪 80 年代的 61/10 万持续下降至 2006 年的 45/10 万；从 2001—2010 年，总人群大肠癌发病率每年下降 3.4%，尤其是 50 岁以上人群的发病率每年下降 3.9%。而我国大肠癌的发病率呈持续上升的态势。陈琼等报道，2003—2007 年全国大肠癌的发病率以 3.33% 的速度增长。2012 年第八届上海国际大肠癌高峰论坛的有关数据显示，我国内地大肠癌的发病率呈明显上升趋势，以 4.71% 逐年递增，远超 2% 的国际水平，大城市尤为明显。近年来，上海男、女发病率年均增加分别为 5% 和 5.1%，北京分别为 5% 和 4%。

（二）大肠癌的死亡率

根据 CLOBCAN 2012 数据，2012 年全球大肠癌年死亡病例 694 000 例，占恶性肿瘤死亡总数的 8.5%。全球结直肠癌死亡粗率在男性为 10.5/10 万，位于肺癌、胃癌和肝癌之后，居恶性肿瘤死亡的第四位；在女性为 9.2/10 万，仅次于乳腺癌和肺癌，居第三位。大肠癌死亡粗率在欧洲、北美、亚洲和非洲分别为 31.7/10 万、19.1/10 万、8.5/10 万和 2.8/10 万。我国大肠癌死亡率高于世界平均水平，王宁等统计，2009 年我国大肠癌的死亡率位居恶性肿瘤死亡的第五位，为 14.23/10 万（男性 15.73/10 万，女性 12.69/10 万）。2012 年我国大肠癌死亡病例超过 139 000 例，占恶性肿瘤死亡总数的 6.3%。

由于人口的老龄化，大肠癌的死亡粗率在全球均呈现上升趋势，但是年龄标化死亡率在主要发达国家和地区均呈现下降趋势。根据 SEER 的数据，全美大肠癌的死亡率从 20 世纪 70 年代开始逐年降低，从 1975 年的 28.5/10 万下降至 2006 年的 17/10 万。Edwards 等报道，1997—2006 年全美大肠癌年死亡率在男性每年下降 2.9%，在女性每年下降 1.9%。而我国大肠癌死亡率呈上升趋势，20 世纪 90 年代比 70 年代大肠癌死亡率增加 28.2%，2005 年比 1991 年死亡率又增加了 70.7%，即年均增加 4.71%。陈琼等也报道，2003—2007 年全国大肠癌死亡率以年均 3.05% 的速度增长。

（三）大肠癌的地区分布

大肠癌的发病率有明显的地区差异，经济发达地区明显高于经济不发达地区。大肠癌发病率最高的地区是澳大利亚和新西兰、欧洲和北美，发病率最低的是非洲和中亚。根据 CLOBCAN 2012 的数据，发病率最高的澳大利亚和新西兰其大肠癌的发病率（ASR 男性 44.8/10 万，女性 32.2/10 万）是发病率最低的西非国家（ASR 男性 4.5/10 万，女性 3.8/10 万）的 10 倍左右，男女差异相似。随着社会经济的发展，一些中低收入的国家和地区大肠癌的发病率快速增长,据报道大肠癌新发病例所占比例在经济较发达地区从 2002 年的 65％下降到 2008 年的 59％,在 2012 年又下降到 54％。

大肠癌死亡率的地区分布大部分与其发病率相一致,但在某些大肠癌高发的国家其死亡率相对较低(如摩尔达维亚、俄罗斯、黑山共和国、波兰和立陶宛等)。2012 年全球 694 000 例大肠癌死亡病例中,有近 52％(361 000 例)发生在不发达地区。大肠癌死亡率最高的是中欧和东欧国家(ASR 男性 20.3/10 万,女性 11.7/10 万),死亡率最低的是西非地区(ASR 男性 3.5/10 万,女性 3.0/10 万),男女比例分别为 6 倍和 4 倍。

我国大肠癌的发病率及死亡率亦有明显的地域特征,长江中下游及沿海地区大肠癌发病率高,而内陆各省发病率低,即经济发达地区高于经济不发达地区,城市高于农村。据统计,2010 年我国大肠癌新发病例 2/3 发生在城市,1/3 发生在农村。2003－2007 年对我国城市和农村大肠癌发病率和死亡率分析显示,发病粗率和死亡粗率比分别为 2.38∶1 和 1.90∶1;城市大肠癌新发病例和死亡病例分别占全部癌症发生和死亡的 11.93％和 9.03％,而农村仅为 5.46％和 4.15％。2012 年第八届上海国际大肠癌高峰论坛的有关数据显示,大肠癌死亡率以上海最高,已达到 11/10 万,而甘肃最低,仅为 1.8/10 万。

(四)大肠癌的发病年龄

大肠癌主要发生在中老年人,40～50 岁以下发病率低,20 岁以前发病很少。亚洲、非洲等发病率较低的国家大肠癌发病年龄明显提前,其平均发病年龄在 50 岁以下,而欧美等发达国家平均发病年龄大多超过 60 岁,对于大肠癌发病率低的国家其发病年龄年轻化更加明显。

大肠癌发病率随着年龄的增长而逐渐增加。根据美国 SEER 数据,2000－2007 年美国 59％的大肠癌患者为 70 岁以上,49 岁以下的年轻大肠癌患者仅占 6％。据估计,美国 60 岁以上人群的 1.40％将在未来的 10 年内罹患大肠癌。我国大肠癌的发病年龄也逐渐增大,据报道 20 世纪 60 年代的平均发病年龄为 48 岁,到 90 年代已上升至 55 岁,这可能与我国社会的人口老龄化有关。根据 Zheng 等分析,2010 年我国大肠癌的发病率在 40 岁前较低,40 岁后大幅增加,80～84 岁到达峰值。在我国经济发达的城市,大肠癌的年龄构成与欧美国家越来越相似,70 岁以上老年大肠癌所占的比例越来越大。第 17 届全国临床肿瘤学大会数据显示,在上海市区,1990 年时 70 岁以上的老年大肠癌患者占 31.9％,49 岁以下的年轻大肠癌患者占 15％;而到 2006 年时 70 岁以上的比例达到 56.8％,而 49 岁以下仅占 7.9％。

(五)大肠癌的发生部位

从发病部位看,国外研究发现,大肠癌的发病部位逐渐右移。Takada 等分析日本 1974－1994 年大肠癌的发生部位,发现右侧结肠癌比例增加,直肠癌的比例持续下降。Cucino 等分析了美国退伍军人管理局 1970－2000 年的大肠癌资料,发现白种人男性和女性右侧结肠癌的比例增加了 16.0％,黑种人男性增加了 22.0％。

我国大肠癌好发于直肠和乙状结肠,国内一组 20 世纪 80 年代的资料显示,直肠、左半结肠和右半结肠癌分别占 66.9％、15.1％和 15.4％。李明等报道,在 20 世纪 80 年代与 90 年代,肿瘤最常发生在直肠,但直肠癌所占比例由 80 年代的 71.2％下降到 90 年代的 66.7％;横结肠癌和升结肠癌所占比例明显上升,右半结肠癌比例由 10.9％升至 15.2％。尽管我国直肠癌仍然占大肠癌的多数,但在相对发达地区,结肠癌的上升比例已经超过直肠癌。CSCO 2014 数据显示,从 1973－2007 年,上海市区男性和女性结肠癌的标化发病率每年以 3.44％和 3.35％的比例上升,而直肠癌的上升比例仅 1.53％和 1.07％。

三、大肠癌的发生途径

大肠癌的发生途径根据其病因学可分为遗传性和散发性,约有 20% 的大肠肿瘤有家族遗传史,但其中大概只有 5% 具有明确的遗传学变异从而可以归类为遗传学综合征,如遗传性非息肉病性结直肠癌和家族性腺瘤性息肉病等。85% 甚至更多的大肠肿瘤为散发性(散发性大肠肿瘤的发生中也有遗传因素的参与)。散发性大肠癌大部分通过经典的腺瘤-腺癌途径发展而来,包括特殊类型的锯齿状腺瘤-腺癌途径,其他少见的发生途径还有炎症性肠病相关途径、de novo 途径,以及尚未最后定论的肿瘤干细胞途径等。另外大肠癌发生的分子途径主要有染色体不稳定、微卫星不稳定和 CpG 岛甲基化等。下面分别介绍这些不同的发生途径。

(一)遗传性大肠癌

遗传性大肠癌是指一个遗传的或者新发的胚系突变,导致患者终生存在罹患大肠癌高风险的一类疾病。在所有被确诊为大肠肿瘤的患者中,大约有 5% 被认为是由高外显性突变引起的。这些家族性突变是第一批被发现的对大肠癌发病风险有重要影响的胚系突变。数种综合征已经被人们所描述,分为伴有腺瘤性息肉综合征、伴有错构瘤性息肉综合征和伴有具有混合组织学特征的息肉综合征。伴有腺瘤性息肉的综合征包括家族性腺瘤性息肉病(FAP),Lynch 综合征(LS)和 MUTYH 相关息肉病(MAP)。伴有错构瘤性息肉的综合征包括 Cowden 综合征、幼年性息肉病和 Peutz-Jeghers 综合征。并非所有导致遗传性大肠癌的基因都被确认和描述。因此,随着全基因组测序和外显子测序技术变得越来越普及,其他导致遗传性大肠癌的少见的突变将很有可能陆续被发现。

对于所有遗传性大肠癌及其癌前疾病而言,一个共同的特点是患者被确诊肿瘤的年龄会比普通人群早,其罹患大肠癌的时间通常会比普通人群早 10~20 年。那些携带有某一个遗传性大肠癌基因突变的个体发展为大肠癌的风险会大大增加。大多数人在被确诊为大肠癌之前都未进行常规的监测。

可以根据家族史以及关于息肉数量和类型的组织学及病理学信息对遗传性大肠癌及其癌前疾病进行临床诊断。进一步明确的诊断可以在遗传咨询师或者医学遗传学家的协助下对已发病的先证者进行遗传学监测,或者对 LS 病例的肿瘤中 LS 相关蛋白缺失情况进行分析。尽管患有这些综合征的个体比较少见,但是适当的处理和诊断能显著影响大肠癌的发病率和死亡率。

1.家族性腺瘤性息肉病(FAP)

FAP 的特征是患者在 10~20 岁时出现数百个至数千个结直肠腺瘤性息肉。它占大肠肿瘤所有病例中的大约 1%。FAP 的发病率为 1/30 000~1/10 000,发病没有明显的性别差异。如果不能在早期发现并治疗,患者在 40 岁以后 100% 进展为大肠癌。FAP 是常染色体显性遗传的,即腺瘤性息肉病基因(APC)上的一个胚系突变。大多数患者具有相关的疾病家族史,然而大约有 25% 的患者其 APC 基因发生了非遗传的新突变。

超过 1 000 种不同的 APC 基因突变被认为是 FAP 发生的原因。这些突变(例如插入突变、删除突变、无义突变)导致了无功能性 APC 蛋白的产生。在正常人体内,肿瘤抑制蛋白 APC 通过调控 β-连环蛋白的降解在 Wnt 信号通路中发挥着核心作用。β-连环蛋白是许多增殖相关基因的转录因子。APC 基因的产物可以阻止促癌蛋白 β-连环蛋白的积累,进而控制肠腺体上皮细胞的增殖。APC 基因的突变可以导致 APC 蛋白失去功能从而使 β-连环蛋白不断积累。在肿瘤进展的过程中,APC 基因突变后通常还有一些其他基因突变的参与。

90％的 FAP 患者会伴随有上消化道息肉,包括胃底腺息肉、十二指肠息肉和壶腹部腺瘤性息肉。大约有 5％的十二指肠息肉在 10 年内会进展为癌,这同时也是 FAP 患者的第二大死因。FAP 可以同时存在各种肠外症状,比如骨瘤、牙齿异常发育、先天性视网膜色素上皮细胞肥大(congenital hypertrophy of retinal pigment epithelium,CHRPE)、硬纤维瘤和肠外肿瘤(甲状腺、胆道、肝、中枢神经系统)。衰减型家族性腺瘤性息肉病(attenuated familial adenomatous polyposis,AFAP)是 FAP 的一种侵袭性较弱的变异,它的特点是较晚出现数量较少的(10～100 个)腺瘤性息肉,同时进展为癌的风险也较小。这些息肉主要存在于近端结肠,很少在直肠中出现。

对 FAP 患者主要是进行有效的肿瘤预防,以及保证生活质量。从 16 岁起,FAP 患者就应该进行每年一次的结肠镜检查,对所有明显的腺瘤都应该摘除。由于腺瘤数量的不断增加,患者在 20 岁之前进行预防性结直肠切除手术是有必要的。甚至在结肠切除术后,对患者进行定期随访来检测残余消化道中的腺瘤性息肉。

2.MUTYH 相关息肉病(MAP)

一部分具有 FAP 和 AFAP 临床表现的患者,他们没有明显的疾病家族史,无法检测到 *APC* 基因的相关突变。他们往往是表现为一种常染色体隐性遗传疾病 MAP 的患者。这种疾病是由碱基切除修复基因 MUTYH 的双等位基因胚系突变引起的。大约 30％的患者同时会有上消化道息肉产生,但是不会有肠外症状。有 80％的 MAP 患者会发展为大肠癌,一般在 40～60 岁被确诊。一旦确诊后,诊治方案与 FAP 患者类似。

3.Peutz-Jeghers 综合征(PJS)

PJS 是一种相当罕见的常染色体显性遗传疾病,它的特征是胃肠道尤其是小肠发生多个错构瘤性息肉。这些息肉直径在 0.1～5 cm,在每段消化道上可以有 1～20 个。PJS 最具有特征性的肠外表现是发生在口腔内和手足上的由皮肤黏膜病变引起的色素沉着斑,通常在婴幼儿时期发病,青春期后期消退。PJS 患者的抑癌基因 STK-11 上存在胚系突变。PJS 的成年患者不但具有罹患胃肠道肿瘤的高度风险,而且非胃肠道肿瘤的发病风险也显著上升,特别是乳腺癌。

4.锯齿状息肉病综合征

锯齿状息肉病综合征(serrated Polyposis syndrome,SPS),原来被称作增生性息肉病综合征,是一种相对罕见的综合征,它的特征是结肠多发的锯齿状息肉。一个患者必须符合以下至少一条以上标准才能被诊断为 SPS:①在乙状结肠近端至少存在 5 个锯齿状息肉,其中至少有 2 个直径大于 10 mm;②在乙状结肠近端存在锯齿状息肉,且该患者至少有 1 个患有 SPS 的一级亲属;③在结肠散布着大于 20 个的锯齿状息肉(任意大小)。最初,人们认为增生性息肉是非肿瘤性病变。直到 1996 年,Torlakovic 和 Snover 证实了 SPS 相关息肉和散发的增生性息肉之间存在着组织学差异。此外,SPS 与大肠癌发生率增高有关。随后,该部分增生性息肉被重新命名为锯齿状息肉。世界卫生组织又将锯齿状息肉分为三类:增生性息肉,无柄锯齿状腺瘤和传统锯齿状腺瘤。SPS 的遗传学基础仍不明确,可能是隐性或者显性遗传。这可能是因为 SPS 的遗传学发病基础的异质性。

5.遗传性非息肉大肠癌(HNPCC)或 Lynch 综合征

HNPCC 或 Lynch 综合征是最常见的遗传性结肠癌综合征。有 2％～4％的大肠癌是由它发展而来的。它是由存在于数个错配修复(*MMR*)基因中某一个基因的胚系突变引起的。这是一种常染色质显性遗传的疾病。它的特征是患者罹患大肠癌和子宫内膜癌的概率会增加,罹患一些其他器官肿瘤(卵巢、胃、小肠、肝胆道、上泌尿道、脑和皮肤)的概率也会少许增加。一个*MMR*基因中的一个胚系突变加上剩余的正常等位基因失活,可以导致*MMR*功能丧失以及微卫星基因突变的积累。HNPCC患者体内*MMR*基因缺陷导致了微卫星不稳定(MSI),而MSI正是HNPCC的一个重要标志。

肿瘤发生风险和发生位置主要由HNPCC突变基因的种类来决定。*MLH1*基因存在胚系突变的情况下,男性和女性罹患大肠癌的终生风险分别为97%和53%,而女性罹患子宫内膜癌的风险为25%~33%。对于*MSH2*基因存在胚系突变的情况,男性和女性罹患大肠肿瘤的终生风险分别为52%和40%,女性罹患子宫内膜癌的风险为44%~49%。大约有10%的HNPCC患者家族携带有*MSH6*基因突变。携带有*MSH6*基因突变的个体罹患大肠肿瘤的风险要低于携带有其他基因突变的个体,而罹患子宫内膜癌的风险却会增加。在HNPCC的病因中,*PMS2*基因突变所占的比例更小,为2%~14%。*PMS2*单等位基因突变携带者在70岁以前发生大肠肿瘤的累积风险为15%~20%,发生子宫内膜癌的风险为15%,其他HNPCC相关肿瘤发生风险为25%~32%。在人群中也能发现*MMR*基因的双等位基因突变,它常常会导致严重的病情,像儿童脑肿瘤、白血病和HNPCC相关肿瘤即体质性*MMR*缺陷。EPCAM基因删除突变发生大肠肿瘤的风险与*MLH1*及*MSH2*基因突变相近,而发生子宫内膜癌的风险会较低。在带有EPCAM基因删除突变的家族里,70岁前罹患大肠肿瘤的风险为75%,罹患子宫内膜癌的风险为12%。由于罹患大肠癌、子宫内膜癌以及其他肿瘤的风险较高,不管是哪一类基因突变,HNPCC患者都需要遵从频繁的肿瘤检测随访指南。

(二)散发性大肠癌

1.腺瘤-腺癌途径

大肠癌的发生是一个多因素、多步骤的复杂病理生理过程,从正常上皮到异常增生灶、腺瘤、腺癌以及癌的转移,历时常超过10年,先后发生一系列基因的突变、错配、癌基因的活化以及抑癌基因的失活,形成了经典的"腺瘤-腺癌"学说。事实上,腺瘤是大肠癌最重要的癌前疾病。一系列流行病学、临床、组织病理及遗传学研究均支持该途径的存在。在腺瘤-腺癌发生通路中,存在几条明显不同但又有部分交叉的分子通路,包括染色体不稳定性(CIN)、微卫星不稳定性(MSI)和CpG岛甲基化(CIMP)。

(1)染色体不稳定性(CIN):CIN是大肠癌中最常见的遗传学改变,大约有70%的大肠癌中存在染色体不稳定现象,该途径以染色体数目广泛失调及杂合性缺失为特征,可由染色体分离、端粒稳定性和DNA损失反应的缺陷所致,然而导致CIN的全部基因尚未完全阐明。目前已在7、8q、13q、20以及X染色体上发现广泛的染色体扩增,而在1、4、5、8p、14q、15q、17p、18、20p及22q号染色体上发现广泛的染色体片段缺失,另外在一些重要的肿瘤相关基因(如*VEGF*、*MYC*、*MET*、*LYN*、*PTEN*等)区域附近也发现有明显拷贝数的增加或缺失。1990年Fearon和Vogelstein提出的*APC*、*MCC*基因突变,*MMR*基因失活,*K-ras*基因突变,抑癌基因*DCC*缺失,抑癌基因*TP53*的突变与缺失等系列改变是大肠癌发生的经典分子遗传学模式,在大肠癌的分子机制研究中具有里程碑式的意义。其中,*APC*基因和*K-ras*基因的突变是最重要的分子事件。

5q LOH与*APC*:5q染色体区域的杂合性缺失(5q LOH)见于20%~50%的散发性大肠癌,在该区域有两个重要的基因,即*MCC*基因和*APC*基因。其中*APC*基因是一个重要的抑癌基因,位于 5q21 染色体区域,含有 15 个外显子,编码一个 310 kD 的多功能蛋白质。该基因突变见于 60%～80%的大肠癌和相当大部分的大肠腺瘤,提示 *APC* 基因的突变是大肠癌发生的早期分子事件。*APC* 基因是结直肠上皮细胞增生的"看门人",其最重要的生理功能是参与组成 Wnt 信号通路,与 Axin、GSK3β 组成复合物,共同调控 β-连环蛋白的磷酸化降解。*APC* 基因发生突变后,其对 β-连环蛋白的抑制作用解除,常会导致 Wnt 信号通路的异常激活。另外 *APC* 基因还在 Wnt 信号通路以外发挥广泛的作用,例如 *APC* 基因在细胞骨架的调控、有丝分裂以及染色体的解离以及细胞黏附等方面发挥重要作用,而这些作用亦与肿瘤的发生密切相关。

K-ras:*K-ras* 原癌基因位于 12q12.1 染色体区域,编码一个 21 kD 的 GTP 结合蛋白,当 ras 结合到 GTP 后可以活化,活化的 *K-ras* 可以激活细胞内一系列重要的信号转导通路,例如 ERK-MAPK 信号通路等,从而在调控细胞增殖、分化、凋亡、细胞骨架重构以及运动迁移等方面发挥重要作用。据报道,*K-ras* 基因在 30%～60%的大肠癌和进展期腺瘤中发生突变,是大肠癌发生的早期分子事件之一,活化的 *K-ras* 通过激活一系列重要的下游基因如 *BCL-2*、*H2AFZ*、*E2F4*、*MMP1* 等,从而在驱动大肠腺瘤进展到大肠癌的过程中发挥关键作用。

18q LOH 和 DCC:18q 染色体的长臂上包含许多重要的抑癌基因,如 *DCC*(deleted in colorectal cancer)基因、Cables、Smad2、Smad4 等。18q LOH 见于 50%～70%的大肠癌,且与 Ⅱ 期及 Ⅲ 期大肠癌的预后相关。其中 *DCC* 基因编码一个 170～190 kDa 的免疫球蛋白超家族蛋白,该蛋白是一个跨膜受体,在轴突运输、细胞骨架构建以及细胞运动迁移等方面发挥重要作用。据报道,*DCC* 基因在大约 70%的大肠癌中存在等位基因的缺失,在部分大肠癌细胞中存在体细胞突变,其在大肠癌组织中的表达亦显著降低。

17p LOH 和 *p*53:染色体 17p 的杂合性缺失(17p LOH)发生于 75%的大肠癌,但并不发生在大肠腺瘤中,说明 17p LOH 是大肠癌发生的晚期分子事件。在大肠癌中,该部位的杂合性缺失常与 *p*53 的突变伴随发生,共同介导大肠腺瘤向腺癌的转化。其中 *p*53 是由位于 17p 染色体的 *TP*53 基因编码,*p*53 蛋白是一个转录因子,具有明显抑癌基因活性,该蛋白可以结合到 DNA 上的特异序列,激活一系列基因的转录,从而在细胞周期、凋亡、衰老、自噬以及细胞代谢方面发挥重要作用。目前研究表明,*p*53 处于细胞应激反应的中枢,当细胞遭受 DNA 应激时,*p*53 的表达大量增加,从而介导细胞周期阻滞,有利于 DNA 损伤修复,当损伤不可避免时,则诱导细胞凋亡。据报道,*TP*53 基因在超过 50%的大肠癌中发生突变,突变的 *p*53 不但丧失了野生型 *p*53 的抑癌基因功能,还能获得许多癌基因相关功能,从而促进了晚期腺瘤向腺癌的进展。

(2)微卫星不稳定性(MSI):MSI 发生于 15%～20%的散发性大肠癌。微卫星是指散布于整个基因组的短的单核苷酸重复序列,其在 DNA 复制过程中容易发生错配,当错配修复系统异常时,则可导致 MSI。因此实际上 MSI 是由于 MMR 功能缺失引起的高突变表型,MMR 系统功能失活引起 MSI 从而导致一系列基因改变是其主要机制。在 MMR 系统的众多基因中,*MLH*1 和 *MSH*2 基因突变是导致 MSI 最常见的原因。MSI 也是遗传性大肠癌特别是 HNPCC 的发生机制,但 HNPCC 只占大肠癌的不到 5%,因此大多数 MSI 均发生在散发性大肠癌中。在这部分高度 MSI 的散发性大肠癌中,通常观察不到 *APC*、*K-ras* 或 *p*53 的突变,但能观察到其他与大肠癌发生密切相关基因的微卫星突变,例如 TGFβR Ⅱ、IGF2RMSH3、MSH6、BAX、TCF4、MMP3 等与 DNA 修复、细胞凋亡、细胞周期、信号转导以及转录因子相关的基因,特别是 TGFβR Ⅱ 的突变失活见于 90%以上的 MSI 阳性的大肠癌。

MSI 阳性的大肠癌有一些特点:如易发生在近端结肠,女性发病率高,局部浸润深度深,但总体临床分期较轻,较易发生淋巴结浸润,较少发生远处转移,分化差但术后生存期更长等,但目前尚不能用单一的临床或组织学特征来定义 MSI 阳性的大肠癌。另外还有研究发现,MSI 阳性的大肠癌患者对化疗的反应也不尽相同,体外实验发现 MSI 阳性的大肠癌细胞表现出对氟尿嘧啶(5-FU)和顺铂耐药;临床试验亦发现,MSI 阳性的患者对 5-FU 的反应性较差;荟萃分析指出没有明显 MSI 的大肠癌患者对 5-FU 的反应性更好;此外,有研究表明 MSI 阳性的大肠癌患者预后相对较好,而 5-FU 并不能进一步使患者获益。因此在对大肠癌患者化疗之前,建议评估患者的 MSI 状态。MSI 在大肠肿瘤发病中的作用研究,提高了人们对大肠癌发病途径多样性的认识,既可用于 HNPCC 的诊断,亦可用于大肠癌人群的筛查和预后判断,从而为大肠癌的个体化治疗提供依据和新的思路。

(3)CpG 岛甲基化表型(CIMP):CIMP 是大肠癌发生中另一非常重要的分子机制,涉及表观遗传学改变。启动子区 CpG 岛高甲基化常导致基因表达沉默,这是抑癌基因功能失活的重要机制之一。在大肠癌发生过程中发现有 DNA 高甲基化的基因主要有 *APC*、*MCC*、*MLH*1、*MGMT*、*MSH*2、*p*16*INK*4*A*、*p*14*ARF*、*MYF*、*MDR*1 及 *E-cadherin* 等。有研究表明,MSI 阳性相关散发性大肠癌的形成过程也涉及 CIMP,其中 *MLH*1、*p*16*INK*4*A* 等基因启动子区的高甲基化与 MSI 阳性大肠癌的表型相关,这些基因启动子区的甲基化常导致相关基因表达减少或完全缺失,使其不能正常发挥生理功能,由此导致了 MSI 阳性大肠癌的发生和发展。

自从 1999 年首个 CIMP 标志物报道以来,又陆续发现许多其他 CIMP 标志物,经 Ogino 等人的研究,筛选出五个 CIMP 标志物以区分 CIMP 高表型和低表型,它们分别是 CACNA1G、IGF2、NEUROG1、RUNX3 和 SOCS1。CIMP 高表型的定义是上述五个基因中至少三个发生甲基化。CIMP 高表型大肠癌占所有散发性大肠癌的 15%～20%,且这部分大肠癌具有自己独特的表型。CIMP 高表型大肠癌在老年女性患者中更常见,且好发于右半结肠,病理特征为分化较差,常见印戒细胞癌,且这部分大肠癌常发生 MSI 或 BRAF 基因的突变,其癌前疾病有很大部分是锯齿状腺瘤。这部分结直肠癌患者并不能从 5-FU 为基础的化疗中获益,因此有必要采取个体化的治疗方案。CIMP 高表型同时伴有 MSI 阳性的大肠癌患者其预后相对较好,而仅仅是 CIMP 高表型的大肠癌患者其病理分级程度常较差,预后也更差。

因 CIMP 表型相对稳定,因此 CIMP 相关标志物可能用于早期大肠癌的诊断。已有不少全基因组关联性研究(Genome Wide Association Studies,GWAS)通过比较大肠腺癌、腺瘤和配对正常黏膜上皮中 DNA 甲基化标志物的差异来探讨其在早期大肠癌诊断中的价值。研究发现视觉系统同源框蛋白 2(visual system homeobox 2,VSX2)基因甲基化诊断早期大肠癌时其敏感性和特异性分别高达 83% 和 92%,另有研究通过检测血液和粪便中的基因甲基化来诊断早期大肠癌也取得了可喜的进展,因此 CIMP 的研究为高效无创诊断早期大肠癌开辟了新的道路。

2.锯齿状途径

传统观点认为腺瘤是大肠癌的癌前疾病,而增生性息肉则是非肿瘤性的,但研究发现一类含有锯齿状结构的息肉(包括增生性息肉)也有一定的恶变潜能。其癌变途径不同于传统腺瘤-腺癌途径,而是增生性息肉-锯齿状腺瘤-锯齿状腺癌的发展过程,被称为锯齿状途径。国内外越来越多的关于锯齿状息肉的研究结果正在挑战传统的大肠癌发生机制。

锯齿状息肉泛指一类含有锯齿状结构的病变,主要有增生性息肉、传统锯齿状腺瘤和无蒂锯齿状腺瘤。增生性息肉相当普遍,占所有已切除大肠息肉的 25%～30%,据估计其在西方人群中的患病率高达 10%～20%。此种息肉一般较小,光滑无蒂,常位于远端结肠和直肠,形态学上含有许多锯齿状生长的隐窝,其癌变潜能相对较低;传统锯齿状腺瘤相对少见,大部分位于左半结肠,主要是直肠和乙状结肠,病理特点是含有较一致的细胞异型性,但不如腺瘤明显。锯齿状腺瘤可能由增生性息肉发展而来,因为它们在形态学上相似,且存在一致的分子学异常,如都与 *BRAF* 突变有关,但另有部分可能是 de novo 起源;无蒂锯齿状腺瘤是一种新近被认识的锯齿状腺瘤,其典型特征是无蒂,多位于右半结肠,发生于中年女性者有较高的恶变危险,瘤体往往较大,有特征性的结构异常,基底部和表面均可见锯齿状结构,它被认为是增生性息肉的一个变异体,是从增生性息肉到癌的一个过渡态。

锯齿状息肉虽然具有一些共同的形态学特征,但其分子水平的改变具有显著差异,目前备受关注的主要有 *K-ras* 突变、*BRAF* 突变、MSI-H 或 MSI-L、CIMP 等。Makinen 等人根据已有研究结果,提出了两条平行的、几乎不交叉的锯齿状通路的分子机制:传统锯齿状通路和广基锯齿状通路。传统锯齿状通路所发生的锯齿状腺癌好发于左半结肠,具有微卫星稳定性(MSS)的特点,癌前疾病多为富于杯状细胞型增生性息肉;而广基锯齿状通路所发生的锯齿状腺癌好发于右半结肠,表现为 MSI-H 和 CIMP,其癌前疾病多为广基锯齿状腺瘤或微小泡型增生性息肉。其分子机制可能如下。

(1)传统锯齿状通路大多由 *K-ras* 突变引起。*K-ras* 突变会引起细胞增殖的失控,诱导结肠黏膜的腺上皮过度增生而产生癌变。经该途径发生的癌通常是 CIMP-L 和 MSS,但在某些病例中 *K-ras* 突变也可导致部分基因如 *MLH*1 的启动子区甲基化,而 *MLH*1 甲基化所致的表达异常常可导致 MSI 的发生。*K-ras* 突变途径有一些特征与传统腺瘤-腺癌的 *APC* 途径重叠,如 LOH 和 *p*53 突变等。

(2)广基锯齿状腺瘤通路大多由 *BRAF* 突变所致。*BRAF* 突变与异常隐窝灶的密切关系提示 *BRAF* 突变可能在锯齿状途径中是一个早期或启动性的突变事件,发挥着与腺瘤-腺癌途径中 *APC* 突变相当的作用。*BRAF* 突变参与 ERK-MAPK 通路,并能不断激活该通路,调节细胞生长,使细胞分裂能力增强,另外还可以抑制促凋亡因子从而导致细胞增殖分化异常。因此 *BRAF* 突变导致的早期锯齿状损害,促进了基因启动子区域 CIMP,高水平的 CIMP 又可以导致错配修复基因 MLH1 等表达沉默,进一步导致 MSI 的发生。在该通路中,MLH1 的甲基化可能是一个晚期事件,促使广基锯齿状腺瘤的异型程度进一步加重,最终发展成锯齿状腺癌。大部分的锯齿状腺癌表现为 *BRAF* 突变,其中 60% 表现为 MSIH;而对于 CIMP,高水平的 CIMP 是 *BRAF* 突变的锯齿状病变的重要特征。

调查研究显示,锯齿状腺癌的发病率约占所有大肠癌的 7.5%,甚至有研究指出大约 30% 的散发性大肠癌由锯齿状通路发展而来,因此深入研究锯齿状通路对于大肠癌的预防具有重要的现实意义。

3.de novo 途径

腺瘤-腺癌途径虽然得到了广泛的承认和接受,成为大肠癌发生途径的经典学说,但大量统计数据表明腺瘤癌变的发生率低于大肠癌的发病率,相当一部分腺瘤终生不会癌变,而且随着内镜技术的发展,已有越来越多的报道描述了一种微小而极具侵袭性的大肠癌,缺乏起源于腺瘤的证据。因此目前认为有部分大肠癌可直接起源于正常黏膜,称为"de novo 癌"。

de novo 癌的定义最早在 20 世纪 80 年代由日本学者提出,但一经提出后即引起了广泛的争议,主要原因其一是日本和西方在黏膜内癌的诊断标准方面不一致,一些在日本诊断为黏膜内癌的病例在西方仅诊断为重度异型增生;另一方面是 de novo 癌缺乏一个能被广泛接受的统一的定义。一般认为 de novo 癌不应含有任何腺瘤成分,但问题是,腺瘤癌变后其腺瘤成分可能被癌组织破坏,因此这部分腺瘤癌变会被认为是 de novo 癌。直到 2002 年 11 月巴黎内镜会议统一了 de novo 癌的定义,认为 de novo 癌是微小(常小于 5 mm)、扁平或凹陷的病变,手术标本中若无腺体,提示癌肿并非起源于腺瘤或异型增生。巴黎内镜会议使原来东西方对 de novo 癌的诊断争议不复存在。

有关 de novo 癌的发病率各家报道均不一致,有报道认为其在大肠癌中的占比小于 5%,亦有报道认为其比例可能高达 80%。日本学者的一项大规模临床研究发现,在早期大肠癌中,男性患者中有 18.6% 为 de novo 癌,而女性患者中有 27.4%,这说明 de novo 癌在大肠癌中确实占有相当大的比例。尽管有研究认为 de novo 癌与传统腺瘤-腺癌在临床病理及预后方面并无二致,但目前大多数研究均认为 de novo 癌有其相对独特的临床病理特点。一般认为,de novo 癌直径非常小,常小于 1 cm,常表现为凹陷、平坦或微隆起的病变,癌组织周围无任何腺瘤成分;其临床进展更快,侵袭性更强,已有病例报道发现直径很小的 de novo 癌已深深侵入肠壁并伴有淋巴结转移。

目前 de novo 癌发病的分子机制尚未完全阐明,但已有的研究发现其与腺瘤-腺癌发生的分子机制不尽相同。研究表明,K-ras 基因突变在 de novo 癌中的发生率小于 17%,远低于腺瘤-癌的 50%,而 de novo 癌中 TP53 基因的表达率高于腺瘤-癌。但亦有研究表明,息肉型大肠癌与 de novo 癌的 TP53 基因突变率并无显著差异。另外还有研究发现,因 de novo 癌在近端结肠更为常见,因此其 MSI 及 CIMP 的表型也更常见。

de novo 癌的发现和客观存在,无论是对临床、内镜医师,还是对大肠肿瘤基础研究者,均提出了相当大的挑战。由于 de novo 癌体积较小,且外形平坦或凹陷,但其生长速度更快,侵袭性更强,因此如何提高早期诊断率以及阐明其生长快且侵袭性强的影响因素是目前研究的重点。

4.炎症性肠病相关大肠癌

炎症性肠病(IBD)是消化道的非特异性炎症病变,其病情反复,难以治愈。IBD 主要包括溃疡性结肠炎(UC)和克罗恩病(CD),研究发现 UC 的癌变率约为 3.7%,CD 的癌变率与 UC 类似,尽管 IBD 癌变只占所有大肠癌的 1%～2%,却是 IBD 患者的主要死亡原因之一,且众多研究显示 IBD 的总体发病率仍在逐年上升。

炎症性肠病相关大肠癌(colitis associated CRC,CAC)随着 IBD 病程的延长,其发生率逐渐上升。以往的研究指出,IBD 病程 20 年的时候 CAC 发生率为 7%,25 年的时候为 7%～14%,而病程 35 年的时候发生率高达 35%,这意味着 IBD 的总体癌变率比普通人群高了 2～4 倍。但近年来许多临床研究发现,IBD 的癌变率有大幅下降的趋势。例如一项较大规模的队列研究指出,IBD 病程 20 年时 CAC 的发生率为 2.5%,30 年时为 7.6%,40 年时为 10.8%;另有最新的荟萃分析也指出,IBD 病程 10 年时 CAC 发生率只有 0.4%,20 年时也只有 1.1%～5.3%。CAC 发生率大幅下降的原因可能是药物治疗的进步使得肠道炎症得到很好的控制,黏膜缓解率更高。

IBD 癌变途径与腺瘤-腺癌途径显著不同,其病理发展过程为炎症-低度异型增生-高度异型增生-癌,提示 IBD 癌变与一般散发性大肠癌有显著不同。在基因改变方面,在腺瘤-腺癌途径中,癌变早期 APC 发生突变启动癌变,中期 K-ras 突变促进癌变,晚期 p53 突变使得病变进一步进展;而在 IBD 癌变过程中,p53 突变出现在早期,且发生率高,有报道指出 85% 的 CAC 有 p53 的缺失。此外,CAC 时 APC 突变发生在晚期,而 K-ras 突变率很低,且在其中作用较小。另外 CpG 岛甲基化程度的升高也是 CAC 的一个重要标志,其甲基化可以发生在极早期,甚至发生在只有炎症病变而没有异型增生存在的肠道黏膜中。与 IBD 癌变密切相关的高甲基化基因主要有 $hMLH1$、$p16INK4A$ 和 $p14ARF$ 等，其中 $p16INK4A$ 启动子的甲基化率高达 100%。另外 IBD 癌变区别于一般散发性大肠癌的重要特点之一就是 IBD 本身的炎症信号在癌变过程中起着重要作用。炎症环境中可以产生大量活性氧（ROS）和活性氮（RNS），导致 DNA 突变，促使细胞癌变；炎症环境中许多炎性因子的释放，如 TNF-α、IL-6、IL-22 等可以促进内皮细胞增殖，参与肿瘤的形成和发展；另外许多信号通路的激活，如 mTOR 及 NF-κB 等信号通路的激活也有利于细胞的持续增殖、血管形成、细胞的侵袭与转移等，从而促进肿瘤的发生和发展。近年来的一大进展是发现肠道菌群与 IBD 癌变密切相关。在 IBD 动物模型中已经观察到肠道菌群对 IBD 癌变的重要影响。在无菌环境中生长的小鼠肠道不能产生明显炎症反应，也不能发展成 CAC。在 IL-10 缺陷小鼠中，肠道炎症的产生时间点取决于肠道菌群的不同，在遗传背景一致的小鼠中，CAC 也只发生在有特定肠道菌群的小鼠；另外 IL-10 缺陷小鼠可以自发产生结肠炎，如果在这些小鼠肠道中定植大肠埃希菌 NC101，可以明显促进炎症相关结直肠癌的发生发展，这进一步说明肠道菌群对肠道炎症及 CAC 发生的重要影响。肠道菌群影响 CAC 发生的机制可能与其影响炎症因子的分泌有关，例如有研究发现某些肠道菌群可以影响 IL-17 和 IL-23 的分泌而促进肿瘤细胞的增殖，甚至某些肠道细菌产物可以激活肿瘤相关骨髓细胞，促进炎症介质的释放而促进肿瘤细胞的生长。肠道菌群与大肠癌发生的关系已越来越成为研究的热点，随着研究的深入，有望进一步揭示大肠癌的发生机制，并为其预防和治疗提供新的思路。

综上所述，大肠癌中，除了极少数遗传学大肠癌之外，绝大多数为散发性大肠癌，而在散发性大肠癌中，大多起源于结肠腺瘤。但随着研究的深入，目前发现越来越多的大肠癌有着不同的起源。除了传统的腺瘤-腺癌途径之外，目前发现有相当数量的大肠癌起源于锯齿状腺瘤途径，还有一部分由 IBD 发展而来，甚至有部分直接起源于正常结直肠上皮，即所谓的 de novo 途径。这些研究结果大大丰富了大肠癌的发生学说，也为大肠癌的临床预防、诊断与治疗提供了新的思路。

四、大肠癌的临床表现

目前，我国大肠癌每年新发病例高达 13 万～16 万人，大肠癌已成为发病率仅次于胃癌的消化道肿瘤。许多大肠癌流行病学的研究表明，大肠癌的发病与社会经济的发展、生活方式的改变，尤其是膳食结构的改变（高脂肪、低纤维素饮食摄入）密切相关，同时与环境、酒精摄入、吸烟、肥胖、遗传等其他因素也存在相关性。

大肠癌并非不可防治，实际上大肠癌是最易自我筛查的疾病之一；如能早期发现，其生存率及预后要较其他消化道肿瘤佳。但是在中国实际上很多患者确诊时已发展到中晚期，早期诊断率仅 10%～15%。这与大肠癌特有的临床属性有关。大肠癌早期症状并不明显，部分患者可以出现一些排便习惯的轻微改变，但经常被人忽视，有时偶然出现的直肠出血也被误认为是痔疮而延误就医。往往随着癌肿体积增大和产生继发病变才出现消化系统的临床症状。疾病晚期肿瘤因转移、浸润可引起受累器官的局部改变，并伴有贫血、厌食、发热和消瘦等全身症状。

由于大肠癌的发生、发展是一个相对漫长的过程，从癌前病变到晚期浸润性癌，期间可能需要经过 10～15 年的时间，因此如何尽早发现可疑的预警症状，从而早期发现大肠癌已成为提高大肠癌生存率的关键。

（一）大肠癌的局部表现

大肠癌可以发生在结肠或直肠的任何部位，但以直肠、乙状结肠最为多见，其余依次见于盲肠、升结肠、降结肠及横结肠。基于胚胎发育、血液供应、解剖和功能等的差异，可将大肠分为右半结肠（盲肠、升结肠和横结肠右半部）、左半结肠（横结肠左半部、降结肠和乙状结肠）和直肠。大肠癌由于发生部位不同，临床症状及体征也各异，应当注意鉴别。我们将按照右半结肠、左半结肠和直肠三个不同部位逐一分述。

1.右半结肠癌

右半结肠癌多为髓样癌，癌肿多为溃疡型或突向肠腔的菜花状癌，很少有环状狭窄。肿瘤一般体积较大，但由于右半结肠肠腔管径较大，且粪便多为液体状，故较少引起梗阻，常常在肿瘤生长到较大体积时才出现相关症状。因此右半结肠癌症状往往较左侧出现更晚，这也是右半结肠癌确诊时，分期较晚的主要原因之一。但是由于癌肿常溃破出血，继发感染，伴有毒素吸收，所造成的全身症状反而比左侧更明显。

（1）腹痛不适：约75%的患者有腹部不适或隐痛，初期为间歇性，疼痛部位并不固定，有时为痉挛样疼痛，后期转为持续性，常位于右下腹部，临床症状与慢性阑尾炎发作较为相似。如肿瘤位于肝曲处而粪便又较干结时，也可出现绞痛，此时应注意与慢性胆囊炎相鉴别。

（2）大便改变：病变早期粪便稀薄，有脓血，排便次数增多，这可能与癌肿溃疡形成有关。随着肿瘤体积逐渐增大，影响粪便通过，可交替出现腹泻与便秘。髓样癌质地松软易溃烂出血，但出血量小的时候，血液随着结肠的蠕动与粪便充分混合，肉眼观大便颜色正常，但粪便隐血试验常为阳性。出血量较大的时候，也可以表现为血与粪便混合呈暗红或赤褐色便。

（3）腹块：就诊时半数以上患者可发现腹块。腹部肿块往往位于右下腹，体检所扪及的这种肿块可能是癌肿本身，也可能是肠外浸润和粘连所形成的团块。前者形态较规则，轮廓清楚；后者由于腹腔内转移粘连，因此肿块形态不甚规则。腹部肿块一般质地较硬，一旦继发感染时移动受限，且有压痛。时隐时现的腹部肿块常常提示存在肠道不完全梗阻。

（4）贫血：约30%的患者因癌肿破溃持续出血而出现贫血，较长时间的慢性失血可引起贫血，产生低色素小细胞性贫血。既往报道提出升结肠癌以贫血为首发症状者可占15%。故对贫血原因不明的人要警惕结肠癌的可能。

（5）其他症状：部分患者还可伴有食欲缺乏、饱胀嗳气、恶心、呕吐，同时由于缺铁性贫血可表现为疲劳、乏力、气短等症状。随着病情逐渐发展，出现进行性消瘦、发热等全身恶病质现象。

2.左半结肠癌

左半结肠癌多数为浸润型，常引起环状狭窄。左侧结肠肠腔管径较细，不如右侧宽大，较窄且有弯曲，而且在该处粪便已基本形成固体状态，水分也被吸收从而使粪便变得干硬，所以更容易引起完全或不完全性肠梗阻。肠梗阻部位常发生于乙状结肠和直肠-乙状结肠交接部位，临床上可以导致大便习惯改变，出现便秘、腹泻、腹痛、腹胀等。由于带有新鲜出血的大便更容易引起患者警觉，因此病期的确诊常早于右半结肠癌。此外左半结肠癌体积往往较小，又少有毒素吸收，故不易扪及肿块，也罕见贫血、消瘦、恶病质等现象。

（1）腹痛腹胀：左侧结肠癌较突出的临床表现为急、慢性肠梗阻，主要表现为腹痛、腹胀、肠鸣和便秘，而呕吐较轻或缺如。腹胀是慢性肠梗阻的突出症状，随着梗阻进展，腹胀逐渐加剧。不完全性肠梗阻有时持续数月才转变成完全性肠梗阻。

腹痛多为持续隐痛，伴阵发性绞痛，腹痛多出现在饭后，且常伴有排便习惯的改变。一旦发生完全性肠梗阻,则腹痛加剧,并可出现恶心、呕吐。患者以急性肠梗阻为首发症状就诊的现象并不少见,结肠发生完全性梗阻时,如果回盲瓣仍能防止结肠内容物的逆流,形成闭袢式肠梗阻,梗阻近侧结肠可出现高度膨胀,甚至可以出现穿孔。一旦出现肠壁坏死和穿孔则可并发弥漫性腹膜炎,出现腹膜刺激征。

(2)排便困难:半数患者有此症状,早期可出现便秘与排便次数增多、相互交替,此时常易误诊为单纯性便秘或肠功能紊乱。随着病程的进展,排便习惯改变更为明显,逐渐出现进展性便秘和顽固性便秘,亦可伴有排气受阻,这与肿瘤的体积增大导致的肠道梗阻密切相关。如癌肿位置较低,还可有排便不畅和里急后重的感觉。

粪便带血或黏液:癌肿溃破可引起产生出血和黏液,由于左半结肠中的粪便渐趋成形,血液和黏液不与粪便相混,约25%患者的粪便中肉眼观察可见鲜血和黏液,有时甚至便鲜血。据上海肿瘤医院统计,左半结肠癌有黏液便者占40.5%,而右半结肠癌仅8.6%。

3.直肠癌

直肠癌肿往往呈环状生长,易导致肠腔缩窄,因此早期表现为粪柱变形、变细,晚期则表现为不全性梗阻。直肠癌由于癌肿部位较低,而在此处的粪块较硬,癌肿较易受粪块摩擦而引起出血,也经常被误诊为"痔"出血。由于病灶刺激和肿块溃疡的继发性感染,可以不断引起排便反射,也易被误诊为"肠炎"或"菌痢",临床上需要提高警惕,进行鉴别诊断。

(1)便血:大便带血往往是直肠癌最早出现的唯一症状,多为鲜红色或暗红色,不与成形粪便混合或附着于粪便表面。随着瘤体增大、糜烂,出血量增多并变成黏液脓血便,但少有大量出血者。

(2)排便习惯改变:主要表现为大便变细、变扁或有沟槽。排便次数增多,尤其是早晨。随着疾病进展,排便不尽感明显,可伴有肛门坠胀、里急后重等。

(3)疼痛:早期并无疼痛,随着病变浸润周围,可以出现不适,产生钝痛,晚期肿瘤侵及骶前神经丛时可出现骶部持续性剧痛并可放射到腰部和股部。低位直肠癌累及肛门括约肌亦可引起排便时剧痛。

(4)其他症状:直肠癌若累及膀胱、阴道、前列腺,则可出现尿痛、尿急、尿频、血尿及排尿不畅。如病灶穿透膀胱,患者排尿时可有气体逸出,尿液中带有粪汁。肿瘤穿通阴道壁而形成直肠-阴道瘘时,阴道内可有血性分泌物及粪渣排出。

(二)大肠癌的全身表现

既往共识往往认为肿瘤是一种局部病变,但是最新研究成果不断提示,肿瘤的发生除肿瘤细胞自身存在众多的基因表达改变外,它更是全身性疾病的一个局部反应,是机体作为一个生物系统其整体平衡失调的结果。所有的肿瘤都应当被认为是全身性的疾病,所以我们也将肿瘤的临床表现相应分为局部表现和全身性表现两个方面。本节将从整体观的角度出发,来探讨大肠肿瘤的全身表现。

1.血液系统

血液系统的症状最常见。由于大肠肿瘤所产生的血液丢失在临床上表现不一,左半结肠往往出现便血,而右半结肠经常表现为无症状的贫血,有时只能从粪便隐血试验中发现端倪。大肠肿瘤造成的贫血往往是缺铁性的,即可出现典型的小细胞低色素性贫血。大肠肿瘤所致贫血的临床表现和普通缺铁性贫血一样,一般有疲乏、烦躁、心悸、气短、眩晕、全身不适,也可以造成一些已有的疾病比如缺血性心脏病的恶化。严重贫血时除了可以出现面色苍白、结膜苍白等贫血貌外,还可以有皮肤干燥皱缩,毛发干枯易脱落,甚至呈匙状甲。因此临床上遇见缺铁性贫血时,不能单纯认为是铁摄入不足,必须警惕有无肠道丢失铁的情况存在。值得注意的是,即使患者已经在上消化道发现了可以解释贫血的病变,也应当进行下消化道检查,因为上下消化道均出现病变的情况并不少见。

2.结缔组织系统

临床上大肠癌常以消化道症状就诊,少数患者却以肠外罕见征象为首发。癌肿与结缔组织病的关系已引起国内外许多学者的关注。国内曾报道大肠癌分别以类风湿关节炎、皮肌炎等结缔组织疾病就诊,后经粪便隐血试验、钡剂灌肠检查确诊为大肠癌,并观察到上述肠外症状与大肠癌消长呈正相关,当癌肿切除,结缔组织系统症状可控制,癌肿失控或转移,则症状加剧。既往文献报道在 77 例癌肿伴结缔组织性疾病的病例中,18 例为类风湿关节炎,其中结肠癌占 2 例,而另据国外报道,皮肌炎易合并内脏肿瘤,发生率为 7%～30%,随着年龄增大,皮肌炎合并癌症发生率增高,可能与机体免疫反应有关。

3.除肠道之外的消化系统

大肠癌也有以顽固性呃逆为首要症状就诊的特例。呃逆由横膈的痉挛性收缩引起。横膈具有丰富的感受器,凡刺激迷走神经或骨盆神经所支配区域的任何部位,均可导致反射性呃逆。升结肠受迷走神经支配,位于升结肠的癌肿可以由于局部炎症、缺血坏死或近端不完全性肠梗阻等刺激了迷走神经,引起持久而顽固性呃逆。

大肠肿瘤同样可以引起上消化道的恶心、呕吐、饱胀等类似消化不良的症状,而在出现并发症的时候,此类症状会更为明显。比如慢性肿瘤浸润产生胃-结肠瘘时,甚至可以出现粪样呕吐。

4.泌尿生殖系统

泌尿生殖系统的症状主要出现在疾病的晚期。由于解剖部位的相邻,更容易出现在直肠癌患者身上。肿瘤在累及泌尿系统诸如膀胱、前列腺时,可以造成反复的尿路感染和尿路刺激症状,临床上可以出现气尿症或粪尿症,肿瘤或转移的淋巴结压迫还可以造成肾积水。肿瘤在生殖系统最常见的侵犯表现就是造成直肠-阴道瘘,此时阴道内可有血性分泌物及粪渣排出。

五、大肠癌的诊断和检查方法

(一)内镜诊断

近年来,由于饮食结构和生活习惯的改变,我国大肠癌的发病率和死亡率明显增加。对早期大肠癌及时进行治疗可有效提高患者的生存率与生活质量,而实现这一目标的关键在于早期发现和早期诊断。结肠镜检查是发现早期大肠肿瘤的重要方法,但目前国内对早期大肠癌的检出率仍远不尽如人意,文献报道的早期大肠癌检出率平均不到 10%。近年来随着内镜成像技术的不断发展,目前已有不少成熟的技术开始应用于早期大肠癌及腺瘤的诊断及治疗,包括放大内镜技术、内镜下黏膜染色技术与窄带显像技术等,均有助于提高早期大肠肿瘤,尤其是扁平腺瘤的检出和诊断准确度。下面对早期大肠癌的内镜下新型诊断技术做一介绍。

1.放大内镜

放大内镜除了具有普通内镜观察及取活检的功能外,在镜身前端置有一个放大装置,可将病灶放大 100～150 倍,从而能细致观察大肠黏膜腺管开口,即隐窝的形态。放大内镜在诊断大肠肿瘤时具有以下优点:首先,通过它能近距离地从正面、侧面或者中等距离甚至远距离观察病灶,以了解其肉眼形态、发育样式、有无凹陷、局部性状和范围;其次,可观察病灶的硬化程度和周围皱襞的集中情况,可利用空气量的变化使病灶形状发生改变,并以此判断病灶的黏膜下侵犯程度;最后,它能接近病灶有助于观察其微小构造并进行隐窝的具体分型,这一方法使肿瘤侵犯程度的判断准确率显著提高。放大内镜可在不做黏膜活检的条件下判断是否有肿瘤,并了解病灶的组织学类型。在做大肠肿瘤的切除治疗时,亦可通过对切除后病灶周围的放大观察确定是否已完整切除病灶,这对大肠肿瘤的治疗非常重要。

目前,放大内镜多与染色内镜或与窄带显像内镜相结合用于诊断大肠黏膜病变。

2.染色内镜

由于大肠黏膜色泽单一,病变颜色与正常黏膜色泽差异亦不大,因此,常规内镜下观察大肠黏膜无法呈现良好的对比,对微小病变及病变边缘、表面微细结构的显示均不理想。利用与黏膜颜色有良好对比的染色剂如0.4%的靛胭脂溶液或0.5%的亚甲蓝溶液进行黏膜染色后可更清晰地观察病变。靛胭脂溶液不能被黏膜上皮吸收,色素贮留在黏膜凹陷部,使病灶凹凸明显,显示隆起、平坦、凹陷的微小病灶的边界,从而可以观察到原来普通内镜不能观察到的病变;亚甲蓝溶液可被黏膜上皮吸收使其着色,而腺管开口不染色,这样可清楚显示腺管开口的形态,根据其形态变化可以帮助鉴别病灶的性质。染色方法结合放大内镜观察,可明显提高微小病变的识别率及观察肿瘤表面的腺管开口类型。日本学者Kudo等将大肠黏膜隐窝形态分为五型。Ⅰ型为圆形隐窝,排列比较整齐,无异型性,一般为正常腺管开口而非病变。Ⅱ型呈星芒状或乳头状,排列尚整齐,无异型性,腺管开口大小均匀,多为炎性或增生性病变而非腺瘤性。Ⅲ型分两个亚型:ⅢL称为大腺管型,隐窝形态比正常大,排列规则,无结构异型性,为隆起性腺瘤的基本形态,其中约86.7%为腺瘤,其余为黏膜癌;ⅢS称为小腺管型,是比正常小的隐窝集聚而成,隐窝没有分支,为凹陷型肿瘤的基本形态,此型多见于高级别上皮内瘤变的腺瘤,也可见于黏膜癌(28.3%)。Ⅳ型为分支及脑回样,此型隐窝为隆起性病变多见,类似珊瑚样改变,是绒毛状腺瘤特征所见,黏膜内癌可占37.2%。Ⅴ型包括ⅤA(不规则型)或ⅤN(无结构型),此型隐窝形态紊乱或结构消失,见于癌,黏膜下癌可占62.5%。

Tamura等研究发现,按隐窝形态分类标准对大肠黏膜病变进行诊断,染色放大内镜诊断与组织病理学诊断的一致性可达90%。另一项研究也发现,染色放大内镜鉴别肿瘤性与非肿瘤性病变的敏感性为98%,特异性为92%。故认为染色放大内镜可与组织病理学相媲美。

染色内镜操作的注意事项及误区如下:①染色前必须将病变部位冲洗干净,一般应用温饮用水冲洗;②如病变部位已冲洗干净,可通过内镜活检孔道直接将染色剂喷洒至病变周围,喷洒时应尽量减少冲洗压力,因压力过大时,染色剂可能会在病变附近溅开,使病变附近形成很多小水泡或小水珠,影响观察,且对于肿瘤性病变,喷洒压力过大时,染色剂也会引起病变部位出血;③对于一些疑似平坦或凹陷型病变,不应为了省时省事、怕麻烦而未进行黏膜染色,对于此类可疑病变,操作者应有时刻进行黏膜染色的观念。

3.窄带显像技术

窄带显像技术(NBI)是一种利用窄带光波的成像技术,其原理是使用窄带光(415 nm的蓝光,540 nm的绿光)进行成像观察,只有窄带波段的蓝光和绿光可通过NBI滤片,生成NBI影像。由于消化道黏膜中血管内的血红蛋白对415 nm蓝光及540 nm绿光有很强的吸收,因而能清晰显示血管,黏膜表面血管显示为褐色,黏膜下层的血管显示为青色。另外,415 nm蓝光可在黏膜表面产生强反射,使黏膜表面的形态结构清晰鲜明,从而可显著强调黏膜的微细结构及病变的边界。因此,NBI成像特点可概括为更好地显示黏膜血管及黏膜表面微细结构,有助于微小病变的发现及对肿瘤性质的判断。

目前常用的 NBI 分型有 Sano 分型和 Showa 分型。Sano 分型简单、实用,分为三型。Ⅰ型:黏膜表面结构呈规整的蜂巢样,血管网不可见;Ⅱ型:黏膜表面结构呈蜂巢样圆形,周围可见规整的血管网,血管管径均匀;Ⅲ型:围绕腺管开口周围的血管呈不规整分支状中断,血管粗细不均。多项研究显示,NBI 放大内镜与染色放大内镜区分大肠肿瘤性和非肿瘤性病变的准确率相似。Su 等分别使用 NBI 放大内镜和色素放大内镜对 78 例患者进行检查,结果显示 NBI 内镜和染色内镜区分肿瘤性和非肿瘤性大肠息肉的敏感性、特异性和准确性相同。Hirata 等用 NBI 放大内镜和色素放大内镜做了对比研究,发现两者对腺管开口分型的诊断一致率为Ⅱ型 88%、ⅢS 型 100%、ⅢL 型 98%、Ⅳ型 88%、ⅤA 型 78% 和 ⅤN 型 100%。但与染色内镜相比,NBI 内镜检查仅需在两种光源间进行转换,无须喷洒色素,更方便、省时,并避免了色素对人体潜在的危害。

4.内镜智能分光比色技术

内镜智能分光比色技术(FICE)通过模拟色素内镜,可以再现黏膜表层细微结构及毛细血管走向。其通过电子分光技术将彩色 CCD 采集到的不同色彩元素进行分解、纯化,根据内镜主机预设置的参数,从白光显像的全部光谱信息中抽提出相应信息后进行图像再合成,不仅能形成以上波段的组合光谱,更可提供 400～600 nm 间任意波长组合的图像处理模式,根据想要的波长进行图像重建,能清晰地观察组织表层结构和毛细血管走向,以及黏膜细微凹凸变化。与既往普通的色素内镜相比,FICE 无须染色便可清晰地观察黏膜腺管的形态,因此称为电子染色。利用 FICE 技术可以更清晰地观察肠道黏膜腺管开口的形态与黏膜血管的形态。此外,FICE 还有放大模式,即 FICE 放大内镜。FICE 放大模式下可更清晰显示腺管开口形态及毛细血管结构,有助于提高病变诊断的准确率。FICE 放大内镜对腺管开口分型的诊断优于常规放大内镜,与染色内镜相似。由于血红蛋白吸收波长在 415 nm 左右,FICE 放大内镜更易观察到浅表毛细血管形态。FICE 模式下肿瘤性血管较非肿瘤性血管颜色更深,直径粗大,伴有血管扭曲变形、结构紊乱,部分血管网的破坏。但该项技术在大肠癌临床诊断方面的应用还有待进一步深入研究。

5.共聚焦激光显微内镜

共聚焦激光显微内镜是一种新型的内镜检查方法,是由实验室光学显微镜衍生来的。将激光扫描显微镜结合于内镜上,在内镜检查时可获得病变的组织学诊断。这种技术不仅可将镜下的图像放大 1 000 倍,还可对黏膜进行一定深度的断层扫描成像,实时显示组织细胞的显微结构,从而有助于内镜下做出组织学诊断并指导靶向活检。在使用共聚焦激光显微内镜时,为了得到高对比性的图像,需要使用荧光对比剂。最常使用的是荧光素钠(10%)和盐酸吖啶黄素(0.05%)。二者联合应用可以更清晰地显示细胞和微血管结构,分析结肠隐窝的结构和杯状细胞的分布,对大多数患者的组织学诊断进行正确的预测。Sakashita 等在 2003 年首次提出了大肠高级别上皮内瘤变和癌症的共聚焦诊断标准,肿瘤性病变的特征是细胞核任何结构异常和清晰可见的存在,其预测大肠肿瘤性病变的敏感性为 60%。随后 Kiesslich 等研究发现,与病理诊断相比,共聚焦激光显微内镜诊断大肠肿瘤的敏感度为 97.4%,特异度为 99.4%,准确度为 99.2%。但目前该技术还未大规模应用,国内外仅有少数医院将其应用于临床,其对早期大肠肿瘤的诊断有效性有待进一步验证。

6.超声内镜

超声内镜具有普通内镜及超声显像的功能,目前应用于临床的超声内镜可分为两类:一类是内镜前端安装超声探头,对于肠道隆起较高的病变或肠腔外病变的诊断较适用,但在进行超声检查的同时无法进行内镜观察;另一类是通过内镜的活检孔插入细直径的超声小探头,主要适用于肠道表浅性病变的探查,其优点是插入容易,可以在内镜观察的同时实施超声检查,并可进行活检。超声内镜的优势是既可直接观察黏膜形态进行组织活检,又可超声扫描观察肠壁全层及邻近脏器的超声影像,对于癌变的浸润深度、邻近脏器的侵犯以及淋巴结转移进行准确的诊断并行TNM分期,这对大肠癌的术前诊断、分期、选择治疗方案、术后监测、判断预后均有重大意义。Harewood等前瞻性评估了80例直肠癌患者,手术前应用超声内镜检查,提示超声内镜对T分期和N分期的准确性分别为91%和82%。

7.结肠胶囊内镜

由于常规结肠镜检查会引起疼痛,经常需要麻醉,故其广泛应用仍受到限制。近年来发展的结肠胶囊内镜技术,由于其良好的安全性和耐受性,可用于结肠镜检查不能耐受的受检者,尤其适用于合并有严重心、脑、肾多脏器疾病,难以承受有创性检查的老年患者。其可以用于结肠疾病如结肠癌、结肠息肉的诊断和筛查。

目前国外多中心的临床研究表明,结肠胶囊内镜的检查过程中患者无明显痛苦,病变的诊断率较高,具有很好的可行性与实用性。对于大肠病变的检出率,一项系统性综述表明,结肠胶囊内镜发现各类息肉的敏感性为73%,特异性为89%。对有意义的息肉(>6 mm的息肉或多于3个息肉且不论大小)其敏感性是69%,特异性是86%。然而现阶段的结肠胶囊内镜还局限于病变的诊断和检测,不能进行组织活检和治疗;并且,结肠胶囊内镜在肠道内的运动完全依靠消化道自身动力和重力作用,不能进行人为控制,限制了它对特定部位进行检查。近期一种具有爬行功能的微型机器人结肠镜正在研究中,将其从肛门塞入后能自行利用其双臂爬向回盲部,还能利用其“手臂”对病变部位进行活检,钳取病理组织。其他如基于磁力的胶囊内镜等或许亦能在未来提高结肠胶囊内镜的应用价值。

8.早期大肠肿瘤的内镜下肉眼形态分类

早期大肠癌的内镜下肉眼形态分为两类基本型:隆起型和平坦型。隆起型(I型):病变明显隆起于肠腔,基底部直径明显小于病变的最大直径(有蒂或亚蒂型);或病变呈半球形,其基底部直径明显大于病变头部直径。此型根据病变基底及蒂部情况分为以下三种亚型。①有蒂型(Ip):病变基底有明显的蒂与肠壁相连。②亚蒂型(Isp):病变基底有亚蒂与肠壁相连。③广基型(Is):病变明显隆起于黏膜面,但病变基底无明显蒂部结构,基底部直径小于或大于病变头端的最大直径。对于平坦型大肠肿瘤的定义与分型见下文。

(二)提高内镜医师诊断早期大肠癌的策略

新型的内镜诊断技术,如染色放大内镜、NBI放大内镜的开展为内镜医师识别微小病变和平坦型病变提供了新视野,尤其能加强对早期大肠癌和癌前病变的识别能力。所以对内镜医师进行专门的培训显得尤为重要,其对策如下。

(1)通过行业学会或组织进行学术活动及讲座,加深内镜医师对早期大肠癌病变,尤其是平坦型病变的认识,提高对这些病变的内镜下直接征象和间接征象的识别能力。

(2)在全国范围内推广应用染色内镜和放大内镜,并进行普及。在大医院建立内镜培训中心,系统培训肠镜医师,并通过读片制度提高内镜医师对大肠平坦型病变的识别能力。

(3)建议相关专业杂志多刊登规范化诊断治疗平坦型病变的个案报告。这类报告实质上比高例数回顾研究报告对医师更有益,其可直接指导和规范平坦型病变的诊治工作,引导内镜医师对这类病变的重视程度。

六、大肠癌的分型

根据肿瘤累及深度可将大肠癌分为早期癌与进展期癌。

(一)肉眼大体类型

1.早期癌

(1)息肉隆起型:肿瘤呈息肉状向腔内突出。可分为有蒂与无蒂或广基型。

(2)扁平隆起型:肉眼观呈斑块状隆起,似钱币状。

(3)平坦型:肿瘤与周围黏膜持平,无隆起,也无凹陷。

(4)凹陷型:肿瘤局部呈浅的凹陷。

(5)扁平隆起伴凹陷型:呈盘状,边缘隆起,中央凹陷。

2.进展期癌

(1)隆起型:肿瘤主体向肠腔内突出呈结节状、息肉状或菜花状隆起,境界清楚,有蒂或广基。切面观,肿瘤与周围肠壁组织境界清楚,浸润通常较表浅局限。若肿瘤表面坏死,形成浅表溃疡,形如盘状,称盘状型亚型。

(2)溃疡型:肿瘤面有深在溃疡,深度达或超过肌层。根据肿瘤生长方式及溃疡外形又可分为两个亚型。

局限溃疡型:肿瘤外观似火山口状,中央坏死,有不规则深溃疡形成。溃疡边缘肿瘤组织呈围堤状明显隆起于黏膜面。肿瘤底部向肠壁深层浸润,边界一般尚清楚。

浸润溃疡型:肿瘤主要向肠壁深层呈浸润性生长,与周围组织分界不清。肿瘤中央坏死形成深溃疡。溃疡边缘围绕肠黏膜,略呈斜坡状抬起,无明显围堤状结构。溃疡型在大肠癌最为常见,占 51.2%。

(3)浸润型:肿瘤在肠壁内呈弥漫性浸润,局部肠壁增厚,但无明显溃疡或向腔内隆起的肿块。肿瘤常累及肠管全周,并伴有明显纤维组织增生,肠管周径明显缩小,形成环状狭窄,其浆膜面常可见因纤维组织收缩而形成的缩窄环。本型约占 10%。组织学上多数为低分化腺癌。

(二)播散和转移

1.局部扩散

肿瘤沿着肠壁局部扩散,或呈环形浸润,累及肠管全周形成环状狭窄,或向纵轴蔓延,沿黏膜下浸润。对距肛缘 4～6 cm 的直肠下段高分化癌切除可采用保留肛门括约肌手术。肿瘤向管壁外直接浸润可累及邻近组织或器官。盲肠癌可累及右侧腹股沟及腹壁;横结肠癌可累及胃、胰、胆囊及脾;升结肠及降结肠癌可累及腹膜后组织;乙状结肠及直肠癌可累及盆腔脏器、膀胱、前列腺及阴道等。

2.淋巴道转移

大肠癌淋巴道转移率为 40%～50%,其中早期癌转移率约为 10%。淋巴道转移率还与肿瘤的肉眼类型、分化程度及生长方式密切相关。隆起型及局限溃疡型、高分化及呈推进性生长方式者,其转移率明显低于浸润型及浸润溃疡型、低分化及浸润性生长者。淋巴道转移通常顺着淋巴流向累及相应区域淋巴结,而直肠旁淋巴结可不受累。跳跃式转移的发生率大约 10%。逆向转移系指癌转移至肿瘤下方肠管所引流的淋巴结内。通常是由上面淋巴管被癌阻塞所致。发生率在直肠癌为 3.5%～5%。

3.血道转移

肝为大肠癌血道转移最常见的部位,其次为肺、肾上腺、卵巢、脑、肾及皮肤等。直肠下段癌通过两个静脉丛直接转移至骶骨及脊柱。此外,大肠癌转移至睾丸、颌骨、鼻咽部、盆腔以及指(趾)骨等处也有少数病例报道。

4.种植性转移

盲肠、横结肠及乙状结肠癌容易穿透浆膜种植于腹膜面。种植转移可在直肠子宫陷窝或直肠膀胱窝,并形成直肠指诊时可触及的肿块。种植转移也可累及卵巢,形成库肯勃瘤。

(三)与预后有关的因素

与大肠癌预后有关的因素很多,其中病理因素归纳起来包括肿瘤固有特点、宿主对癌反应的形态学表现以及肿瘤扩散程度的病理学标准等几个方面。在大多数研究中,大肠癌治疗性切除后 5 年生存率在 40%～60%,手术失败的病例局部复发和/或局部淋巴结转移的发生超过 90%,其中半数病例仅局限于这些部位。所有复发病例中,2 年内明显复发者 71%,5 年内为 91%。

(四)临床病理分期

早期大肠癌的预后与癌组织浸润的深度密切相关。将浸润深度分为 6 个级别。

(1)M1:癌组织位于黏膜固有层一半以内。

(2)M2:癌组织位于黏膜固有层一半以上。

(3)M3:癌组织深达黏膜肌层。

(4)SM1:癌组织深达黏膜下层的浅部。

(5)SM2:癌组织深达黏膜下层的中部。

(6)SM3:癌组织深达黏膜下层的深部接近固有肌层。

(五)病理类型

大肠腺癌主要由柱状细胞、黏液分泌细胞以及未分化细胞构成,肿瘤可含有少量神经内分泌细胞及潘氏细胞。根据肿瘤细胞的组成及其组织结构特点,大肠腺癌可分为以下类型。

1.乳头状腺癌

癌组织呈粗细不等的乳头状分支状结构,乳头中心索为少量纤维血管间质,表面癌细胞呈柱状,具有不同程度异型性。深部肿瘤组织常呈小的乳头状囊腺癌结构,乳头一般较短。

2.管状腺癌

癌组织内出现管状排列结构。根据大肠腺癌的分化程度,可将其分为三级。

(1)高分化腺癌:癌细胞均排列成腺管状结构,腺管由单层癌细胞构成,胞核位于基底侧,异型性较轻。腺腔侧可见明显胞质带。

(2)中分化腺癌:癌细胞大多排列成腺管结构,部分癌细胞呈实性条索状或团块状结构。腺管内衬的细胞分化较差,细胞排列参差不齐,呈假复层,胞质较少,腺腔侧胞质带消失。

(3)低分化腺癌:癌细胞大多呈实性条索状或巢状结构,仅少数呈腺管状。癌细胞分化差,异型性明显,胞质很少。

3.黏液腺癌

本型以出现大量细胞外黏液为其特点,黏液可局限于囊状扩张的腺腔内,囊壁常衬以分化较好的黏液分泌上皮;黏液也可进入间质形成黏液湖,其中可见漂浮的癌细胞片段。所含黏液占肿瘤组织的 1/2 以上。

4.印戒细胞癌

肿瘤由弥漫成片的印戒细胞构成,无特殊排列结构。印戒细胞胞质可呈红染颗粒状,或呈细小空泡状,或呈大的黏液空泡;胞核一般呈不规则形,深染,偏于胞质一侧。

5.未分化癌

癌细胞弥漫呈片或呈团块状、条索状排列,无腺管形成。癌细胞核大而明显,胞质少,无黏液分泌。

6.鳞状细胞癌

大肠鳞状细胞癌罕见。诊断鳞状细胞癌需排除其他部位恶性肿瘤如肺鳞癌的大肠转移,排除鳞状细胞上皮瘘管所引起的鳞状细胞癌,排除肛门鳞状细胞癌的蔓延。

7.腺鳞癌

大肠腺鳞癌罕见,占大肠癌的 0.025%～0.05%。腺鳞癌分布部位与普通型腺癌相同,约半数发生于直肠或乙状结肠,20%发生在盲肠,大体类型及临床表现与腺癌没有区别。组织学类型上,肿瘤由腺癌及鳞癌两种成分构成。鳞癌一般分化较差,侵袭性强;而腺癌与普通腺癌相同,分化一般较好。

8.小细胞癌

小细胞癌又称恶性类癌、燕麦细胞癌以及神经内分泌癌。发生于大肠的小细胞癌甚为罕见,约占大肠恶性肿瘤的 0.2%,以直肠和右半结肠多见,其次为盲肠、升结肠、横结肠、乙状结肠、脾曲。临床上,小细胞癌为一种高度恶性的肿瘤,早期出现血道转移,70%～75%有肝转移,64%的患者在 5 个月内死亡。

(1)肉眼:多数呈溃疡型,少数呈隆起型或浸润型。

(2)镜下:癌细胞常排列成片,没有特殊结构;癌细胞有两种形态,一种呈卵圆形或多边形,胞质量少,呈嗜双色性,胞核圆形或卵圆形,染色质分布较均匀,核仁不明显;另一种似肺燕麦细胞癌,胞质不明显,核呈纺锤形,深染,也无明显核仁。常有坏死。大约 21%伴有鳞状上皮化生,45%伴有腺瘤。

(3)免疫组化:角蛋白单克隆抗体 AE1/AE3、抗肌内膜抗体 EMA 阳性;神经元特异性烯醇化酶(neuron specific enolase,NSE)、神经元中丝蛋白(neurofilaments,NF)阳性。

9.类癌

肠道类癌最常见于阑尾,其次为回肠,直肠居第三位,结肠较少。直肠类癌的发现率大约为每 2 500 例直肠镜检查有 1 例。临床表现多无症状,多数为其他肠道病变做检查时被发现。年龄高峰为 41 岁,平均年龄 52 岁,男女之比为 1.7∶1。

(1)肉眼:扁平或略凹陷的斑块,或呈息肉样病变。类癌最独特的特征之一是经过甲醛(福尔马林)固定后呈黄色。

(2)镜下:小而一致的细胞于间质中浸润,呈彩带状分布,可伴有隐窝细胞微小增生灶。也存在少量产生黏蛋白的管状或腺泡细胞,亲银和嗜银反应常呈阴性。

(3)免疫表型:NSE、嗜铬素、突触素、癌胚抗原(CEA)阳性;常表达生长抑素、胰高血糖素、P物质和 YY 肽、人绒毛膜促性腺激素(HCG)及前列腺酸性磷酸酶;少数表达胃泌素、降钙蛋白、胰多肽和促胃动素。

(4)处理方法:小于 2 cm 且局限于黏膜或黏膜下层的直肠类癌最好是局部切除。体积较大或表现为肌层浸润的类癌,需要根治性手术治疗。

10.类癌腺癌混合

多见于阑尾,也可发生于胃、小肠及大肠。肉眼和一般类癌相似。

镜下:癌细胞排列呈巢状、条索状、腺泡状或管状,由三种类型的细胞构成,一种为胞质呈空泡状,核位于基底部,类似于印戒细胞或杯状细胞,胞质内含有黏液;第二种细胞较大,胞质略呈嗜酸性,核居中,常可见亲银或嗜银颗粒,有时胞质内也有黏液并存;第三种为潘氏细胞,存在于部分腺类癌中,所有上述细胞胞核小而一致,染色质细颗粒状,核分裂罕见。

七、大肠癌的化学治疗

化疗是大肠癌多学科综合治疗中的一个重要组成部分。对Ⅱ、Ⅲ期患者,它可以配合手术及放疗,通过杀灭微小的远处转移灶及局部术野的脱落癌细胞,减少术后复发和转移,提高生存率。对Ⅳ期患者或术后复发转移的患者,化疗更是主要的治疗手段。研究表明,对一般状况良好的Ⅳ期患者,接受全身化疗组的中位生存期比单纯支持治疗组延长 8～10 个月,联合靶向药物治疗中位生存期可以延长 14 个月,而且有客观疗效的患者往往伴有症状的改善和生活质量的提高。同步放化疗时,化疗药物还可以起到放射增敏剂的作用。因此,化疗无论是联合手术和放疗,还是单独使用,都有其独特的地位。

大肠癌的常用化疗药物有三类:氟尿嘧啶类药物、奥沙利铂和伊立替康,它们是从数十种化疗药物中筛选出来的对大肠癌有确切疗效的药物。大肠癌的常用化疗方案多为这三类药物排列组合而成。需要注意的是一些广谱的化疗药物如紫杉醇、吉西他滨、培美曲塞、阿霉素、甲氨蝶呤、长春瑞滨等对大肠癌均无明确疗效,不推荐常规使用。

(一)常用药物

1.氟尿嘧啶类

氟尿嘧啶类药物是大肠癌化疗的基石。其中氟尿嘧啶(5-fluorouracil,5-FU)自 1957 年应用于临床以来,一直是治疗大肠癌的主要药物,在转移性疾病和术后辅助治疗方面的地位举足轻重。5-FU 的衍生物有替加氟、尿嘧啶替加氟(优福定)、去氧氟尿苷、卡莫氟、卡培他滨、替吉奥等。目前在全世界范围内临床应用最广泛的 5-FU 衍生物是卡培他滨。替吉奥对亚洲人大肠癌疗效不亚于卡培他滨,尽管 NCCN 指南等并未将其列入,但值得我们进一步研究。替加氟、尿嘧啶替加氟、去氧氟尿苷、卡莫氟等由于有更好的药物替代,目前已经很少使用。

2.氟尿嘧啶(5-fluorouracil,5-FU)

5-FU 是抗嘧啶类合成的抗代谢药物,在体内转变为氟尿嘧啶脱氧核苷酸(5-FUdUMP),与胸苷酸合成酶(TS)的活性中心形成共价结合,抑制该酶的活性,使脱氧胸苷酸生成减少,导致肿瘤细胞的 DNA 生物合成受阻。在这个过程中如果加入甲酰四氢叶酸(leucovorin,LV),则5-FU dUMP、TS、LV 三者可以形成牢固、稳定的三元复合物,对 TS 的抑制作用大大增加,从而提高 5-FU 的疗效。因此在临床工作中,5-FU 和 LV 往往是联合使用的。

(1)5-FU 也可代谢为氟尿嘧啶核苷,以伪代谢物形式掺入 RNA 中,干扰肿瘤细胞 RNA 的生理功能,影响蛋白质的生物合成。5-FU 对增殖细胞各期都有抑制作用,对 S 期细胞最敏感。

(2)5-FU 的用法有静脉推注、静脉输注、持续静脉输注、肝动脉灌注化疗以及腹腔内灌注化疗等。

(3)5-FU 最常见的不良反应有腹泻、口腔炎、轻至中度白细胞减少等。比较多见的不良反应有食欲减退、轻度恶心、呕吐、皮肤色素沉着、轻度脱发等。5-FU 的不良反应随药物剂量、用法改变而不同,例如 5-FU 持续静脉输注时手足综合征增多,而血液系统和胃肠道系统毒性反应明显减少。

(4)5-FU 经代谢后主要分解成二氢氟尿嘧啶而失活,其中起关键作用的限速酶是二氢嘧啶脱氢酶(DPD)。

(二)常用化疗方案

大肠癌常用的三类化疗药物——氟尿嘧啶类药物(5-FU/LV、卡培他滨、替吉奥)、奥沙利铂、伊立替康经过排列组合,可以组成若干种化疗方案,但最重要的有三种方案:5-FU/LV、FOLFOX、FOLFIRI。

5-FU/LV 是所有方案的基石。根据 5-FU 和 LV 不同的用法和剂量,5-FU/LV 的使用方案有 Mayo 方案、Roswell Park 方案、de Gramont 方案、AIO 方案等。de Gramont 方案又称为"双周疗法(LV5FU2)",后被改为"简化的双周疗法(sLV5FU2)",相对上述其他方案,其疗效和不良反应均更易被接受,因此目前应用最为广泛,本文中如无特殊说明,5-FU/LV 方案均按"简化的双周疗法"用药。

5-FU/LV 联合奥沙利铂是 FOLFOX 方案,5-FU/LV 联合伊立替康是 FOLFIRI 方案,5-FU/LV、奥沙利铂、伊立替康三药联合是 FOLFOXIRI 方案。将 5-FU/LV 更换为卡培他滨,联合奥沙利铂是 CapeOX 方案(也称 XELOX 方案),联合伊立替康是 CapeIRI 方案(也称 XELIRI 方案)。将 5-FU/LV 更换为替吉奥(S1),联合奥沙利铂是 SOX 方案,联合伊立替康是 IRIS 方案。

1.氟尿嘧啶类单药方案

(1)5-FU/LV 方案(sLV5FU2):14 天为 1 个周期。

(2)卡培他滨方案:21 天为 1 个周期。

(3)替吉奥方案:21 天为 1 个周期。

2.奥沙利铂、氟尿嘧啶类两药联合方案

(1)FOLFOX:mFOLFOX6 14 天为 1 个周期。

(2)CapeOX:21 天为 1 个周期。

(3)SOX:21 天为 1 个周期。

3.伊立替康、氟尿嘧啶类两药联合方案

(1)FOLFIRI:14 天为 1 个周期。

(2)CapeIRI(不推荐使用):21 天为 1 个周期。

(3)IRIS:21 天为 1 个周期。

4.奥沙利铂、伊立替康两药联合方案

IROX 21 天为 1 个周期。

5.奥沙利铂、伊立替康、氟尿嘧啶类三药联合方案

FOLFOXIRI 14 天为 1 个周期。

6.伊立替康单药方案

21 天为 1 个周期。

(冯 倩)

第九章

泌尿系统肿瘤诊治

第一节 肾 癌

肾癌亦称肾细胞癌、肾腺癌等,占原发性肾恶性肿瘤的85%左右。

一、流行病学

肾癌发病率有地区差异,瑞士及冰岛较高,英国、东欧、非洲及亚洲较低。近年来发病率有上升趋势。据1994年美国资料统计,美国每年有27 000以上新病例,其中11 000例死于本病。我国尚无全国性的统计资料,北京市(1985—1987年)资料,男3.66/10万,女1.56/10万;上海市(1995年)男3.2/10万,女2.0/10万,略低于北京地区。1990—1992年22个省市抽样地区居民死亡率及死因构成统计,肾肿瘤的粗死亡率为0.32/10万人。在泌尿外科恶性肿瘤中,肾癌仅次于膀胱肿瘤占第2位。在北京城区统计,肾癌占全部恶性肿瘤的2%,居第10位。同一国家不同性别、种族间也有很大差异,一般男女之比可相差1倍以上。

二、病因

肾癌的病因目前尚不清楚,种族和地理环境改变并不是引起肾脏肿瘤的重要条件。化学、物理或生物因子或其代谢物,可能作为诱变因子引起DNA分子结构的变化。近年来对吸烟与肾癌的关系进行了研究,一般统计吸烟者肾癌的相对危险性为1.1~2.3,与吸烟的量和开始吸烟的年龄密切相关,而且戒烟者比从不吸烟者患肾癌的危险性高2倍,重度吸烟较轻度吸烟者发病率更高;肾癌与工业致癌物的关系尚未肯定,但男性吸烟并暴露于镉工业环境发生肾癌者高于常人;亦有报道咖啡可能增加女性发生肾癌的危险性,但与咖啡用量无相关性;肾癌有家族发病倾向,有弟兄2人或一个家庭中3人甚至5人发生肾癌的报道;此外,激素的影响(如雌激素)、过剩的脂肪食物、饮酒及辐射可能与肾癌的发生有一定的关系;约0.7%的肾癌伴有视网膜血管瘤,为显性常染色体疾病,肿瘤常为双侧,可为多病灶癌或囊内癌。有报道妇女经常摄入的药物如钙、多种维生素尤其维生素C有可能减少肾癌的发生。据统计,钙的总摄入量、食物中的含钙量、平时是否补钙都说明钙可能降低肾癌的危险性;利尿药可能是促进肾癌发生的因素,止痛药滥用尤其含非那西丁的药易致肾盂癌。高血压患者容易发生肾癌,但经过调查发现高血压服利尿药者肾癌的危险性增加。美籍日本人居住在夏威夷的有8 006人,20年发生肾癌的危险性和高血压没有关系,但与利尿药相关;美国艾奥瓦州妇女有输血史肾癌的 RR 在 1993 年时随访 5 年 38 例肾癌 RR＝2.5,但随访 8 年后 RR＝1.5,而在不能肯定是否有过输血史组的 RR 反而更高。所以输血是否为危险因素尚未肯定。有报告糖尿病患者比无糖尿病患者更容易发生肾癌,肾癌患者中 14％为糖尿病患者,为正常人群有糖尿病患者数的 5 倍。肾功能不全的患者长期透析容易发生肾肿瘤。

三、组织病理学

肾癌绝大多数发生于一侧肾脏,双侧先后或同时发病者仅占 2％左右,常为单个肿瘤,边界清楚,多病灶发病者占 5％左右。

肾癌容易向静脉内扩散,形成癌栓,癌栓可以在肾静脉、下腔静脉内,甚至进入右心房内。肾癌可以局部扩散至相邻组织、脏器、肾上腺、淋巴结,其预后不如静脉内有癌栓者。肾癌远处转移最多见为肺,其次为肝、骨、脑、皮肤、甲状腺等,也可转移至对侧肾。镜下肾癌可分为以下几种类型。

(一)肾透明细胞癌

显微镜下透明细胞癌圆形或多角形,胞浆丰富,内含大量糖原、磷脂和中性脂肪,这些物质在切片制作过程中被溶质溶解,呈透明状。单纯透明细胞癌不多见,多数有或多或少的颗粒细胞(暗细胞)。肾透明细胞癌随着肿瘤细胞恶性倾向加重,其胆固醇含量减少,分化好的肿瘤核位于中央,核固缩染色质增多,浓染。分化不良的核多样性,有明显的核仁。

(二)嗜色细胞癌

显微镜下碱性或嗜色细胞型,存在有轻度嗜碱染色胞浆重叠的小细胞核位于中心,逆行分化细胞核增大,核仁明显,嗜酸或颗粒细胞质由线粒体聚集所致。嗜色细胞癌表现为乳头状或小管乳头状生长,在未分化肿瘤变为实性。其乳头的蒂常为充满了脂类的巨噬细胞和局灶性沙样瘤小体;乳头状腺癌预后比非乳头状好。细胞遗传学检查,乳头状腺癌无论大小都表现为特有的 Y 染色体丢失,同时有第 7 和 17 染色体三体性。

(三)嫌色细胞癌

显微镜下嫌色细胞的特点是细胞呈多角形,胞浆透明但有细的网状结构,有明显的细胞膜,很像植物细胞。另一特点是常规染色细胞质不染,可以用 Hale 铁染胞浆。其恶性趋势表现为胞浆嗜酸性或颗粒状,因线粒体增多,和嗜酸性粒细胞类似。分化良好的细胞核固缩,染色质增多,有的有双核,核仁变为非典型增生,恶性度增高。

(四)肾集合管癌

显微镜下呈中等大小细胞,嗜碱性。胞浆淡,有 β 糖原颗粒沉积,PAS 染色强阳性,常见细胞核退行性发育,有时可见嗜酸(颗粒)细胞变异,梭形,多型性,肉瘤样肾癌主要是梭形细胞癌,侵袭性强、预后不良。梭形细胞像多形的间质细胞,难与纤维肉瘤鉴别。

(五)神经内分泌型肾癌

显微镜下有分化不良的小细胞癌(燕麦细胞癌),极罕见,恶性程度高。

四、临床表现与诊断

(一)临床表现

血尿、疼痛和肿物称为肾癌的“三联征”,大多数患者就诊时已有 1～2 个症状,三联征俱全者仅占 10％左右。肾癌可能在有明确临床症状时已有远处转移,以肺和骨骼转移最为常见,有的先发现转移病灶,追溯原发肿瘤时始才诊断为肾癌。

1.血尿

肾癌引起的血尿常为间歇性、无痛、全程肉眼血尿。间歇中可以没有肉眼血尿,但仍有镜下血尿。血尿间歇时间随病程而缩短,严重血尿可伴有肾绞痛。血尿程度与肾癌体积大小无关,部分病例仅表现为持续镜下血尿。

2.腰痛

腰痛是肾癌常见症状,多数为钝痛,因肿瘤生长牵扯肾包膜引起;肿瘤侵犯周围脏器和腰肌时疼痛较重且为持续性,瘤内出血或血块通过输尿管可引起剧烈的腰痛和腹痛。

3.肿物

腰、腹部肿物也是肾癌常见症状,有 1/4～1/3 肾癌患者就诊时可发现肿大的肾脏。肾脏位置隐蔽,肿瘤必须达到一定体积时方可被发现,表面光滑、质硬、无压痛,随呼吸活动,如肿物固定,可能已侵犯邻近器官。

4.发热

1/3 以上的患者伴有全身性症状,发热较常见,曾有学者主张将发热、血尿、疼痛和肿物称为肾癌的“四联征”。多数为低热,持续和间隙出现,亦有因高热就医者发现肾癌。

5.高血压

肾癌发生高血压者占 20％～40％,原因是肿瘤压迫血管、肿瘤内动静脉瘘、肿瘤组织产生的肾素增高,需要与原发性高血压区别。

6.红细胞改变

肾癌患者肾皮质缺氧,释放促红素,调节红细胞生成和分化,因此,有 3％～10％肾癌患者血中促红素升高。但肾癌患者贫血更为多见,主要原因是正常红细胞、正色红细胞少,小红细胞和低色红细胞血清铁或全铁结合能力下降,与慢性病的贫血相似,铁剂治疗并无效果,切除肾癌可以使红细胞恢复正常。

7.免疫系统改变

肾癌时可伴有神经病变、肌肉病变、淀粉样变和血管炎。肾癌和其他肿瘤一样可能发生神经肌肉病变,有报道肾癌并发双侧膈肌麻痹。近期报道有肾癌伴血管炎的病例,被认为是癌旁综合征或副癌综合征之一。

8.肾癌转移伴有临床症状

如脊椎转移出现腰背痛、脊髓压迫引起下肢活动障碍、大小便失禁等。

此外,肾癌伴肾外症状如肾素水平升高、高血钙、前列腺素 A 升高、绒毛膜促性腺激素、尿多胺升高、血癌胚抗原升高、精索静脉曲张等。

Chisholm 统计肾癌的全身病状如下:红细胞沉降率快 362/651(55.6％);高血压 89/237(87.5％);贫血 473/1 300(36.3％);恶病质、消瘦 338/979(34.5％);发热 164/954(17.2％);肝功能异常 65/450(14.4％);碱性磷酸酶升高 44/434(10.1％);高血钙 44/886(4.9％);红细胞增多症 43/1 212(3.5％);神经肌肉病变 13/400(3.2％);淀粉样变 12/573(2.0％)。

(二)放射影像检查

1.X 线平片

泌尿系统平片可能见到肾外形改变,较大的肿瘤可遮盖腰大肌阴影,肿瘤内有时可见到钙化、局限或弥漫絮状影,有时在肿瘤周围形成钙化线、壳状,占 10％左右。

2.CT 检查

CT 检查是目前诊断肾癌最重要的方法,可以发现肾内 0.5 cm 以上的病变。肾癌未引起肾盂肾盏变形时,CT 检查对诊断有决定意义。该检查可以准确测定肾癌的大小、测定肿瘤的 CT 值,注射对比剂以后是否使 CT 值增强,可以说明肿物内血管供应情况。有统计 CT 对以下情况诊断的准确性如下:肾静脉受累 91％、下腔静脉内癌栓 97％、肾周围扩散 78％、淋巴结转移 87％、邻近脏器受累 96％。所以 CT 检查对于肾癌的分期极为重要。CT 容易显示肾癌对其周围组织和器官侵犯,肿瘤和相邻器官间的界限消失,并有邻近器官的形态和密度改变。CT 片单纯表现为肿瘤和相邻器官间脂肪线消失,不能作为肿瘤侵犯相邻器官的诊断。大的肿瘤与相邻器官可以无间隙,CT 可以发现肾癌血行转移至肝,表现为多血管性,增强后可以和正常肝实质密度一致,因此必需先行平扫,方可发现转移灶。对侧肾亦可能发生血行转移病灶。在肾上腺可以是局部侵犯,如肾上腺肾癌可直接侵犯肾上腺,肾上腺转移灶为血行扩散引起。

3.磁共振成像(MRI)

磁共振影像检查肾脏也是比较理想的方法。肾门和肾周围间隙脂肪产生高信号强度,肾外层皮质为高信号强度,其中部髓质为低信号强度,可能由于肾组织内渗透压不同,两部分对比度差 50％,这种差别可随恢复时间延长和水化而缩小。肾动脉和静脉无腔内信号,所以为低强度。集合系统有尿为低强度。肾癌的 MRI 变异较大,系由肿瘤血管、大小、有无坏死决定。MRI 不能很好地发现钙化灶,因其质子低密度。MRI 对肾癌侵犯范围,周围组织包膜、肝、肠系膜、腰肌的改变容易查明,尤其是当肾癌出现肾静脉、下腔静脉内癌栓和淋巴结转移。

4.排泄性尿路造影

曾经是诊断肾癌最主要的影像学诊断方法,随着 CT 及 MRI 问世以后,排泄性尿路造影居次要位置,因造影不能发现肾实质内较小的未引起肾盂肾盏变形的肿瘤,肾癌较大时,尿路造影可以见到肾盂肾盏变形、拉长、扭曲。排泄性尿路造影也可了解双肾功能尤其是健侧肾功能情况。肿瘤大使肾实质破坏,可导致病肾无功能。尿路造影可以发现肾内有占位性病变,但不能鉴别囊肿、肾血管平滑肌脂肪瘤和肾癌,必须配合超声、CT 或 MRI 检查。

5.血管造影

由于 CT 广泛应用于诊断肾癌,肾癌进行血管造影者日趋减少,近年多用选择性肾动脉数字减影的方法。血管造影可以显示新生血管、动静脉瘘以及肾静脉和腔静脉病变,造影剂池样聚集、肾包膜血管增多是肾癌的标志。肾癌有 10％左右其血管并不增多,使血管造影实际应用受到限制。肾癌出现肿瘤坏死、囊性变、动脉栓塞时血管造影可不显影。肾癌有动静脉短路时,动脉造影可以发现肾静脉早期显影。肾动脉造影在必要时可以注入肾上腺素,使正常血管收缩而肿瘤血管不受影响,有助于肿瘤的诊断。肾动脉造影目前常用于较大的或手术困难的肾癌,术前进行造影和动脉栓塞,可以减少手术出血量;对难以切除的晚期肾癌,动脉栓塞加入化疗药物可以作为姑息疗法;孤立肾肾癌,为保留肾组织手术,在术前肾动脉造影可了解血管分布情况;临床上怀疑有肾静脉、下腔静脉癌栓时,可行肾静脉或下腔静脉造影以明确癌栓的大小、部位、和静脉管壁的关系,有助于手术摘除癌栓并切除其粘连的静脉壁。血管造影是有创的、昂贵的检查方法,可能出现出血、穿刺动脉处形成假性动脉瘤、动脉栓塞等并发症,造影剂有肾毒性,不适用于肾功能不全患者。

(三)核素影像检查

放射性核素检查极少应用于肾癌,但可用于检查肾癌骨转移病灶,骨扫描发现病的变缺乏特异性,必须配合 X 线影像发现溶骨性病灶。由于肾癌骨转移者预后极差,可以说是手术的禁忌证,必要时全身骨扫描。临床放射性核素检查的方法有 SPECT 或 PET 或 PET-CT。

(四)超声影像检查

肾癌的超声影像特征:①肾实质内出现占位性病灶,呈圆形或椭圆形,有球体感,可向表面突出。②肿瘤小者边界清楚,大者边界欠清,常呈分叶状。③病灶部的肾结构不清,内部回声变化较大,2～3 cm 直径的小肿瘤有时呈高回声;4～5 cm 的中等肿瘤多呈低回声;巨大肿瘤因内部出血、液化、坏死、钙化,呈不均匀回声区。④肾窦可受压、变形甚至显示不清。⑤CDFI,小肿瘤内部血流较丰富,可见多数点状彩色血流,中等大小者肿瘤周边可见丰富的血流信号,亦可不丰富,内部散在点状或条状彩流信号,巨大肿瘤由于内部坏死等原因,很少有血流信号。⑥肾静脉或下腔静脉内可有癌栓。⑦肾门可见肿大的淋巴结。

(五)实验室检查

实验室检查对肾癌无特异性参考指标,常见有贫血和血尿,ESR、尿乳酸脱氢酶和尿 β-葡萄糖醛酸苷酶在肾癌患者可有升高。用于肾癌检测的肿瘤标志物有细胞黏附分子 E-Cadherin,CD44v6、端粒酶等,检测 E-Cadherin,CD44v6,端粒酶活性有利于肾癌的早期诊断,同时外周血中 Pax-2 mRNA 的检测可以较敏感地检测到血液中肾癌细胞,有助于早期诊断肾细胞癌及其微转移。

(六)病理学检查

获取肾癌诊断标本的方法有尿脱落细胞学检查、肾穿刺组织学检查等,要视临床具体情况选择应用。

五、TNM 分期与临床分期

肾癌的分期,对制订治疗方案和判断预后有一定的临床意义。常用的分期方法有:Robson 分期和 TNM 分期。

(一)Robson 分期

见表 9-1。

表 9-1　肾癌的 Robson 分期

分期	
Ⅰ	肿瘤位于肾包膜内
Ⅱ	肿瘤侵入肾周围脂肪,但仍局限于肾周围筋膜内
Ⅲ	
ⅢA	肿瘤侵犯肾静脉或下腔静脉
ⅢB	区域性淋巴结受累
ⅢC	同时累计肾静脉、下腔静脉、淋巴结
Ⅳ	
ⅣA	肿瘤侵犯除肾上腺外的其他器官
ⅣB	肿瘤远处转移

(二)TNM 分期法(按国际抗癌联盟提出的)

根据肿瘤大小、淋巴结受累数目和有无转移并结合手术及病理检查,来确定 TNM 分期。

1.T——原发肿瘤

T_0:无原发性肿瘤的证据。

T_1:肿瘤小,患肾形态不变,局限于肾包膜内。

T_2:肿瘤大,患肾变形,肿瘤仍于包膜内。

T_{3a}:肿瘤侵及肾周脂肪。

T_{3b}:肿瘤侵及静脉。

T_4:肿瘤已侵入邻近器官。

2.N——区域淋巴结转移

Nx:淋巴结有无转移不肯定。

N_0:淋巴结无转移。

N_1:同侧单个淋巴结受侵。

N_2:多个区域淋巴结受侵。

N_3:术中明确淋巴结已固定。

N_4:邻近区域性淋巴结受累。

3.M——远处转移

Mx:转移范围不肯定。

M_0:无远处转移的证据。

M_1:有远处转移。

M_{1a}:隐匿性转移。

M_{1b}:某一器官单个转移。

M_{1c}:某一器官多个转移。

M_{1d}:多个器官转移。

六、治疗

目前肾癌的治疗主要包括手术治疗、放疗、化疗及免疫治疗等。

(一)放射治疗

肾癌对放疗不甚敏感。肾癌放疗的适应证如下:①恶性程度较高或Ⅱ、Ⅲ期肿瘤,可用术后放疗作为辅助治疗。②原发肿瘤巨大和/或周围浸润固定或肿瘤血供丰富静脉曲张者,术前放疗可使肿瘤缩小,血管萎缩以增加切除率。③骨骼等转移性肾癌引起疼痛时,放疗可缓解症状。④不能手术的晚期患者,放疗可缓解血尿、疼痛等症状并延长生命。

(二)化学治疗

化疗药物治疗肾癌疗效不理想,常用化疗药物有 VLB,MMC,BLM,ADM,CTX,DDP,5-FU,GEM 等。联合用药优于单药。常用的联合化疗方案有 GF 方案。

GF 方案:GEM 1 000 mg/m² ,静脉滴注,第 1、第 8、第 15 天;5-FU 500 mg/m² ,静脉滴注,第 1~5 天。每 4 周重复。

(三)生物治疗

生物治疗的方法很多,用于有癌治疗的主要方法如下。

1.细胞因子

其中以白细胞介素-2(IL-2)较常用。IL-6、LAK 细胞也有临床报道,可获得一定的疗效。干扰素(INF)既可用于原发肾肿瘤,也可用于治疗转移肾癌。

2.分子靶向药物

目前国内外研究较多的是酪氨酸激酶抑制剂如 SU011248,SU011248 是一种多靶点酪氨酸激酶抑制剂,通过抑制 PDGFR、VEGFR、KIT、FLT_3 等产生抗肿瘤和抗肿瘤血管生成的作用,达到治疗肿瘤的目的。2004 年 ASCO 年会议上,Motzer RJ 等报道了一项 SU011248 二线治疗转移性肾细胞癌Ⅱ期临床研究的结果,SU011248 50 mg 口服 1 次/d,连续给药 4 周,每 6 周重复 1 次,中位随访 6 个月,63 例患者中,PR 15 例(24%),SD 29 例(46%),PD 19 例(30%)。提示 SU011248 治疗转移性肾细胞癌有一定的效果。另一种靶向药物是 BAY 43-9006,此药为一种新的信号转导抑制剂,通过抑制 Raf 激酶,阻断 Raf/MEK/ERK 信号转导通路,抑制肿瘤细胞增殖;同时还有抑制 VEGFR-2 和 PDGFR-β 的功能,具有抗肿瘤血管生成的作用。Ratain MJ 等报道一项 BAY 43-9006 治疗晚期实体瘤的Ⅱ期临床研究结果,63 例晚期肾细胞癌患者中,25 例有效(PR+CR)、18 例稳定(SD)、15 例进展(PD)、5 例患者出组。提示 BAY 43-9006 方案在治疗晚期肾细胞癌有一定的疗效。目前,正在进行 BAY 43-9006 对晚期肾细胞癌的 TTP 和生存期的影响研究。

(吕　鹏)

第二节　前列腺癌

一、概述

前列腺癌在欧美国家发病率极高,在美国男性中,前列腺癌发病率为第一位,发病率为 95.1/10 万人,占癌症死亡原因的第二位。在中国,前列腺癌较少见,发病率约 1/10 万人,随着人均寿命的延长、生活方式的改变及 PSA 检查的广泛应用,发病率有增加趋势。85% 临床前列腺癌发生在 65 岁以上,小于 40 岁者极少发病,发病高峰在 60~70 岁。前列腺癌的发生可能与种族、遗传、激素水平和雄激素受体、环境。社会及饮食等因素有关,如黑人发病率高于白人、有家族史的发病率高,趋向高脂肪饮食,前列腺癌发病率逐年增高。肿瘤分级是影响愈后的主要因素。

(一)前列腺的解剖

前列腺形态类似倒置的栗子(图 9-1),位于膀胱和泌尿生殖膈之间,尿道穿越其中。成人前列腺重 8~20 g,大小约为 2.5 cm×2.5 cm×3.5 cm。前列腺分为底部、体部和颈部,上端宽大为前列腺底,邻近膀胱颈,后部有精囊附着;下端尖细,尖部向下称前列腺尖,位于尿生殖膈上。底部与尖部之间为前列腺体。前列腺体后面平坦,正中线有一纵行浅沟,称为前列腺沟,将前列腺分为左右两叶,正常的前列腺直肠指诊可扪及此沟,前列腺肥大时,此沟消失。

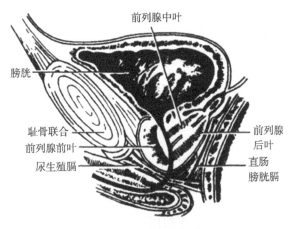

图 9-1　前列腺的解剖

(二)淋巴引流

前列腺淋巴主要注入髂内淋巴结和骶淋巴结,然后至髂总淋巴结,其淋巴引流途径主要包括以下 3 个途径:第一组淋巴结沿髂内动脉走行至髂外淋巴结组,该组内位于闭孔神经周围的淋巴结,为前列腺癌淋巴结转移的第一站;第二组淋巴管从前列腺的背侧引流至骶侧淋巴结,然后至髂总淋巴链;第三组淋巴结通过膀胱旁淋巴结引流至髂内动脉周围淋巴结(图 9-2)。

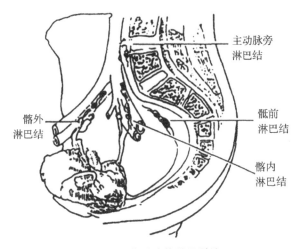

图 9-2　前列腺的淋巴引流

二、病理类型及肿瘤分级

前列腺癌根据病理类型分为上皮来源和基质细胞来源两大类。上皮来源包括腺癌、鳞癌、黏液样癌及移行上皮癌,基质细胞来源包括恶性淋巴瘤、肉瘤样癌。其中前列腺腺癌占 97% 以上,按分化程度分高、中、低及未分化型;其余少见的有黏液癌、移行细胞癌、鳞状细胞癌、肉瘤样癌,子宫内膜样癌罕见。前列腺癌好发于前列腺外周带,大多数为多灶性,易侵及前列腺尖部。

目前常用的前列腺癌肿瘤分级方法有 Gleason 评分与 WHO 分级,其中 Gleason 评分与预后密切相关,故在国内外得到广泛应用。Gleason 评分系统是根据低倍镜下腺体生长方式分级,即腺体分化程度,而不考虑核的异型等,分为 1～5 级,分级的高低说明了肿瘤的分化程度。肿瘤分为最常见与次常见的生长方式,若肿瘤结构单一,则可以看作最常见生长方式与次常见生长方式相同。这两种不同的生长方式均为影响预后的因素,故 Gleason 评分就是把最常见的癌肿生长形式组织学分级数加上次常见的组织学分级数之和,形成预后的组织分级常数。Gleason 分级总分在 2~10 分,分化最好者为 1+1=2 分,最差者为 5+5=10 分。

三、临床表现

(一)症状

(1)早期前列腺癌大多没有临床症状,随着肿瘤的发展出现压迫邻近的组织或器官时,引起压迫症状。如增大的前列腺腺体压迫尿道时出现进行性排尿困难,包括尿流变细、缓慢或中断、射程短、排尿滴沥、排尿不尽、尿程延长、排尿费力等症状,梗阻严重时可引起肾积水、肾功能障碍甚至急性肾衰竭;肿瘤压迫直肠时会引起排便困难;压迫神经时会引起会阴部的疼痛。

(2)晚期转移癌出现转移症状,如引起血尿、血精、阳痿等。前列腺癌常发生骨转移,可引起骨痛或病理性骨折。盆腔淋巴结转移影响到下肢静脉及淋巴回流,引起双下肢肿胀。

(3)其他的晚期症状有消瘦、贫血、衰弱、排便困难等。

(二)体征

前列腺癌除常规的体格检查外,直肠指检是诊断前列腺癌首要的诊断步骤,可早期发现肿瘤,检查项目包括前列腺的大小、形状、硬度、边界或有无不规则结节及精囊情况。一般前列腺癌直肠指诊时可触及硬度加大的区域,边缘坚实。当肿瘤侵及精囊时可触及硬索状并向两侧盆壁伸展的肿块。当前列腺出现远处转移时出现相应部位的体征,如肝脏转移时可触及肿大的肝脏或肿块,浅表淋巴结转移时可触及肿大淋巴结。

四、诊断与鉴别诊断

(一)诊断

1.临床表现及症状、体征

主要的临床症状为尿路症状。直肠指诊是重要的诊断步骤,是诊断前列腺癌最简单、有效的方法。直肠指诊可以发现前列腺结节,质地坚硬,中央沟消失等体征。

2.肿瘤标志物

(1)前列腺特异性抗原(prostatic specific antigen,PSA):PSA 是一种单链糖蛋白,存在于血液和精浆中,男性血清 PSA 正常值为 0~4 $\mu g/L$(Hybritech 分析法)。PSA 具有显著的器官特异性,但不是前列腺癌的特异性抗原。前列腺增生、前列腺炎、前列腺癌都可以引起 PSA 增高,甚至直肠指诊、前列腺活检、膀胱镜检查、射精都可以引起血清 PSA 暂时增高。PSA 是最重要的前列腺癌标志物,可用来做普查前列腺癌、早期诊断以及用于治疗前后的监测指标。

(2)前列腺酸性磷酸酶(prostatic aicd phosphatase PAP):PAP 由前列腺上皮细胞合成,由于其稳定性、特异性差,有假阳性、假阴性结果,诊断价值低于前列腺特异性抗原,异常增高时提示有广泛的骨转移。

3.前列腺穿刺活检

最可靠的诊断依据。主要包括直肠指诊手指引导经会阴或经直肠穿刺活检和超声引导下经会阴或经直肠前列腺穿刺活检。前者是传统的穿刺方法,有一定盲目性,对于较小的病变穿刺成功率低,但操作简单、经济、实用;后者穿刺取材部位准确,组织块完整,安全、可靠、成功率较高、并发症少。目前前列腺穿刺采用新的穿刺方法,即在传统的两侧上中下六点穿刺外,增加外周区穿刺点,用此方法可以提高了14%~20%肿瘤检出率。

4.影像学检查

(1)X线检查:包括胸部正侧位X线片、骨骼X线片及静脉尿路造影或膀胱尿道造影等。胸部正侧位X线片用于观察有无肺转移,骨骼X线片用于观察骨转移,静脉尿路造影或膀胱尿道造影用来了解有无前列腺癌对膀胱、尿道侵犯压迫。

(2)盆腔CT或MRI检查:CT或MRI是前列腺癌常用的检查方法。前列腺癌在CT上表现为前列腺形态不对称,有局部结节样隆起,包膜受侵时,可使前列腺轮廓不规则,周围侵犯时表现为直肠周围脂肪层消失,与邻近肌肉界限消失或不清。前列腺MRI检查的诊断价值高于CT,对前列腺的分期有重要价值,在 T_2WI 表现为周围带内低信号区,当前列腺周围高信号的脂肪区内出现低信号区,表示肿瘤侵犯周围脂肪。

(3)骨扫描:前列腺癌骨转移常见。前列腺癌患者做全身骨扫描,可发现早期骨转移,但其敏感性高,特异性低,在退行性骨关节病、炎症、Paget病、陈旧性骨折等情况时出现假阳性结果,应注意鉴别排除。

(4)超声检查:主要用来观察肿瘤的大小、回声情况、与周边器官关系及盆腔、腹主动脉旁淋巴结和肝转移情况。

(二)鉴别诊断

前列腺癌的诊断要与以下疾病作鉴别:①前列腺增生,多发于移行带上,表现为前列腺增大引起的压迫症状,其边缘光滑,其增生密度相对均匀,很少有坏死,而前列腺癌则常常增生密度不均匀,有坏死,晚期常伴有转移灶。②前列腺肉瘤,在影像学上难以与前列腺癌鉴别,可根据患者年龄、临床检查情况鉴别。③前列腺结核,常继发于肾结核,前列腺液或精液中可有结核杆菌,骨盆平片可发现前列腺有结核钙化。其他的还需与前列腺结石、急性前列腺炎、肉芽性前列腺炎做鉴别。

五、分期

AJCC 的 TNM(2002 年)分期如下。

T:原发肿瘤

　　Tx:原发肿瘤不能评估

　　T_0:没有原发肿瘤

　　T_1:临床隐性肿瘤(临床未触及或影像学未发现)

　　T_{1a}:≤5%的前列腺切除组织内偶然发现肿瘤

　　T_{1b}:>5%的前列腺切除组织内偶然发现肿瘤

　　T_{1c}:通过针吸或针穿活检发现肿瘤(如:因发现 PSA 升高进行穿刺活检)

　　T_2:肿瘤局限于前列腺内 *

　　T_{2a}:累及≤1/2 叶

　　T_{2b}:累及>1/2 叶,但未达双侧叶

　　T_{2c}:累及双叶

　　T_3:肿瘤侵出前列腺包膜 * *

　　T_{3a}:包膜外浸润(双侧或单侧)

T_{3b}:侵犯精囊(双侧或单侧)

T_4:肿瘤固定或侵犯精囊以外的邻近组织,如膀胱颈、外括约肌、直肠、肛提肌和/或盆壁

* 通过针吸或针穿活检在一叶或两叶发现肿瘤,但临床未触及或不能被影像学明确发现,分期为 T_{1c}。

* * 侵入前列腺尖或侵入前列腺包膜(但未侵出),分期为 T_2。

pT:病理学分期

　　pT_2 *:局限于脏器内

　　pT_{2a}:单侧,累及≤1/2 叶

　　pT_{2b}:单侧,累及>1/2 叶,但未达双侧叶

　　pT_{2c}:双侧累及

　　pT_3:侵出前列腺

　　pT_{3a}:侵出前列腺

　　pT_{3b}:侵犯精囊

pT_4:侵犯膀胱、直肠

* 没有病理学 T_1 分期(pT_1)。

N:区域淋巴结

　　Nx:区域淋巴结不能评估

　　N_0:无区域淋巴结转移

　　N_1:发现区域淋巴结转移

pN:病理学分期

　　pNx:区域淋巴结不能取样

　　pN_0:无阳性淋巴结

　　pN_1:发现区域淋巴结转移

M:远处转移 *

　　Mx:远处转移不能评估(任何方式都无法评估)

　　M_0:无远处转移

　　M_1:远处转移

　　M_{1a}:非局部淋巴结转移

　　M_{1b}:骨转移

　　M_{1c}:其他部位转移(包括或不包括骨转移)

* 当有多个部位转移时,应为最高分期 M_{1c}。

G:组织病理学分期

　　Gx:分期不能评估

　　G_1:分化良好(轻微间变)(Gleason 2～4)

　　G_2:分化适中(适中间变)(Gleason 5～6)

　　$G_{3\sim4}$:分化差或未分化(明显间变)(Gleason 7～10)

分期

　　Ⅰ期:$T_{1a}N_0M_0 G_1$

　　Ⅱ期:$T_{1a}N_0M_0 G_{2\sim4}$

或 $T_{1b}N_0M_0$,任何 G

或 $T_{1c}N_0M_0$,任何 G

或 $T_1N_0M_0$,任何 G

或 $T_2N_0M_0$,任何 G

 Ⅲ期:$T_3N_0M_0$,任何 G

 Ⅳ期:$T_4N_0M_0$,任何 G

或任何 T,N_1M_0,任何 G

或任何 T,任何 N,M_1,任何 G

六、治疗原则

前列腺癌的治疗原则需根据前列腺临床分期、Gleason 评分、PSA、年龄、预期寿命等综合考虑,按照肿瘤是否局限于前列腺包膜内将前列腺癌分为局限期和晚期(转移性)前列腺癌。局限期前列腺癌指肿瘤局限于前列腺,无淋巴结转移或远处转移。同时按危险性不同,将局限期前列腺癌分为低危、中危和高危 3 组。对于低危局限期患者,考虑进行局部根治性放射治疗或根治性前列腺切除术,但对于部分临床上无症状、高分化的患者可不做治疗,进行密切随访观察。局限期中危的患者需进行综合治疗,包括前列腺根治术或加盆腔淋巴结清扫术,术后行放射治疗。局限期高危和局部晚期主要考虑放疗和内分泌综合治疗。转移性前列腺癌主要为内分泌治疗,放射治疗仅用于姑息性放疗。

七、放射治疗

手术和放射治疗是前列腺癌的重要治疗手段。手术适用于局限早期的前列腺癌患者($T_{1\sim2}$),放射治疗适应用于局限期和局部晚期前列腺癌患者,即临床 $T_{1\sim4}N_{0\sim1}M_0$ 期患者。放疗有疗效好、并发症少、疗后患者生存质量高等优点。放疗和内分泌综合治疗提高了高危局限期和局部晚期的局部控制率和生存率。

(一)常规外照射

1.常规模拟定位

患者取仰卧位或俯卧位,体模固定,向膀胱和直肠注入造影剂以协助定位和确定 PTV,在体表标记前列腺中心点,前列腺中心点位于耻骨联合上缘下 1 cm。模拟定位片包括从 L_5/S_1 到坐骨结节下 1 cm。在定位片上勾画靶区。

2.盆腔野

采用前后野和两侧野四野照射法。射野上界位于 S_1 上缘,下界位于坐骨结节下缘,前后野两侧界为真骨盆外 $1.5\sim2$ cm,左右野两侧野前界位于耻骨联合前缘,后界位于股骨头后 $1\sim2$ cm或后界下方在 S_2/S_3 之间(图 9-3)。

3.前列腺野

采用前后野和两侧野四野照射法。射野上界位于耻骨联合上 5 cm,下界位于坐骨结节下缘。前后野两侧界为射野中心各旁开 $3.5\sim4$ cm,侧野前界位于耻骨骨皮质后缘,后界包括直肠前壁后 $6\sim10$ cm,但需避开直肠后壁(图 9-4)。

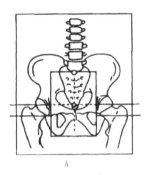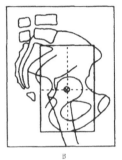

图 9-3　前列腺的盆腔照射野示意图

A.盆腔前后野；B.盆腔侧野

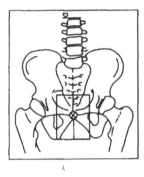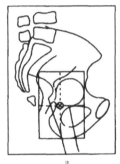

图 9-4　前列腺癌的盆腔小野示意图

A.前后野；B.侧野

4.照射剂量

通常选用 10 MeV 以上的高能 X 射线。常规外照射每天照射剂量为 1 次 1.8～2 Gy，5 次/周，肿瘤剂量达 45～50 Gy 后，针对前列腺野补量照射 20～25 Gy，总剂量达 65～70 Gy/6～7 w。

(二)三维适形放射治疗和调强适形放射治疗

三维适形放射治疗能提高肿瘤剂量，同时减轻正常组织的受量，从而提高了无生化失败生存率，更好地保护正常组织，降低膀胱和直肠放射损伤。

1.治疗体位

仰卧位或俯卧位，体膜固定。前列腺位置易受直肠和膀胱体积影响，故应保证每次治疗前直肠和膀胱充盈情况相似，以保证每次治疗前列腺位置的可重复性。

2.CT 模拟定位

体膜固定后在 CT 下模拟扫描。要求进行 CT 增强后，以层厚 0.5 cm 进行扫描。扫描前先在常规模拟机下决定患者位置、射野等中心等。

3.三维适形/调强计划设计

在 CT 图像上进行勾画 GTV、CTV 和 PTV，同时勾画直肠、膀胱、小肠等正常器官。GTV 应包括整个前列腺及包膜；CTV 除了包括整个前列腺和包膜外，如盆腔淋巴结引流区要进行照射，还需包括髂外、髂内和骶前淋巴结引流区，对于中、高危患者 CTV 还应包括精囊；PTV 一般在 CTV 外放 1 cm，为减少直肠照射剂量，PTV 在后方可仅外放 0.5 cm。最常用的照射野为

5～7野共面照射。然后根据设置的剂量参考点、处方剂量及照射次数,计算等剂量曲线和剂量体积直方图(DVH)。

4.校位和射野验证

CT模拟机上或常规模拟机确定射野中心,通过电子射野成像系统(EPID)拍摄射野验证片进行射野验证。

(三)术后放射治疗

(1)适应证:①包膜外广泛侵犯;②术后病理切缘阳性;③精囊受侵;④术后 PSA 持续增高;⑤术后复发的患者;⑥手术不彻底者。

(2)术后放疗的靶区为前列腺瘤床,局部照射剂量为 45～60 Gy,局部复发者或有残留者,照射剂量为 60～65 Gy。

(吕　鹏)

第三节　膀　胱　癌

膀胱癌是泌尿系统中最常见的肿瘤。多数为移行上皮细胞癌。在膀胱侧壁及后壁最多,其次为三角区和顶部,其发生可为多中心。膀胱癌可先后或同时伴有肾盂、输尿管、尿道肿瘤。在国外,膀胱癌的发病率在男性泌尿生殖器肿瘤中仅次于前列腺癌,居第 2 位;在国内则占首位。男性发病率为女性的 3～4 倍,年龄以 50～70 岁为多。本病组织类型上皮性肿瘤占 95%,其中超过 90% 为移行上皮细胞癌。

一、流行病学

(一)发病率和死亡率

世界范围内,膀胱癌发病率居恶性肿瘤的第 9 位,在男性排名第 6 位,女性排在第 10 位之后。在美国,膀胱癌发病率居男性恶性肿瘤的第 4 位,位列前列腺癌、肺癌和结肠癌之后,在女性恶性肿瘤位居第 9 位。2002 年世界膀胱癌年龄标准化发病率男性为 10.1/10 万,女性为 2.5/10 万,年龄标准化死亡率男性为 4/10 万,女性为 1.1/10 万。美国男性膀胱癌发病率为 24.1/10 万,女性为 6.4/10 万。美国癌症协会预测 2006 年美国膀胱癌新发病例数为 61 420 例(男 44 690 例,女 16 730 例),死亡病例数为 13 060 例(男 8 990 例,女 4 070 例)。

在我国,男性膀胱癌发病率位居全身肿瘤的第 8 位,女性排在第 12 位以后,发病率远低于西方国家。2002 年我国膀胱癌年龄标准化发病率男性为 3.8/10 万,女性为 1.4/10 万。近年来,我国部分城市肿瘤发病率报告显示膀胱癌发病率有增高趋势。膀胱癌男性发病率为女性的 3～4 倍。而对分级相同的膀胱癌,女性的预后比男性差。男性膀胱癌发病率高于女性不能完全解释为吸烟习惯和职业因素,性激素亦可能是导致这一结果的重要原因之一。

膀胱癌可发生于任何年龄,但是主要发病年龄为中年以后,并且其发病率随年龄增长而增加。美国 39 岁以下男性膀胱癌发病率为 0.02%,女性为 0.01%;40～59 岁男性为 0.4%,女性为 0.12%;60～69 岁男性为 0.93%,女性为 0.25%;而 70 岁以上老年男性发病率为 3.35%,女性为 0.96%。

种族对膀胱癌发病的影响迄今还没有确定。美国黑人膀胱癌发病危险率为美国白人的一半，但是其总体生存率却更差，而美国白人发病率高于美国黑人，仅局限于非肌层浸润性肿瘤，而肌层浸润性膀胱癌的发病危险率却相似。

由于对低级别肿瘤认识不同，不同国家报道的膀胱癌发病率存在差异，这使不同地域间发病率的比较非常困难。不同人群的膀胱癌组织类型不同，在美国及大多数国家中，以移行细胞癌为主，占膀胱癌的 90％ 以上，而埃及则以鳞状细胞癌为主，约占膀胱癌的 75％。

(二)自然病程

大部分膀胱癌患者确诊时处于分化良好或中等分化的非肌层浸润性膀胱癌，其中约 10％ 的患者最终发展为肌层浸润性膀胱癌或转移性膀胱癌。膀胱癌的大小、数目、分期与分级与其进展密切相关，尤其是分期与分级，低分期低分级肿瘤发生疾病进展的风险低于高分期高分级肿瘤。总体上说，T_1 期膀胱癌发生肌层浸润的风险（18％）是 T_a 期膀胱癌（9％）的 2 倍。但膀胱癌的病理分级可能是更为重要的预测因子。研究发现：G_1 级膀胱癌出现进展的风险（6％）仅为 G_3 级膀胱癌（30％）的 1/5。一组长达 20 年的随访资料发现，G_3 级膀胱癌出现疾病进展风险更高，T_aG_1 膀胱癌为 14％，而 T_1G_3 则高达 45％，但是其复发的风险却相同，约为 50％。

Lamm 将原位癌分为 3 型。Ⅰ 型没有侵袭性，单一病灶，为疾病的早期阶段。Ⅱ 型为多病灶，可引起膀胱刺激症状。Ⅲ 型合并一个或多个其他膀胱癌，会增加肿瘤复发、进展及死亡的风险。经尿道切除的 Ⅱ 型原位癌发生疾病进展的风险约 54％，膀胱灌注化疗可降低其进展风险至 30％～52％，而 BCG 膀胱灌注可以将上述风险降至 30％ 以下。

二、病因

膀胱癌的发生是复杂、多因素、多步骤的病理变化过程，既有内在的遗传因素，又有外在的环境因素。较为明确的两大致病危险因素是吸烟和长期接触工业化学产品。吸烟是目前最为肯定的膀胱癌致病危险因素，有 30％～50％ 的膀胱癌由吸烟引起，吸烟可使膀胱癌危险率增加 2～4 倍，其危险率与吸烟强度和时间成正比。另一重要的致病危险因素为长期接触工业化学产品，职业因素是最早获知的膀胱癌致病危险因素，约 20％ 的膀胱癌是由职业因素引起的，包括从事纺织、染料制造、橡胶化学、药物制剂和杀虫剂生产、油漆、皮革及铝、铁和钢生产。柴油废气累积也能增加膀胱癌发生的概率。其他可能的致病因素还包括慢性感染（细菌、血吸虫及 HPV 感染等）、应用化疗药物环磷酰胺（潜伏期 6～13 年）、滥用含有非那西汀的止痛药（10 年以上）、盆腔放疗、长期饮用砷含量高的水和使用含氯消毒水、咖啡、人造甜味剂及染发剂等。另外，膀胱癌还可能与遗传有关，有家族史者发生膀胱癌的危险性明显增加，遗传性视网膜母细胞瘤患者的膀胱癌发生率也明显升高。对于肌层浸润性膀胱癌，慢性尿路感染、残余尿及长期异物刺激（留置导尿管、结石）与之关系密切，其主要见于鳞状细胞癌和腺癌。

正常膀胱细胞恶变开始于细胞 DNA 的改变。流行病学证据表明化学致癌物是膀胱癌的致病因素，尤其是芳香胺类化合物，如 2-萘胺、4-氨基联苯，广泛存在于烟草和各种化学工业中。烟草代谢产物经尿液排出体外，尿液中的致癌成分诱导膀胱上皮细胞恶变。目前大多数膀胱癌病因学研究集中在基因改变。癌基因是原癌基因的突变形式，原癌基因编码正常细胞生长所必需的生长因子和受体蛋白。原癌基因突变后变为癌基因，可使细胞无节制地分裂，导致膀胱癌复发和进展。与膀胱癌相关的癌基因包括 HER-2、H-Ras、BcL-2、FGFR3、C-myc、c-erbB-2、MDM2、CDC91L1 等。膀胱癌发生的另一个重要分子机制是编码调节细胞生长、DNA 修复或凋亡的蛋白抑癌基因失活,使 DNA 受损的细胞不发生凋亡,导致细胞生长失控。研究发现,含有 p53、Rb、p21 等抑癌基因的 17、13、9 号染色体的缺失或杂合性丢失与膀胱癌的发生发展密切相关,而且,p53、Rb 的突变或失活也与膀胱癌侵袭力及预后密切相关。此外,膀胱癌的发生还包括编码生长因子或其受体的正常基因的扩增或过表达,如 EGFR 过表达可增加膀胱癌的侵袭力及转移。

三、组织病理学

膀胱癌包括尿路上皮细胞癌、鳞状细胞癌和腺细胞癌,其次还有较少见的转移性癌、小细胞癌和癌肉瘤等。其中,膀胱尿路上皮癌最为常见,占膀胱癌的 90% 以上。膀胱鳞状细胞癌比较少见,占膀胱癌的 3%～7%。膀胱腺癌更为少见,占膀胱癌的比例小于 2%,膀胱腺癌是膀胱外翻患者最常见的癌。

四、临床表现与诊断

(一)临床表现

1.血尿

大多数膀胱肿瘤以无痛性肉眼血尿或显微镜下血尿为首发症状,患者表现为间歇性、全程血尿,有时可伴有血块。因此,在临床上间歇性无痛肉眼血尿被认为是膀胱肿瘤的典型症状。出血量与血尿持续时间长短,与肿瘤的恶性程度、肿瘤大小、范围和数目有一定关系,但并不一定成正比。有时发生肉眼血尿时,肿瘤已经很大或已属晚期;有时很小的肿瘤却会出现大量血尿。由于血尿呈间歇性表现,当血尿停止时容易被患者忽视,误认为疾病消失而不作及时的进一步检查。当患者只表现为镜下血尿时,因为不伴有其他症状而不被发现,往往直至出现肉眼血尿时才会引起注意。

2.膀胱刺激症状

早期膀胱肿瘤较少出现尿路刺激症状。若膀胱肿瘤同时伴有感染,或肿瘤发生在膀胱三角区时,则尿路刺激症状可以较早出现。此外还需警惕尿频、尿急等膀胱刺激症状,可能提示膀胱原位癌的可能性。因此,凡是缺乏感染依据的膀胱刺激症状患者,应采用积极全面的检查措施,以确保早期作出诊断。

3.排尿困难

少数患者因肿瘤体积较大,或肿瘤发生在膀胱颈部,或血块形成,可造成尿流阻塞、排尿困难甚至出现尿潴留。

4.上尿路梗阻症状

癌肿浸润输尿管口时,引起肾盂及输尿管扩张积水,甚至感染,引起不同程度的腰酸、腰痛、发热等症状。如双侧输尿管口受侵,可发生急性肾功能不全。

5.全身症状

全身症状包括恶心、食欲缺乏、发热、消瘦、贫血、恶病质、类白血病反应等。

6.转移灶症状

晚期膀胱癌可发生盆底周围浸润或远处转移。常见的远处转移部位为肝、肺、骨等。当肿瘤浸润到后尿道、前列腺及直肠时,会出现相应的症状。当肿瘤位于一侧输尿管口,引起输尿管口浸润,可造成一侧输尿管扩张、肾积水。当肿瘤伴有膀胱结石时,会出现尿痛和血尿等膀胱结石的症状。

(二)放射影像检查

1.膀胱造影

现应用不多,但有时可补充膀胱镜检查之不足。膀胱容量较小或出血较重或肿瘤太大膀胱镜难窥全貌时,往往不能用膀胱镜检查诊断,可用气钡造影及分部膀胱造影方法。其中以分部膀胱造影方法为佳。其方法是,首先测定膀胱容量,准备相应量的膀胱造影剂,先取其3/4量并摄片。若肿瘤表浅,则前后摄片图像显示膀胱匀称性充盈缺损,对确定肿瘤是否浸润特别有价值。

2.静脉肾盂造影

由于静脉肾盂造影不能清晰地显示膀胱病变,因此对膀胱肿瘤的早期诊断意义不大。但是,对于膀胱肿瘤确诊前必须做静脉肾盂造影,它能排除肾盂和输尿管的肿瘤,显示因输尿管口或膀胱底部浸润性病变所造成的输尿管梗阻,了解双侧肾脏功能。

3.CT检查

能够了解膀胱与周围脏器的关系,肿瘤的外侵和程度,远隔器官是否有转移,有助于TNM分期,对制订治疗计划很有帮助。在揭示膀胱肿瘤及增大的转移淋巴结方面,CT诊断的准确率在80%左右。此外,输尿管壁间段或膀胱憩室可能隐藏移行细胞瘤,这些肿瘤不易被其他检查方法发现,而CT扫描可能有所帮助。

(三)超声影像检查

经腹部B超检查对诊断膀胱肿瘤的准确性,与肿瘤的大小成正比,还与检查者的经验和判断能力有关。肿瘤直径>1 cm的准确率高,反之则低。由于这种检查没有痛苦,可作为筛选手段。经直肠探头超声扫描能显示肿瘤基底部周围膀胱底的畸形和膀胱腔的肿瘤回声,可以确定膀胱肿瘤的范围。诊断中最大困难是小容量膀胱。经尿道内超声的探头作膀胱内扫描,对膀胱肿瘤的分期有一定帮助。

(四)实验室检查

1.尿常规检查和尿浓缩找病理细胞

应作为首选检查方法。由于检查无痛苦、无损伤,患者易接受。特别是对于接触致癌物质的人群,可在膀胱镜检查发现肿瘤前数月,通过尿液细胞检查可发现可疑细胞。收集尿液要求容器清洁,最好是晨起第2次尿液,肿瘤细胞阳性率占70%~80%。对细胞学阴性者,可用膀胱冲洗液提高阳性率。用导尿管将50 mL生理盐水注入膀胱反复来回冲洗,然后取样检查肿瘤细胞。此法明显优于排尿检查。这是因为膀胱灌洗液较尿液产生更多的脱落细胞,同时,低级别乳头状移行细胞癌和乳头状瘤仅根据细胞标准难以鉴别,若有组织碎片,为诊断提供有用的标本。细胞学检查还可用于监测肿瘤复发,也可作为普查筛选。

2.肿瘤标志物测定

包括测定宿主的免疫反应性、加深对细胞的了解并估计预后;寻找特异而敏感的免疫检测指标——肿瘤标志物。但至今各种免疫检测大多数是非特异性的。

(1)膀胱癌抗原(BTA):BTA检测膀胱肿瘤的膜抗原的一种方法,对移行细胞膜上皮表面癌具有较高的敏感性和特异性,方法简单实用,诊断膀胱癌的阳性率约为70%。

(2)ABO(H)血型抗原:它不是肿瘤的抗原,而是一种组织抗原。据检测膀胱黏膜上皮表面ABO(H)抗原部分或全部丢失者,表示该肿瘤的恶性程度高并易复发预后差;保留有ABO(H)抗原者则肿瘤不易出现肌层浸润。因此对膀胱路肿瘤的诊断、疗效观察和预后具有较现实的意义。

（3）癌胚抗原（CEA）：癌胚抗原是一种肿瘤相关抗原。正常尿上皮不存在癌胚抗原，但在膀胱患者血浆和尿中 CEA 明显上升，被认为是有用的肿瘤标志物。但在相当一部分膀胱肿瘤患者中，血浆和尿中 CEA 仅有少量增加甚至不增加；同时 CEA 增加的量与肿瘤的大小、分化程度或浸润范围无关；而且尿路感染可影响 CEA 出现假阳性。

（4）乳酸脱氢酶同工酶（LDH 同工酶）：在恶性肿瘤乳酸脱氢酶有不少会上升。正常膀胱上皮仅有 LDH1T 和 LDH2，在肿瘤浸润深的晚期膀胱癌中 LDH5 和 LDH4 占突出地位。

（5）其他标志物：在膀胱肿瘤患者尿和血清中，还发现许多其他物质或其数量明显增加，如葡萄糖醛酸苷酶（GHS）、尿纤维蛋白降解产物（FDP）、类风湿因子、尿-N-乙-D-氨基葡萄糖苷酶（NAG）、唾液酸、多胺等，其特异性及临床应用有待进一步研究。

（五）膀胱镜检查

膀胱肿瘤仍以膀胱镜检查为首要手段，它可在直视下观察到肿瘤的数目、位置、大小、形态和与输尿管口的关系等，同时可做活组织检查以明确诊断，是制订治疗计划必不可少的重要依据。凡临床可疑膀胱肿瘤的病例，均应常规进行膀胱镜检查可以初步鉴别肿瘤是良性或恶性，良性的乳头状瘤容易辨认，它有一清楚的蒂，从蒂上发出许多指头状或绒毛状分支在水中飘荡，蒂组织周围的膀胱黏膜正常。若肿瘤无蒂，基底宽，周围膀胱黏膜不光洁、不平、增厚或水肿充血，肿瘤表现是短小不整齐的小突起，或像一拳头，表面有溃疡出血并有灰白色脓苔样沉淀，膀胱容量小，冲出的水液混浊带血，这均提示恶性肿瘤的存在。有些肿瘤位于顶部或前壁，一般膀胱镜不易发现，也易被检查者所忽略，应用可屈曲膀胱镜检查可以弥补此缺点。

通过膀胱镜检查，可以对肿瘤进行活检以了解其恶性度及深度。也可在肿瘤附近及远离之处取材，以了解有无上皮变异或原位癌，对决定治疗方案及预后是很重要的一步。取活检时须注意肿瘤根部也必须从肿瘤顶部取材，因为顶部组织的恶性度一般比根部的高。

（六）流式细胞光度术

流式细胞光度术（flow cytomety，FCM）是测量细胞 DNA 含量异常的另一种检查膀胱肿瘤的细胞学方法。正常尿内应有非整体干细胞系；超二倍体细胞应少于 10%；非整倍体细胞超过 15% 则可诊断为癌。非整倍体细胞增多与肿瘤恶性程度成正比。有报告乳头状瘤阳性率为 31%，无浸润乳头癌为 86%，浸润性癌为 92%，原位癌为 97%。

五、TNM 分期与临床分期

膀胱癌的分期指肿瘤浸润深度及转移情况，是判断膀胱肿瘤预后的最有价值的参数。目前主要有两种分期方法，一种是美国的 Jewett-Strong-Marshall 分期法，另一种为国际抗癌联盟（UICC）的 TNM 分期法。目前普遍采用国际抗癌联盟的 2002 年第 6 版 TNM 分期法。

膀胱癌可分为非肌层浸润性膀胱癌（T_{is}，T_a，T_1）和肌层浸润性膀胱癌（T_2 以上）。局限于黏膜（$T_a \sim T_{is}$）和黏膜下（T_1）的非肌层浸润性膀胱癌（以往称为表浅性膀胱癌）占 75%～85%，肌层浸润性膀胱癌占 15%～25%。而非肌层浸润性膀胱癌中，大约 70% 为 Ta 期病变，20% 为 T_1 期病变，10% 为膀胱原位癌。原位癌虽然也属于非肌层浸润性膀胱癌，但一般分化差，属于高度恶性的肿瘤，向肌层浸润性进展的概率要高得多。因此，应将原位癌与 T_a、T_1 期膀胱癌加以区别。

(一)T——原发肿瘤

T_x:原发肿瘤无法评估。

T_0:无原发肿瘤证据。

T_a:非浸润性乳头状癌。

T_{is}:原位癌("扁平癌")。

T_1:肿瘤侵入上皮下结缔组织。

T_2:肿瘤侵犯肌层。

T_{2a}:肿瘤侵犯浅肌层(内侧半)。

T_{2b}:肿瘤侵犯深肌层(外侧半)。

T_3:肿瘤侵犯膀胱周围组织。

T_{3a}:显微镜下发现肿瘤侵犯膀胱周围组织。

T_{3b}:肉眼可见肿瘤侵犯膀胱周围组织(膀胱外肿块)。

T_4:肿瘤侵犯以下任一器官或组织,如前列腺、子宫、阴道、盆壁和腹壁。

T_{4a}:肿瘤侵犯前列腺、子宫或阴道。

T_{4b}:肿瘤侵犯盆壁或腹壁。

(二)N——区域淋巴结转移

N_x:区域淋巴结无法评估。

N_0:无区域淋巴结转移。

N_1:单个淋巴结转移,最大径不超过 2 cm。

N_2:单个淋巴结转移,最大径大于 2 cm 但小于 5 cm,或多个淋巴结转移,最大径小于 5 cm。

N_3:淋巴结转移,最大径不小于 5 cm。

(三)M——远处转移

M_x:远处转移无法评估。

M_0:无远处转移。

M_1:远处转移治疗。

六、治疗

(一)放射治疗

放射治疗效果不如根治性全膀胱切除,大多仅用于不宜手术的患者。但在英国对浸润性膀胱癌仍以放疗为主要治疗方法,称为根治性放射治疗。一般用钴外照射或用直线加速器。

放射治疗一个主要并发症为放射性膀胱炎。少数患者经放射后因膀胱严重出血而被迫作膀胱切除,但病理检查膀胱内已无肿瘤,经放射后膀胱肿瘤有降期现象是存在的。

(二)化学治疗

化学治疗适应于非浸润性病变(0、Ⅰ期)经尿道膀胱肿瘤切除术(TUR-BT)后的膀胱灌注化疗;浸润性病变(Ⅱ、Ⅲ期)有高危复发因素如 T_3 病变或 T_2 病变伴分化差、浸透膀胱壁、有脉管瘤栓的患者根治性膀胱切除术后的辅助化疗;转移性病变(Ⅳ期)以化疗为主。

1.表浅膀胱癌的膀胱灌注化疗

表浅膀胱癌经尿道切除后有三种情况:①原发、小、单个、分化良好至中分化 T_a 肿瘤一般术后极少复发,也可不进行辅助治疗。②大多数表浅膀胱癌手术后复发但不增加恶性程度即进展,辅助治疗如膀胱灌注可以减少或延长复发或进展。③少数患者恶性度高的表浅癌,即使足量膀胱灌注也难免发生浸润。

原发的原位癌 T_{is} 不可能经尿道切除,也不可能通过放疗解决,有时从原位癌发展到浸润癌可以经过 77 个月以上。除膀胱全切除术以外,膀胱灌注是唯一有效的治疗。

(1)膀胱灌注及预防的原则:膀胱灌注是为了表浅膀胱癌术后预防或延长肿瘤复发以及肿瘤进展,消除残余肿瘤或原位癌,其原理至今仍不清楚,在膀胱灌注后染色体不稳定。由于多数化疗药对细胞周期中有特异,重复灌注优于单次。对于尿路上皮肿瘤细胞同期选择灌注时间是很难的,每周、每月灌注是实用的,但从细胞周期、分子生物学看是不理想的。

灌注前尽量少饮水,以减少尿对灌注药物的稀释。药物的 pH 可能影响具稳定性及疗效,丝裂霉素(MMC)在 pH 5.6~6.0 最好。在有创伤或感染时,灌注延迟 1 周,因创伤和炎症可能全身性吸收。灌注药物后拔除导尿管,经 1~2 小时,毒性反应与药物浓度和留置时间相关,长时间留置可增加毒性。持续的小剂量灌注比间断灌注效果好。膀胱灌注的特点是全身吸收少,反应小,但其缺点是因需要插导尿管而致膀胱内局部刺激强。一般每周 1 次,共 7~10 次。也有每月或每 3 个月灌注 1 次,共 1~2 年。

(2)膀胱灌注常用的药物及用法。①噻替哌:30~60 mg(1 mg/1 mL H_2O),每周 1 次,每疗程为 6 次,然后每月灌注 1 次。灌注时插导尿管排空膀胱尿,灌注液入膀胱后平、俯、左、右侧卧,每 15 分钟轮换体位 1 次共 2 小时。②丝裂霉素 C:40 mg(1 mg/1 mL H_2O)每周 1 次,8 次为 1 个疗程,然后每月 1 次。方法同上。③多柔比星:40 mg(1~2 mg/1 mL H_2O),每周 1 次,4 周后改为每月 1 次。

(3)膀胱内灌注免疫治疗药物:膀胱癌存在免疫缺陷,从而想到应用免疫治疗,既往用过许多免疫协调药物,其中最成功的是膀胱灌注卡介苗(BCG)治疗膀胱表浅肿瘤,也是人类癌症免疫治疗最成功的范例。

卡介苗(BCG):120 mg 悬浮在 50 mL 生理盐水中,每周 1 次,连用 6 周。1990 年美国 FDA 批准 BCG 为治疗膀胱原位癌和 T_1 病变的标准治疗方法。

干扰素 a-2b:起始量 50×10^6 U,然后递增到 100×10^6 U,200×10^6 U,300×10^6 U,400×10^6 U,500×10^6 U,600×10^6 U,$1\,000 \times 10^6$ U,8 周为 1 个疗程。干扰素 a-2b 经膀胱吸收很少,毒性很低,个别患者出现轻微膀胱刺激症状。但最适剂量有待进一步确认。近年有应用白细胞介素-2+BCG 膀胱灌注治疗,效果良好,可减少 BCG 量。

口服化疗药物治疗表浅肿瘤的作用,有报告服甲氨蝶呤 50 mg,每周 1 次,可使复发率下降 1 倍。甲氨蝶呤口服后 40% 在 24 小时内由尿中排泄。

2.浸润性膀胱癌的化学治疗

对于已有转移的浸润性膀胱癌以化学治疗为主。现阶段认为比较有效的药物为顺铂(DDP)、多柔比星(ADM)、甲氨蝶呤(MTX)、长春碱(VLB)、氟尿嘧啶(5-FU)、吉西他滨(GEM)等。

(1)M-VAC 方案:MTX 30 mg/m²,静脉滴注,第 1、第 15、第 22 天;VLB 6 mg/m²,静脉滴注,第 2、第 15、第 22 天;ADM 30 mg/m²,静脉注射,第 2 天;DDP 70 mg/m²,静脉滴注,第 2 天。

每 4 周重复,共 2~4 周期。如白细胞<2.5×10⁹/L,血小板<100×10⁹/L,或有黏膜炎,第 22 天药不用;如患者曾行盆腔照射超过 25 Gy,ADM 剂量减少 15 mg/m²。

(2)CMV 方案:MTX 30 mg/m²,静脉滴注,第 1、第 8 天;VLB 6 mg/m²,静脉滴注,第 1、第

8 天；DDP 100 mg/m²，静脉滴注，第 2 天（MTX 用完后 12 小时给药）。每 3 周重复，共 3 周期。有心脏问题者可代替 M-VAP 方案。

（3）CAP 方案：CTX 400 mg/m²，静脉注射，第 1 天；ADM 40 mg/m²，静脉注射，第 1 天；DDP 75 mg/m²，静脉注射，第 1 天。21～28 天为 1 周期，共 3 周期。先用 ADM 再用 DDP。

（4）GC 方案：GEM 800 mg/m²，静脉滴注，第 1、第 8、第 15 天；DDP 70～100 mg/m²，静脉滴注，第 2 天。每 4 周重复，共 3 周期。此方案是转移性移行细胞癌的标准方案。

（5）TC 方案：PTX 150 mg/m²，静脉滴注，第 1 天；CBP 300 mg/m² 或 AUC5，静脉滴注，第 1 天。每 3 周重复，共 3 周期。

（6）ITP 方案：PTX 200 mg/m²，静脉滴注，第 1 天；IFO 1.5 g/m²，静脉滴注，第 1～3 天；DDP 70 mg/m²，静脉滴注，第 1 天。

每 3 周重复。推荐应用粒细胞集落刺激因子支持治疗，也可调整至 28 天 1 个周期。

（三）激光疗法

局部消除表浅膀胱肿瘤的方法除 TURBt 外，尚有用激光治疗或激光血卟啉衍生物（hematophyrin derivative，HPD）光照疗法，有一定疗效。

激光血卟啉衍生物光照疗法有如下特点：血卟啉衍生物易被恶性细胞吸收并储存时间较长久，经激光照射后可毁灭瘤细胞，但需用的激光能量少得多。用法为经静脉注射 HPD 5 mg/kg 体重，24～72 小时后经膀胱镜放入激光光导纤维进行肿瘤照射，所用激光为冠离子染料激光，为红色激光，最大为 910 mW，光端示端功率为 100～500 mW。本法的缺点是患者在治疗后需避光 1 月，否则发生光敏性皮炎，面部色素沉着长期不退。

应用 YAG 激光或血卟啉衍生物激光照射疗法是一个新的尝试，是一种不出血的切除方法，避免手术播散瘤细胞而增加复发的机会。但激光设备复杂，费用也较高，目前未能广泛推广。

（四）儿童膀胱葡萄状肉瘤的治疗

儿童膀胱葡萄状肉瘤的治疗近年有明显的改进。手术和化疗需综合应用，而化疗显得更为重要。由于化疗，目前且有采用趋向切除肿瘤膀胱的手术方法，即在术前 4～6 周应用长春新碱至膀胱肿瘤缩小或不再缩小时（多数肿瘤能缩小 50%）作肿瘤剜除及清除术，保留膀胱，术后继续用长春新碱共 2 年，同时术后每月顺序轮用放线菌素 D、环磷酰胺及多柔比星，亦均为期两年，可称为 VACA 治疗方案。

（孔祥硕）

第 十 章

女性生殖系统肿瘤诊治

第一节 子 宫 肉 瘤

子宫肉瘤是一类来源于子宫内膜间质、结缔组织或平滑肌的子宫恶性肿瘤,好发于围绝经期妇女,多发生在 40～60 岁。临床十分少见,占妇科恶性肿瘤 1％～3％,占子宫恶性肿瘤的 2％～6％。子宫肉瘤虽少见,但组织成分繁杂,分类也繁多,主要有子宫平滑肌肉瘤、子宫内膜间质肉瘤和子宫恶性米勒管混合瘤等。由于子宫肉瘤恶性程度高,预后较差,不易早期诊断,术后易复发,放射治疗和化学治疗不甚敏感,故病死率高,其 5 年生存率徘徊在 30％～50％。

一、组织发生及病理

根据组织来源,主要分为以下几种。

(一)平滑肌肉瘤

最多见,来自子宫肌层或子宫血管壁平滑肌纤维,也可由子宫肌瘤恶变而来,称子宫肌瘤肉瘤变性或恶变。巨检见肉瘤呈弥漫性生长,与子宫肌层无明显界限;肌瘤肉瘤变者常从中心开始向周围播散。剖面失去漩涡状结构,常呈均匀一片或鱼肉状,色灰黄,质地脆而软。50％以上见出血坏死。镜下见平滑肌细胞增生,细胞大小不一,排列紊乱,核异型,染色质多、深染且分布不均,核仁明显,有多核巨细胞,核分裂象＞5/10 HP 及有凝固性坏死。

(二)子宫内膜间质肉瘤

来自宫内膜间质细胞,分两类。

1.低度恶性子宫内膜间质肉瘤

以往称淋巴管内间质异位等,少见。巨检见子宫球状增大。剖面见子宫内膜层有息肉状肿块,鱼肉样,棕褐色至黄色,可有出血、坏死和囊性变。镜下见子宫内膜间质细胞高度增生并浸润肌层,细胞大小一致,呈圆形或小梭形,核分裂象≤3/10 HP。

2.高度恶性子宫内膜间质肉瘤

又称子宫内膜间质肉瘤,少见,恶性程度较高。巨检形似前者,但体积较大。镜下见内膜间质细胞呈梭形或多角形,大小不等,异形性明显,分裂象多,＞10/10 HP。

(三)恶性中胚叶混合瘤肿瘤(malignant mesodermal mixed tumor,MMMT)

含肉瘤和腺癌两种成分,故又称癌肉瘤或恶性中胚叶混合瘤,较罕见的子宫恶性肿瘤,来自中胚叶。巨检见肿瘤从子宫内膜长出,向宫腔突出呈息肉样,多发性或分叶状,底部较宽或形成蒂状,质软,表面光滑或有溃烂,肿瘤切面呈鱼肉状,有出血和小囊腔。晚期浸润周围组织。镜下见癌(腺癌为主)和肉瘤两种成分混合存在。

二、临床表现

(一)早期症状

早期症状不明显,向宫腔内生长者,症状出现较早,随病情变化可出现以下症状。

1.不规则阴道出血

不规则阴道出血是最常见的症状,量或多或少,为宫腔生长的肿瘤表面破溃所致。若合并感染坏死,可有大量脓性分泌物排出,内含组织碎片,味臭。肿瘤可自宫腔或宫颈脱至阴道内。

2.下腹部块物

子宫肌瘤迅速增大,尤其是绝经后的患者,应考虑为恶性。

3.压迫症状

晚期肿瘤向周围组织浸润,压迫周围组织,加上肿瘤生长迅速而出现下腹痛、腰痛等。压迫直肠、膀胱时出现相关脏器压迫症状。

4.晚期癌症状

癌肿转移腹膜或大网膜时出现血性腹水,晚期出现恶病质、消瘦、继发性贫血、发热等全身衰竭现象。

(二)体征

妇科检查:子宫增大,质软,表面不规则。有时宫口扩张,宫口内见赘生物或从宫口向阴道脱出的息肉样或葡萄状赘生物,呈暗红色,质脆,触之易出血。晚期肉瘤可浸润盆壁。

三、临床分期

常用国际抗癌协会(UICC)的分期法如下所述。

(1)Ⅰ期:癌肿局限于宫体。

(2)Ⅱ期:癌肿已浸润至宫颈。

(3)Ⅲ期:癌肿已超出子宫范围,侵犯盆腔其他脏器及组织,但仍局限于盆腔。

(4)Ⅳ期:癌肿超出盆腔范围,侵犯上腹腔或已有远处转移。

四、转移途径

转移途径有直接蔓延、淋巴转移及血行转移,以血行转移多见。

五、诊断

根据病史、症状、体征,应疑有子宫肉瘤的可能。分段诊刮是有效的辅助诊断方法,刮出物送病理检查可确诊。但因子宫肉瘤组织复杂,刮出组织太少易误诊为腺癌;有时取材不当仅刮出坏死组织以致误诊或漏诊,若肌瘤位于肌层内,尚未侵犯子宫内膜,刮宫无法诊断,B超及CT等检查可协助诊断,但最后诊断必须根据病理切片检查结果。手术切除的子宫肌瘤标本也应逐个详细检查,可疑者应做快速病理检查以确诊。子宫肉瘤易转移至肺部,故应常规行胸部X线片。

六、治疗

治疗原则是以手术为主。Ⅰ期行全子宫及双侧附件切除术。宫颈肉瘤、子宫肉瘤Ⅱ期、癌肉瘤应行子宫广泛性切除术及盆腔及主动脉旁淋巴结切除术。根据病情早晚,术后加用化疗或放疗可提高疗效,恶性米勒管混合瘤对放疗较敏感,手术加放疗疗效较好。目前对肉瘤化疗效果较好的药物有顺铂、阿霉素、异环磷酰胺等,常用三药联合方案。子宫恶性中胚叶混合瘤和高度恶性子宫内膜间质肉瘤对放疗敏感。低度恶性子宫内膜间质肉瘤含雌孕激素受体,孕激素治疗有一定疗效,通常用醋酸甲羟孕酮或甲地孕酮。

七、预后

子宫肌瘤肉瘤变的恶性程度一般较低,预后较好。恶性米勒管混合瘤恶性程度高,预后差。子宫肉瘤的 5 年存活率仅为 20%～30%。

(龙欣欣)

第二节 子宫内膜癌

子宫内膜癌是女性生殖道常见的妇科恶性肿瘤之一,由于发病在宫体部,也称子宫体癌。其发病率仅次于子宫颈癌,占女性生殖道恶性肿瘤的 20%～30%。占女性全身恶性肿瘤的 7%,死亡率为1.6/10 万。在我国子宫内膜癌也呈现上升状态。值得注意的是在卫健委公布的《2008 年中国卫生统计提要》中,对 2004－2005 年中国恶性肿瘤死亡抽样回顾调查显示,位于前十位恶性肿瘤死亡率中,子宫恶性肿瘤死亡率为 4.32/10 万,已超过子宫颈癌位居女性恶性肿瘤死亡率的第七位,子宫颈癌为 2.84/10 万,位于第九位。

子宫内膜癌好发年龄 50～60 岁,平均 60 岁左右,较子宫颈癌晚,多见于围绝经期或绝经后老年妇女,60% 以上发生在绝经后妇女,约 30% 发生在绝经前。子宫内膜癌的年龄分布:绝经后 50～59 岁妇女最多;60% 绝经后,30% 绝经前;高发年龄 58 岁,中间年龄 61 岁;40 岁以下患者仅占 2%～5%;25 岁以下患者极少。近年来,有年轻化趋势,在发达国家,40 岁以下患者由2/10 万增长为 40～50/10 万。

一、发病机制

发病机制尚不完全明了,一般认为与雌激素有关,主要是由于体内高雌激素状态长期刺激子宫内膜,可引起子宫内膜癌的发生。高雌激素状态有来自内源性和来自外源性两种。内源性雌激素引起的子宫内膜癌患者表现为:多有闭经、多囊卵巢及不排卵,不孕、少孕和晚绝经,常合并肥胖、高血压、糖尿病。外源性雌激素引起的子宫内膜癌患者有雌激素替代史及与乳癌患者服用他莫昔芬史有关。均为子宫内膜腺癌一般分期较早、肿瘤分化好,预后较好。

Armitage(2003)等对子宫内膜癌发病机制的研究表明,无孕激素拮抗的高雌激素长期作用,可增加患子宫内膜癌的风险。1960－1975 年,在美国 50～54 岁的妇女子宫内膜癌增加了91%。发现应用外源性雌激素者将增加 4～8 倍患内膜癌的危险,若超过 7 年,则危险性增加

14 倍。激素替代所致的内膜癌预后较好,这些患者分期早、侵肌浅、分化好,常合并内膜增生, 5 年生存率为 94％。

子宫内膜癌发生的相关因素如下。

(一)未孕、未产、不孕与子宫内膜癌的关系

与未能被孕激素拮抗的雌激素长期刺激有关。受孕少、未产妇比 >5 个孩子的妇女患子宫内膜癌高 3 倍;年青子宫内膜癌患者中 66.45％ 为未产妇;子宫内膜癌发病时间多在末次妊娠后 5～43 年(平均 23 年),提示与原发或继发不孕有关;不孕、无排卵及更年期排卵紊乱者,子宫内膜癌发病率明显高于有正常排卵性月经者。

(二)肥胖

子宫内膜癌肥胖者居多,将近 20％ 患者超过标准体重 10％;超标准 10％～20％ 者的子宫内膜癌发病率较体重正常者高 3 倍,而超出标准体重 22.7％ 则子宫内膜癌高发 9 倍。肥胖与雌激素代谢有关:雌激素蓄积在多量脂肪内,排泄较慢。绝经后妇女雌激素主要来源为肾上腺分泌的雄烯二酮,在脂肪中的芳香化转换为雌酮,体内雌酮增加可导致子宫内膜癌的发生。脂肪越多转化能力越强,血浆中雌酮越高。

(三)糖尿病

临床发现 10％ 子宫内膜癌患者合并糖尿病;糖尿病患者子宫内膜癌发病率较无糖尿病者高 2～3 倍。

(四)高血压

50％ 以上子宫内膜癌患者合并高血压;高血压妇女的子宫内膜癌发病率较正常者高 1.7 倍。

(五)遗传因素

20％ 有家族史。近亲家族史三代内患者中,子宫颈癌占 15.6％,子宫内膜癌 30％。母亲为子宫内膜癌者占 10.7％,故认为子宫内膜癌和遗传因素有关。家族遗传性肿瘤,即遗传性非息肉病性结直肠癌(HNPCC),也称 Lynch Ⅱ 综合征,与子宫内膜癌的关系密切,受到重视。

(六)癌基因与抑癌基因

分子生物学研究显示癌基因与抑癌基因等与子宫内膜癌的发生、发展、转移有关,其中抑癌基因主要有 PTEN 和 P53。PTEN 是一种具有激素调节作用的肿瘤抑制蛋白,在子宫内膜样腺癌中,雌激素受体(ER)及孕激素受体(PR)多为阳性,30％～50％ 的病例出现 PTEN 基因的突变,极少病例出现 P53 突变。而在子宫浆液性腺癌中 ER、PR 多为阴性,P53 呈强阳性表达。

二、子宫内膜癌的分型

子宫内膜癌分为雌激素依赖型(Ⅰ型)或相关型,和雌激素非依赖型(Ⅱ型)或非相关型,这两类子宫内膜癌的发病及作用机制尚不甚明确,其生物学行为及预后不同。Bokhman 于 1983 年首次提出将子宫内膜癌分为两型。他发现近 60％～70％ 的患者与高雌激素状态相关,大多发生于子宫内膜过度增生后,且多为绝经晚(>50 岁),肥胖,以及合并高血糖、高脂血症等内分泌代谢疾病,并提出将其称为 Ⅰ 型子宫内膜癌;对其余 30％～40％ 的患者称其为 Ⅱ 型子宫内膜癌,多发生于绝经后女性,其发病与高雌激素无关,无内分泌代谢紊乱,病灶多继发于萎缩性子宫内膜之上。其后更多的研究发现两种类型子宫内膜癌的病理表现及临床表现不同,Ⅰ 型子宫内膜癌组织类型为子宫内膜腺癌,多为浅肌层浸润,细胞呈高、中分化,很少累及脉管;对孕激素治疗反应好,预后好。Ⅱ 型子宫内膜癌,多为深肌层浸润,细胞分化差,对孕激素无反应,预后差。

由于Ⅱ型子宫内膜癌主要是浆液性乳头状腺癌,少部分透明细胞癌,易复发和转移,预后差,近年来越来越多地引起了人们的关注。实际早在1947年Novak就报道了具有乳头状结构的子宫内膜癌,但直到1982年才由Hendrick-son等才将其正式命名为子宫乳头状浆液性腺癌(uterine papillary serous carcinoma,UPSC),并制订了细胞病理学诊断标准。1995年King等报道在73%子宫内膜癌患者中检测到P53基因的过度表达,而且P53过度表达者的生存率明显低于无P53过度表达的患者。Kovalev等也报道UPSC中有78%呈P53基因的过度表达,而且其中有53%可检测到P53基因的突变,而在高分化子宫内膜腺癌中其表达仅为10%～20%。Sherman等提出子宫内膜癌起源的两种假说。认为在雌激素长期作用下可导致子宫内膜腺癌通过慢性通道发生,而在P53作用下则可能为快速通路,导致UPSC的发生。P53基因被认为与UPSC的发生和发展有很大的关系。

对两种类型子宫内膜癌诊断比较困难,主要依靠组织病理学的诊断。Ambros等在1995年提出内膜上皮内癌(endometrial intraepithelial carcinoma,EIC)的概念,认为EIC多发生在内膜息肉内,特征为子宫表面上皮和/或腺体被相似于浆液性癌的恶性细胞所替代,间质无侵袭。在细胞学和免疫组织化学上与UPSC具有同样的形态学和免疫组织化学特征,表现为细胞分化差和P53强阳性,被认为是UPSC的原位癌。这一概念的提出有利于对UPSC进行早期诊断和早期治疗。

三、病理特点

(一)大体表现

可发生在子宫内膜各部位,不同组织类型的癌肉眼无明显区别,侵及肌层时子宫体积增大,浸润肌层癌组织境界清楚,呈坚实灰白色结节状肿块。子宫内膜癌呈两种方式生长:

1.弥散型

肿瘤累及整个宫腔内膜,可呈息肉菜花状,表面有坏死、溃疡,可有肌层浸润,组织呈灰白色、质脆、豆渣样。

2.局限型

肿瘤局限于宫腔某处,多见子宫腔底部或盆底部。累及内膜面不大,组织呈息肉样或表面粗糙呈颗粒状,易肌层浸润。

(二)镜下表现

腺体增生、排列紊乱,腺体侵犯间质,出现腺体共壁。分化好的肿瘤可见腺体结构明显;分化差的肿瘤腺体结构减少,细胞呈巢状、管状或索状排列。腺上皮细胞大小不等,排列紊乱,极性消失,核呈异型性,核大、深染。

(三)病理组织类型

在国际妇科病理协会(ISGP)1987年提出子宫内膜癌的分类基础上,现采用国际妇产科联盟(FIGO,2009年)修订的临床病理分期。最常见的是子宫内膜样腺癌,占80%～90%,其中包括子宫内膜腺癌伴有鳞状上皮分化的亚型;浆液性癌、透明细胞腺癌、黏液性癌、小细胞癌、未分化癌等。其中浆液性腺癌是常见恶性度高的肿瘤。

关于子宫内膜腺癌伴有鳞状上皮分化的亚型,以往作为鳞状上皮化生,并分为腺棘癌和鳞腺癌,认为鳞腺癌较腺棘癌恶性度更高。但研究发现:子宫内膜样癌的预后主要与肿瘤中腺体成分的分化程度有关,而与是否伴有鳞状上皮分化,及鳞状分化的好坏关系不大,因此该区分已没有意义。现已不再分为腺棘癌和鳞腺癌,而将两者均包括在子宫内膜腺癌伴有鳞状上皮分化亚型内。

浆液性乳头状腺癌、透明细胞癌恶性度高,鳞癌、未分化癌罕见,但恶性度高。

四、转移途径

约75%子宫内膜癌患者为Ⅰ期,余25%为其他各期。特殊组织类型及低分化癌(G3)易出现转移,转移途径为直接蔓延,淋巴转移,晚期可有血行转移。

(一)直接蔓延

病灶沿子宫内膜蔓延。

(1)子宫上部及宫底部癌→宫角部→输卵管、卵巢→盆腹腔。

(2)子宫下部癌→子宫颈、阴道→盆腔。

(3)癌侵犯肌层→子宫浆膜层→输卵管、卵巢→盆腹腔。

(二)淋巴转移

淋巴转移是子宫内膜癌的主要转移途径。

(1)子宫内膜癌癌瘤生长部位与转移途径的关系:①子宫底部癌→阔韧带上部→骨盆漏斗韧带→腹主动脉旁淋巴结。②子宫角部或前壁上部癌灶→圆韧带→腹股沟淋巴结。③子宫下段累及子宫颈癌灶→宫旁→闭孔→髂内、外→髂总淋巴结。④子宫后壁癌灶→宫骶韧带→直肠淋巴结。

(2)子宫内膜癌的淋巴结转移不像子宫颈癌那样有一定的规律性,而与腹腔冲洗液癌细胞检查是否阳性,癌灶在宫腔内的位置及病变范围的大小,肌层浸润的深度,是否侵犯子宫颈,附件有无转移,癌细胞组织病理学分级有关。①临床Ⅰ期、G1、G2、侵及肌层<1/2或G3、癌灶仅限于内膜时,盆腹腔淋巴结转移率0~2%。②临床Ⅰ期、G2、G3或G1、侵及肌层>1/2时,盆腔淋巴结转移率20%,腹主动脉旁淋巴结转移率16%。③临床Ⅰ、Ⅱ期盆腔淋巴结转移率9%~35%,腹主动脉旁淋巴结6%~14%。④在盆腔淋巴结中,最易受累为髂外淋巴结有61%~78%转移,其次为髂内、髂总、闭孔和骶前淋巴结。转移中37%淋巴结直径<2 mm,需经镜下检查确诊。

(三)子宫内膜癌的卵巢转移

转移到卵巢可能有两种途径:经输卵管直接蔓延到卵巢;经淋巴转移到卵巢实质。前者腹腔细胞学检查100%阳性,可无淋巴转移。后者腹腔细胞学检查19%阳性,36%淋巴转移。但两者复发率相近,分别为50%和52%。

五、临床表现

(1)常与雌激素水平相关疾病伴存 无排卵性功血、多囊卵巢综合征、功能性卵巢肿瘤。

(2)易发生在不孕、肥胖、高血压、糖尿病、未婚、不孕、少产、绝经延迟的妇女,这些内膜癌的危险因素称为子宫内膜癌综合征。

(3)有近亲家族肿瘤史,较子宫颈癌高。

(4)症状与体征。75%均为早期患者,极早期可无症状,病程进展后有以下表现:①阴道流血。为最常见症状。未绝经者经量增多、经期延长,或经间期出血。绝经后者阴道持续性出血或间歇性出血,个别也有闭经后出血。②阴道排液:在阴道流血前有此症状。少数主诉白带增多,

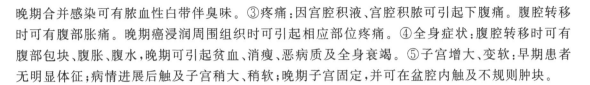

晚期合并感染可有脓血性白带伴臭味。③疼痛:因宫腔积液、宫腔积脓可引起下腹痛。腹腔转移时可有腹部胀痛。晚期癌浸润周围组织时可引起相应部位疼痛。④全身症状:腹腔转移时可有腹部包块、腹胀、腹水,晚期可引起贫血、消瘦、恶病质及全身衰竭。⑤子宫增大、变软:早期患者无明显体征;病情进展后触及子宫稍大、稍软;晚期子宫固定,并可在盆腔内触及不规则肿块。

六、诊断及鉴别诊断

(一)诊断

1.病史

高育龄妇女出现不规则阴道出血,尤其绝经后阴道出血,结合上述临床特点,应考虑有患子宫内膜癌的可能。

2.辅助检查

(1)细胞学检查:仅从子宫颈口吸取分泌物涂片细胞学检查阳性率不高,用宫腔吸管或宫腔刷吸取分泌物涂片,可提高阳性率。

(2)诊断性刮宫:是诊断子宫内膜癌最常用的方法,确诊率高。①先用小刮匙环刮宫颈管。②再用探针探宫腔,然后进宫腔搔刮内膜,操作要小心,以免子宫穿孔。刮出物已足够送病理学检查,即应停止操作。肉眼仔细检查刮出物是否新鲜,如见糟脆组织,应高度可疑癌。③子宫颈管及宫腔刮出物应分别送病理学检查。

(3)影像学检查:①B超检查:超声下子宫内膜增厚,失去线形结构,可见不规则回声增强光团,内膜与肌层边界模糊,伴有出血或溃疡,内部回声不均。彩色多普勒显示内膜血流低阻。通过B超检查,可了解病灶大小、是否侵犯子宫颈,及有无侵肌层,有无合并子宫肌瘤。有助于术前诊断更接近手术病理分期。②CT检查可正确诊断肌层浸润的深度以及腹腔脏器及淋巴结转移,腹腔脏器及淋巴结转移。那MRI检查能准确显示病变范围、肌层受侵深度和盆腔淋巴结转移情况。Ⅰ期准确率为88.9%,Ⅱ期为75%,Ⅰ/Ⅱ期为84.6%。④PET:均出现18F-FDG聚集病灶,有利于发现病灶,但对子宫内膜癌术前分期的诊断欠佳。

(4)宫腔镜检查:可在直视下观察病灶大小、生长部位、形态,并取活组织检查。

适应证:有异常出血而诊断性刮宫阴性;了解有无子宫颈管受累;疑为早期子宫内膜癌可在直视下活体组织检查。

在应用宫腔镜对子宫内膜癌进行检查时,是否会因使用膨宫剂时引起内膜癌向腹腔扩散,一直是争论的焦点。不少学者认为不增加子宫内膜癌的转移。Kudela等进行的一项多中心的临床研究。对术前子宫内膜癌两组病例分别进行宫腔镜检查活检与诊断性刮宫操作,于术中观察两组腹腔冲洗液细胞学变化,结果两组术中腹腔冲洗液癌细胞阳性无统计学差异,结论是宫腔镜诊断不增加子宫内膜癌细胞向腹膜腔播散的风险。对术前曾接受宫腔镜检查的子宫内膜癌病例进行随访,认为宫腔镜对子宫内膜癌的预后未产生负面影响。尽管如此,仍应强调宫腔镜适于早期子宫内膜癌的检查,且在使用宫腔镜检查子宫内膜癌时,应注意膨宫压力,最好在10.7 kPa(80 mmHg)以内。

(5)血清标志物检查:CA125、CA19-9、CEA、CP2等检测有一定参考价值。在95%的特异度下CA125的敏感性较低,Ⅰ期内膜癌只有20.8%,Ⅱ~Ⅳ期敏感性为32.9%,多种肿瘤标志物联合检测可以提高阳性率。近年来发现人附睾分泌蛋白4(Human Epididymis Secretory Protein 4,HE4)可作为肿瘤标志物,在卵巢癌和子宫内膜癌的诊断中优于CA125。在早期和晚期内膜癌中HE4优于其他的肿瘤标志物,比CA125的敏感性高。如果HE4与CA125联合使用优于单独使用 CA125,可以提高诊断率。

(二)鉴别诊断

1.功能失调性子宫出血

病史及妇科检查难以鉴别,诊断性刮宫病理学检查可以鉴别。

2.子宫内膜炎合并宫腔积脓

宫腔积脓时患者阴道排出脓液或浆液,出现腹胀,有时发热,检查子宫增大,扩宫可有脓液流出,病理检查无癌细胞。但要警惕与子宫内膜癌并存的可能。

3.子宫黏膜下肌瘤或内膜息肉

诊断性刮宫、B超、宫腔镜检查等可鉴别诊断。

4.子宫颈癌(内生型)

通过妇科检查、巴氏涂片检查、阴道镜下活检、分断刮宫及病理学检查可以鉴别。子宫颈腺癌与子宫内膜癌鉴别较难,前者有时呈桶状子宫颈,宫体相对较小。

5.子宫肉瘤

均表现为阴道出血和子宫增大,分段刮宫有助于诊断。

6.卵巢癌

卵巢内膜样癌与晚期子宫内膜癌不易鉴别。

七、治疗

手术治疗是子宫内膜癌首选治疗方法,根据患者全年龄、有无内科并发症等,以及术前评估的分期,选择适当的手术范围。

(一)手术

手术是首选的治疗方法。通过手术可以了解病变的范围,与预后相关的因素,术后采取的相应治疗。

1.手术范围

(1)Ⅰ期 a、b 及细胞分化好(G1、G2)可行筋膜外子宫切除、双附件切除。盆腔淋巴结及腹主动脉旁淋巴结取样送病理学检查。

对于年轻、子宫内膜样腺癌ⅠA期 G1 或Ⅰb期 G1 的患者可行筋膜外全子宫、单侧附件切除术,保留一侧卵巢。但强调术后需定期严密随访。

随着微创技术的提高,对早期子宫内膜癌可应用腹腔镜进行分期手术。

(2)ⅠB期(侵及肌层≥1/2)、Ⅱ期、细胞分化差(G3),或虽为Ⅰ期,但组织类型为子宫内膜浆液性乳头状腺癌,透明细胞癌,因其恶性程度高,早期即可有淋巴转移及盆腹腔转移,即使癌变局限于子宫内膜,30%~50%患者已有子宫外病变。其手术应与卵巢癌相同,应切除子宫、双侧附件、盆腔及腹主动脉旁淋巴切除,还应切除大网膜及阑尾。

(3)Ⅲ期或Ⅳ期(晚期癌、浆液性乳头状腺癌或子宫外转移)应以缩瘤为目的,行肿瘤细胞减灭术,切除子宫、双附件及盆腔和腹主动脉旁淋巴结、大网膜阑尾外,应尽可能切除癌块,使残留癌小于 2 cm,但需根据个体情况区别对待。

2.术中注意事项

(1)吸取子宫直肠凹陷处腹腔液,或用生理盐水 200 mL 冲洗子宫直肠凹陷、侧腹壁,然后抽取腹腔冲洗液,做细胞学检查找癌细胞。

(2)探查盆腹腔各脏器有无转移,腹膜后淋巴结(盆腔及腹主动脉旁淋巴结)有无增大、质硬。

(3)高位切断结扎卵巢动静脉。

(4)切除子宫后应立即肉眼观察病灶位置、侵犯肌层情况,必要时送快速冰冻病理检查。

(5)子宫内膜癌标本应行雌、孕激素受体检查,有条件还可行 PTEN、P53 等基因蛋白免疫组化检测,进行分子分型。

3.复发癌的手术治疗

如初次治疗为手术治疗,阴道断端复发者可首选手术切除;如初次治疗为放疗、或已行次广泛或广泛性全子宫切除术后的中心性复发者,可经严格选择及充分准备后行盆腔脏器廓清术;如为孤立病灶复发灶者可手术,术后行放、化疗及激素治疗。

(二)放射治疗

1.术前放疗

目的给肿瘤以致死量,减小肿瘤范围或体积,使手术得以顺利进行。适应证:可疑癌瘤侵犯肌层;Ⅱ期子宫颈转移或Ⅲ期阴道受累者;细胞分化不良于术前行腔内放疗,放疗后再手术。晚期癌患者先行体外照射及腔内照射,大剂量照射后一般需间隔 8～10 周后手术。

2.术后放疗

腹水癌细胞阳性、细胞分化差、侵犯肌层深、有淋巴转移者行术后放疗;组织类型为透明细胞癌、腺鳞癌者需术后放疗。多行体外照射,如有子宫颈或阴道转移则加腔内照射。

3.单纯放疗

主要用于晚期或有严重内科疾病、高龄和无法手术的其他晚期患者。

(三)化疗

由于子宫内膜癌对化疗药物的耐药性,目前主要对晚期、复发者进行化疗,多采用以下方案:

(1)CAP 方案:顺铂(DDP)、阿霉素(ADM)、环磷酰胺(CTX)联合化疗:DDP 50 mg/m²,ADM 500 mg/m²,CTX 500 mg/m²,静脉注射,4 周 1 次。

(2)CA 方案:CTX 500 mg/m²,ADM 500 mg/m²,静脉注射,4 周 1 次。

(3)CAF 方案:CTX 500 mg/m²,ADM 500 mg/m²,5-FU 500 mg/m²,静脉注射,4 周 1 次。

(4)紫杉醇(taxol)、卡铂(carboplatin)联合化疗方案。

(四)抗雌激素治疗

1.孕激素治疗

可直接作用于癌细胞,延缓 DNA、RNA 的修复,从而抑制瘤细胞生长。孕激素治疗后使癌细胞发生逆转改变,分化趋向成熟。目前主要对晚期复发子宫内膜癌进行激素治疗。常用孕激素有以下几种:①醋酸甲羟孕酮,剂量 250～500 mg/d,口服。②醋酸甲地孕酮,剂量 80～160 mg/d,口服。③己酸孕酮,为长效孕激素,剂量 250～500 mg,每周 2 次,肌内注射。

2.抗雌激素治疗

他莫昔芬为非甾体抗炎药,并有微弱雌激素作用,可与 E₂ 竞争雌激素受体占据受体面积,起到抗雌激素作用。可使孕激素受体水平升高。用法:口服 20 mg/d,3～6 个月。对受体阴性者,可与孕激素每周交替使用。

八、预后

子宫内膜癌因生长缓慢,转移晚,症状显著,多早期发现,约 75% 为早期患者,预后较好。

5 年生存率在 60％～70％。预后与以下因素有关：组织学类型、临床分期、肿瘤分级、肌层浸润深度、盆腔及腹主动脉旁淋巴结有无转移、子宫外转移等。

（龙欣欣）

第三节 子宫颈癌

子宫颈癌是我国最常见的女性生殖道恶性肿瘤,其发病率有明显的地区差异。在世界范围内,子宫颈癌发病率最高的地区是哥伦比亚,最低的是以色列。我国属于高发区,但不同的地区发病率也相差悬殊,其地区分布特点是高发区连接成片,从山西、内蒙古、陕西,经湖北、湖南到江西,形成一个子宫颈癌的高发地带。农村高于城市,山区高于平原。随着近年来国内外长期大面积普查普治及妇女保健工作的开展,子宫颈癌的发病率和死亡率均已明显下降,且晚期肿瘤的发生率明显下降,早期及癌前病变的发生率在上升。发病年龄以 40～55 岁为最多见,20 岁以前少见。子宫颈癌以鳞状细胞癌为最多见,其次还有腺癌及鳞腺癌。少见病理类型还有神经内分泌癌、未分化癌、混合型上皮/间叶肿瘤、黑色素瘤、淋巴瘤等。

一、子宫颈鳞状细胞癌

子宫颈恶性肿瘤中 70％～90％为鳞状细胞癌。多发生于子宫颈鳞状上皮细胞和柱状上皮细胞交界的移行区。子宫颈鳞状细胞癌又有疣状鳞癌及乳头状鳞癌等亚型。

(一)病因

子宫颈癌病因至今比较明确的是与人乳头瘤病毒感染有关。HPV 在自然界广泛存在,主要侵犯人的皮肤和黏膜,导致不同程度的增生性病变。目前鉴定出的 HPV 种类 130 余种亚型,大约有 40 种与肛门生殖道感染有关。根据其在子宫颈癌发生中的危险性不同,可将 HPV 分为2 类：高危型 HPV,包括 16、18、31、33、35、39、45、51、52、56、58、59、68、73、82,此种类型通常与子宫颈高度病变和子宫颈癌的发生相关,如 HPV16、18 型常常在子宫颈癌中检测到。而我国还包括 33、31、58 及 52 型。低危型 HPV,包括 6、11、40、42、43、44、54、61、70、72、81、88、CP6108 型等,常常在良性或子宫颈低度病变中检测到,而很少存在于癌灶中,如 HPV6、11 型与外生殖器和肛周区域的外生型湿疣关系密切。目前还有 3 型疑似高危型：26、53 和 66 型。

已有大量研究证实 HPV 阴性者几乎不会发生子宫颈癌(子宫颈微偏腺癌、透明细胞癌除外)。因此,检测 HPV 感染是子宫颈癌的一种重要的辅助筛查手段。

但以往资料也显示,子宫颈癌的发生可能也与下列因素有关：①早婚、早育、多产。②性生活紊乱、性卫生不良。③子宫颈裂伤、外翻、糜烂及慢性炎症的长期刺激。④其他病毒,如疱疹病毒Ⅱ型(HSV-Ⅱ及人巨细胞病毒(HCMV)等感染。⑤有高危的性伴侣,性伴侣有多种性病、性伴侣又有多个性伴、性伴侣患有阴茎癌、性伴侣的前任妻子患有子宫颈癌等。⑥吸烟者。⑦社会经济地位低下、从事重体力劳动者。

(二)病理特点

1.组织发生

子宫颈鳞状细胞癌的好发部位为子宫颈阴道部鳞状上皮与子宫颈管柱状上皮交界部,即移

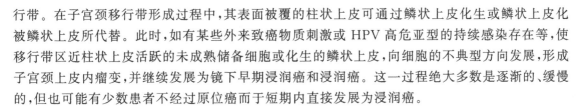

行带。在子宫颈移行带形成过程中,其表面被覆的柱状上皮可通过鳞状上皮化生或鳞状上皮化被鳞状上皮所代替。此时,如有某些外来致癌物质刺激或 HPV 高危亚型的持续感染存在等,使移行带区近柱状上皮活跃的未成熟储备细胞或化生的鳞状上皮,向细胞的不典型方向发展,形成子宫颈上皮内瘤变,并继续发展为镜下早期浸润癌和浸润癌。这一过程绝大多数是逐渐的、缓慢的,但也可能有少数患者不经过原位癌而于短期内直接发展为浸润癌。

2.病理表现

(1)根据癌细胞的分化程度分为 3 种类型。①高分化鳞癌(角化性大细胞型,Ⅰ级):癌细胞大,高度多形性。有明显的角化珠形成,可见细胞间桥,癌细胞异型性较轻,核分裂较少,或无核分裂。②中分化鳞癌(非角化性大细胞型,Ⅱ级):癌细胞大,多形性,细胞异型性明显,核深染,不规则,核浆比例失常,核分裂较多见,细胞间桥不明显,无或有少量角化珠,可有单个的角化不良细胞。③低分化鳞癌(小细胞型,Ⅲ级):含有小的原始细胞,核深染,含粗颗粒。癌细胞大小均匀,核浆比例更高。无角化珠形成,亦无细胞间桥存在,偶可找到散在的角化不良的细胞。细胞异型性明显,核分裂象多见。此型常需利用免疫组化及电镜来鉴别。

(2)根据肿瘤生长的方式及形态,子宫颈鳞癌大体标本可分为以下四种。

外生型:最常见,累及阴道。①糜烂型:子宫颈外形清晰,肉眼未见肿瘤,子宫颈表面可见不规则糜烂,程度不一,多呈粗糙颗粒性,质地较硬,容易接触性出血,此种类型多见于早期子宫颈癌。②结节型:肿瘤从子宫颈外口向子宫颈表面生长,多个结节融合形成团块状,有明显的突起,常有深浅不一的溃疡形成。肿瘤质地较硬、脆,触诊时出血明显。③菜花型:为典型外生型肿瘤。癌肿生长类似菜花样,自子宫颈向阴道内生长。此型瘤体较大,质地较脆、血液循环丰富、接触性出血明显,常伴有感染和坏死灶存在。因向外生长,故较少侵犯宫旁组织,预后相对好。

内生型:癌灶向子宫颈邻近组织浸润,子宫颈表面光滑或仅有柱状上皮异位,子宫颈肥大质硬呈桶装,常累及宫旁组织。

溃疡型:内生型和乳头型,肿瘤向子宫颈管侵蚀性生长,形成溃疡或空洞,状如火山口。有时整个子宫颈穹隆组织及阴道溃烂而完全消失,边缘不整齐。组织坏死、分泌物恶臭、排液、癌瘤组织硬脆。此型多见于体形消瘦、体质虚弱、一般情况差的患者。

宫颈管型:癌灶发生于宫颈管内,常侵及子宫颈管及子宫峡部供血层及转移至盆腔淋巴结。

一般内生型子宫颈癌血管、淋巴结转移及宫旁和宫体受侵较多见,外生型侵犯宫体较少。

3.根据癌灶浸润的深浅分类

(1)原位癌:见子宫颈上皮内瘤变。

(2)微小浸润癌:在原位癌的基础上,镜下发现癌细胞小团似泪滴状甚至锯齿状出芽穿破基底膜,或进而出现膨胀性间质浸润,但深度不超过 5 mm,宽不超过 7 mm,且无癌灶互相融合现象,浸润间质。

(3)浸润癌:癌组织浸润间质的深度超过 5 mm,宽度超过 7 mm 或在淋巴管、血管中发现癌栓。

(三)转移途径

1.直接蔓延

最常见。向下侵犯阴道,向上可累及子宫峡部及宫体,向两侧扩散到子宫颈旁组织、主、骶韧带、压迫输尿管并侵犯阴道旁组织,晚期向前后可侵犯膀胱和直肠,形成膀胱阴道瘘或直肠阴道瘘。

2.淋巴转移

这是子宫颈癌转移的主要途径,转移率与临床期别有关。最初受累的淋巴结有宫旁、子宫颈旁、闭孔、髂内、髂外、髂总、骶前淋巴结,称一级组淋巴转移。继而受累的淋巴结有腹主动脉旁淋巴结和腹股沟深浅淋巴结,称为二级组淋巴结转移。晚期还可出现左锁骨上淋巴结转移。

3.血行转移

较少见,多发生在癌症晚期。主要转移部位有肺、肝、骨骼等处。

(四)临床分期

子宫颈癌临床分期目前采用的是国际妇产科联盟(FIGO,2009 年)的临床分期标准。

1.子宫颈癌临床分期

Ⅰ期:癌已侵犯间质,但局限于子宫颈。①ⅠA 期:镜下早期浸润,即肉眼未见病变,用显微镜检查方能作出诊断。间质的浸润<5 mm,宽度≤7 mm,无脉管的浸润。ⅠA1 期,显微镜下可测量的微灶间质浸润癌。其间质浸润深度≤3 mm,水平扩散≤7 mm。ⅠA2 期,显微镜下可测量的微小癌,其浸润间质的深度>3 mm 但≤5 mm,水平扩散≤7 mm。②ⅠB 期:临床病变局限在子宫颈,或病灶超过ⅠA 期。ⅠB1 期,临床病变局限在子宫颈,癌灶≤4 cm。ⅠB2 期,临床病变局限在子宫颈,癌灶>4 cm。

Ⅱ期:癌灶超过子宫颈,但阴道浸润未达下 1/3,宫旁浸润未达骨盆壁。①ⅡA 期:癌累及阴道为主,但未达下 1/3;无明显宫旁浸润。ⅡA1,临床可见癌灶,≤4 cm;ⅡA2,临床可见癌灶,>4 cm。②ⅡB 期:癌浸润宫旁为主,未达盆壁。

Ⅲ期:癌侵犯阴道下 1/3 或延及盆壁。有肾盂积水或肾无功能者,均列入Ⅲ期,但非癌所致的肾盂积水或肾无功能者除外。①ⅢA 期:宫旁浸润未达盆壁,但侵犯阴道下 1/3。②ⅢB 期:宫旁浸润已达盆壁,癌瘤与盆壁间无空隙,或引起肾盂积水或肾无功能。

Ⅳ期:癌扩展超出真骨盆或临床侵犯膀胱和/或直肠黏膜。①ⅣA 期:癌肿侵犯膀胱和/或直肠黏膜等邻近器官。②ⅣB 期:癌肿浸润超出真骨盆,有远处器官转移。

2.分期注意事项

(1)ⅠA 期应包括最小的间质浸润及可测量的微小癌;ⅠA1 及 ⅠA2 均为显微镜下的诊断,非肉眼可见。

(2)静脉和淋巴管等脉管区域受累,宫体扩散和淋巴结受累均不参与分期。

(3)检查宫旁组织增厚并非一定是癌性浸润所致,可由于炎性增厚;只有宫旁组织结节性增厚、弹性差、硬韧未达盆壁者才能诊断为ⅡB 期,达盆壁者诊断为ⅢB 期。

(4)癌性输尿管狭窄而产生的肾盂积水或肾无功能时,无论其他检查是否仅Ⅰ或Ⅱ期,均应定为Ⅲ期。

(5)仅有膀胱泡样水肿者不能列为Ⅳ期而为Ⅲ期。必须膀胱冲洗液有恶性细胞时,需病理证实有膀胱黏膜下浸润,方可诊断为Ⅳ期。

(五)诊断

子宫颈癌在出现典型症状和体征后,一般已为浸润癌,诊断多无困难,活组织病理检查可确诊。但早期子宫颈癌及癌前病变往往无症状,体征也不明显,目前国内外均主张使用三阶梯检查法来进行子宫颈病变和子宫颈癌的筛查/检查,从而尽早发现癌前病变和早期癌,同时减少漏诊的发生。

1.症状

(1)无症状:微小浸润癌一般无症状,多在普查中发现。

(2)阴道出血:ⅠB期后,癌肿侵及间质内血管,开始出现阴道出血,最初表现为少量血性白带或性交后、双合诊检查后少量出血,称接触性出血。也可能有经间期或绝经后少量不规则出血。晚期癌灶较大时则表现为多量出血,甚至因较大血管被侵蚀而引起致命大出血。

(3)排液、腐臭味:阴道排液,最初量不多,呈白色或淡黄色,无臭味。随着癌组织破溃和继发感染,阴道可排出大量米汤样、脓性或脓血性液体,常伴有蛋白质腐败样的恶臭味。

(4)疼痛:晚期癌子宫颈旁组织有浸润,常累及闭孔神经、腰骶神经等,可出现严重持续的腰骶部或下肢疼痛。癌瘤压迫髂血管或髂淋巴,可引起回流受阻,出现下肢肿胀疼痛。癌肿压迫输尿管,引起输尿管及肾盂积水,则伴有腰部胀痛不适。

(5)水肿:癌症晚期肿瘤压迫髂淋巴或髂内、髂外动静脉引起血流障碍,发生下肢水肿、外阴水肿、腹壁水肿等。末期营养障碍也可能发生全身水肿。

(6)邻近器官转移。①膀胱:晚期癌侵犯膀胱,可引起尿频、尿痛或血尿。双侧输尿管受压,可出现无尿,排尿异常及尿毒症。癌浸润穿透膀胱壁,可发生膀胱阴道瘘。②直肠:癌肿压迫或侵犯直肠,常有里急后重、便血或排便困难,严重者可发生肠梗阻及直肠阴道瘘。

(7)远处器官转移:晚期子宫颈癌可通过血行转移发生远处器官转移。最常见肺脏、骨骼及肝脏等器官的转移。①肺转移:患者出现咳嗽、血痰、胸痛、背痛、胸腔积液等。②骨骼转移:常见于腰椎、胸椎、耻骨等,有腰背痛及肢体痛发生,病灶侵犯或压迫脊髓,可引起肢体感觉及运动障碍。③肝脏转移:早期可不表现,晚期则出现黄疸、腹水及肝区痛等表现。

2.体征

早期子宫颈癌子宫颈的外观和质地可无异常,或仅见不同程度的糜烂。子宫颈浸润癌外观上可见糜烂、菜花、结节及溃疡,有时子宫颈肿大变硬呈桶状。妇科检查除注意子宫颈情况外,还应注意穹隆及阴道是否被侵犯,子宫是否受累。要注意子宫大小、质地、活动度、宫旁有无肿物及压痛。

3.辅助检查

(1)子宫颈细胞学检查。传统涂片巴氏染色,结果分为5级:Ⅰ级为正常的阴道上皮细胞涂片,不需特殊处理。Ⅱ级为炎症。现多将Ⅱ级再分为Ⅱa和Ⅱb级。Ⅱa级细胞为炎症变化,Ⅱb级细胞有核异质的不典型改变。对Ⅱ级特别是Ⅱb级应先给予抗感染治疗,4～6周后行涂片检查追访。如持续异常,应行阴道镜检查或阴道镜下定位活组织检查。Ⅲ、Ⅳ、Ⅴ级分别为可疑癌、高度可疑癌及癌。对Ⅲ级以上的涂片,应立即重复涂片,并做进一步检查,如阴道镜检查、碘试验、活组织检查等。目前即使是传统涂片,也主张采用TBS描述性诊断法进行报告。TBS描述性诊断法具体如下。①良性细胞改变。a.感染:滴虫性阴道炎;真菌形态符合念珠菌属;球杆菌占优势,形态符合阴道变异菌群(阴道嗜血杆菌);杆菌形态符合放线菌属;细胞改变与单纯疱疹病毒有关;其他。b.反应性改变:与下列因素有关炎症(包括不典型修复);萎缩性阴道炎;放射治疗;宫内避孕器(IUD);其他。②上皮细胞改变。a.鳞状上皮细胞:无明确诊断意义的非典型鳞状细胞(ASCUS);低度鳞状上皮内病变(LSIL):HPV感染、CINⅠ;高度鳞状上皮内病变(HSIL):原位癌、CINⅡ、CINⅢ;鳞状上皮细胞癌。b.腺上皮细胞:宫内膜细胞(良性,绝经后)、无明确诊断意义的非典型腺上皮(AGUS)、子宫颈腺癌、宫内膜腺癌、宫外腺癌、腺癌。c.其他恶性新生物。

(2)碘试验:称席勒(Schiller)或卢戈(Lugol)试验。将2%的溶液涂在子宫颈和阴道壁上,观察其染色。正常子宫颈鳞状上皮含糖原,与碘结合后呈深赤褐色或深棕色。子宫颈炎或子宫颈癌的鳞状上皮及不成熟的化生上皮不含或缺乏糖原而不着色,碘试验主要用于子宫颈细胞学检查可疑癌又无阴道镜的条件下时识别子宫颈病变的危险区,确定活检的部位,了解阴道有无癌浸润。

(3)阴道镜检查:是一种简便有效的了解子宫颈及阴道有无病变的方法。当子宫颈防癌涂片可疑或阳性,而肉眼不能见到子宫颈上皮及毛细血管异常,通过阴道镜的放大作用则可明确其形态变化,可根据形态异常部位活组织检查,以提高活检的准确率,常作为子宫颈细胞学检查异常,组织病理学检查时确定活检部位的检查方法。并可定期追踪观察CIN治疗后的变化。但阴道镜无法观察子宫颈管内疾病。

(4)人乳头瘤病毒(HPV)检测:鉴于人乳头瘤病毒感染与子宫颈癌的直接关系,近年来常用检测子宫颈细胞内HPV-DNA,对细胞学ASG-US以上的人群进行分流,对子宫颈癌进行辅助诊断。子宫颈涂片检查呈阴性或可疑者,如HPV-DNA阳性,重新复查涂片或再次取材可降低子宫颈涂片的假阴性率。因为细胞学对残留病变的敏感性为70%,HPV为90%。但HPV阴性者意义更大。同时HPV的分型检测对于临床上追踪HPV的持续感染、CIN及子宫颈癌的治疗后追踪评价、疫苗注射前的感染与否的知晓均有意义。

(5)子宫颈和宫颈管活组织检查及子宫颈管内膜刮取术:是确诊CIN和子宫颈癌最可靠和不可缺少的方法。一般无阴道镜时应在子宫颈鳞-柱交界部的3,6,9,12点四处取活检;有阴道镜时可在碘试验不着色区、醋白试验明显异常区、上皮及血管异常区或肉眼观察的可疑癌变部位取多处组织,各块组织分瓶标清楚位置送病理检查。除做子宫颈活组织检查外,怀疑腺癌时还应用刮匙做子宫颈管搔刮术,特别是子宫颈刮片细胞学检查为Ⅲ级或Ⅲ级以上而子宫颈活检为阴性时,以确定宫颈管内有无肿瘤或子宫颈癌是否已侵犯宫颈管尤为重要。

(6)子宫颈锥形切除术:在广泛应用阴道镜以前,绝大部分阴道涂片检查呈异常的患者,都行子宫颈锥切术作为辅助诊断的方法,以排除子宫颈浸润癌。目前阴道镜下多点活检结合宫颈管诊刮术已代替了许多锥切术。但在下列情况下应用锥切:①子宫颈细胞学检查多次为阳性,而子宫颈活检及宫颈管内膜刮取术为阴性时。②细胞学检查与阴道镜检查或宫颈管内膜刮取术结果不符。③活检诊断为子宫颈原位癌或微灶型浸润癌,但不能完全除外浸润癌。④级别高的CIN病变超出阴道镜检查的范围,延伸到宫颈管内。⑤临床怀疑早期腺癌,细胞学检查阴性,阴道镜检查未发现明显异常时。做子宫颈锥切时应注意:手术前要避免做过多的阴道和子宫颈准备,以免破坏子宫颈上皮;尽量用冷刀不用电刀,锥切范围高度在癌灶外0.5 cm,锥高延伸至宫颈管2~2.5 cm应包括阴道镜下确定的异常部位、宫颈管的异常上皮。怀疑鳞癌时,重点为子宫颈外口的鳞-柱状细胞交界处及阴道镜检查的异常范围;怀疑为腺癌时,子宫颈管应切达子宫颈管内口处。

(7)子宫颈环形电切术(LEEP)及移形带大的环状切除术(LLETZ):为一种新的单较为成熟的CIN及早期浸润癌的诊断及治疗方法。常用于:①不满意的阴道镜检查。②宫颈管内膜切除术阳性。③细胞学和子宫颈管活检不一致。④子宫颈的高等级病变(CINⅡ~Ⅲ)。此种方法具有一定的热损伤作用,应切除范围在病灶外0.5~1.0 cm,方不影响早期浸润癌的诊断。

(8)其他:当子宫颈癌诊断确定后,根据具体情况,可进行肺摄片、B超检查、膀胱镜、直肠镜检查及静脉肾盂造影等检查,以确定子宫颈癌的临床分期。视情况可行MRI、CT、PET-CT、骨扫描等检查。

(六)鉴别诊断

1.子宫颈良性病变

子宫颈糜烂和子宫颈息肉、子宫颈子宫内膜异位症。可出现接触性出血和白带增多,外观有时与子宫颈癌难以鉴别,应做子宫颈涂片或取活体组织进行病理检查。

2.子宫颈良性肿瘤

子宫黏膜下肌瘤、子宫颈管肌瘤、子宫颈乳头瘤等。表面如有感染坏死,有时可误诊为子宫颈癌。但肌瘤多为球形,来自宫颈管或宫腔,常有蒂,质硬,且可见正常的子宫颈包绕肌瘤、或肌瘤的蒂部。

3.子宫颈恶性肿瘤

原发性恶性黑色素瘤、肉瘤及淋巴瘤、转移性癌。

(七)治疗

子宫颈癌的治疗方法主要是放射及手术治疗或两者联合应用。近年来随着抗癌药物的发展,化疗已成为常用的辅助治疗方法,尤其在晚期癌及转移癌患者。其他还有免疫治疗、中医中药治疗等。

对患者选择放疗还是手术,应根据子宫颈癌的临床分期、病理类型、患者年龄、全身健康状况、患者意愿以及治疗单位的设备条件和技术水平等而定。一般早期鳞癌如Ⅰ期-Ⅱa期,多采用手术治疗,Ⅱb期以上多用放疗。早期病例放疗与手术治疗的效果几乎相同。手术治疗的优点是早期病例一次手术就能完全清除病灶,治疗期短,对年轻患者既可保留正常卵巢功能又可保留正常性交能力。其缺点是手术范围大,创伤多,术时、术后可能发生严重并发症。放射治疗的优点是适合于各期患者,缺点是病灶旁可造成正常组织的永久性损伤以及发生继发性肿瘤。

1.放射治疗

放射治疗是治疗子宫颈癌的主要方法,适用于各期。早期病例以腔内放疗为主,体外照射为辅;晚期病例以体外照射为主,腔内放疗为辅。腔内照射的目的是控制局部病灶。体外照射则用于治疗盆腔淋巴结及子宫颈旁组织等转移灶。腔内照射的放射源主要有^{60}钴、^{137}铯、^{192}铱。现已采用后装技术,既保证放射位置准确,又可减轻直肠、膀胱的反应,提高治疗效果,同时也解决了医务人员的防护问题。体外照射目前已用直线加速器、高 LET 射线、快中子、质子、负 π 介子等射线。低剂量率照射时 A 点(相当于输尿管和子宫动脉在子宫颈内口水平交叉处)给 70～80 Gy/10 d。高剂量率在早期患者 A 点给 50 Gy/5 w(宫腔 25 Gy,穹隆 25 Gy)。晚期患者 A 点给 40 Gy/4 w(宫腔 17.5 Gy,穹隆 22.5 Gy)。体外照射,早期患者给予两侧骨盆中部剂量为 40～45 Gy,晚期患者全盆腔照射 30 Gy 左右,以后小野照射至骨盆中部剂量达 50～55 Gy。

(1)选择放射治疗应考虑的因素:①既往有剖腹手术史、腹膜炎、附件炎史,可能有肠管粘连、肠管与腹膜的粘连及肠管与附件的粘连;进行大剂量放疗时易损伤膀胱及肠管。②阴道狭窄者行腔内治疗时,直肠及膀胱的受量增大。③内脏下垂者,下垂的内脏有被照射的危险。④放射耐受不良的患者,能手术时尽量手术治疗。⑤残端癌患者子宫颈变短,膀胱和直肠与子宫颈部接近,有与膀胱、直肠粘连的可能,使邻近器官受量大,且由于既往的手术改变了子宫颈部的血流分布,使放射敏感性降低。

(2)放射治疗的时机。①术前照射:在手术前进行的放射治疗为术前照射。术前照射的目的为:使手术困难的肿瘤缩小,以利手术;如Ⅰb2期肿瘤;减少肿瘤细胞的活性,防止手术中挤压造成游离的肿瘤细胞发生转移;手术野残存的微小病灶放疗后灭活,可防止术后复发。术前照射一般取放射剂量的半量,术前照射一般不良反应较大,常造成术中困难、术后创伤组织复原困难。②术中照射:即在开腹手术中,术中对准病灶部位进行放射。这是近些年来出现的一种新的、较为理想的治疗方式。③术后照射:对术后疑有癌残存及淋巴清扫不彻底者应进行术后补充治疗。术后照射的适应证:盆腔淋巴结阳性者;宫旁有浸润、切缘有病灶者;子宫颈原发病灶大或有脉管癌栓者;阴道切除不足者。术后照射的原则:为体外照射。应根据术者术中的情况进行全盆腔或中央挡铅进行盆腔四野照射,总的肿瘤剂量可达 45～50 Gy。

(3)放射治疗后并发症。①丧失内分泌功能:完全采用放射治疗,使卵巢功能丧失。造成性功能减退、性欲下降。若手术后保留卵巢者,则应游离悬吊双卵巢,并放置标志物,使体外照射治疗时可保留双卵巢功能。②放射性炎症使器官功能受损,包括阴道狭窄及闭锁:放射治疗后阴道上端及阴道旁组织弹性发生变化,黏膜变薄、充血、干燥、易裂伤,甚至上段粘连发生闭锁;放射性膀胱炎:治疗期间可发生较严重的急性膀胱炎,出现尿频、尿急、尿痛、血尿等表现;远期可出现慢性膀胱炎的表现;放射性肠炎:可表现为腹痛、顽固性腹泻、营养不良等表现;骨髓抑制:放射性治疗可造成骨髓抑制,白细胞降低、贫血及出血倾向。③放射治疗后可引发远期癌症:如卵巢癌、结肠癌、膀胱癌及白血病。

2.手术治疗

(1)手术适应证、禁忌证及手术范围。

手术适应证:手术治疗是早期子宫颈浸润癌的主要治疗方法之一。其适应证原则上限于Ⅰ期及Ⅱb期以下的病例,特别情况应当另行考虑。患者年轻、卵巢无病变、为鳞状细胞癌,可以保留卵巢。

禁忌证:患者体质不良,过于瘦弱;过于肥胖,对极度肥胖的患者选择手术时应慎重;伴有严重心、肺、肝、肾等内科疾病不能耐受手术者,不宜行手术治疗;对 70 岁以上有明显内科并发症的高龄患者尽量采用放射治疗。

不同期别的手术范围如下。①ⅠA1 期:行扩大筋膜外全子宫切除术。本手术按一般筋膜外全子宫切除术进行。阴道壁需切除 0.5～1.0 cm。②ⅠA2 期:行次广泛全子宫切除术。本术式需切除的范围为全子宫切除合并切除宫旁组织 1.5～2 cm,宫骶韧带 2.0 cm,阴道壁需切除 1.5～2.0 cm。手术时必须游离输尿管内侧,将其推向外侧。游离输尿管时必须保留其营养血管。同时应行盆腔淋巴结切除术。③ⅠB～ⅡA 期:行广泛性全子宫切除术及盆腔淋巴结清扫术。对于年轻、鳞癌患者应考虑保留附件。切除子宫时必须打开膀胱侧窝、隧道及直肠侧窝,游离输尿管,并将子宫的前后及两侧韧带及结缔组织分离和切断,主韧带周围的脂肪组织亦需切除。切除主韧带的多少可以根据病灶浸润范围决定,至少要在癌灶边缘以外 2.5 cm 以上,一般切除的宫旁组织及主韧带应在 3.0 cm 以上,有时甚至沿盆壁切除之。阴道上段有侵犯时,应切除病灶达外缘 1.0 cm 以上。需清除的盆腔淋巴结为髂总、髂内、髂外、腹股沟深、闭孔及子宫旁等淋巴结,必要时需清除腹主动脉旁、骶前等淋巴结。

此外,有人主张对Ⅱb期及部分Ⅲb期病例行超子宫根治术,即将主韧带从其盆壁附着的根部切除;对Ⅳa期年轻、全身一般情况好的病例行盆腔脏器切除术。但这些手术范围广,创伤大,手术后并发症多,即使有条件的大医院也需慎重考虑。

(2)手术后常见并发症及其防治。①膀胱功能障碍:子宫颈癌行广泛性全子宫切除术由于术中必须游离输尿管、分离下推膀胱,处理子宫各韧带,切除组织较多,常易损伤支配膀胱的副交感神经,引起术后膀胱逼尿肌功能减弱,影响膀胱功能,导致排尿困难、尿潴留、尿路感染。为减少此并发症,术中处理宫骶韧带及主韧带时应尽量保留盆腔神经丛及其分支;分离膀胱侧窝及直肠时尽量减少神经纤维的损伤,保留膀胱上、下动脉及神经节;手术操作要轻柔,止血细致。术后认真护理,防止继发感染。常规保留尿管 14 天,后 2 天尿管要定时开放,做膀胱操,每 2~3 小时开放半小时,促进膀胱舒缩功能的恢复。拔除尿管后,做好患者思想工作,消除其顾虑和紧张情绪,让患者试行排尿。如能自解,需测残余尿,以了解排尿功能。如残余尿<100 mL,则认为膀胱功能已基本恢复,不必再保留尿管;如剩余尿>120 mL,则需继续保留尿管,并可做下腹热敷、耻上封闭、针灸、超声、理疗等促进膀胱功能恢复。同时应注意外阴清洁,给抗生素预防感染。②输尿管瘘:术中游离输尿管时,易损伤输尿管鞘或影响其局部血循环,加之术后继发感染、粘连、排尿不畅等,可使输尿管壁局部损伤处或血供障碍处发生坏死、脱落,形成输尿管瘘。输尿管瘘最常发生于术后 1~3 周。为防止输尿管瘘的形成,应提高手术技巧,术中尽量保留输尿管的外鞘及营养血管,术后预防盆腔感染。如术中发现输尿管损伤,应立即进行修补,多能愈合。术后发生输尿管瘘,可在膀胱镜下试行瘘侧插入输尿管导管,一般保留 2~3 周可自愈。若导管通不过修补口,则需行肾盂造瘘,之后行吻合术,修补性手术应在损伤发现后 3~6 个月进行。③盆腔淋巴囊肿:行盆腔淋巴结清扫术后,腹膜后留有无效腔,回流的淋巴液滞留在腹膜后形成囊肿,即盆腔淋巴囊肿。常于术后一周左右在下腹部腹股沟上方或其下方单侧或双侧触及卵圆形囊肿,可有轻压痛。一般可在 1~2 个月内自行吸收。也可用大黄、芒硝局敷或热敷可消肿,促进淋巴液吸收。如囊肿较大有压迫症状或继发感染,应用广谱抗生素,或行腹膜外切开引流术。④盆腔感染:因手术范围大,时间长,剥离创面多,渗血、渗出液聚积等,易发生盆腔感染。若抗生素应用无效,且有脓肿形成,宜切开引流。术中若在双侧闭孔窝部位放置橡皮条经阴道断端向阴道外引流,可减少盆腔感染的发生。

3.手术前后放射治疗

对Ⅰb2期菜花型、年轻Ⅱb期患者,最好在术前先给半量放射治疗,以缩小局部肿瘤,使手术易于进行,减低癌瘤的活力,避免手术时的扩散,减少局部复发的机会。放疗结束后应在 4~6 周内手术。术后放疗适用于术中发现有盆腔淋巴结有癌转移、宫旁组织癌转移、手术切缘有癌细胞残留者,以提高术后疗效。

4.化学治疗

手术及放射治疗对于早期子宫颈癌的疗效均佳,但是对中晚期、低分化病例的疗效均不理想。近年来随着抗癌药物的不断问世,使晚期病例在多药联合治疗、不同途径给药等综合治疗下生存期有所延长。作为肿瘤综合治疗的一种手段,化学治疗本身具有一定疗效;同时对于放疗有一定的增敏作用。子宫颈癌的化疗主要用于下述三个方面:①对复发、转移癌的姑息性治疗。②对局部巨大肿瘤患者术前或放疗前的辅助治疗。③对早期但有不良预后因素患者的术后或放疗中的辅助治疗。

化疗与手术或放疗并用,综合治疗的意义在于:杀灭术野或照射野以外的癌灶;杀灭术野内的残存病灶或照射野内的放射线抵抗性癌灶;使不能手术的大癌灶缩小,提高手术切除率;增加放射敏感性。

(1)常用单一化学治疗用药:顺铂(DDP)、博莱霉素(BLM)、异环磷酰胺(IFO)、氟尿嘧啶(5-FU)、环磷酰胺(CTX)、阿霉素(ADM)、甲氨蝶呤(MTX)等效果较好。如顺铂 20~50 mg/m²,静脉滴注,每 3 周为一周期;其单药反应率为 6%~25%。

（2）联合静脉全身化疗常用的方案有：①博莱霉素 10 mg/m²，肌内注射，每周 1 次，每 3 周重复。②长春新碱 1.5 mg/m²，静脉滴注，第 1 天，每 10 天重复。顺铂 50～60 mg/m²，静脉滴注，第 1 天，4 周内完成 3 次。③异环磷酰胺 5 g/m² 静脉滴注。卡铂 300 mg/m²（AUC＝4.5）静脉滴注，每 4 周重复。④顺铂 60 mg/m²，静脉滴注，第 1 天。长春瑞滨 25 mg/m² 静脉滴注，第 1 天，每 3 周重复。博莱霉素 15 mg，静脉滴注，第 1,8,15 天。

（3）动脉插管化疗：采用区域性动脉插管灌注化疗药物，可以提高肿瘤内部的药物浓度，使肿瘤缩小，增加手术机会；在控制盆腔肿瘤的同时又可减少对免疫系统的影响，因而可以提高疗效。所使用的药物与全身化疗所使用的药物相同，但可根据所具有的条件采用不同的途径给药，如髂内动脉插管、腹壁下动脉插管、子宫动脉插管等，在插管化疗的同时还可加用暂时性动脉栓塞来延长药物的作用时间。常采用的化疗方案为：①顺铂 70 mg/m²，博莱霉素 15 mg，长春瑞滨 25 mg/m²。3～4 周重复。动脉注射，一次推注。②顺铂 70 mg/m²，吡柔比星 40 mg/m²，长春瑞滨 25 mg/m²。3～4 周重复。动脉注射，一次推注。③顺铂 70 mg/m²，阿霉素 25～50 mg/m²，环磷酰胺 600 mg/m²。3～4 周重复，动脉注射，一次推注。静脉注射，分两次入小壶

（八）预后

子宫颈癌的预后与临床期别、有无淋巴结转移、肿瘤分级等的关系最密切。临床期别高、组织细胞分化差、淋巴结阳性为危险因素。据 FIGO 资料，子宫颈癌的 5 年存活率Ⅰ期为 85%，Ⅱ期为 60%，Ⅲ期为 30%，Ⅳ期为 10%。国内中国医科院肿瘤医院放射治疗的 5 年生存率：Ⅰ期95.6%，Ⅱ期 82.7%，Ⅲ期 26.6%；手术治疗的 5 年生存率：Ⅰ期 95.6%，Ⅱ期 68.7%。子宫颈癌的主要死亡原因是肿瘤压迫双侧输尿管造成的尿毒症，肿瘤侵蚀血管引起的大出血以及感染、恶病质等。

二、子宫颈腺癌

子宫颈腺癌较子宫颈鳞癌少见，占子宫颈浸润癌的 5%～15%。近年来发病率有上升趋势。发病平均年龄为 54 岁，略高于子宫颈鳞状细胞癌。但 20 岁以下妇女的子宫颈癌以腺癌居多。子宫颈腺癌的发病原因仍不清楚，但一般认为与子宫颈鳞癌病因不同。腺癌的发生与性生活及分娩无关，而可能与性激素失衡，服用外源性雌激素及 HPV18 型感染及其他病毒的感染有关。

（一）病理特点

1.子宫颈腺癌大体形态

在早期微浸润癌时，子宫颈表面可光滑或呈糜烂、息肉、乳头状。当子宫颈浸润到宫颈管壁、病灶大到一定程度时，宫颈管扩大使整个子宫颈呈现为"桶状宫颈"，子宫颈表面光滑或轻度糜烂，但整个子宫颈质硬。外生型者可呈息肉状、结节状、乳头状、菜花状等。

2.子宫颈腺癌组织学类型

目前尚无统一的病理学分类标准。但以子宫颈管内膜腺癌最常见。其组织形态多种多样，常见者为腺性，其次为黏液性。高度分化的腺癌有时与腺瘤样增生很难区别，而分化不良的腺癌有时则极似分化很差的鳞状细胞癌。腺癌中含有鳞状化生的良性上皮，称为腺棘皮癌。如鳞状上皮有重度间变，称为腺鳞癌。黏液性腺癌的特征是产生黏液，根据细胞的分化程度分为高、中、低分化。子宫颈腺癌中还有几种特殊组织起源的腺癌，如子宫颈透明细胞癌（起源于残留的副中肾管上皮）、子宫颈中肾癌（起源于残留的中肾管）、浆液乳头状腺癌、未分化腺癌、微偏腺癌（黏液性腺癌中的一种）等。

（二）转移途径及临床分期

同子宫颈鳞癌。

（三）诊断及鉴别诊断

症状与子宫颈鳞癌大致相同。可有异常阴道流血包括接触性出血、白带内带血、不规则阴道流血或绝经后阴道出血。但子宫颈腺癌患者的白带有其特点，一般为水样或黏液样，色白，量大、无臭味。患者常主诉大量黏液性白带，少数呈黄水样脓液，往往一天要换数次内裤或卫生垫。查体子宫颈局部可光滑或呈糜烂、息肉状生长。部分子宫颈内生性生长呈有特色的质硬的桶状子宫颈。根据症状及体征还需做以下检查，阴道细胞学涂片检查假阴性率高，阳性率较低，易漏诊。因此，阴道细胞学涂片检查只能用于初筛，如症状与涂片结果不符，需进一步检查。如细胞学检查腺癌细胞为阳性，还应行分段诊刮术，以明确腺癌是来自子宫内膜还是来自子宫颈管。子宫颈腺癌的确诊必须依靠病理检查。活检对Ⅰa期的诊断比较困难，因为活检所取的组织仅为小块组织，难以肯定浸润的深度，要诊断腺癌是否属于Ⅰa期，有人建议行子宫颈锥形切除术。

（四）治疗

子宫颈腺癌对放疗不甚敏感。其治疗原则是：只要患者能耐受手术，病灶估计尚能切除，早中期患者应尽量争取手术治疗。晚期病例手术困难或估计难以切干净者，在术前或术后加用动脉插管化疗、全身化疗或放疗可能有助于提高疗效。

1.Ⅰ期

行广泛性全子宫切除＋双附件切除术及双侧盆腔淋巴结清扫术。

2.Ⅱ期

能手术者行广泛性全子宫切除＋双附件切除术及双侧盆腔淋巴结清扫术，根据情况决定术前或术后加用放、化疗。病灶大者可于术前放疗，待病灶缩小后再手术。如病灶较小，估计手术能切除者，可先手术，根据病理结果再决定是否加用放疗。

3.Ⅲ期及Ⅳ期

宜用放疗为主的综合治疗。若病变仅侵犯膀胱黏膜或直肠黏膜，腹主动脉旁淋巴结病理检查为阴性者，可考虑行全、前或后盆腔除脏术。

三、子宫颈复发癌

子宫颈复发癌是指子宫颈癌经根治性手术治疗后1年，放疗后超过半年又出现癌灶。据报道，子宫颈晚期浸润癌治疗后，约有35%将来会复发，其中50%复发癌发生于治疗后第一年内，70%以上发生于治疗后3年内。10年后复发的机会较少。如治疗10年后复发，则称为子宫颈晚期复发癌。复发可分为手术后复发及放疗后复发。复发部位以盆腔为主，占60%～70%。远处复发相对较少，占30%～40%，其中以锁骨上淋巴结、肺、骨、肝多见。

（一）诊断

1.症状

随复发部位不同而异。早期或部分患者可无症状。

（1）中心性复发：即子宫颈、阴道或宫体的复发，常见于放疗后复发。最常见的症状有白带增多（水样或有恶臭）和阴道出血。

（2）宫旁复发：即盆壁组织的复发。下腹痛、腰痛及骶髂部疼痛、下肢痛伴水肿、排尿排便困难为宫旁复发的常见症状。

(3)远处复发及转移:咳嗽、咯血、胸背疼痛或其他局部疼痛为肺或其他部位转移的症状。

(4)晚期恶病质患者可出现食欲减退、消瘦、贫血等全身消耗表现。

2.体征

阴道和/或子宫颈复发,窥视阴道可见易出血的癌灶。盆腔内复发可发现低位盆腔内有肿块或片状增厚。但需注意,宫颈局部结节感、溃疡坏死及盆腔内片状增厚疑有复发时,应与放射线引起的组织反应相鉴别。全身检查应注意有无可疑病灶及浅表淋巴结肿大,尤其是左锁骨上淋巴结有无转移。

3.辅助检查

(1)细胞学和阴道镜检查:对中心性复发的早期诊断有帮助。但放疗后局部变化,尤其阴道上端闭锁者常影响检查的可靠性,需有经验者进行检查以提高准确率。

(2)病理检查:诊断复发必须依靠病理。对可疑部位行多点活检、宫颈管诊刮术或分段诊刮取子宫内膜,必要时行穿刺活检等。

(3)其他辅助检查:胸部或其他部位的 X 线检查,盆腹腔彩色 B 超、CT、磁共振成像、PET-CT等,同位素肾图及静脉肾盂造影等检查对诊断盆腔内复发和盆腔外器官转移可提供一定的参考价值和依据。

(二)治疗

子宫颈复发癌的治疗,主要依据首次治疗的方法、复发部位以及肿瘤情况等因素而分别采取以下治疗。

1.放射治疗

凡手术后阴道残端复发者,可采用阴道腔内后装放射治疗。如阴道残端癌灶较大,累及盆壁,应加盆腔野的体外放射治疗。

2.手术治疗

放疗后阴道、子宫颈部位复发者,可予手术治疗,但在放疗区域内手术难度大,并发症多,需严格选择患者。

3.综合治疗

对较大的盆腔复发灶,可先行盆腔动脉内灌注抗癌化疗药物,待肿块缩小后再行放疗。放疗后的盆腔内复发灶,能手术切除者应先切除,术后给予盆腔动脉插管化疗;不能手术者,可行动脉插管化疗和/或应用高能放射源中子束进行放疗。对肺、肝的单发癌灶,能切除者考虑先行切除,术后加全身或局部化疗。不能手术者、锁骨上淋巴结转移或多灶性者,可化疗与放疗配合应用。化疗对复发癌也有一定疗效。化疗方案见子宫颈鳞状细胞癌的化疗。

四、子宫颈残端癌

子宫次全切除术后,残留的子宫颈以后又发生癌称为子宫颈残端癌,可分为真性残端癌和隐性残端癌。前者为次全子宫切除术后发生,后者为次全子宫切除时癌已存在,而临床上漏诊,未能发现。随着次全子宫切除术的减少,子宫颈残端癌的发生已非常少见,国内报道仅占子宫颈癌的 1%以下。

(一)治疗

与一般子宫颈癌一样,应根据不同期别决定治疗方案。但由于次全子宫切除术后残留的子宫颈管较短,腔内放疗受很大限制,宫旁及盆腔组织的照射剂量较一般腔内放疗量降低,需通过外照射做部分补充。Ⅰ期及Ⅱa期子宫颈残端癌仍可行手术治疗,但是由于前次手术后盆腔结构有变化,手术有一定难度,极易出现输尿管及肠管的损伤。不能手术者可行放射治疗。

(二)预防

因妇科疾病需行子宫切除术前,应了解子宫颈情况,常规做子宫颈刮片细胞学检查,必要时做阴道镜检查及子宫颈活检,以排除癌变。除年轻患者外,尽量行全子宫切除术而不做次全子宫切除术。即使保留子宫颈,也应去除宫颈管内膜及子宫颈的移行带区。

(田 玮)

第四节 卵 巢 癌

在所有妇科恶性肿瘤中,卵巢恶性肿瘤是妇科肿瘤医师面临的最具挑战性的难题。其发生率虽在女性生殖系统恶性肿瘤中占第二或第三位,但其病死率却已跃居首位。

一、发病相关因素

卵巢癌发病因素尚不清楚,流行病学调查认为生育因素及遗传因素在卵巢癌的发生中起重要的作用。

(一)生育因素

生育对上皮性卵巢癌的发生有重要的影响。流行病学研究认为妊娠降低上皮性卵巢癌发生的主要原因,在于妊娠期不排卵对卵巢起到一定的保护作用。妇女一生中的排卵次数与卵巢癌的发生有一定相关性。每次排卵造成卵巢上皮的损伤,多次排卵损伤及修复过程中可能出现缺陷,最终导致肿瘤发生。排卵次数越多,发生卵巢癌的危险性也越高,这就是所谓的持续排卵学说。多产、母乳喂养及口服避孕药可减少排卵的次数,对卵巢具有一定的保护作用。Hildreth 等更加明确地提出排卵年数(即月经初潮至绝经之间的年数,减去妊娠时间及其他不排卵如口服避孕药或哺乳时间等)与卵巢癌的关系,证明排卵年数与卵巢癌危险性呈正相关,以相对危险度(RR)为衡量指标,其结果如下:排卵不足 25 年,$RR=1$;25~29 年,$RR=2.01$;30~34 年,$RR=1.7$;35~39 年,$RR=2.9$;超过 40 年,则 $RR=4.5$。除此以外,生育因素中尚有人提出高促性腺激素学说,认为血液中垂体促性腺激素过多时,可过度刺激卵巢上皮细胞,促使卵巢癌的发生,实际上,持续排卵学说与高促性腺激素学说二者之间是相互关联的,在正常生殖期中,妊娠、哺乳以及口服避孕药等是使排卵停止的主要原因,而这些均可抑制垂体促性腺激素的分泌,使排卵年数减少,从而在一定程度上对卵巢起到保护作用,降低卵巢癌的发病危险。

(二)遗传因素

近年来,国内外的许多研究表明,确有一些卵巢癌病例呈家族传递现象。通过详细的家谱分析。现已确定了几种遗传性卵巢癌综合征。Lynch 等定义了 3 种明确的遗传性卵巢癌综合征。

1.遗传性位点特异性卵巢癌综合征

此类综合征相对少见,但发生卵巢癌的危险性较高。

2.遗传性乳腺癌/卵巢癌综合征

遗传性乳腺癌/卵巢癌综合征可存在于一个有卵巢癌和乳腺癌的家族中,影响少数一代或二代血亲。通常妇女在年轻时就容易患这些肿瘤，且乳腺癌是双侧性。如果有两个一代血亲患有遗传性卵巢癌综合征，其家谱和常染色体显性遗传模式一致，家族中的妇女患卵巢癌的相对危险性是普通人群的 2～4 倍。最近研究发现，定位于 17q 的 *BRCA* 1 基因可能与该综合征的发生有关。

3.遗传性非息肉性结直肠癌

遗传性非息肉性结直肠癌即 Lynch 综合征 Ⅱ 型，主要表现为结直肠癌，可合并子宫内膜癌、卵巢癌、乳腺癌以及其他泌尿生殖系统的恶性肿瘤。这些家族中的妇女发生卵巢癌的危险性取决于其一代和二代血亲的发病频率，但与普通人群比较，其相对危险性至少是普通人群的 3 倍。对这类卵巢癌的预防办法可以采用口服避孕药或在完成生育于 35～40 岁后考虑切除卵巢。

二、临床特征

(一)症状

大多数卵巢癌患者早期无症状，即使出现一些症状，也通常模糊和非特异性，主要表现为食欲下降、乏力、腹部不适以及体重减轻等，患者不易察觉，容易误为普通内科疾病而延误就诊。若为绝经前妇女，患者可以出现阴道不规则出血或月经紊乱。绝经后妇女可出现阴道出血的症状，其出血可能有以下 3 种原因：①肿瘤的间质组织分泌雌激素使子宫内膜增生；②卵巢癌同时合并子宫原发性癌；③卵巢癌转移至子宫、宫颈或阴道，转移癌灶发生出血。

当卵巢肿瘤包块较大压迫膀胱或直肠时，患者可以出现尿频或便秘、腹胀症状；晚期患者，当大网膜转移严重而呈饼块状时，可在上腹部扪到有浮球感的大包块，这在晚期卵巢癌较为常见；另外腹痛也是比较常见的症状，大多是由于患者体位改变使包块牵引周围脏器所引起。但是，继发于肿瘤破裂或扭转所致的急性腹痛却并不常见。

在晚期患者中，其症状多与出现腹水，大网膜、腹腔和盆腔发生种植转移或肠道转移有关，包括腹胀、恶心、厌食、便秘、腹泻、下肢肿胀、尿频等症状。

少数卵巢透明细胞癌能产生一种类似甲状旁腺激素的物质而造成高钙血症，患者因此可出现多饮、多尿、消瘦乏力等症状，一旦手术切除肿瘤后，血钙即可恢复正常，上述症状也随之消失。

(二)体征

盆腔包块和腹水是卵巢癌最重要和最常见的两个体征。如果患者盆腔内有一个实质性、大小不规则、活动度差或固定的包块，就应该高度怀疑有卵巢癌的可能性。此外，若患者上腹部出现转移性包块或腹水，则几乎可以明确诊断为卵巢癌。在卵巢癌患者中，有不少的患者是因为腹水或腹水所产生的一系列症状而就诊的，其中有少数患者开始被怀疑为"肝硬化腹水""结核性腹膜炎"等疾病，最后才得以正确诊断为卵巢癌。

另外，卵巢癌患者也可偶尔出现胸腔积液，但是，只有其中少数的胸腔积液中可以发现癌细胞。有报道在有胸腔积液的卵巢癌患者的尸检中，其胸膜和肺并未发现有癌转移，因此，胸腔积液的产生并非全部是因为胸膜或肺转移所致。有可能是因为腹水通过食管横膈孔渗透至胸腔而造成的。

正常卵巢绝经前的大小约为 3.5 cm×2.0 cm×1.5 cm，绝经后 1～2 年约为 2.0 cm×1.5 cm×0.5 cm，而绝经后 2 年以上则约为 1.5 cm×0.75 cm×0.5 cm 大小。1971 年，Barber 首先提出绝经后扪及卵巢综合征的概念。在绝经 1 年以上的妇女中，正常情况下卵巢应该萎缩而不能扪及，如果此时在妇科检查时能扪及增大的卵巢，则应引起高度重视，进一步检查以明确诊断，必要时可进行腹腔镜检查或剖腹探查术,避免漏诊卵巢癌。

（三）诊断

1.根据症状和体征作为诊断的依据

（1）症状:早期卵巢癌一般无任何典型症状,患者常常由于盆腔包块长大或出现腹水所引起的一系列症状方才就诊,此时虽作出正确的诊断并不困难,但是大多数患者已发展成为晚期。因此,要达到早期诊断卵巢癌的目的,显然不能单凭依靠患者主诉的症状,应提倡妇女定期进行盆腔检查。值得引起重视的是,有些卵巢癌患者在卵巢肿瘤并不大时即可出现大量腹水,妇科盆腔检查常常扪不清楚有无包块,腹水细胞学检查又为阴性,此时,应行 CT 或 MRI 检查,以排除腹腔内其他脏器的肿瘤而进一步明确诊断。曾有一些这样的患者,因为腹水腹胀、盆腔包块又不确切而被误诊为肝硬化或结核性腹膜炎,从而耽误治疗长达数月之久。

（2）盆腔包块:盆腔包块是卵巢癌的一个重要体征,应引起高度重视。对于绝经前的患者,如果临床检查包块为单侧、活动、囊性、形态规则、大小≤5 cm,对患者可以观察 2 个月,以区别是生理性囊肿抑或卵巢肿瘤,同时在观察期间,患者可以口服避孕药抑制其激素分泌,若包块不是肿瘤,则会自然消退;若包块不消退甚至反而长大,则应该考虑为卵巢肿瘤。

对于较小的实质性卵巢肿瘤也应高度重视,因为近年来,越来越清楚地认识到卵巢外腹膜乳头状浆液性癌和正常大卵巢癌综合征,其卵巢肿瘤大小一般均为正常大小或小于 5 cm,患者突出的症状和体征是腹胀与腹水,临床极易误诊为内科疾病或其他脏器肿瘤,因此,需行 CT 或 MRI 检查,必要时行剖腹探查术以明确诊断。

（3）盆腔内散在小结节:卵巢癌的转移多首先表现为盆腔腹膜上的小结节转移灶,该体征对于晚期卵巢癌的诊断意义不大,但在早期卵巢癌的诊断中却有着重要的价值。因此,对有盆腔内小结节的患者,应行腹腔镜检查或其他辅助检查以期早期明确诊断,并可与子宫内膜异位症和盆腔结核相鉴别。

（4）宫颈细胞学检查:尽管宫颈细胞学检查在诊断卵巢癌上的作用十分有限,但仍有学者主张对有月经不规则或绝经后有阴道不规则出血的卵巢癌患者行子宫内膜活检或宫颈细胞学检查,以排除子宫内膜癌或子宫颈癌造成的转移性卵巢癌,并可在术前明确卵巢癌有无宫颈转移。

2.辅助诊断方法

（1）卵巢癌有关的肿瘤标志物的检测:即血清 CA125 及 CA15.3、CA19.9 等标志物的检测。血清 CA125 对诊断卵巢浆液性上皮癌的敏感性较高,而对其他几种上皮性癌如黏液性卵巢癌的敏感性却较低。目前尚有其他几种肿瘤标志物可供选择以弥补 CA125 的不足,常用的有 CA15.3、CA19.9、CA72.4、癌胚抗原、组织多肽抗原、胰蛋白酶抑制物以及铁蛋白等。对上皮性卵巢癌的检测,CA125 敏感性最高,可达 83.6%,其他几种标志物虽不如 CA125,但 CA19.9 和 CA72.4 对诊断黏液性卵巢癌的敏感性却较高,敏感性分别可达 83.3% 和 72.7%,比 CA125 高,癌胚抗原对黏液性卵巢癌的敏感性亦较高。CA19.9 除对黏液性卵巢癌较敏感外,对透明细胞卵巢癌的敏感性亦较高。

为提高诊断的准确性,近来常采用联合测定几种标志物。Lahonsen(1990 年)联合检测几种肿瘤标志物,可使诊断卵巢癌的可靠性提高到 96% 以上。

（2）影像学诊断:主要是超声诊断、CT、MRI、放射免疫显像。

超声诊断:超声检查对明确卵巢肿瘤的大小、外形以及囊实性等均比较准确。尤其是近年来,随着超声仪器设备与诊断技术的不断提高,例如阴道超声以及可以测定肿瘤血流量的彩色多普勒仪等,使对早期卵巢癌诊断的可靠性有所提高。最近,vanNagell 等对 14 469 名无症状的妇女应用经阴道超声检查进行卵巢癌普查,所有具有异常卵巢声像图的妇女在 4~6 周后重复经阴道超声检查。对 180 例两次经阴道超声检查均具有异常卵巢声像图者进行了剖腹探查术或腹腔镜检查术。结果 17 例为卵巢癌,其中Ⅰ期有 11 例,Ⅱ期有 3 例,Ⅲ期有 3 例。有学者认为,经阴道超声检查用于卵巢癌普查的敏感性为 81%,特异性为 98.9%;对于卵巢体积正常者不能完全排出卵巢癌的可能性,还应结合临床检查与 CA125 值综合考虑,才能得出正确诊断。应用超声检查对晚期卵巢癌的诊断的准确性极高。因此,超声检查对卵巢癌是一种比较好的辅助诊断方法,而且价格便宜、易于推广普及。

CT 扫描:CT 扫描可清晰显示肿瘤的图像和病变范围。CT 扫描除能了解盆腹腔肿瘤原发灶和转移灶大小和部位外,还可较清楚显示肝、肺及膈下以及腹膜后淋巴结的转移灶。因此,CT 扫描对卵巢癌的诊断、鉴别诊断及治疗后的随访有重要的价值。同时有助于治疗方案的选择、手术方式的确立、手术难度和可能的并发症的估计。特别是单层螺旋 CT 和多层螺旋 CT 的应用以来,CT 诊断技术水平进一步得到了提高。

MRI:MRI 是一种无创伤性、非放射性检查方法,MRI 是三维空间直接多平面成像,应用于卵巢肿瘤的诊断要比 B 超及 CT 扫描获得的成像更为清楚和准确。目前,由于检查的费用昂贵,因此仅作为补充检查手段和卵巢癌治疗后疗效的判定。

放射免疫显像:放射免疫显像是以放射性核素标记肿瘤相关抗原的抗体为阳性显像剂,这种核素标记抗体进入体内后,用 γ 照相机或单光子发射计算机成像,可作为肿瘤的定位诊断。卵巢癌常用的抗体为单克隆抗体 OC125,以及癌胚抗原等作为抗原制备的单克隆抗体。

(3)腹腔镜检查:在临床中,对于盆腔结核、子宫内膜异位症等容易与早期卵巢癌混淆的疾病患者,腹腔镜检查可以在直视下立即明确诊断,同时还可以对肿瘤组织以及可疑部位进行活检。目前认为腹腔镜用于卵巢癌患者检查有以下优点:①可以明确诊断,并与其他疾病相鉴别;②还可以明确卵巢癌的组织学类型,对鉴别原发性癌与继发性癌也有一定的帮助;③可以确定卵巢癌转移范围,尤其是横膈等隐匿部位的转移。这对于卵巢癌的准确分期有一定益处。

(4)腹水或腹腔冲洗液的细胞学检查:卵巢癌肿瘤包膜虽外观完整,但通常已有癌细胞浸润或早期就很容易穿破包膜向囊外生长,肿瘤细胞极容易脱落在腹腔中,因此,检测腹水或冲洗液中的肿瘤细胞对诊断卵巢癌有一定的价值。文献报道,癌局限在卵巢且包膜完整,其腹腔冲洗液中 50% 可以找到癌细胞。如已有腹水,则发现癌细胞的阳性率更高。

(5)术中快速冰冻病理诊断:卵巢肿瘤类型繁多,术前不易确诊,医师在术中仅凭肉眼观察,难以确定肿瘤的性质。由于良性与恶性肿瘤手术切除范围不同,为防止手术治疗过度或不足,避免不必要的第二次手术,特别是对于生育期Ⅰa 期的年轻患者要决定是否保留其生育能力的问题,因此,术中必须对送检组织做冰冻切片行快速病理诊断,这将有助于手术中确定下一步处理方案。Twaalfhoven 等报道冰冻切片诊断卵巢恶性和交界性肿瘤的准确率为 83.5%,良性肿瘤为 92.8%;对恶性肿瘤的预测值为 100%,交界性肿瘤为 62%,良性肿瘤为 92%。国内文献研究结果稍高一些,冰冻切片诊断对卵巢恶性肿瘤的准确率为 93.5%,良性肿瘤为 100%,交界性肿瘤为 77.3%;对恶性肿瘤的预测值为 100%,交界性与良性肿瘤分别为 85% 与 89.6%。然而冰冻切片诊断也可能发生错误,造成误诊的主要原因为标本取材错误所致,另外还受时间限制和病理医师诊断经验等因素的影响。因此,临床和病理医师必须认识冰冻切片的局限性,才能根据其结果制订出恰当的治疗方案。

三、预后因素

卵巢癌患者在治疗后的结局,可以通过一些预后因素进行评估。这些因素主要包括病理学、生物学和临床 3 个方面。

(一)病理学因素

过去认为卵巢癌的组织学类型对预后的影响不大,但近年来的研究表明,卵巢癌中,浆液性癌及黏液性癌两个主要类型相比,浆液性癌 5 年生存率比黏液性癌 5 年生存率低,其差别十分显著。癌细胞的分化程度和组织结构形态与卵巢癌的预后也有一定的关系,根据 Broder 分级标准,组织学分级 I 级者的 5 年生存率为 80%、II 级者为 47%、III 级和 IV 级者共为 10%。因此,组织学分级应作为预后因素之一。

除组织学分级外,核分裂活性对预后也有重要影响,在每一高倍视野下核分裂数超过 3 个,5 年生存率<10%;每高倍视野下≤2 个者为 25%;每高倍视野下有 1 个者为 51%。

(二)生物学因素

生物学因素主要包括卵巢癌的生物学行为方面的基础研究与转移途径对预后的影响。Fried Lander 等应用流式细胞学技术对卵巢癌进行研究,发现卵巢癌大多是非整倍体肿瘤;此外,他们和其他学者均发现 FIGO 分期和肿瘤的倍体之间有很高的一致性,例如早期患者,其肿瘤多为二倍体,而晚期患者则多为非整倍体。二倍体肿瘤患者的平均生存时间明显比非整倍体肿瘤患者长,二者分别为 1 年和 6 个月。研究表明,多因素分析证实肿瘤倍体是一个独立预后因素和预测患者存活的重要指标之一。S 期细胞百分率是反映肿瘤细胞增殖活性程度的指标之一,也是一个独立的预后因素,其与倍体联合分析可更好地预测预后。非整倍体肿瘤常常伴有 S 期细胞百分率增高。二倍体肿瘤伴有 S 期细胞百分率低时,一般提示预后较好。

卵巢癌的转移途径和部位与预后密切相关。转移途径主要包括肿瘤细胞脱落腹腔内直接种植(经体腔途径转移)、淋巴引流扩散和血行播散。

1.肿瘤细胞直接种植

肿瘤细胞直接种植是卵巢癌最常见和最早的转移方式。癌细胞脱落直接种植于腹腔壁腹膜及腹腔脏器的浆膜,包括横膈、网膜、小肠、结肠、直肠、子宫直肠窝、输卵管以及子宫的浆膜层等。由于重力的原因,癌细胞最容易种植于位于盆腔内最低部位的子宫直肠窝,形成质地较硬的转移结节,这就是在行盆腔检查时很容易触及的后穹隆结节。在正常情况下,随着呼吸运动横膈上下移动所造成的腹腔内正负压的不断改变,使腹腔内的液体经常保持流动状态;而腹腔内肠系膜,即小肠、横结肠、升降结肠及乙状结肠的系膜将腹腔分为数个部分,使右侧盆腔的液体可以畅通无阻的流向右上腹腔,而左侧盆腔的液体因横膈结肠韧带和其他腹膜反折的限制,流向上腹腔时受到的阻力相对较大。因此,脱落的癌细胞较容易种植于右侧升结肠旁沟、右侧横膈和大网膜(尤其是右半部分),而左侧横膈和左侧的降结肠旁沟的癌细胞种植转移就相对少见一些。同理,右侧卵巢癌发生上腹部转移的概率明显高于左侧,Meleka 报道的结果右侧为 30%,左侧为 15%;郭丽娜等报道右侧卵巢癌转移至上腹部为 50%,而左侧仅为 27%,由此可见,右侧癌发生上腹部转移的概率约为左侧的 2 倍。另外由于小肠不断蠕动,肿瘤很少侵犯小肠肠腔,但常常逐渐黏附大肠袢,从而导致功能性肠梗阻,这种情况称之为癌性肠梗阻。

2.淋巴引流扩散

卵巢癌的癌细胞容易随相应的淋巴引流而造成远处扩散。目前认为主要随 3 条淋巴途径扩散:①随卵巢血管转移,即右侧卵巢癌在右肾下极水平进入腹主动脉淋巴结,左侧则引流至左肾门区域。②从卵巢门引出的淋巴管经阔韧带之间进入闭孔淋巴结,并与髂外及腹主动脉淋巴结之间有交叉吻合支。③一些淋巴管副支引流沿圆韧带至髂外淋巴结与腹股沟淋巴结。卵巢癌的癌细胞主要随着上述3条淋巴途径引流,可以转移至横膈、盆腔淋巴结、腹主动脉淋巴结及腹股沟淋巴结,甚至锁骨上淋巴结。

总结文献得出卵巢癌淋巴转移有以下基本规律:①卵巢癌总的淋巴转移率可以高达50%～60%,说明淋巴转移是卵巢癌扩散的主要途径之一;②卵巢癌向盆腔淋巴结和腹主动脉淋巴结转移的机会基本相等,故术中不能忽略了对腹主动脉淋巴结的切除;③原发于左侧的卵巢癌,其盆腔淋巴结转移的发生率高于右侧。Burghardt 等报道,Ⅲ期患者中78%有盆腔淋巴结转移。已有研究证明,卵巢癌发生腹主动脉淋巴结转移,Ⅰ期为18%、Ⅱ期为20%、Ⅲ期为42%、Ⅳ期为67%。

3.血行播散

卵巢癌患者在诊断时,血行播散转移并不常见,仅有2%～3%的患者出现肺和肝脏等主要器官的转移。近年来,随着化学治疗药物和化学治疗方案的进展,卵巢癌患者的近期生存时间有所延长,但是遗憾的是,患者常常在1～2年后又发生复发,故最近文献报道卵巢癌患者发生肝和脾实质转移、脑转移、肺转移、乳腺转移甚至皮肤转移的并不少见。Dauplat 等报道在Ⅳ期患者中发生远处转移者为38%,其中1/4患者出现恶性胸腔积液,平均存活6个月。另有研究表明,发生肺转移为7.1%,平均存活9个月;皮肤转移为3.5%,平均存活12个月;胸膜转移2.4%,平均存活2.3个月;中枢神经系统转移2%,平均存活13个月;骨转移为1.6%,平均存活4个月。发生远处转移的重要危险因素包括腹水中癌细胞阳性、腹膜癌结节形成、腹腔内有大的转移癌灶、初次手术时有腹膜后淋巴结转移等。

(三)临床因素

在较多的临床预后因素中,临床分期、初次手术后残余癌灶的大小、腹水及腹水量、患者的年龄、治疗方式和种族是较为重要的预后因素。

1.FIGO 分期

目前卵巢癌的分期是采用 FIGO 2014 年制定的手术病理分期方法进行分期的,其核心是基于术中探查所见病变范围来划分期别的。分期与预后呈明显的负相关,Ⅰ期患者的5年生存率为80%～90%,Ⅱ期为40%～60%,Ⅲ期为10%～15%,Ⅳ期<5%。由于卵巢癌病变隐匿,具有早期扩散的生物学行为特征,患者在就诊时就已有2/3已属晚期(Ⅲ～Ⅳ期)。因此,术前应根据所作的有关检查,综合分析,尽可能地了解病变浸润的范围;术中更应仔细探查大网膜、横膈、肝脏、肠道、子宫直肠窝、盆腔淋巴结和腹主动脉淋巴结等肿瘤易于扩散的部位,以免遗漏病灶,造成分期偏低,从而影响患者的治疗和判断预后。有研究表明,对术前诊断为早期(Ⅰ～Ⅱ期)的卵巢癌患者,手术后发现约有33%应归为Ⅲ期。

2.初次手术后残余癌灶的大小

初次手术后残余癌灶的大小是一个重要的预后因素,其大小与预后成反比。无残余癌灶者,平均可存活39个月;残余癌灶大小为0～0.5 cm 者,平均存活29个月;0.6～1.5 cm 者,平均存活18个月;>1.5 cm 者,平均存活仅11个月。可见残余癌灶的大小与预后密切相关。最近有研究表明,残余癌灶的数目也要影响预后,在手术后无残余癌灶或仅有1个残余癌灶者,其二探术阴性率为60%,明显高于有多个残余癌灶者的34%。因此,尽可能彻底干净地切除所有肉眼可

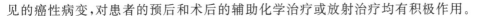

见的癌性病变,对患者的预后和术后的辅助化学治疗或放射治疗均有积极作用。

3.腹水及腹水量

早年已有报道,腹水阳性也是卵巢癌的一个预后因素,有腹水者的预后较差,其生存率比无腹水者约低一半。最近,有研究指出,卵巢癌的腹水量也可作为一个预后因素,患者的腹水量>500 mL者,其预后明显差于腹水量<500 mL或无腹水者。

4.年龄

卵巢癌患者的预后与年龄有一定关系。相同类型的肿瘤采用相同的方法治疗,在不同年龄的患者中疗效不一,年轻的成年妇女患者的生存率较高,这可能与其在诊断时分期早,分化好有关。年轻的成年妇女患者由于期别早、组织分化高、免疫力强,因而复发率较低,其生存率较高,但随着年龄的增高,患者的生存率则下降,20~29岁的浆液性癌患者的5年生存率为83%,<50岁者为40%,而>50岁者仅为15%。但年龄因素不如分期及残存癌大小那么重要。

5.治疗方式

对晚期卵巢癌患者,术后联合化学治疗较单一药物化学治疗的预后好;采用以铂类药物为基础的联合化学治疗比无铂类药物的联合化学治疗效果好。近年来,抗癌新药紫杉醇、奥沙利铂、拓扑替康等的问世和广泛应用,有希望治疗卵巢癌的效果较其他药物为好。

6.种族

种族对预后有一定的影响。黑人妇女中卵巢癌患者的病死率为白人妇女患者的2倍,二者的5年生存率分别为30%与60%。

四、治疗

(一)Ⅰ期的治疗

Ⅰ期卵巢癌以手术治疗为主,应严格按照全面的准确的探查分期手术步骤进行分期。

1.Ⅰa和Ⅰb期高分化癌

经全面的准确的探查分期手术后,对于未发现卵巢外有转移病变者,行经腹全子宫切除术加双侧附件切除术就足够了,术后可不进行化学治疗。年轻的Ⅰa期高分化癌如希望保留生育功能者,可保留子宫和对侧卵巢,对这类行保守性手术治疗者,应严格定期随访,包括盆腔检查、盆腔B型超声检查和血清CA125测定,患者一旦完成生育后,应立即行全子宫和对侧卵巢切除术。

Guthrie等对656例早期卵巢癌患者进行了研究,发现对于术后未进行辅助化学治疗的Ⅰa期高分化癌患者,无1例因卵巢癌而死亡,因此,认为对Ⅰa期高分化癌患者术后不需要辅助性化学治疗。随后美国妇科肿瘤学组对Ⅰa期和Ⅰb期高分化癌患者进行前瞻性随机对照研究,一组不应用化学治疗,另一组给予米法兰口服化学治疗,两组的5年生存率分别为94%与96%,从而进一步证明对该类患者在术后不需要辅助化学治疗。

2.Ⅰa、Ⅰb期中、低分化和Ⅰc期癌

对于Ⅰa、Ⅰb期中、低分化癌或腹腔冲洗液或腹水中癌细胞阳性的患者,术后则应进行辅助性治疗,辅助性治疗包括化学治疗和放射治疗。放射治疗又可分为腹腔内灌注放射性同位素32P与全腹照射。由于对这类患者术后的辅助性治疗多为回顾性研究,因此,化学治疗和放射治疗哪一种治疗方法的效果更佳,目前尚无确切定论。

(1)化学治疗:对Ⅰa、Ⅰb期中、低分化和Ⅰc期卵巢癌患者,术后可采用单一药物化学治疗或联合化学治疗。单一药物化学治疗中最常应用口服米法兰化学治疗,连服5天,每隔28天重复。该方法的优点是使用方便,容易被患者接受。主要缺点是约有10%的患者在接受了12个疗程以上的烷化剂治疗后,将在随后的5～10年内发生急性非淋巴细胞性白血病,这已经引起了人们的足够重视,过去主张使用米法兰24个疗程,目前多主张应用米法兰不宜超过6个疗程。

也有学者主张对这类患者采用联合化学治疗方案治疗,化学治疗方案多采用环磷酰胺+顺铂或环磷酰胺+多柔比星+顺铂方案,以6个疗程为宜。环磷酰胺+顺铂与环磷酰胺+多柔比星+顺铂方案对Ⅰ期患者的疗效无明显差异。

(2)放射治疗:放射治疗治疗早期卵巢癌有两种方法,包括腹腔内灌注放射性同位素32P与全腹照射。文献报道前者获得的5年生存率为85%,后者为78%,虽较前者低,但该组中具有高危因素的患者却较多。

美国妇科肿瘤学组和意大利的多中心研究指出,应用米法兰和腹腔内灌注放射性同位素32P治疗早期卵巢癌的疗效无明显差异;单一顺铂化学治疗6个疗程和同位素32P治疗比较,获得的无瘤生存率分别为84%与61%。尽管单一顺铂化学治疗的疗效已经比较好了,但要想阻止癌复发,仍建议应用以顺铂为基础的联合化学治疗较为妥当。单独盆腔外放射治疗的疗效不及应用米法兰治疗,故不推荐应用。

综上所述,目前对Ⅰa、Ⅰb期中、低分化和Ⅰc期卵巢癌的术后辅助性治疗取决于患者的全身情况和状态,对年轻和中年患者可采用环磷酰胺+顺铂或环磷酰胺+多柔比星+顺铂方案化学治疗6个疗程;年老患者可采用短期口服米法兰(4～6个疗程)则效果更佳。至于腹腔内灌注放射性同位素32P则可作为一个替代的选择方案,但使用的前提是患者的腹腔内必须无严重的粘连。

(二)Ⅱ、Ⅲ、Ⅳ期的治疗

该类患者的治疗方案相同。采用以手术为主、术后辅助化学治疗的综合治疗方法。卵巢癌的诊断一经确立,即应行剖腹探查术,尽量切除原发肿瘤和相关的转移病变,该手术被称之为卵巢癌肿瘤细胞减灭术,其主要目的是为术后的化学治疗打下基础。

1.肿瘤细胞减灭术

卵巢癌肿瘤细胞减灭术的内容主要包括全子宫、双侧附件、大网膜、阑尾切除术、腹主动脉及盆腔淋巴结切除术以及尽可能地切除肉眼可见的转移病变,从而使残余癌灶小于2 cm,为术后的化学治疗提供良好的条件。实践证明,抗肿瘤药物对直径大于2 cm的癌灶比对直径小于2 cm的癌灶的疗效明显较差。

(1)肿瘤细胞减灭术的理论基础:卵巢癌肿瘤细胞减灭术主要是基于手术切除大的肿瘤包块给患者带来的生理学益处、提高了肿瘤的血氧供给能力,改变了肿瘤细胞的细胞动力学,使肿瘤对化学治疗和放射治疗更加敏感、增强了患者的免疫力这3方面的理论基础而实施的。

生理学益处:一般卵巢癌患者在就诊时已为晚期,腹盆腔内的肿瘤包块体积较大,并且通常合并有腹水。手术切除大的肿瘤包块和饼状的大网膜后,患者的腹水常常会有所减少、甚至完全消失。同时,患者的恶心、腹胀及厌食症状能得到较好地改善。如果患者的小肠有转移,那么切除小肠上的肿瘤病变,可以使小肠的吸收功能恢复,从而提高患者的全身营养状态,增强患者对随后化学治疗和放射治疗的耐受能力。

肿瘤灌注和细胞动力学：大的肿瘤包块常常有部分区域的血液灌注不良，这些血液灌注不良的肿瘤区域中，化学治疗药物的有效浓度将减少而影响化学治疗的疗效；相同的道理，由于这些区域的血液灌注不够，氧气的供给也将减少，从而使需要充足氧合作用以获得最大的肿瘤细胞杀伤的放射治疗效果也不理想。因此，手术切除大的肿瘤包块能去除这些对化学治疗与放射治疗不敏感的区域。

此外，大的肿瘤包块中未分化细胞或处于静止期（G_0 期）的肿瘤细胞的比例很高，这些细胞对化学治疗和放射治疗均具有抗拒性，极不敏感。手术切除大部分肿瘤，使肿瘤细胞减少到最低限度，促使处于静止期的残余肿瘤细胞进入细胞增殖生长周期，这类细胞对化学治疗和放射治疗最敏感，从而达到消灭肿瘤的作用。这是肿瘤细胞减灭术最主要的理论基础所在。

免疫因素：晚期大肿瘤包块比小肿瘤具有更大的免疫抑制作用，除了大肿瘤本身可以引起机体非特异性免疫系统损伤外，机体免疫防御机制也比小肿瘤差。机体识别异常抗原的正常机制可能被大量的癌细胞所屏蔽，癌细胞产生的大量肿瘤抗原与免疫抑制因子阻止了淋巴细胞的免疫功能，从而使机体处于免疫麻痹状态，不仅肿瘤极易扩散，而且使肿瘤细胞对化学治疗与放射治疗极不敏感。肿瘤细胞减灭术可使固定于癌细胞表明的肿瘤抗原清除，并使免疫抑制因子减少，解除了淋巴细胞对肿瘤细胞攻击的封闭作用，从而改善了患者的免疫防御机能，增强了机体的抵抗力，提高了对化学治疗与放射治疗毒性的耐受力。

（2）肿瘤细胞减灭术的目的：卵巢癌肿瘤细胞减灭术的主要目的是尽可能地手术切除所有原发肿瘤以及肉眼可见的转移性病变，使残余癌灶小于 2 cm，最新的规定为小于 1 cm。如能达到无肉眼可见病变则最好，这样才能提高肿瘤细胞对化学治疗的敏感性。

大量的临床研究已经证实，术后残余癌灶的大小与患者的生存率直接相关，残余癌灶越小，则患者的生存率就越高。Vanlindert 等指出，残余癌灶直径 ≤5 mm 时患者的生存率较高，平均生存时间为 40 个月；而癌灶直径 <1.5 cm 与 >1.5 cm 者的平均生存时间则分别为 18 个月与 6 个月。

理论上肿瘤细胞减灭术提倡尽可能地手术切除转移病变，但是，在实际手术操作过程中却很难达到如此理想的程度，转移病灶能否被完整切除通常取决于其所在的位置及与周围组织的粘连程度，如果残余癌灶位于横膈、肝实质、小肠系膜根部、小网膜或肝门处有广泛病变，则很难获得理想的肿瘤细胞减灭术结果。

（3）手术探查：术时大多数患者可以采取仰卧位，对于有盆腔内广泛转移可能行低位结肠切除者，则宜采用膀胱截石位。术时切口绝大多数采取腹部正中切口，由于手术范围广，切口必须要求足够长，以便充分暴露上腹部及盆腔病变并切除这些部位的转移癌灶。

（4）盆腔肿瘤切除：晚期卵巢癌的肿瘤包块常常较大而充满整个盆腔内，通常肿瘤已穿透包膜，并向邻近组织与器官浸润，原发肿瘤常与子宫、膀胱、肠管甚至大网膜等粘连形成一个形态极不规则的大包块，无法辨认正常的解剖结构与解剖关系，因此，按常规手术步骤进行，往往无法实施手术。如果强行将包块分离切除，又有造成大出血和损伤周围脏器的危险。故目前妇科肿瘤医师认为手术切除盆腔内大包块的关键在于必须经腹膜外间隙实施，具体方法为在骨盆漏斗韧带上方或外侧剪开腹膜，结扎卵巢动、静脉，并将输尿管从腹膜上游离开，沿两侧将腹膜以"卷地毯"或"包饺子"的方式向中线方向游离，依次切断圆韧带、子宫动静脉，并将膀胱腹膜（如果已受累）从膀胱顶部剥下。至此，子宫及主要大包块就已经被切除了。一般卵巢癌浸润腹膜的面积虽广,但多表浅,故腹膜后间隙的界限仍清楚可见,手术游离时的难度并不太大,术时出血也较少。因此,只要熟悉盆腔解剖关系,掌握手术步骤和操作技巧,再加之具有锲而不舍的精神、顽强的毅力与信心,最终大多数能达到减灭术的目的。

由于卵巢癌一般不易浸润结肠肠腔和膀胱黏膜,故在手术切除盆腔内包块时常无须切除低位结肠和膀胱。但是,如果癌灶包绕乙状结肠及其系膜,则需切除该段结肠以达到最大限度的减灭术的目的。

一般在肿瘤细胞减灭术中,有时会遇到膀胱部分受累的情况,此时,需行部分膀胱切除术。极少的情况下,需切除部分输尿管而行输尿管-输尿管吻合术或输尿管-膀胱吻合术。

(5)网膜切除:大网膜是卵巢癌腹腔内最早和最常见转移的部位,其转移率可高达70%左右。有时这种转移是肉眼和扪诊所不能明确的,仅仅是显微镜下肿瘤细胞种植,故大网膜是卵巢癌肿瘤细胞减灭术术中必须切除的组织,这样不仅有助于分期,而且可以减少腹腔内的肿瘤负荷,防止或减少腹水的产生。

晚期卵巢癌的大网膜常常受累非常严重,质地变硬、缩小增厚而形成大网膜饼。有时粘连于腹膜使手术时进入腹腔比较困难,分离大网膜与腹膜及肠管之间的粘连后,将大网膜自横结肠下完全暴露,仔细锐性分离将其从横结肠浆膜面上松解下来,在横结肠下沿逐步完整切除。

当结肠肝曲和脾曲部位的网膜组织严重受累时,此时几乎很难全部将病变网膜切除,但仍应努力将其绝大部分切除,以减少腹腔内的残余癌灶。有时偶见受累的网膜与脾脏粘连紧密而需切除脾脏来达到切除所有网膜的目的。

(6)阑尾切除:阑尾并不是卵巢癌早期容易转移的部位,主要是由于阑尾的解剖位置与原发癌灶邻近而直接浸润所致,故阑尾转移的同时常常伴有腹腔内其他部位的转移,对分期无影响,切除阑尾主要是为了减少残余癌灶。阑尾转移的发生率文献报道波动的范围较大,为23%~83.3%。国内文献报道为19.8%,一般在Ⅰ、Ⅱ期病例中无阑尾转移发生。由于阑尾是一个免疫器官,因此,目前多主张对Ⅰ、Ⅱ期患者可以不切除阑尾,而对Ⅲ、Ⅳ期患者应将阑尾切除作为肿瘤细胞减灭术的组成部分之一。

(7)肠切除:小肠和大肠是晚期卵巢癌很容易发生转移的部位,小肠转移率为26%~38%,大肠转移率为30%~39%。由于卵巢癌肠转移的发生率高,肿瘤浸润肠管并相互粘连,很容易发生对患者生命有严重威胁的癌性肠梗阻,因此,对转移肠段的切除,在肿瘤细胞减灭术中具有极为重要的意义。

卵巢癌的肠转移有其特征性,从而为肠道手术提供了可行性。卵巢癌的肠转移可分为3种类型:①浅表的多发性小结节,这是小肠转移的主要类型,也可见于大肠转移。这种小结节癌灶绝大多数直径小于2 cm,比较容易从肠壁上剥除,但需要术者有足够的手术技巧与耐心。如果病变浸润较深达肌层甚至黏膜层,则需行肠修补术。过多的小结节也可靠术后化学治疗来杀灭。②整个肠道因广泛癌性浸润而僵直变形,肠蠕动减弱,肠系膜缩短甚至消失。这种病变手术是无法切除的。此种类型少见。③肠壁大面积受累。此种类型常发生于直肠-乙状结肠、横结肠或升降结肠,而小肠少见。尽管肠管受累的面积较大,但大多数仅为浆膜面受侵,因此,通过仔细的锐性分离,常可找到分界面,较顺利切除肿瘤而不需切除肠管。如果肠管的深肌层受侵,则需切除部分肠管。如为低位直肠深肌层受侵,当吻合有困难时,则应行结肠造瘘术。

Shimada等对Ⅲc期或Ⅳ期卵巢癌肠道受累的患者进行肠切除术,结果24例行肠切除术后达到满意手术目的者的 3、5 年生存率分别为 46.8％与 24.2％；而 23 例未行肠切除术即能达到满意手术目的者的 3、5 年生存率分别为 59.1％与 33.8％。二者比较无显著性差异。有学者认为，尽管包括肠切除术的肿瘤细胞减灭术术后患者的并发症可能较高，但是，如果术中判断能达到满意手术的目的，则应进行肠切除术，这有利于改善晚期卵巢癌患者的生存率。

（8）腹膜后淋巴结切除术：腹膜后淋巴结主要包括腹主动脉旁淋巴结与盆腔淋巴结。卵巢癌腹膜后淋巴结转移的发生率为 50％～60％。即使是Ⅰ期患者，淋巴结转移的发生率也可达 10％～20％。因此，对各期的卵巢癌均应行腹膜后淋巴结切除术，才能达到准确分期和减少肿瘤负荷的目的。

（9）其他转移灶切除：腹膜上较大的肿瘤包块也应切除；肝脏上有转移时，可根据患者的实际情况，行肿瘤挖出术或部分肝叶切除术，但风险较大，手术应慎重；脾脏有转移时，可行脾脏切除术。对于横膈上的广泛性种植癌灶，手术切除既不可能也不可行，国外有使用激光来杀灭癌灶的报道。

综上所述，卵巢癌肿瘤细胞减灭术主要包括上面的内容，通过回顾性研究显示，能够比较顺利完成肿瘤细胞减灭术的为 70％～90％，总的手术并发症发生率小于 5％，手术死亡率小于 1％。需要指出的是，既要顺利地完成手术，又要达到理想的肿瘤细胞减灭术的目的，必须遵循以下原则：①妇科肿瘤医师不仅要有熟练的普通外科和泌尿外科等各种手术技能，而且要非常熟悉腹盆腔内的解剖结构与解剖关系。②手术中要有锲而不舍的精神，顽强的毅力，才能达到理想的减灭术的目的，但切忌盲目手术。③术中应根据患者的具体情况来进行手术，如果患者的一般情况较差，又有比较严重的内科并发症，则应相应地缩小手术的范围，保证患者的平安。④术前要准备好充足的血液，一般需备血 2 000 mL 左右；术后要密切观察病情，警惕各种并发症的发生。尤其是对行了肠切除术的患者，更应仔细观察，避免肠瘘的发生。⑤及时纠正晚期癌症患者的电解质紊乱及贫血，争取在术后尽早进行化学治疗，否则将影响手术的效果及今后患者的生存时间。

2.化学治疗

卵巢癌患者在肿瘤细胞减灭术后必须接受多疗程的系统化学治疗，才能杀灭小的残余癌灶以避免肿瘤复发或延迟复发的时间，这是治疗卵巢癌的基本原则。对于卵巢癌而言，化学治疗的效果明显优于放射治疗，已经成为卵巢癌患者赖以长期生存的支柱。原因如下：①大多数卵巢癌对化学治疗比较敏感，文献报道至少 50％的患者对化学治疗有良好的反应；②卵巢癌患者的腹盆腔内常有很多米粒大小的转移性种植结节，手术中根本不可能完全切净，况且还有许多肉眼无法看见的镜下转移性病变，更需要术后化学治疗来杀灭残余的癌细胞；③有时肿瘤巨大、固定，手术无法切除，化学治疗可以使包块缩小、松动，为手术提供成功的机会；④对于一些一般情况差，年老又合并有严重的内科疾病者，因难以胜任手术，则只有选择化学治疗作为主要的治疗方法；⑤对于腹腔以外的转移性病变，也常常只有通过化学治疗才能消灭之。但需指出的是，正如前面在肿瘤细胞减灭术的理论基础中所述，要想取得理想的化学治疗效果，首先必须进行满意的肿瘤细胞减灭术。

卵巢癌的化学治疗最早是应用烷化剂治疗，至今已有 50 年的历史。先后使用过的药物有噻替哌、苯丁酸氮芥、环磷酰胺等；20 世纪 60 年代起，开始应用氟尿嘧啶、放线菌素 D；20 世纪 70 年代则有六甲嘧胺、顺铂以及随后的卡铂问世，自铂类药物治疗卵巢癌以来，卵巢癌的治疗效果已有了明显的改善;20世纪90年代初推出的紫杉醇更是为治疗卵巢癌带来了新希望;目前刚开始应用于临床的第三代铂类药物草酸铂(奥沙利铂)以及拓扑替康、吉西他滨等新药则为卵巢癌的化学治疗提供了更多的选择。

化学治疗前,应对患者的一般状况进行量化评价。目前多采用 Karnofsky 评分法:①100分,正常,无主诉、无疾病征象。②90分,能正常活动,很轻微的症状、体征。③80分,正常活动稍受限,有某些症状与体征。④70分,不能正常活动或工作,生活尚可自理。⑤60分,偶尔需要帮助,但大部分个人需要可以自理。⑥50分,需要相当的帮助和经常的医疗照顾。⑦40分,不能自理,需要特别的照顾和帮助。⑧30分,严重丧失生活能力,住院,但尚不会于近期死亡。⑨20分,非常屠弱,危笃,住院,需支持治疗。⑩10分,濒临死亡。⑪0分,死亡。一般患者需要达到60分及以上,才能进行化学治疗。否则,则需要支持治疗后方可化学治疗。

化学治疗后,为了比较各种药物和方案的疗效,目前主张采用实体瘤的疗效标准进行客观评价,主要包括:①完全缓解,所有肿瘤完全消失并维持时间超过1个月以上。②部分缓解,肿瘤缩小≥50%,没有疾病进展的表现,并维持时间超过1个月以上。③稳定,肿瘤缩小<50%,增大≤25%,维持时间1个月以上。④进展,肿瘤增大>50%,或有新的转移灶出现。

对于Ⅱ、Ⅲ、Ⅳ期卵巢癌患者,术后采用联合化学治疗已经成为标准的治疗方法。在70年代对于晚期卵巢癌仅仅是姑息性的化学治疗,只有5%的患者能够长期生存。自从80年代,开始应用以顺铂为基础的联合化学治疗以来,卵巢癌的治疗效果有了明显的提高。是否选择联合化学治疗基于:①对患者是进行姑息性化学治疗还是治愈性化学治疗;②患者能否耐受组成化学治疗方案的药物的毒性,也就是要注重患者的生活质量。联合化学治疗的目的是为了使患者获得长期的生存和治愈卵巢癌。其疗效明显优于应用单一药物化学治疗者。

(1)无顺铂的联合化学治疗:据国外文献报道,对1 200例卵巢癌术后应用无顺铂的联合方案化学治疗,获得的总的缓解率为47%,患者平均生存14个月。这个结果优于应用单一烷化剂化学治疗所获得的40%的缓解率。大多数学者通过临床研究证实,无顺铂的联合化学治疗所获得的总的缓解率、无病变生存时间与单一烷化剂化学治疗比较无明显差异或略有所提高。

(2)以顺铂为基础的联合化学治疗:自顺铂问世以来,其有效的抗癌活性作用,使得以顺铂为基础的联合化学治疗已经成为治疗卵巢癌的最常用和最有效化学治疗方案。应用以顺铂为基础的联合化学治疗所获得的总的缓解率高达68%,明显高于无顺铂联合化学治疗的47%与单一烷化剂化学治疗的40%的缓解率。说明有顺铂参与的联合化学治疗对于卵巢癌的治疗作用优于其他联合化学治疗方案或单一烷化剂化学治疗。目前,比较常用的是环磷酰胺+顺铂和环磷酰胺+多柔比星+顺铂方案,经过前瞻性的随机对照研究,环磷酰胺+多柔比星+顺铂治疗卵巢癌的疗效虽稍高于环磷酰胺+顺铂方案,但二者并无显著性差异。它们治疗卵巢癌的疗效比较肯定,而且价格相对便宜。

有关以顺铂为基础的常用联合化学治疗方案,在其他一些专著中已经有了详细的介绍,本节不再赘述。这里我们着重介绍目前国外最推崇和常用的化学治疗方案,即顺铂+紫杉醇与卡铂+紫杉醇。这也是美国国家癌症治疗协作中心推荐的治疗卵巢癌的一线化学治疗方案。具体用法如下。①顺铂+紫杉醇方案:紫杉醇 135 mg/m²,静脉滴注24小时,随后顺铂 75 mg/m²,静脉滴注。②卡铂+紫杉醇方案:紫杉醇 150～175 mg/m²,静脉滴注3小时,随后卡铂 350 mg/m²,静脉滴注。

需要注意：①在顺铂＋紫杉醇方案中，为了避免紫杉醇和顺铂的周围神经毒性作用相互累积，紫杉醇的用法是静脉滴注 24 小时，而在卡铂＋紫杉醇方案中因卡铂的周围神经毒性较低，紫杉醇则是静脉滴注 3 小时。②为了预防紫杉醇的超敏反应，在应用紫杉醇前 30～60 分钟，应给予患者地塞米松 10～20 mg 静脉注射；苯海拉明 50 mg 静脉注射；西咪替丁 300 mg 或雷尼替丁 50 mg 静脉注射。后者是因为在短时间内给予了较大剂量的激素，以预防发生消化道应急性溃疡。

Mc Guire 等应用顺铂＋紫杉醇方案治疗卵巢癌进行了Ⅲ期临床试验，并与过去认为的"标准联合化学治疗方案"环磷酰胺＋顺铂方案进行对比研究。患者总数为 386 例，均为Ⅲ期或Ⅳ期患者，结果顺铂＋紫杉醇方案所获得的缓解率明显好于环磷酰胺＋顺铂方案，而且大多数患者为完全缓解。更重要的是发现无病变进展生存期有所提高；平均生存期也有所延长。尽管顺铂＋紫杉醇组患者的中性粒细胞减少、脱发及周围神经毒性等药物不良反应高于环磷酰胺＋顺铂组，但这些毒性作用均是可以很好被控制的。

Bookman 等对 24 例Ⅲ或Ⅳ期卵巢癌应用卡铂＋紫杉醇方案进行化学治疗，总的缓解率达 75％，其中 66％为完全缓解，无病变进展生存时间为 15 个月。最近，Schink 等应用卡铂＋紫杉醇方案治疗术后残余病灶＞1 cm 的卵巢癌患者，患者平均生存时间为 28 个月。这个结果与顺铂＋紫杉醇方案相似。应用卡铂＋紫杉醇方案有 2 个优点：①紫杉醇静脉滴注的时间短，可适用于门诊化学治疗的患者；②药物的不良反应也比顺铂＋紫杉醇方案轻一些，通常情况下接受 CT 方案化学治疗的患者的恶心、呕吐、乏力和周围神经毒性症状均轻于顺铂＋紫杉醇方案，而且应用卡铂不需水化。也有学者将顺铂＋紫杉醇方案中的紫杉醇静脉滴注时间由 24 小时改为 3 小时进行了临床研究，结果发现患者的周围神经毒性较大；同时研究显示，紫杉醇化学治疗所获得的缓解率有赖于紫杉醇静脉滴注的时间，而不是紫杉醇治疗的最大浓度，因此，该方法不宜作为临床常规应用。

愈来愈多的临床研究表明，铂类药物＋紫杉醇已经成为卵巢癌术后化学治疗的一线标准方案，其中卡铂＋紫杉醇方案已经在患者的耐受性和生活质量方面显示出了一定的优越性。

目前，继顺铂与卡铂之后的第三代铂类抗癌药奥沙利铂刚好问世。其化学名为左旋反式二氨环己烷草酸铂，国际通用名为草酸铂。奥沙利铂的抗癌活性高于顺铂与卡铂，而且无肾毒性，骨髓抑制的毒性也非常轻，并与顺铂和卡铂无交叉耐药性，与氟尿嘧啶、环磷酰胺、丝裂霉素、顺铂及卡铂等药物有明显的协同抗癌作用。其主要的剂量限制性毒性为周围神经炎，但一般患者的症状轻微，停药后可自然恢复。常用治疗剂量为 130 mg/m²，只能用 5％葡萄糖溶液稀释，不能用生理盐水稀释。奥沙利铂优越的药理学特性和体内外试验结果，使我们有理由相信今后在卵巢癌的治疗中，以奥沙利铂为基础的联合化学治疗方案有着广泛的应用前景。

3.放射治疗

尽管化学治疗在卵巢癌的治疗中占有重要的地位，但对于在肿瘤细胞减灭术术后腹腔内无肉眼病变或残余癌灶直径小于 2 cm 者，仍可采用全腹盆腔放射治疗，这在加拿大等国家比较常用。放射治疗的指征包括以下几方面。

（1）残余癌灶体积必须小：虽然残余肿瘤的最大限度尚未明确，但一般均认为残余癌灶的体积越小越好，目前把残余癌灶小于 2 cm 作为放射治疗的指征。

（2）无腹水：大量腹水常给体外照射的剂量学增加困难，放射剂量不易达到准确标准。另外，由于腹水的流动性,照射野也不够稳定,从而使定位和照射目标不准确。

(3)肝与肾脏表面无转移癌:肝脏和肾脏的放射耐受量很低,肝脏的耐受剂量不能超过25 Gy,肾脏不能超过 20 Gy,否则将导致患者放射线肝炎和肾衰竭。

(4)无腹腔放射治疗史。

(5)无远处转移病变:全腹盆腔放射治疗的范围仅包括腹腔与盆腔,所以,它只适用于Ⅰ～Ⅲ期患者的术后治疗。

(冯　倩)

第十一章

内分泌系统肿瘤诊治

第一节 甲状腺癌

甲状腺癌是最常见的内分泌系统恶性肿瘤,内分泌恶性肿瘤中占 89%,占内分泌恶性肿瘤病死率的 59%,占全身恶性肿瘤的 0.2%(男性)~1%(女性),约占甲状腺原发性上皮性肿瘤的 1/3。国内的普查报道,其发生率为 11.44/10 万,其中男性为 5.98/10 万,女性为 14.56/10 万。甲状腺癌的发病率一般随年龄的增大而增加,女子的发病率约较男子多 3 倍,地区差别亦较明显,一般在地方性甲状腺肿的流行区,甲状腺癌的发病率较高,而在地方性甲状腺肿的非流行区则甲状腺癌的发病率相对较低。近年来统计资料显示,男性发病率有逐渐上升的趋势,可能与外源性放射线有关。甲状腺癌的发病率虽不是很高,但由于其在临床上与结节性甲状腺肿、甲状腺腺瘤等常难以鉴别,在具体处理时常感到为难,同时,在诊断明确的甲状腺癌进行手术时,究竟应切除多少甲状腺组织,以及是否行颈淋巴结清扫及方式等方面尚存在诸多争议。

一、病因

与其他肿瘤一样,甲状腺癌的发生与发展过程至今尚未完全清楚。现代研究表明,肿瘤的发生与原癌基因序列的过度表达、突变或缺失有关。在甲状腺滤泡细胞中有多种原癌基因表达,对细胞生长及分化起重要作用。最近从人甲状腺乳头状癌细胞中分离出所谓 *ptc* 癌基因,被认为是核苷酸序列的突变,有研究发现,*ptc* 癌基因位于 Ⅱa 型多发性内分泌瘤(MEN-Ⅱa)基因染色体 11 的近侧长臂区,其机制尚不清,*ptc* 基因仅出现于少数甲状腺乳头状癌。*H-ras*、*K-ras* 及 *N-ras* 等癌基因的突变形式已被发现于多种甲状腺肿瘤。在髓样癌组织中发现高水平的 *H-ras*、*c-myc* 及 *N-myc* 等癌基因的表达,*P53* 多见于伴淋巴结或远处转移的甲状腺癌灶,但这些癌基因也可在其他癌肿或神经内分泌疾病中被检出。实际上甲状腺癌的发生和生长是复杂的生物过程,受不同的癌基因和多种生长因子的影响,同时还有其他多种致癌因素的作用。已知的可能致甲状腺癌的因素包括以下几种。

(一)缺碘

缺碘一直被认为与甲状腺的肿瘤发生有关,但这种观点在人类始终未被证实。一些流行病学调查资料提示,甲状腺癌不仅在地方性甲状腺肿地区较多发,即使沿海高碘地区,亦较常发。地方性甲状腺肿地区所发生的多为甲状腺滤泡或部分为间变癌,而高碘地区则多为乳头状癌;同时在地方性甲状腺肿流行区,食物中碘的增加降低了甲状腺滤泡癌的发病率,但乳头状癌的发病却呈上升趋势;其致癌因素有待研究。

(二)放射线的影响

放射线致癌的机制被认为是放射线诱导细胞突变,并促使其生长,在亚致死量下可杀灭部分细胞而致减少 TSH 分泌,反馈到脑垂体的促甲状腺细胞,增加 TSH 的产生,从而促进具有潜在恶性的细胞增殖、恶变。Winships 等(1961)收集的 562 例儿童甲状腺癌,其中 80% 过去曾有射线照射史,其后许多类似的报道相继出现。放射线作为致甲状腺癌的因素之一,已经广为接受。放射线致癌与放射方式有关,放射线致癌皆产生于 X 线外照射之后;从放疗到发病的时间不一,有报道最短为 2 年,最长 14 年,平均 8.5 年。

(三)家族因素

在一些甲状腺癌患者中,可见到一个家庭中一个以上成员同患甲状腺乳头状癌者,Stoffer 等报道,甲状腺乳头状癌家族中 3.5%~6.2% 同患甲状腺癌;而甲状腺髓样癌,有 5%~10% 甚至 20% 有明显家族史,是常染色体显性遗传,多为双侧肿瘤。

(四)甲状腺癌与其他甲状腺疾病的关系

这方面尚难肯定。近年关于其他甲状腺病合并甲状腺癌的报道很多,据统计甲状腺腺瘤有 4%~17% 可以并发甲状腺癌;一些甲状腺增生性病变,如腺瘤样甲状腺肿和功能亢进性甲状腺肿,分别有约 5% 及 2% 合并甲状腺癌。另有报道,桥本甲状腺炎的甲状腺间质弥漫性局灶性淋巴细胞浸润超过 50% 的患者易伴发甲状腺乳头状癌。但甲状腺癌与甲状腺疾病是否有因果关系尚需进一步研究。

二、病理和临床表现

甲状腺癌按细胞来源可分为滤泡源性甲状腺癌和 C 细胞源性甲状腺癌两类。前者来自滤泡上皮细胞,包括乳头状癌、滤泡状癌和未分化癌等类型;后者来自滤泡旁(C)细胞,称甲状腺髓样癌。乳头状癌和滤泡状癌又可归于"分化性癌",与未分化癌相区别。不同类型的甲状腺癌,其生物学行为包括恶性程度、发展速度、转移规律和最终预后等有较大差别,且病理变化和临床联系密切。

(一)乳头状癌

1.病理

乳头状癌为甲状腺癌中最常见类型,一般占总数的 75%。此外,作为隐性癌在尸检中屡被发现,一般占尸检的 6%~13%,表明一定数量的病变,可较长时期保持隐性状态,而不发展为临床癌。乳头状癌根据癌瘤大小、浸润程度,分隐匿型、腺内型和腺外型三大类型。

小的隐匿型(直径≤1 cm),病变局限,质坚硬,呈显著浸润常伴有纤维化,状似"星状瘢痕",故又称为隐匿硬化型癌,常在其他良性甲状腺疾病手术时偶尔发现。

大的直径可超过 10 cm,质硬或囊性感,肿瘤呈实质性时,切面粗糙、颗粒状,灰白色,几乎无包膜,半数以上可见钙化的砂粒体。镜下癌组织由乳头状结构组成,乳头一般皆细长,常见三级以上分支,有时亦可粗大,间质水肿。乳头的中心为纤维血管束,覆盖紧密排列的单层或复层立方或低柱状上皮细胞。细胞大小不均匀,核间变一般不甚明显。

乳头状癌最重要的亚型是乳头状微小癌、滤泡状癌及弥漫性硬化型癌。新近的 WHO 分型,将乳头状微小癌代替隐匿型癌。该型指肿瘤直径<1 cm。其预后好,很少发生远处转移。

对甲状腺乳头状癌的病理组织学诊断标准,近年已基本取得一致意见,即乳头状癌病理组织中,虽常伴有滤泡癌成分,有时甚至占较大比重,但只要查见浸润性生长且有磨砂玻璃样核的乳头状癌结构,不论其所占成分多少,均应诊断为乳头状癌。

2.临床表现

甲状腺乳头状癌,好发于 20~40 岁,儿童及青年人常见,女性发病率明显高于男性。70%儿童甲状腺癌及 50%以上成人甲状腺癌均属此型。肿瘤多为单发,亦有多发,不少病例与良性肿瘤难以区别,无症状,病程长,发展慢。肿瘤质硬,不规则,表面不光滑,边界欠清,活动度较差。呈腺内播散而成多发灶者可达 20%~80%。淋巴转移为其特点,颈淋巴结转移率为 50%~70%,而且往往较长时间局限于区域淋巴结系统。病程后期可发生血行转移。肺和其他远处转移少于 5%。有时颈淋巴结转移可作为首发症状。由于生长缓慢,早期常可无症状,若癌组织侵犯周围组织,则出现声音嘶哑、呼吸困难、吞咽不适等症状。

(二)滤泡状癌

1.病理

滤泡状癌占全部甲状腺癌的 11.6%~15%,占高分化癌中第二位。大体形态上,当局部侵犯不明显时,多不易与甲状腺腺瘤区别。瘤体大小不一,圆形或椭圆形,分叶或结节状,切面呈肉样,褐红色,常被结缔组织分隔成大小不一的小叶。中心区常呈纤维化或钙化。较大的肿瘤常合并出血、坏死或静脉内癌栓。

镜下本型以滤泡状结构为其主要组织学特征,瘤细胞仅轻或中度间变,无乳头状形成,无淀粉样物。癌细胞形成滤泡状或腺管状,有时呈片状。最近,世界卫生组织病理分类将胞质内充满嗜酸性红染颗粒的嗜酸性粒细胞癌亦归入滤泡癌中。

滤泡状癌多见于中老年女性,病程长,生长慢,颈部淋巴转移较少。而较早出现血行转移,预后较乳头状癌差。

2.临床表现

此癌 40~60 岁多见。与乳头癌相比,男性患病相对较多,男与女之比为 1:2,患病年龄以年龄较大者相对为多。一般病程较长,生长缓慢,少数近期生长较快,常缺乏明显的局部恶性表现,肿块直径一般为数厘米或更大,多为单发,少数可为多发或双侧,实性,硬韧,边界不清,较少发生淋巴结转移,血行转移相对较多,主要转移至肺,其次为骨。

(三)甲状腺髓样癌

在胚胎学上甲状腺滤泡旁细胞与甲状腺不是同源的。甲状腺髓样癌起源于甲状腺滤泡旁细胞,故又称滤泡旁细胞癌或 C 细胞癌,可分泌降钙素,产生淀粉样物质,也可分泌其他具有生物活性物质,如前列腺素、5-HT、促肾上腺皮质激素、组胺酶等。

甲状腺髓样癌分为散发型(80%~90%)、家族型(8%~14%)及多发性内分泌瘤(少于10%)三种。甲状腺髓样癌可以通过常染色体显性遗传发展为不同的类型。甲状腺髓样癌是甲状腺癌的一个重要类型,较少见,恶性度中等,存活率小于乳头状瘤,而远大于未分化癌。早期诊断、治疗可改善预后,甚至可以治愈。甲状腺髓样癌的发病率占甲状腺癌的 3%~10%,女性较多,中位年龄在 38 岁左右,其中散发型年龄在 50 岁;家族型年龄较轻,一般不超过 20 岁。

其发病机制、病理表现及临床表现均不同于一般甲状腺癌,独成一型。

1.病理

瘤体一般呈圆形或卵圆形,边界清楚,质硬或呈不规则形,伴周围甲状腺实质浸润,切面灰白色、浅色、淡红色,可伴有出血、坏死、纤维化及钙化,肿瘤直径平均 3～4 cm,小至数毫米,大至 10 cm。镜下癌细胞多排列成实体性肿瘤,偶见滤泡,不含胶样物质。癌细胞呈圆形或多边形,体积稍大,大小较一致,间质有多少不等的淀粉样物质,番红花及刚果红染色皆阳性。淀粉样物质为肿瘤细胞产生的降钙素沉积,间质还可有钙沉积,似砂粒体,还有少量浆细胞和淋巴细胞,常见侵犯包膜和气管。在家族性甲状腺髓样癌中,总是呈现双侧肿瘤且呈多中心,大小变化很大,肿瘤具有分布在甲状腺中上部的特点。在散发性甲状腺髓样癌中一般局限于一叶,双侧多中心分布者低于 5%。

2.临床表现

所有的散发型甲状腺髓样癌及多数家族性甲状腺髓样癌都有临床症状和体征。通常甲状腺髓样癌表现为颈部肿块,70%～80% 的散发型患者,因触及无痛性甲状腺结节而发现,近 10% 可侵及周围组织出现声嘶、呼吸困难和吞咽困难。临床上男女发病率大致相仿。家族性为一种常染色体显性遗传性疾病,属多发性内分泌肿瘤Ⅱ型(MEN-Ⅱ),它又分为Ⅱa 型和Ⅱb 型,占 10%～15%,发病多在 30 岁左右,往往累及两侧甲状腺。临床上大多数为散发型,发病在 40 岁以后,常累及一侧甲状腺。MTC 恶性程度介于分化型癌与未分化型癌之间,早期就发生淋巴结转移。临床上,MTC 常以甲状腺肿块和淋巴结肿大就诊,由于 MTC 产生的 5-HT 和前列腺素的影响,约 1/3 患者可发生腹泻和面部潮红的类癌综合征。本病可合并肾上腺嗜铬细胞瘤,多发性唇黏膜神经瘤和甲状腺瘤等疾病。有 B 型多发性内分泌瘤(MEN-Ⅱ)和髓样癌家族史患者,不管触及甲状腺结节与否,应及时检测基础的五肽胃泌素激发反应时血清降钙素水平,以早期发现本病,明显升高时常强烈提示本病存在。此外,甲状腺结节患者伴 CEA 水平明显升高,也应考虑此病存在可能,甲状腺结节细针穿刺活检或淋巴结活检常可做出明确诊断。

(四)甲状腺未分化癌

未分化癌为甲状腺癌中恶性程度最高的一种,较少见,占全部甲状腺癌的 5%～14%,主要是指大细胞癌、小细胞癌和其他类型癌(鳞状细胞癌、巨细胞癌、腺样囊性癌、黏液腺癌以及分化不良的乳头状癌、滤泡状癌等)。未分化癌以老年患者居多,中位年龄为 60 岁,女性中常见的是小细胞弥漫型,男性常是大细胞型。

1.病理

未分化癌生长迅速,往往早期侵犯周围组织。肉眼观癌肿无包膜,切面呈肉色、苍白,并有出血、坏死。镜下组织学检查未分化癌可分为大细胞型及小细胞型两种。前者主要由巨细胞组成,但有梭形细胞,巨细胞体积大,奇形怪状,核大、核分裂多;后者由圆形或椭圆形小细胞组成,体积小、胞质少、核深染、核分裂多见。有资料提示表明,有的未分化癌中尚可见残留的形似乳头状或滤泡状的结构,提示这些分化型的甲状腺癌可能转变为未分化癌,小细胞型分化癌与恶性淋巴瘤在组织学上易发生混淆,可通过免疫过氧化酶染色做出鉴别。

2.临床表现

该病发病前常有甲状腺肿或甲状腺结节多年,在巨细胞癌此种表现尤为明显。肿块可于短期内急骤增大,发展迅速,形成双侧弥漫性甲状腺巨大肿块,质硬、固定、边界不清,往往伴有疼痛、呼吸或吞咽困难,早期即可出现淋巴结转移及血行播散。细针吸取细胞学检查可作出诊断,但需不同位置穿刺,因癌灶坏死、出血及水肿会造成假阴性。

三、诊断

声嘶、吞咽困难、哮喘、呼吸困难和疼痛是常见的症状。甲状腺癌的诊断是一个困难而复杂的问题,临床上甲状腺癌多以甲状腺结节为主要表现,而甲状腺多种良性疾病亦表现为甲状腺结节,两者之间无绝对的分界线。对一个甲状腺结节患者,在诊断的同时始终存在着鉴别诊断的问题,首先要确定它是非癌性的甲状腺结节、慢性甲状腺炎或良性腺瘤,还是甲状腺癌;其次由于不同的甲状腺癌、同种甲状腺癌的不同分期其治疗方法及预后差异很大,诊断时还要决定它是哪种甲状腺癌以及它的病期(包括局部生长情况、淋巴结转移范围和有无远处转移)。由于目前所具备的辅助检查绝大多为影像学范围,对甲状腺癌的诊断并无绝对的诊断价值,而细胞组织学检查虽有较高的诊断符合率,但患者要遭受一定的痛苦,且因病理取材、检验师的实践经验等影响,存在一定的假阴性。故而,常规的询问病史、体格检查更显出其重要性。通过详细地询问病史、仔细体检获得一个初步的诊断,再结合必要的辅助检查以取得进一步的佐证是诊断甲状腺癌的正确思路。

(一)诊断要点

1.临床表现

患者有甲状腺结节性肿大病史,如有下述几点临床表现者,应考虑甲状腺癌的可能:①肿块突然迅速增大变硬。②颈部因其他疾病而行放疗者,尤其是青少年。③甲状腺结节质地硬、不平、固定、边界不清、活动差。④有颈部淋巴结肿大或其他组织转移。⑤有声音嘶哑、呼吸困难、吞咽障碍。⑥长期水样腹泻、面色潮红、伴其他内分泌肿瘤。

2.辅助检查

进一步明确结节的性质可行下列检查。

(1)B超检查:应列为首选。B型超声探测来区别结节的囊性或实性。实性结节形态不规则、钙化、结节内血流信号丰富等则恶性可能更大。

(2)核素扫描:对实性结节,应常规行核素扫描检查;如果为冷结节,则有 10%～20% 可能为癌肿。

(3)X线检查(包括 CT、MRI):主要用于甲状腺癌转移的发现、定位和诊断。在甲状腺内发现砂粒样钙化灶,则提示有恶性的可能。

(4)针吸细胞学检查:诊断正确率可高达 60%～85%,但最终确诊应由病理切片检查来决定。

(5)血清甲状腺球蛋白测定:采用放射免疫法测定血清中甲状腺球蛋白(Tg),在分化型腺癌其水平明显增高。

实际上,部分甲状腺结节虽经种种方法检查,仍无法确定其良恶性,需定期随访、反复检查,必要时可行手术探查,术中行快速冰冻病理学检查。

(二)甲状腺癌的临床分期

甲状腺癌的临床分期以往较杂,现统一采用国际抗癌学会关于甲状腺癌的 TNM 临床分类法,标准如下。

1.T——原发癌肿

T_0:甲状腺内无肿块触及。

T_1:甲状腺内有单个结节,腺体本身不变形,结节活动不受限制。同位素扫描甲状腺内有缺损。

T_2：甲状腺内有多个结节，腺体本身变形，腺体活动不受限制。

T_3：甲状腺内肿块穿透甲状腺包膜，固定或侵及周围组织。

2.N——区域淋巴结

N_0：区域淋巴结未触及。

N_1：同侧颈淋巴结肿大，能活动。

N_{1a}：临床上认为肿大淋巴结不是转移。

N_{2b}：临床上认为肿大淋巴结是转移。

N_2：双侧或对侧淋巴结肿大，能活动。

N_{2a}：临床上认为肿大淋巴结不是转移。

N_{2b}：临床上认为肿大淋巴结是转移。

N_3：淋巴结肿大已固定不动。

3.M——远处转移

M_0：远处无转移。

M_1：远处有转移。

根据原发癌肿、淋巴结转移和远处转移情况，临床上常把甲状腺癌分为四期。

Ⅰ期：$T_{0\sim2}N_0M_0$（甲状腺内仅一个孤立结节）。

Ⅱ期：$T_{0\sim2}N_{0\sim2}M_0$（甲状腺内有肿块，颈淋巴结已肿大）。

Ⅲ期：$T_3N_3M_0$（甲状腺和颈淋巴结已经固定）。

Ⅳ期：$T_xN_xM_1$（甲状腺癌合并远处转移）。

四、治疗

甲状腺癌除未分化癌外，主要的治疗手段是外科手术。其他，如放疗、化疗、内分泌治疗和中医中药治疗等，仅是辅助性治疗措施。

(一)外放疗

不同病理类型的甲状腺癌放疗的敏感度不同，其中尤以未分化癌最为敏感，而其他类型癌较差。未分化癌由于早期既有广泛浸润或转移，手术治疗很难达到良好的疗效，因而放疗为其主要的治疗方法。即使少数未分化癌患者做手术治疗，也仅可达到使肿瘤减量的目的，手术后仍可继续放疗，否则复发率较高。部分有气管阻塞的患者，只要条件允许，仍可行放疗。分化型腺癌首选手术根治而无须放疗。对无法完全切除的髓样癌，术后可行放疗，虽然本病放疗不甚敏感，但放疗后，肿瘤仍可缓慢退缩，使病情得到缓解，有的甚至完全消除。甲状腺癌发生骨转移并不多见，局部疼痛剧烈，尤其在夜间。放疗可迅速缓解其症状，提高患者生活质量。

(二)放射性碘治疗

手术后应用放射性碘治疗可降低复发率，但不延长生命。应用放射性碘治疗甲状腺癌，其疗效完全视癌细胞摄取放射性碘的多少而定；而癌细胞摄取放射性碘的多少，多与其分化程度成正比。未分化癌已失去甲状腺细胞的构造和性质，摄取放射性碘量极少，因此疗效不良；对髓样癌，放射性碘也无效。分化程度高的乳头状腺癌和滤泡状腺癌，摄取放射性碘量较高，疗效较好；特别适用于手术后 45 岁以上的高危患者、多发性乳头状腺癌癌灶、包膜有明显侵犯的滤泡状腺癌以及已有远处转移者。

如果已有远处转移，对局部可以全部切除的腺体，不但应将患者的腺体全部切除，颈淋巴结亦应加以清除,同时还应切除健叶的全部腺体。这样才可用放射性碘来治疗远处转移。腺癌的远处转移,只能在切除全部甲状腺后才能摄取放射性碘。但如果远处转移摄取放射性碘极微,则在切除全部甲状腺后,由于垂体前叶促甲状腺激素的分泌增多,反而促使远处转移的迅速发展。对这种试用放射性碘无效的病例,应早期给予足够量的甲状腺素片,远处转移可因此缩小,至少不再继续迅速发展。

(三)内分泌治疗

分化型甲状腺癌做次全、全切除者应该口服甲状腺素,以防甲状腺功能减退及抑制 TSH。乳头状和滤泡状癌均有 TSH 受体,TSH 通过其受体能影响分泌型甲状腺癌的功能及生长,一般剂量掌握在保持 TSH 低水平,但以不引起甲亢为宜。一般用甲状腺片每天 80~120 mg,也可选用左甲状腺素片每天 100 μg,并定期检测血浆 T_3、T_4、TSH,以次调整用药剂量。甲状腺癌对激素的依赖现象早已被人们认识。某些分化性的甲状腺癌可受 TSH 的刺激而生长,故 TSH 可促使残留甲状腺增生、恶变,抑制 TSH 的产生,可减少甲状腺癌的复发率。任何甲状腺癌均应长期用抑制剂量的甲状腺素作维持治疗。对分化好的甲状腺癌尤为适用,其可达到预防复发的效果。即使是晚期分化型甲状腺癌,应用甲状腺素治疗,也可使病情有所缓解,甚至在治疗后病变消退。

(四)化疗

近年来,化疗的疗效有显著提高。但至今尚缺少治疗甲状腺癌的有效药物,故而化疗的效果尚不够理想。目前,临床上主要用化疗治疗复发者和病情迅速进展的病例。对分化差或未分化的甲状腺癌,尚可选做术后的辅助治疗。曾用于甲状腺癌的单药有多柔比星(阿霉素)、放线菌素D、甲氨蝶呤等。单药治疗的效果较差,故现常采用联合化疗,以求提高疗效。

五、预后

甲状腺癌的生物学行为存在巨大差异,发展迅速的低分化癌,侵袭性强,可短期致人死亡,而发展缓慢的高分化癌患者往往可长期带瘤生存。高分化型甲状腺癌,特别是乳头状癌术后预后良好,弥漫性硬化型乳头状癌预后较差,有时呈侵袭性。因此,不能认为甲状腺乳头状癌的临床过程总是缓和的,各种亚型的组织学特点不同,其生物学特性有显著差异。对甲状腺癌预后的判断,常采用年龄、组织学分级、侵犯程度(即肿瘤分期)和大小分类方法及其他预测肿瘤生物学行为的指标。①癌瘤对放射性碘摄取能力:乳头状、滤泡状或乳头滤泡混合型癌能摄取碘者比不能摄取的预后要好。②腺苷酸环化酶对 TSH 有强反应的癌其预后似较低反应者好。③癌瘤DNA 呈双倍体比异倍体预后要好。④癌瘤细胞膜表皮生长因子(EGF)受体结合 EGF 的量越高,预后越差。

(龙欣欣)

第二节 肾上腺瘤

一、临床概述

肾上腺是人体内非常重要的一对内分泌腺体,由皮质和髓质组成,可以分泌多种不同的激素。肾上腺瘤的分类方法也不尽相同,目前国内外有关肾上腺瘤发病率的报道多按内分泌功能的不同分类而统计。本节内容主要描写的对象仅是针对肾上腺瘤,不包括像肾上腺增生、肾上腺结核等非肿瘤性疾病以及肾上腺之外的肿瘤。

皮质醇增多症即皮质醇症,又称库欣综合征,是最常见的肾上腺皮质疾病,它是由于肾上腺皮质长期过量分泌皮质醇引起的一系列代谢异常、生长发育障碍等症候群。它每年的发病率为(2～5)/10万,70%好发于20～40岁,且男女比例为1:(2～8)。肾上腺肿瘤导致的皮质醇症是促肾上腺皮质激素非依赖性,约占所有皮质醇症的20%。

原发性醛固酮增多症即原醛症,又称Conn综合征,是以肾上腺皮质分泌过量的醛固酮引起肾素分泌被抑制为临床表现的综合征。在高血压患者中占10%左右,是继发性高血压最常见的病因。好发年龄为30～50岁,女性发病高于男性。

嗜铬细胞瘤是由于肾上腺髓质嗜铬细胞肿瘤分泌过量的儿茶酚胺(肾上腺素、去甲肾上腺素和/或多巴胺),而引起的临床症状。占高血压患者的0.1%～0.6%。多发生于40～50岁,男女发病率大致相同。10%为儿童发病,10%为双侧多发,多见于家族性疾病。10%可以恶变,被称为"10%肿瘤"。

多发性内分泌肿瘤综合征(multiple endocrine neoplasia,MEN)是指累及多种内分泌器官的遗传性肿瘤综合征,分为1型、2A型、2B型及1/2混合型四型。平均发病率为1/30 000,男女发病率无明显差异。

肾上腺皮质癌(adrenal cortical carcinoma,ACC)是肾上腺皮质细胞的恶性肿瘤。极其罕见,发病率低。全球每年有50万～200万新发病例。占恶性肿瘤的0.02%。5岁以下和50岁以上为好发年龄段。女性发病率略高于男性。

肾上腺转移性癌占所有转移性肿瘤的8.3%,它比原发性肾上腺皮质癌常见。据统计,60%的黑色素细胞瘤,58%的乳腺癌,45%的肾细胞癌,36%的肺癌可以转移至肾上腺,其他如对侧肾上腺、膀胱等器官亦可转移至肾上腺。值得注意的是,如果在一个患者身上同时发现某个脏器和肾上腺均有占位,肾上腺肿瘤也并非全是转移来源的。

(一)病因与发病机制

肾上腺瘤发病原因至今不明,大部分肿瘤如原醛症及嗜铬细胞瘤都认为与遗传因素有关。研究发现,约30%的嗜铬细胞瘤有家族遗传背景,*VHL*、*MEN*、*SDHD*基因突变为明确的致病基因。多发性内分泌肿瘤综合征为常染色体显性遗传疾病,为*MEN1*、*RET*基因突变所致。作为绝大多数为散发病例的肾上腺皮质癌,只有极少数与家族性遗传相关,如Werner综合征与染色体11q13的*MEN1*基因突变有关。迄今为止,关于肾上腺皮质癌ACC的发病分子机制中,报道最多的是IGF-2过度表达和Wnt通路持续激活。研究表明,ACC还可能与某些抑癌基因(*TP53*、*MEN-1*等)失活及原癌基因(如*Ras*、*Gas*)过表达等有关。

(二)病理分类与分期

1.病理分类

世界卫生组织对肾上腺肿瘤的病理组织学分类。

(1)肾上腺皮质瘤:①肾上腺皮脂腺瘤;②肾上腺皮质癌。

(2)肾上腺髓质瘤:①良性嗜铬细胞瘤;②恶性嗜铬细胞瘤;③混合性嗜铬细胞瘤/副神经节瘤。

(3)肾上腺外侧神经节瘤:①交感神经性;②福交感神经性。

（4）其他肾上腺肿瘤：①腺瘤样瘤；②；③性索-间质肿瘤；④软组织和生殖细胞肿瘤；⑤髓脂肪瘤；⑥畸胎瘤；⑦神经鞘瘤；⑧节细胞神经瘤；⑨血管肉瘤。

（5）继发性肿瘤：转移癌。

2.分期

表11-1和表11-2是2004年国际抗癌联盟（UICC）TNM的临床分期。

表 11-1　2004 年 UICC 肾上腺皮质癌的 TNM 分期

分期	标准
原发肿瘤（T）	
T1	肿瘤局限，最大径≤5 cm
T2	肿瘤局限，最大径>5 cm
T3	任何大小肿瘤，局部侵犯，但不累及邻近器官
T4	任何大小肿瘤，累及邻近器官
区域淋巴结（N）	
N0	无区域淋巴结转移
N1	区域淋巴结转移
远处转移（M）	
M0	无远处转移
M1	有远处转移

表 11-2　2004 年 UICC 肾上腺皮质癌的临床分期

分期	T	N	M
Ⅰ	T1	N0	M0
Ⅱ	T2	N0	M0
Ⅲ	T1～2	N1	M0
	T3	N1	M0
Ⅳ	T4	N0	M0
	任何 T	任何 N	M1

（三）诊断与鉴别诊断

1.诊断

肾上腺瘤的临床诊断主要包括定性诊断和定位诊断两部分。

（1）定性诊断：多依赖于实验室检查，以明确其相关的内分泌功能状态。①一般检查：血、尿和大便常规、血沉、凝血谱、血生化（肝肾功能、血糖、血脂等），以了解患者术前全身一般情况。②血电解质：对高血压患者需排除原醛症或嗜铬细胞瘤或皮质醇症等。而原醛症多表现为低血钾、高尿钾。③血浆醛固酮/肾素活性比值：肾素活性降低或比值>40 多提示原醛症可能。④立位和卧位的醛固酮：原醛症患者常可见醛固酮升高。皮质癌醛固酮增高者罕见。⑤血浆游离皮质醇测定：通常在早上 8 点及下午 4 点分别采血测定。升高可见于皮质醇症及皮质癌等患者。⑥24 小时尿儿茶酚胺及其代谢产物：24 小时尿儿茶酚胺目前仍然是诊断嗜铬细胞瘤的主要实验室检测手段,但由于嗜铬细胞瘤患者在症状不发作时尿内的儿茶酚胺可以为阴性,所以阴性结果并不能否认嗜铬细胞瘤的诊断。对临床高度怀疑该疾病的患者,高血压发作时或多次反复检测24小时尿儿茶酚胺。⑦性激素:性激素(如17-羟孕酮、雄烯二酮、睾酮、雌二醇)的异常改变有助于诊断肾上腺皮质癌或肾上腺性征异常。

(2)影像学诊断:包括解剖和功能影像学检查。前者常依赖于B超、CT、MRI等最直接的影像学检查手段,后者如PET-CT及放射性核素标记的间位碘代苄胍MIBG显影等。①B超:可以用于初筛,但<1 cm的肿瘤,B超检出率较低。②CT:肾上腺平扫+增强CT是肾上腺瘤定位诊断的首选检查方法。其敏感性高,还可以帮助评估肾上腺瘤的分期和周围器官是否转移,淋巴结也是否有转移等。③MRI:对肾上腺分辨率低于CT,优势在于无辐射及造影剂过敏之虞。尤其适用于儿童、孕妇及对CT造影剂过敏的患者。④PET-CT:仅用于考虑转移性肿瘤时用,价格比较昂贵。⑤放射性核素标记的间位碘苄胍显影:MIBG结构与去甲肾上腺素类似,可以被嗜铬细胞摄取。它对嗜铬细胞瘤的灵敏度高达$77\%\sim90\%$,特异性达$95\%\sim100\%$,即安全又无创。对静止型嗜铬细胞瘤的诊断有决定性意义。既可以帮助肾上腺外嗜铬细胞瘤的定位诊断,又可以更早发现肿瘤复发、转移,帮助其良恶性的定性诊断,而且对恶性嗜铬细胞瘤还具有一定治疗作用。⑥肾上腺穿刺活检:因为肾上腺肿瘤的病理诊断价值有限,且穿刺活检为有创检查,对肾上腺瘤的诊断价值有限,只用于可疑肾上腺转移癌时。

(3)遗传学检查:如染色体检查或某些基因诊断以帮助一些肿瘤的病因分型。

2.鉴别诊断

(1)内分泌功能鉴别:主要根据以上各种实验室检查。如皮质醇症多有血皮质醇增高;原醛症多有血钾及肾素活性降低,血醛固酮升高;嗜铬细胞瘤多有血、24小时尿儿茶酚胺或其代谢产物升高;肾上腺皮质癌或性征异常者可见睾酮、脱氢表雄酮等过高现象等。

(2)良恶性鉴别:①肾上腺皮质瘤的良恶性分辨在病理组织结构和形态上较难鉴别,一般认为具备肿瘤的脉管浸润、包膜侵犯以及转移等组织学恶性指标是诊断癌的重要因素。此外,肿瘤的大小也有助于鉴别诊断,通常认为肿瘤越大恶性可能越大,5 cm以下的肿瘤恶性比率明显降低。但也有人认为单纯以大小判断良恶性并不可靠,因为某些外观看似良性的肿瘤也可以发生转移。②来源于肾上腺髓质的嗜铬细胞瘤的良恶性鉴别尤其困难。世界卫生组织《内分泌器官肿瘤病理学和遗传学》规定,肾上腺肿瘤的病理组织学特征无法判断其良恶性,只有在明确转移或者复发的前提下才能诊断恶性嗜铬细胞瘤。而嗜铬细胞瘤通常可以转移至淋巴结、肝、肺、骨骼等器官。

(3)原发癌或转移癌鉴别:当影像学上表现为肾上腺及其他脏器多发肿瘤病灶,或肾上腺有肿瘤且既往有过恶性肿瘤病史时,需排除转移癌可能。据统计,乳腺、甲状腺、肾脏、肺、黑色素瘤、淋巴瘤及胃肠道肿瘤均可转移至肾上腺。但是原发灶不明确的恶性肿瘤转移至肾上腺者非常罕见。累及双侧肾上腺的转移癌可导致肾上腺功能的低下。PET-CT有助于转移癌的诊断,必要时行肾上腺肿瘤穿刺活检以明确诊断。

(四)临床表现

肾上腺瘤的临床表现复杂多样,主要取决于肿瘤的内分泌功能状态。

皮质醇症可发生于任何年龄,但以青壮年为最多见。最典型临床表现为向心性肥胖(满月脸、水牛背)。其次还表现为高血压和低血钾;蛋白质合成受抑制所致的皮肤菲薄、紫纹、多血质面容、伤口愈合不良、肌无力以及骨质疏松;糖尿病或糖耐量减低;儿童生长迟缓;性腺功能紊乱如女性闭经或月经紊乱、男性性功能异常、痤疮、女子多毛及男性化;精神异常如抑郁或躁狂等;其他如抵抗力下降致反复感染。近一半的患者同时可伴有肾结石。

原醛症好发年龄为 30～50 岁,高血压是原醛症最早也是最主要的症状。一般降压治疗效果较差。低血钾是原醛症发展到一定阶段以后才表现出来的另一个常见症状,表现为周期性瘫痪和肌无力。累及肾脏的患者表现为多尿(尤其是夜尿增多)口渴。由于长期低钾还可以损害心肌,使心脑血管疾病意外风险加大。

嗜铬细胞瘤多见于青壮年,多发生于 40～50 岁。50％以上可发生典型的嗜铬细胞瘤三联征即头痛、心悸、多汗。80％～90％可出现高血压,其中 40％～50％为阵发性高血压。由于其血容量减少,直立性低血压也是嗜铬细胞瘤的常见症状。相比于普通高血压患者,嗜铬细胞瘤更容易出现心血管意外。此外,部分患者还可以表现为糖尿病、高血钙以及胃肠道症状和视力下降等。

肾上腺皮质癌的临床表现根据肿瘤的内分泌状态以及肿瘤大小而不同。多为男性化和皮质醇症的临床表现。分泌醛固酮的皮质癌非常罕见。儿童患者可出现假青春期或男性化表现。21％～50％的皮质癌常不具有内分泌功能,临床表现多与肿瘤进展如腹部肿块、腹胀、低热、消瘦等有关。有近 50％的患者临床表现以肿瘤转移症状为主。

肾上腺转移性癌:为患者肿瘤晚期,多数存在原发肿瘤的相关症状或者晚期肿瘤如恶病质等表现。

二、治疗原则与策略

(一)治疗原则

手术是绝大多数肾上腺肿瘤根治的唯一途径,腹腔镜手术已成为当今治疗良性肾上腺肿瘤的金标准,手术创伤小,术后恢复快。但对于考虑恶性可能,或是肿瘤已侵犯周围大血管以及需要探查者,则需采用开放手术。对于恶性肾上腺肿瘤,除了手术,采取放化疗甚至射频消融等多种治疗方式相结合的综合治疗方法,才能获得更好的治疗效果。

恶性嗜铬细胞瘤除了选择手术,放射性核素治疗如大剂量放射性核素标记的间位碘苄胍治疗 2 年内效果良好,症状缓解率高达 75％,但是远期疗效差。据统计联合环磷酰胺、长春新碱、氮烯唑胺的 CVD 化疗方案治疗恶性嗜铬细胞瘤约 50％有效。放疗也同样只用于缓解骨转移疼痛时。

单部位肾上腺转移癌需手术切除病灶,认为切除病灶有助于提高术后放化疗的治疗效果。合并其他部位转移灶时一般已丧失手术切除机会。对于这样的晚期患者,选择姑息性放疗还是化疗主要取决于原发肿瘤的病理类型。

对于那些无功能肾上腺小的偶发瘤也可以等待观察,国外有人提议直径＜4 cm 者,国内则有人提议＜2 cm。故采取观察等待需严格把握适应证,且密切随访相关的激素及其代谢产物水平变化,若肿瘤有进展或出现内分泌功能仍需积极手术治疗。

(二)治疗策略

手术治疗仍是目前治疗肾上腺瘤最有效的手段。良性肾上腺瘤手术切除肿瘤效果好,术后无须其他辅助性治疗。对巨大肾上腺瘤术前介入栓塞化疗有利于提高手术切除率。而手术无法切除干净或术后有高度复发危险的病例,为减少肿瘤负荷,仍应尽量手术切除原发病灶,同时应考虑术后加用辅助性放、化疗甚至放射性核素治疗。

1.手术治疗

腹腔镜手术是大多数良性肾上腺肿瘤的首选治疗方法。

2.围术期特殊处理

(1)皮质醇症:术前有效降压,纠正糖代谢异常,对于低血钾及碱中毒者,术前应补钾纠正电解质紊乱。因患者机体免疫力下降,围术期需预防使用抗生素防止继发感染。而最重要的围术期处理是皮质激素的补充。但是迄今为止尚无糖皮质激素替代治疗的统一方案。总的用药原则是术前术中术后均需相应补充激素,而且减药时需逐渐减量。目前比较多用的方法是术前1天开始静脉滴注补充100 mg的氢化可的松。术中再给予100 mg的氢化可的松静脉滴注。术后第1天再给予200~300 mg氢化可的松静脉滴注,若病情稳定每2天减半。需逐渐递减至12.5 mg泼尼松片口服,维持补充一段时间后直至停药。具体减量及维持治疗的时间需按照具体病情,根据监测的血浆皮质醇和促肾上腺皮质激素结果而定。尤其是遇到应激事件出现皮质功能减退时需立即增加激素补充,严重者需静脉给2~3倍的皮质激素。对皮质醇症患者术后尤其要需要注意观察肾上腺危象的发生。

(2)原醛症:术前需通过口服螺内酯40~60 mg,每天3~4次保钾利尿;同时口服或静脉补钾,积极纠正低钾血症,有效控制严重高血压。通常良好的术前准备必须使血钾恢复到正常水平,至少高于3.0 mg/mL,且心电图提升低钾表现消失。除生命体征需关注外,术后仍需关注血压和电解质的变化。大多数患者血钾在术后2~3周可恢复正常。若术后高血压低血钾仍难以纠正,可继续服用螺内酯。单纯血压未有改善者术后需适当应用降压药。

(3)嗜铬细胞瘤:由于嗜铬细胞瘤过高分泌的儿茶酚胺,使血管长期处于收缩状态,导致出现高血压却血容量不足的临床表现。因此手术成功的关键是术前要给予足够疗程的药物准备,达到扩张血管,控制血压,充分扩充血容量的目的。目前多采用:①使用α肾上腺能受体阻滞剂哌唑嗪、酚苄明,剂量10~20 mg,每天2~3次,用2~6周。近年来国内有研究报道,术前使用多沙唑嗪相比酚苄明而言,降压效果略差,但扩容效果相当,且缩短了术前准备时间;②扩充血容量;每天补液2 000~3 000 mL;③如扩容后心率仍快者使用β肾上腺素能受体阻滞剂普萘洛尔10 mg,每天2~3次,可防止手术中出现心动过速和心律失常。但在使用α肾上腺能受体阻滞剂之前不能使用β肾上腺素能受体阻滞剂。判断术前准备充分与否的主要参考因素是指血压控制在13.3~18.7/12.0~12.0 kPa(100~140/60~90 mmHg),心率<90次/分,体重增加。而麻醉的用药也相当讲究,因阿托品可以使心率加快,诱发心律失常,故术前麻醉用药需禁止使用阿托品。鉴于该疾病术中可能出现高血压或低血压休克、心律失常甚至急性肺水肿等严重并发症,故术中尽量避免挤压肿瘤,以防止血压急剧变化,引发心血管意外。而且术中应与麻醉科充分沟通,选择全身麻醉,动态监测动静脉压以及普通的生命体征变化,为能及时应对血容量的改变建立双静脉通路等。术后严密监测血压变化及心律失常等各种并发症。

(4)无功能的肾上腺瘤:对于这一类患者如何手术准备尚无统一的意见。学者认为,在这一类患者中尤其需要注意是否为静止型嗜铬细胞瘤可能。这类嗜铬细胞瘤患者往往只有在手术等应急状态下才会出现血压的急剧变化从而导致心脑血管并发症的意外发生,术前很难作出准确判断。因此,对于无功能的肾上腺瘤,术前常规按嗜铬细胞瘤适当扩容准备(1~3天即可),术中按嗜铬细胞瘤麻醉准备对提高手术安全性很有必要。

(5)肾上腺皮质危象的处理:肾上腺危象是指肾上腺术后皮质分泌激素不足导致的系列现象,表现为厌食、恶习、呕吐、腹胀、肌肉僵痛、体温上升、血压下降、疲乏嗜睡和精神不振等。出现

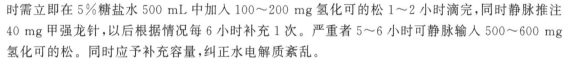

时需立即在5%糖盐水500 mL中加入100～200 mg氢化可的松1～2小时滴完,同时静脉推注40 mg甲强龙针,以后根据情况每6小时补充1次。严重者5～6小时可静脉输入500～600 mg氢化可的松。同时应予补充容量,纠正水电解质紊乱。

3.治疗药物的安全应用

(1)原发性醛固酮增多症:对于不能手术或不愿意手术治疗的醛固酮腺瘤患者,药物治疗也可以控制症状。常用的药物主要有盐皮质激素受体阻断剂(螺内酯、依普利酮)、钙通道阻滞剂(硝苯地平、氨氯地平等)。①其中螺内酯是首选药物,通常初始剂量为20～40 mg/d,分2～4次/天服用。并根据血钾情况逐渐递增,用药量不能超过400 mg/d。有近一半的患者血压可以得到控制,若血压控制不良,则可连用其他类降压药如噻嗪类。它的主要不良反应为阳痿、性欲减退、女性月经不调等,主要是由于螺内酯可与雄激素受体与孕激素受体相结合。Young等研究发现,该不良反应发生率随着用药量增大而增加;对无法耐受螺内酯的病例,可以选择依普利酮,该药疗效要差于螺内酯,同时不良反应发生率亦低。②钙通道阻滞剂如硝苯地平等可以抑制醛固酮分泌并且抑制血管平滑肌收缩,从而起到治疗作用。

(2)肾上腺恶性肿瘤。手术是唯一可能完全治愈肾上腺恶性肿瘤的方法,但是由于肾上腺恶性肿瘤发现时多已属于晚期,手术常常无法做到完全根治性切除。而且手术切除后ACC复发率可高达70%～80%。5年生存率<5%。恶性嗜铬细胞瘤平均5年生存率40%。药物治疗是晚期ACC患者的主要治疗方法。

密妥坦:密妥坦是DDD的异构体,它主要是通过抑制肾上腺皮质束状带和网状带细胞线粒体的11β-羟化酶以及侧链裂解酶,从而阻止其激素合成以及细胞变性坏死。尽管密妥坦对正常肾上腺皮质细胞药物毒性很大,而且有效率仅为35%,但至今仍为治疗晚期肾上腺皮质癌的基石。停药后多数肿瘤会复发,仅适用于晚期ACC肿瘤或作为手术无法切除干净(Ⅱ～Ⅳ期)的ACC肿瘤患者的辅助治疗。常见不良反应为头痛、头晕、胃肠道反应以及肾上腺皮质功能不足的相应症状等。

放射性核素标记的间位碘苄胍:是恶性嗜铬细胞瘤最常用的放射性核素治疗药物。短期内效果良好,但2年内有复发或转移率高达100%。它的治疗效果与肿瘤体积密切相关。

细胞毒化疗药物:到目前为止,在肾上腺皮质癌中首选推荐的化疗方案为单用密妥坦或密妥坦联合其他细胞毒类药物。最常用的为EDP/M方案(依托泊苷＋顺铂＋多柔比星/密妥坦)和Sz/M方案(链尿霉素＋密妥坦)。其他用来治疗肾上腺皮质癌的化疗方案还有:铂类/依托泊苷;铂类/依托泊苷/密妥坦;铂类/依托泊苷/其他细胞毒药物如阿柔比星;其他复合细胞毒药物如吉西他滨;紫杉醇;顺铂/阿柔比星/环磷酰胺;顺铂/阿柔比星/异环磷酰胺等。研究发现,用密妥坦者缓解率要好于未用密妥坦者。

其他靶向治疗:随着对肾上腺恶性肿瘤的分子生物学研究发展,分子靶向药物治疗一直备受关注。研究已经表明,血管内皮生长因子(vascular endothelial growth factor,VEGF)的过表达是导致肾上腺恶性肿瘤发展和浸润的原因之一,因此针对VEGF相关的抗血管形成药物可能成为治疗肾上腺恶性肿瘤的重要手段。其他许多与肾上腺皮质癌相关的细胞因子如胰岛素样生长因子、信号肽抑制剂(如NVP-AEW541)、β-catenin阻滞剂(PKF115-584)、mTOR阻滞剂(RAD001)等都可以通过靶向作用阻断相应的信号通路,从而控制肾上腺皮质腺癌的进展。

4.其他辅助性治疗

(1)放疗:肾上腺恶性肿瘤属于对放射线不太敏感的肿瘤,单纯放疗不能取得根治效果。术前放疗一般较少采用,亦不推荐术后常规放疗,但对未能彻底切除干净的肾上腺恶性肿瘤以及对骨转移、局部瘤床复发、区域或远处淋巴结转移患者可行姑息放疗,可达到缓解疼痛、改善生存质量的目的。国外文献报道,关于局部瘤床复发患者,对比放疗加密妥坦治疗组与密妥坦单药治疗对照组的复发时间,发现放疗组复发时间相对要晚些。

(2)介入栓塞治疗(肾上腺肿瘤血管栓塞术):栓塞后可致肿瘤缩小,从而增加手术切除的机会。对晚期患者行姑息性栓塞治疗亦有助于改善症状,提高生活质量。

(3)射频消融:适用于姑息治疗皮质腺癌或肾上腺转移癌。

(4)放射性核素治疗:放射性核素治疗为非手术治疗恶性嗜铬细胞瘤患者的一线选择,但它仅用于无法手术或多发转移、MIBG 或奥曲肽显像阳性的恶性嗜铬细胞瘤。最常用的药物为放射性核素标记的间位碘苄胍。短期内效果良好,但 2 年内有复发或转移率高达 100%。它的治疗效果与肿瘤体积密切相关。一般瘤体<2 cm 药物摄取良好,有效率高。因此巨大肿瘤主张先行减瘤术再行核素治疗。近年来,放射性核素标记的间位碘苄胍联合化疗也被证明可以提高治疗效果。奥曲肽较为昂贵,国内较少使用。

5.对于肾上腺偶发瘤的处理

对于那些无功能肾上腺偶发瘤是否需要手术治疗尚存在一定争议。国外有文献曾报道直径<4 cm 的无功能肾上腺偶发瘤可以等待观察,但需密切随访相关的激素及其代谢产物水平变化,若肿瘤有进展或出现内分泌功能仍需积极手术治疗。可是随着临床医师对肾上腺肿瘤的观察研究,由于恶性肿瘤往往起病隐匿,出现症状多数已发生转移,手术治疗预后极差。尽管通常恶性肿瘤体积一般较大,但这一说法已不完全可靠。而且长期随访担心肿瘤恶变造成的巨大心理压力,比起相对安全又方便的腹腔镜肿瘤切除手术风险,也许前者危害更大。故学者建议>2 cm 的肾上腺偶发瘤均可积极手术治疗。

6.转移性肾上腺恶性肿瘤应采用以内科为主的综合治疗。

在只有单器官转移的肾上腺转移癌患者,手术治疗作为辅助减瘤作用,有助于提高术后放化疗的治疗效果。多发转移者的治疗方法,主要取决于原发肿瘤的敏感性治疗方法如放疗或化疗等。

(三)预防

肾上腺良性肿瘤大多数预后较好。儿童肾上腺皮质癌由于大约 90% 患者因为雄激素分泌过多可以表现出女性男性化等表现,可以相对早期发现,因此预后相对要好些。而成人型肾上腺皮质腺癌起病隐匿,大部分患者就诊时已有远处转移,预后很差,大部分生存期<1 年。研究已经表明,诊断时的年龄、临床分期Ⅲ~Ⅳ期(局部有淋巴结转移或局部脏器浸润或远处转移者)以及皮质醇高分泌者,往往预后比较差。两个大型的 ENSAT 研究表明增殖标志物 Ki67 是肾上腺皮质癌最重要预后的指标,可以指导治疗。最近还有人提出患者病理提示核分裂指数高、肿瘤直径>6.5 cm、某些细胞因子免疫组化阳性如 P53 阳性以及肿瘤重量超过 50 g 的,预后相对较差。

三、药物的安全应用

(一)良性肾上腺肿瘤的药物安全应用

尽管多数肾上腺外科疾病都可以有不同的药物治疗。但针对肾上腺肿瘤导致疾病的药物治疗,最多见于原醛症。当原发性醛固酮增多症患者无法耐受手术或不愿意手术治疗时,螺内酯、钙通道阻滞剂、钠通道阻滞剂被常常用来控制病情,其他如血管紧张素转换酶抑制剂、血管紧张

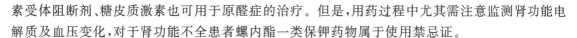

素受体阻断剂、糖皮质激素也可用于原醛症的治疗。但是,用药过程中尤其需注意监测肾功能电解质及血压变化,对于肾功能不全患者螺内酯一类保钾药物属于使用禁忌证。

(二)恶性肾上腺肿瘤的药物安全应用

1.密妥坦

从1960年起,密妥坦一直被作为晚期肾上腺皮质癌的一线治疗方案,有效率仅约为35%。曾有多个研究表明密妥坦药物浓度需达到14 mg/L以上,才能发挥临床治疗作用。但是超过20 mg/L时,出现中枢神经不良反应的风险也相对加大。密妥坦是脂溶性药物,口服密妥坦仅有约40%由胃肠道吸收。患者体内密妥坦维持工作药物浓度时间越久效果越好。

(1)不良反应:密妥坦药物毒性强,它的不良反应主要为中枢神经系统受抑制,表现为头痛、眼花、眩晕、嗜睡、抑郁、神志不清等;胃肠道反应,如食欲缺乏、恶心、呕吐、腹泻等;骨髓抑制,极个别还出现危及生命的粒细胞缺乏;肝功能损害,有个别出现肝功能衰竭的严重不良反应;甲状腺功能异常;皮疹等其他不良反应;肾上腺皮质功能不全,由于密妥坦是肾上腺皮质的拮抗剂,出现肾上腺皮质功能不全也比较常见,可使用激素补充替代治疗。

(2)注意事项:密妥坦建议从2 g/d剂量开始,逐渐增加至血药浓度至工作浓度即14～20 μg/dL(4～6 g/d);由于用药期间患者大多出现皮质功能不全的症状,而遇到感冒、刺激等应急事件,需要随时调整激素替代治疗的激素剂量;用药期间常规使用5-HT$_3$受体拮抗剂等强效抑吐药物及护肝、增加免疫力等支持治疗;密切观察患者临床表现,定期监测血常规、血肝肾功能及电解质、血脂、血促肾上腺皮质激素、甲状腺功能及血睾酮等指标。因密妥坦可引起嗜睡、眩晕等症状,服药期间尽量避免机械操作或驾驶等需要精神高度集中的活动。饱食后服用药物可以增加药物吸收能力。由于螺内酯可降低密妥坦疗效,而镇静安眠类药物、抗组胺药物、乙醇、抗癫痫症药等可增加密妥坦相关的中枢神经抑制作用,故不建议同时使用密妥坦和上述类药物。

2.放射性核素标记的间位碘苄胍

放射性核素标记的间位碘苄胍是治疗恶性嗜铬细胞瘤最常用的放射性核素。短期治疗效果较好,2年内几乎均有复发或转移。有学者提出加大药物剂量或延长用药时间可能有助于延长生存时间,但尚缺乏临床证据。放射性核素标记的间位碘苄胍联合化疗被证明可以提高各自的治疗效果。放射性核素标记的间位碘苄胍主要的不良反应是骨髓抑制,且认为与其用药剂量不成正比。故治疗期间需注意监测血常规变化。

(三)联合化疗方案

1998年Berruti等在意大利第一次提出(依托泊苷+顺铂+多柔比星+密妥坦)EDP/M联合治疗方案。迄今为止,EDP/M方案仍然是肾上腺皮质癌的主要化疗方案。恶性嗜铬细胞瘤也同样具有较为常用的化疗方案。

1.化疗方案

恶性嗜铬细胞瘤:CVD化疗方案(环磷酰胺750 mg/m^2+达卡巴嗪1.4 mg/m^2+长春新碱600 mg/m^2),21天为1个治疗周期。肾上腺皮质癌:EDP/M方案(依托泊苷100 mg/m^2,2～4次/天;40 mg/m^2,1次/天;顺铂40 mg/m^2,3～4次/天;同时连续口服密妥坦使血药浓度维持在14～20 mg/L)和Sz/M方案(链尿霉素1 g/d,5天,然后改2 g,每3周1次;密妥坦连续口服,使血药浓度维持在14～20 mg/L)。

2.疗效评价

关于肾上腺恶性肿瘤的化疗方案的疗效评价都是基于回顾性研究资料,且缺乏临床的大样本调查结果。据研究表明,CVD方案的血生化反应率可达64.3%。目前普遍认为CVD方案能明显提高患者中位生存期,但不能延长总体生存率。但CVD化疗联合放射性核素标记的间位碘苄胍治疗,不但可以缩短疗程提高药物治疗的效果,而且可以减少化疗药物的使用剂量从而减少治疗的不良反应发生。

3.不良反应

CVD化疗过程中可出现高血压危象、血白细胞计数减少和胃肠神经系统毒性以及其他致畸、脱发、膀胱炎等,治疗过程中应检测血常规等变化以调整用量。联合化疗配合放射性核素治疗可减少化疗药物剂量,缩短治疗时间并减少并发症的产生。

EDP/M方案和Sz/M方案除了具有密妥坦具有的中枢神经抑制等不良反应,尚存在其他化疗药物常见的不良反应如消化道症状、骨髓抑制、血管炎、致畸致癌、肝肾功能影响等。处理上均以对症支持治疗为主。

(龙欣欣)

第三节　胃泌素瘤

一、临床概述

胃泌素瘤也称卓-艾综合征,是一种少见的神经内分泌肿瘤,多为散发,20%～30%伴随Ⅰ型多发性内分泌肿瘤综合征,60%～90%为恶性肿瘤。年发病率为(0.1～3.0)/100万。在美国,大约每100个消化性溃疡患者中有0.1～1.0个胃泌素瘤患者。发病年龄多在20～50岁,也有7岁和90岁诊断该病的报道。男女发病比率为(1.5∶1)～(2∶1)。十二指肠、胰腺是胃泌素瘤的好发部位,其他少见的部位包括淋巴结、胃、肠系膜、肾包膜、脾门、大网膜、卵巢及肝胆系统,也有腹腔外脏器发病的报道如心、肺。

(一)病因及发病机制

胃泌素瘤的病因至今尚不清楚。与消化道腺癌不同,抑癌基因如 $P53$、Rb 等的失活以及癌基因如 Ras、myc 等的功能异常都不常见。Ⅰ型多发性内分泌肿瘤综合征相关的胃泌素瘤涉及染色体11q13上 $MEN1$ 基因的缺失,导致其编码蛋白 Menin 的功能异常,后者是一种610个氨基酸残基组成的进化上高度保守的核蛋白,参与转录调节、基因组稳定、细胞分裂增殖、细胞周期调控等。在散发性胃泌素瘤中,44%的患者出现 $MEN1$ 基因的功能异常,50%～92%出现p16/MTs1的异常表达,也有一些涉及 mTOR 信号通路的改变。胃泌素瘤的细胞起源还存在争议。有学者认为胰腺胃泌素瘤可能起源于胰岛非 β 细胞。在Ⅰ型多发性内分泌肿瘤综合征患者中,十二指肠部位的胃泌素瘤可能源于十二指肠壁 G 细胞的过度增生,后者伴随 G 细胞内染色体11q13上的 $MEN1$ 基因的功能缺失。

(二)病理分类及分期

胃泌素瘤是胃肠胰神经内分泌肿瘤的一种,组织学上按分化程度及组织分级分类。前者包括分化良好和分化差,后者根据组织分化及细胞增殖程度,包括核分裂象数及 Ki67 指数,分为G1、G2、G3。

二、临床表现

虽然大多数胃泌素瘤是恶性的,但其发展缓慢,肿瘤相关的临床症状出现较晚,其临床表现多与高胃泌素血症和高胃酸分泌相关。

(一)消化性溃疡

60%～90%的胃泌素瘤患者有消化性溃疡,主要发生在十二指肠球部以下,甚至可累及空肠上段,表现为多发性、难治性溃疡。临床表现为长期慢性上腹部疼痛,可为烧灼样,且对常规抗溃疡治疗反应欠佳,容易导致相关并发症如出血、穿孔等。

(二)腹泻

腹泻也是胃泌素瘤常见的症状,30%～73%的患者伴随腹泻,其中20%表现严重腹泻。胃泌素瘤患者的腹泻是分泌性的,因为高胃泌素导致胃酸大量分泌并进入肠道,同时刺激胰液大量分泌,超出了肠道吸收能力。

(三)胃食管反流/Barrett 食管

约 2/3 的患者出现反流性食管炎的症状,表现为胃灼热感。在散发性胃泌素瘤中并未发现 Barrett 食管的发生率增加,而Ⅰ型多发性内分泌肿瘤综合征相关型胃泌素瘤中 Barrett 食管的发生率比正常高 5 倍以上。另有部分患者可能并发食管狭窄。

(四)其他

Ⅰ型多发性内分泌肿瘤综合征相关型胃泌素瘤可能合并其他功能性神经内分泌肿瘤,表现出相应激素水平升高所致的症状,如甲状旁腺功能亢进相关的临床症状等。

三、诊断及鉴别诊断

(一)诊断

胃泌素瘤的诊断平均在临床症状出现 5 年后才能确立。随着质子泵抑制剂的广泛应用,胃泌素瘤的诊断越来越困难。胃泌素瘤的诊断包括定性诊断和定位诊断,前者包括空腹血胃泌素测定、胃液分析、激发试验(胰泌素、钙)等;后者包括超声检查、CT 检查、MRI 检查、动脉造影/动脉内胰泌素激发试验、生长抑素受体显像等。虽然胃泌素瘤的定位诊断方法很多,仍有近 30% 无法找到原发灶。

1.定性诊断

(1)空腹血胃泌素测定:对疑似患者的首选检测,超过 99% 的胃泌素瘤患者空腹血胃泌素升高,>150 pg/mL 有诊断价值,40%～60% 的患者比正常高出 10 倍以上。少部分患者由于肿瘤分泌胃泌素前体蛋白而造成假性低胃泌素血症。

(2)胃液分析:90% 的胃泌素瘤患者的基础排酸量(BAO)≥15 mmoL/h,应同时测定最大排酸量(MAO)以增加实验的敏感性以鉴别某些普通消化性溃疡患者。BAO/MAO 比值>0.6 高度提示胃泌素瘤,但<0.6 不能排除胃泌素瘤的诊断。

(3)激发试验:胰泌素激发试验:静脉快速注射 2 μg/kg 体重的胰泌素,在注射前 10 分钟、1 分钟以及注射后 2.5 分钟、10 分钟、15 分钟、20 分钟及 30 分钟分别检测血胃泌素浓度。血胃泌素水平较基础值增高 100 pg/mL 为阳性,增高超过 200 pg/mL 作为诊断标准。胰泌素激发试验在胃泌素瘤诊断中起到决定性作用,敏感性和特异性分别达到 94% 和 100%,同时作为外科切除术后疾病复发监测最敏感的方法。但是应用质子泵抑制剂会造成假阳性结果。钙激发试验:

静脉连续输注葡萄糖酸钙[5 mg/(kg·h)]3 小时,每隔 30 分钟测血胃泌素水平。在输注的第 3 小时内,超过 80% 的胃泌素瘤患者的胃泌素水平可增高 395 pg/mL 以上。钙激发试验可作为胰泌素激发试验阴性患者的有效补充。

(4)其他:血清嗜铬粒蛋白 A(chromogranin A,CgA)的检测、血清钙、催乳素、甲状旁腺素的测定,有助于 Ⅰ 型多发性内分泌肿瘤综合征的诊断。

2.定位诊断

(1)超声检查:临床最常用也是首选的方法,其中体外超声敏感性为 20%~30%,内镜超声敏感性约 70%,对胰腺病灶的敏感性要高于十二指肠病灶。无论是体外超声还是内镜超声,都可以进行超声引导下的病灶穿刺活检,有助于病理诊断的确立。

(2)CT 检查:由于胃泌素瘤血供丰富,动脉早期即可出现强化。诊断敏感性约 50%,对于直径<2 cm 的病灶敏感性下降。CT 检查能较好地显示病变周围组织的结构,并有助于转移性病变的检出。

(3)MRI 检查:胃泌素瘤在 MRI 检查上表现为 T_1 低信号、T_2 高信号,但诊断敏感性较低,为 25%~50%。对肝转移的诊断有较大帮助。

(4)动脉造影/动脉内胰泌素激发试验:将导管插至胃十二指肠动脉或胰十二指肠下动脉,注入造影剂/胰泌素,观察病灶强化情况/测定血胃泌素变化情况,敏感性为 40%~60% 是胃泌素瘤定位诊断很有价值的检查,同时有助于较小病灶的发现。因其为有创检查,临床应用受到一定限制,但可于术中应用以指导手术。

(5)生长抑素受体核素显像:90% 以上胃泌素瘤中有生长抑素受体表达,将核素标记(如铟-111、碘-123)的生长抑素类似物(如奥曲肽)注入体内,经 ECT 显像可以发现原发病灶和转移灶,敏感性达到 80%,可作为首选检查。可检出 92% 的肝转移瘤,对胰腺胃泌素瘤的检出率近 100%,同时可以检出腹腔外的转移瘤。生长抑素受体核素显像联合单光子发射体层摄影可提高其敏感性。

(二)鉴别诊断

胃泌素瘤的鉴别诊断主要涉及高胃泌素血症的鉴别。临床上常见高胃泌素血症的疾病包括:恶性贫血、慢性萎缩性胃炎、短肠综合征、肾衰竭、胃潴留、迷走神经切断术史等。原发病灶的鉴别主要以病理组织学检查,通过穿刺(内镜下活检、内镜超声或体外超声引导下活检)获得组织样本进行病理学检查,包括免疫组织化学等确定疾病性质。

四、治疗原则及策略

胃泌素瘤的治疗目的控制高泌酸状态并尽可能切除原发病灶,对复发转移患者可考虑化疗、二次手术等。

(一)药物治疗

1.H_2 受体阻断剂

通过阻断组胺和胃泌素对壁细胞的刺激作用,减少胃酸分泌,常用药物包括西咪替丁、雷尼替丁、法莫替丁,三者的药效强度比为 1∶3∶32,西咪替丁和雷尼替丁药效持续时间相同,法莫替丁延长 30% 左右。一般采用每 4~6 小时口服 1 次,每天平均剂量分别为西咪替丁 4.9 g、雷尼替丁 2.2 g、法莫替丁 0.33 g。

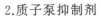

2.质子泵抑制剂

通过抑制壁细胞膜上的 Na^+-K^+-ATP 酶,高选择性抑制胃酸分泌,常用药物包括奥美拉唑、兰索拉唑、埃索美拉唑、雷贝拉唑、泮托拉唑。一般每天需要相当于 60 mg 奥美拉唑才能达到控制症状的目的。

(二)化疗

化疗在胃泌素瘤中有一定疗效,适用于转移性胃泌素瘤。链佐星、氟尿嘧啶或联合多柔比星在分化良好的转移性胃泌素瘤中客观缓解率到达 20%～40%,平均缓解期 5～20 个月。亦有研究报道,卡培他滨联合替莫唑胺可能是个有效的方案,其在 30 例转移性胰腺神经内分泌肿瘤中达到 70% 的部分缓解,有待进一步的临床研究证实。分化差、增殖活跃的胃泌素瘤预后较差,推荐以顺铂为基础的方案,并联合依托泊苷、紫杉醇、长春新碱等药物,缓解率为 14%～80%,平均生存<12 个月。

(三)生物靶向治疗

生长抑素类似物如奥曲肽和干扰素能够抑制胃泌素瘤生长,并抑制其异位激素的分泌。此类药物无明显缩小肿瘤的作用,但可以保持肿瘤大小稳定。mTOR 信号通路及酪氨酸激酶受体信号通路在神经内分泌肿瘤中有重要作用。一项随机双盲安慰剂对照的临床研究表明,依维莫司(mTOR 抑制剂)10 mg/d 可明显延长转移性神经内分泌肿瘤患者的无进展生存(11 个月 vs.4.6 个月),尽管总生存无明显差异。另一项研究表明,小分子、多靶点酪氨酸激酶抑制剂舒尼替尼可延长转移性神经内分泌肿瘤患者的无进展生存(11.4 个月 vs.5.5 个月),并能延长总生存。欧美国家已批准舒尼替尼用于不可切除的、转移性胰腺神经内分泌肿瘤。

(四)其他

介入治疗(栓塞、栓塞化疗等)适用于弥散、不能手术或射频的胃泌素瘤肝转移。同位素标记的生长抑素类似物治疗是内放疗的一种,常用 ^{90} 铟-DOTA-奥曲肽/兰瑞肽等,完全缓解率在 0～6%,部分缓解率在 7%～37%,轻微缓解率为 43%。

(五)预后

胃泌素瘤预后较好,影响因素主要为有无肝转移及细胞增殖率。无肝转移的 10 年生存率约 96%,异时性肝转移率约 85%,同时性肝转移率约 26%。胃泌素瘤患者需定期随访、复查。

(龙欣欣)

第四节 胰岛素瘤

一、临床概述

胰岛素瘤也称为胰腺神经内分泌肿瘤,是最常见的胰腺功能性内分泌肿瘤,通过分泌胰岛素可以引起低血糖症状。每 100 万人中有 1～4 个人患胰岛素瘤。胰岛素瘤占全部胰腺肿瘤的 1%～2%,可以发生在任何年龄,且发病率与性别无关。胰岛素瘤中 90% 是良性的,90% 为单发,90% 直径<2 cm。胰岛素瘤均匀地分布于胰头、胰体、胰尾,绝大多数位于胰腺内或紧贴胰

腺组织,可引起低血糖症状且位于胰腺外的胰岛素瘤极为罕见(<2%),此类肿瘤绝大多数发生于十二指肠壁。

(一)病因及发病机制

胰岛素瘤的病因及发病机制尚未明确,但有相关研究提示以下因素与胰岛素瘤发病相关。包括基因突变、原癌基因、细胞凋亡、生长因子、神经递质、胃肠激素等,具体病因仍有待进一步研究。

(二)临床表现

由于肿瘤组织间断分泌胰岛素,胰岛素瘤是最常见的内源性胰岛素分泌过多所致低血糖症的病因。Whipple三联征是典型的胰岛素瘤临床表现,包括低血糖症;神经性低血糖症状;予升高血糖处理后症状缓解。常见临床表现包括震颤、心悸,神经系统低血糖症状包括意识障碍、行为改变、人格改变、视觉障碍、癫痫发作甚至昏迷。

(三)诊断及鉴别诊断

1.定性诊断

对于伴有神经系统症状或明确有低血糖的患者,生化诊断的金标准是测量72小时饥饿试验时血浆葡萄糖、胰岛素、C肽以及胰岛素原指标。延长的禁食试验可以检测出99%的胰岛素瘤。72小时禁食试验低血糖症发作时:胰岛素阈值为5 mIU/L(36 pmol/L);C肽阈值为0.6 ng/mL(0.2 nmol/L);胰岛素/C肽比值<1.0;胰岛素原截止水平为20 pmol/L;血浆或尿液中无磺酰脲类药物或其代谢产物。

2.定位诊断

(1)经腹B超:经腹超声对于诊断胰岛素瘤来说灵敏度较低(9%～64%),已经被其他检测手段所替代。

(2)CT检查:可以显示胰岛素瘤的准确位置,与周边重要结构的关系以及是否存在远处转移。一般来说,胰岛素瘤是富血供的,因此在增强CT检查的动脉期,相较于正常的胰腺实质组织,胰岛素瘤有着明显的强化。当肿瘤组织内出现钙化时,多提示为恶性病变可能。多排螺旋CT检查可以发现94.4%的胰岛素瘤。CT检查目前是胰岛素瘤检查的一线方案。

(3)MRI检查:MRI检查同样也是安全、快速、无创的检测胰岛素瘤的方法。T_1加权时,胰岛素瘤多显示为低信号,T_2加权时则多为高信号。MRI检查有着CT检查全部的优点,近来的研究表明其有更好的灵敏度。

(4)超声内镜检查:可以检出86.6%～92.3%的胰岛素瘤。绝大多数的胰岛素瘤在超声内镜下显示为低回声、类圆形及清晰的边界。超声内镜下引导的细针穿刺可以于术前明确病理诊断。但是超声内镜检查过多的依赖于检查者的经验判断,容易产生假阳性或假阴性结果。有些等回声的胰岛素瘤也容易被漏诊。此外,肿瘤的位置也将影响准确性,位于胰头的肿块相较于胰尾或者胰腺外的肿瘤,更容易被发现。

(5)生长抑素受体显像:对于探查胰腺神经内分泌肿瘤具有很强的灵敏性和特异性,优于其他显像技术。生长抑素受体显像采用被放射性核素标志的生长抑素类似物奥曲肽作为显像剂,令其与肿瘤细胞表面的生长抑素受体结合,从而使肿瘤显像。是生长抑素受体阳性的胰腺神经内分泌肿瘤诊断的重要工具。

3.鉴别诊断

胰岛素瘤需要与其他可以引起高胰岛素血症的疾病相鉴别。

（1）婴儿期持续性高胰岛素低血糖症：也叫作家族性高胰岛素血症或原发性胰岛细胞肥大症，大多数是常染色体隐性遗传性疾病，但常染色体显性遗传也有报道。

（2）胰腺来源非胰岛素瘤低血糖综合征：发生于成人，与胰岛细胞肥大相关，特点是低血糖症状发生于餐后2～4小时，而胰岛素瘤的特征——饥饿后低血糖，罕见于此综合征。

（3）胰岛细胞增殖症：一种较为罕见的疾病，症状类似于胰岛细胞瘤。异常胰岛β细胞增殖是该病的组织学特征。从临床及生化方面无法鉴别弥散性胰岛细胞增殖症与胰岛素瘤。其余需要鉴别的疾病包括磺胺类药物引起的低血糖以及胰岛素自身免疫性低血糖症等。

（四）病理分级与分期

胰岛素瘤是胰腺神经内分泌肿瘤的一种，按照组织分化程度以及细胞增殖活性进行分级。

二、治疗原则及策略

（一）良性胰岛素瘤

大多数的良性胰岛素瘤患者可以接受外科手术，奥曲肽注射治疗，超声内镜引导下乙醇消融，射频消融以及肿瘤栓塞等。

1.乙醇与射频消融术

已经作为肝脏肿瘤的一种微创疗法。近来，有报道显示已经有超声内镜引导下乙醇消融与CT定位引导下射频消融成功治疗胰岛素瘤的案例。

2.胰岛素瘤栓塞

胰岛素瘤是富血供肿瘤，因此动脉造影动脉期为强化图像，可以直接栓塞肿瘤。尽管目前对于胰岛素瘤栓塞的研究仍较少，但它仍可以视为对部分特定患者（如无法接受手术）的一种治疗手段。

3.药物治疗

围术期控制血糖对于手术患者是十分重要的，这一方法同样适用于那些无法接受手术的患者。奥曲肽，一种生长抑素抑制剂类似物，可以一直胰岛素分泌，并且可以限制许多胃肠激素的外周作用。奥曲肽已经广泛用于胰岛素瘤患者的治疗当中。奥曲肽甚至有抗增殖作用，对于胰腺神经内分泌肿瘤有中度抗癌作用。

（二）恶性胰岛素瘤

恶性胰岛素瘤是指胰岛素瘤侵犯局部周围软组织或者有明确的淋巴转移或肝转移，发生率为7%～10%，有报道称10年生存率为29%。主要的转移部位是肝脏和区域淋巴结。

1.非药物治疗

手术切除是目前所推荐的方法，因为恶性胰岛素瘤所导致的内分泌激素症状是较难用药物控制的。射频消融可以用于治疗肝脏转移病灶，同时减轻激素异常分泌所致症状。肿瘤栓塞合并动脉内化疗可以同时改善激素异常分泌所致症状以及肝脏转移病灶。对于没有肝外转移的患者，肝移植可以作为胰岛素瘤多发肝转移的治疗方法。持续的血糖监测可以有效发现低血糖症的发作并及时的反馈相关信息，防治患者出现神经系统低血糖症状。

2.药物治疗

化疗在胰岛素中有一定疗效。氟尿嘧啶和/或表柔比星联合链佐星对于G1/G2胰岛素瘤的疗效证据最为充分,有效率为 35%～40%。有研究报道,卡培他滨联合替莫唑胺可能是个不错的方案,其在 30 例转移性胰腺神经内分泌肿瘤中达到 70% 的部分缓解,有待进一步的临床研究证实。奥沙利铂或伊立替康联合 5-FU 或卡培他滨等方案也可以作为胰岛素瘤二线治疗方案。

3.生物靶向治疗

生长抑素类似物如奥曲肽和干扰素能够抑制胃泌素瘤生长,并抑制其异位激素的分泌。此类药物无明显缩小肿瘤的作用,但可以保持肿瘤大小稳定。mTOR 信号通路及酪氨酸激酶受体信号通路在神经内分泌肿瘤中有重要作用。一项随机双盲安慰剂对照的临床研究表明,依维莫司(mTOR 抑制剂)10 mg/d 可明显延长转移性神经内分泌肿瘤患者的无进展生存(11 个月 *vs.* 4.6 个月),尽管总生存无明显差异。另一项研究表明,小分子、多靶点酪氨酸激酶抑制剂舒尼替尼可延长转移性神经内分泌肿瘤患者的无进展生存(11.4 个月 *vs.*5.5 个月),并能延长总生存。欧美国家已批准舒尼替尼用于不可切除的、转移性胰腺神经内分泌肿瘤。

(龙欣欣)

第十二章

血液系统肿瘤诊治

第一节　急性白血病

一、概述

白血病是起源于造血系统的一类恶性肿瘤。其病理基础为白血病细胞自我更新增强、增殖失控、分化障碍、凋亡受阻,停滞在细胞发育的不同阶段。在骨髓和其他造血组织中,白血病细胞大量增生累积,使正常造血功能受抑制并浸润其他器官和组织。我国白血病发病率约为2.76/10 万。在恶性肿瘤所致的病死率中,白血病居第 8 位;儿童白血病占儿童全部恶性肿瘤的40.18%,居儿童恶性肿瘤的首位。我国白血病发病率与亚洲其他国家相近,低于欧美国家。

二、病因

人类白血病的病因尚不完全清楚。流行病学调查资料提示与下列因素有关。①生物因素:主要是病毒和免疫功能异常;②物理因素:包括 X 射线、γ 射线等电离辐射;③化学因素;④遗传因素;⑤其他血液病。

三、病理

(一)生物因素

成人 T 细胞白血病/淋巴瘤(ATL)可由人类 T 淋巴细胞病毒 I 型(human T lymphocytotrophic virus-I,HTLV-I)所致。病毒感染机体后,作为内源性病毒整合并潜伏在宿主细胞内,一旦在某些理化因素作用下,即被激活表达而诱发白血病;或作为外源性病毒由外界以横向方式传播感染,直接致病。部分免疫功能异常者,如某些自身免疫性疾病患者白血病危险度会增加。

(二)物理因素

1911 年首次报道了放射工作者发生白血病的病例。据国外调查资料证实,1929—1942 年放射科医师白血病的发病率为非放射科医师的 10 倍,而后随着对防护的重视和防护措施的不断完善,发病率逐渐减少。日本广岛及长崎受原子弹袭击后,幸存者中白血病发病率比未受照射的人群高,多为急淋、急粒或慢粒白血病。照射剂量(100～900 cGy)与白血病发病率密切相关,距爆炸中心 1 公里内白血病发病率为正常人群的 100 倍,在 2 公里处则为 2.6 倍。此外,过去对强直性脊椎炎用大剂量 X 线照射,对真性红细胞增多症用 ^{32}P 治疗,这些患者中白血病发病率也较对照组高。电磁场的致白血病作用近年也有报道。研究表明全身或大面积照射,可使骨髓抑制和机体免疫力缺陷,染色体发生断裂和重组,染色体双股 DNA 有可逆性断裂。

(三)化学因素

苯的致白血病作用已经肯定,例如早年接触含苯胶水的制鞋工人发病率比正常人群高 3~20 倍。抗癌药中的烷化剂可引起继发性白血病,特别在淋巴瘤或免疫系统缺陷的肿瘤中多见。乙双吗啉致白血病作用近年报道甚多,该药是亚乙胺的衍生物,具有极强的致染色体畸变的作用。氯霉素、保泰松亦可能有致白血病的作用。化学物质所致的白血病,多为急性髓系白血病(AML)。在出现白血病之前,往往先有一个白血病前期阶段,常表现为全红细胞减少。

(四)遗传因素

家族性白血病约占白血病的千分之七。单卵孪生子,如果一个人发生白血病,另一个人的发病率为 1/5,比双卵孪生者高 12 倍。Downs 综合征(唐氏综合征)有 21 号染色体三体改变,其白血病发病率达 50/10 万,比正常人群高 20 倍。先天性再生障碍性贫血(Fanconi 贫血)、Bloom 综合征(侏儒面部毛细血管扩张)、共济失调-毛细血管扩张症及先天性免疫球蛋白缺乏症等疾病患者的白血病发病率均较高,表明白血病与遗传因素有关。

(五)其他血液病

某些血液病最终可能发展为白血病,如骨髓增生异常综合征、淋巴瘤、多发性骨髓瘤、阵发性睡眠性血红蛋白尿症等。

一般说来,白血病发生至少有两个阶段:①各种原因所致的单个细胞原癌基因决定性的突变,导致克隆性的异常造红细胞生成;②进一步的遗传学改变可能涉及一个或多个癌基因的激活和抑癌基因的失活,从而导致白血病。通常理化因素先引起单个细胞突变,而后因机体遗传易感性和免疫力低下,病毒感染、染色体畸变等激活了癌基因(如 ras 家族),并使部分抑癌基因失活(如 $p53$ 突变或失活)及凋亡抑制基因(如 bcl-2)过度表达,导致突变细胞凋亡受阻,恶性增殖。

四、诊断和鉴别诊断

急性白血病是一组分化停滞于较早期造血干、祖细胞的肿瘤性疾病,起病急、自然病程短,外周血和/或骨髓可见多量异常的原始和/或较早期的幼稚细胞。1976 年根据白血病细胞形态学将急性白血病分为急性髓细胞白血病(AML)和急性淋巴细胞白血病(ALL)两大类,1985 年提出修改建议,将 AML 分为 M_1、M_2、M_3、M_4、M_5、M_6 和 M_7 共 7 种亚型,ALL 分为 L_1、L_2 及 L_3 共 3 种亚型,在国际上一直沿用至今。近年来,随着对急性白血病异质性的深入认识,在形态学的基础上,结合细胞免疫表型和细胞遗传学,提出 AML 和 ALL 的 MIC 分型和 WHO 分型,使得急性白血病的诊断更为精细,对其预后估计和治疗具有更重要的指导意义。

(一)症状和体征

1.贫血

贫血是急性白血病起病时最常见的症状之一,可表现为疲乏无力、面色苍白,并在短期内进行性加剧,伴活动后头昏眼花、胸闷气急、心慌心悸等。

2.出血

出血也是急性白血病起病时最常见的症状之一,常表现为皮肤瘀点、瘀斑、鼻衄、牙龈出血或月经过多等,血小板减少是大多数患者出现这些症状和体征的原因,部分患者尤其是急性早幼粒细胞白血病(AML-M₃)患者可伴凝血功能障碍如弥漫性血管内凝血(DIC)或原发性纤维蛋白溶解亢进,此时可表现为皮肤大片瘀斑甚至血肿,针刺部位或伤口迟发性渗血不止。血小板严重减少或伴有凝血功能障碍的患者起病时尚可表现内脏出血如血尿、消化道出血、眼底出血及颅内出血等。

3.感染症状

畏寒、发热和多汗是急性白血病患者继发性感染常见的首发症状。常见的感染灶有牙龈炎、口腔溃疡、咽峡炎、上呼吸道感染或肺炎以及肛周炎或肛周脓肿等。当粒细胞缺乏时感染灶可以不明显,但往往伴有高热,提示可能发生了菌血症或败血症。严重感染的患者可表现为感染性休克。

4.髓外浸润症状

(1)淋巴结和肝脾大:淋巴结肿大一般无触痛和粘连,中等坚硬,轻到中度肿大,局限于颈、腋下和腹股沟等处,以急淋白血病较多见。纵隔淋巴结肿大常见于 T 细胞急淋白血病。白血病患者可有轻至中度肝脾大,除非慢粒白血病急性变,巨脾很罕见。

(2)骨和关节疼痛:胸骨体下端压痛是急性白血病患者常见的体征,往往具有诊断意义,起病时其他部位尤其长骨的干骺端感觉疼痛或压痛也不少见。关节痛大多固定在一个或几个关节,但也可以是游走性的,这种情况在患儿尤其多见,初诊时常误诊为风湿病。

(3)口腔和皮肤:急性单核细胞和急性粒-单核细胞性白血病时,白血病细胞浸润可使牙龈增生、肿胀;可出现蓝灰色斑丘疹或皮肤粒细胞肉瘤,局部皮肤隆起,变硬,呈紫蓝色皮肤结节。

(4)眼部浸润:粒细胞白血病形成的粒细胞肉瘤或称绿色瘤常累及骨膜,以眼眶部最常见,可引起眼球突出、复视或失明。

(5)中枢神经系统白血病(centraLnervous system leukemia,CNSL):由于化疗药物难以通过血-脑脊液屏障,隐藏在中枢神经系统的白血病细胞不能有效被杀灭,因而引起 CNSL。CNSL可发生在疾病各个时期,但常发生在缓解期。以急淋白血病最常见,患儿尤甚。临床上表现为头痛、恶心呕吐、颈项强直、甚至抽搐、昏迷。脊髓浸润时可发生截瘫。神经根浸润可产生各种麻痹症状。

(6)睾丸浸润:多见于 ALL 化疗缓解后的男性幼儿或青年,是仅次于 CNS-L 的白血病髓外复发的根源,在初发者少见。常表现为单侧睾丸无痛性肿大,另一侧虽不肿大,但活检时往往也可发现有白血病细胞浸润。

(7)绿色瘤:为髓系细胞的实体肿瘤,又称粒细胞肉瘤,是由成堆的急性粒细胞白血病细胞形成的结节或小肿块。它可以是 AML 患者初治和复发时的首发体征,多见于伴 t(8;21)或t(9;22)的 AML 患者,在 AML 患者发生率为 3%~7%,儿童较成人常见。此外,绿色瘤可见于慢性髓性白血病患者,也可以是原发的,即未侵犯骨髓,而不见于所有的患者。绿色瘤可发生在多种部位,包括皮肤、软组织、骨膜、骨(颅骨、眼眶等)、脊髓膜、脑、淋巴结、鼻旁窦、乳腺、卵巢、子宫、睾丸、前列腺、胃肠道、肺和纵隔等,触之坚硬,压之不痛。有时组织学诊断比较困难,需与大细胞淋巴瘤、浆细胞瘤和嗜酸性肉芽肿等相鉴别。一旦疑及本证,在进行病理切片检查同时,必须行肿块的印片瑞氏染色检查,如发现嗜天青颗粒或奥氏小体即可确诊,有时需进行 MPO 和其他髓系抗原的免疫细胞化学检查,以确定是否为髓系来源。

(8)浸润其他器官:其他器官的浸润白血病细胞还可以浸润肾、肺、胸膜、心脏、心包和胃肠道等多种脏器而引起多种多样的临床表现,但这些脏器的浸润很少于发病初期就出现相应的症状和体征。

(二)检查

除上述临床表现外,下列辅助检查亦有助于本病明确诊断。

1.实验室检查

(1)外周血常规。①白细胞:在 ALL 中,初诊时 70%患者的白细胞计数升高,30%患者正常或减少。在 AML 中,白细胞计数升高、正常和减少的患者约各占 1/3,约 85%患者白细胞分类可以发现白血病细胞。白细胞计数明显升高多见于 AML-M_4 或 AML-M_5 型,部分患者可超过 100×10^9/L,即高白细胞血症,常伴有 CNSL 或肺浸润,预后较差。白细胞计数减少多见于 AML-M_3 型,部分患者的白细胞计数<1×10^9/L。大部分急性白血病患者外周血白细胞分类可发现原始和幼稚淋巴细胞,而嗜中性粒细胞比例则明显减少。②红细胞和血红蛋白:大多数患者起病时红细胞和血红蛋白均有不同程度的减少,并且进展较为迅速,多表现为正细胞正色素性贫血。红细胞可有轻度大小不等和异形,网织红细胞计数可以轻度升高,在少数患者尚可出现幼红细胞,尤其见于 AML-M_6。③血小板:绝大多数患者的血小板计数均有不同程度的减少,严重者初诊时血小板计数<2×10^9/L,极少数患者早期可能正常,但不久就会减少。

(2)骨髓象:骨髓液涂片检查是诊断急性白血病必备的手段。大部分急性白血病患者的骨髓象呈增生显著活跃或极度活跃,骨髓中经常充满着白血病性原始或早期幼稚细胞,在去红细胞系的有核细胞计数中最少占 30%。部分患者因存在大量白血病细胞,骨穿时骨髓呈干抽或骨髓液容易凝固。白血病细胞与相对应的正常细胞比较往往有形态的异常,表现为胞体较大,可有大小不均现象,核浆比例增大,核、浆发育不平衡,核染色质呈细网状,核仁常多见而明显,有丝分裂象多见,可见对镜细胞及其他各种畸形细胞。正常的骨髓细胞显著减少,包括比早幼粒细胞更成熟的各阶段粒系细胞、正常红系细胞和巨核细胞。部分患者骨髓象呈增生低下,甚至与稀释性骨髓象相似,多见于老年患者。这类患者的骨髓涂片中不易找到白血病细胞,容易与再生障碍性贫血(AA)及骨髓增生异常综合征(MDS)等疾病相混淆,需进行骨髓活检物滚片染色检查和病理学检查加以鉴别。此外,少数患者可伴有骨髓纤维化,也需结合骨髓活检滚片或病理学检查而确诊。

(3)骨髓病理:大部分急性白血病患者的骨髓病理学检查显示,正常三系造红细胞混杂分布的图像消失,结构脂肪消失,代之以大量的原始和/或早期的幼稚细胞几乎占据整个骨髓腔。部分患者的骨髓病理图像中可见到残留的正常造血成分,其中多为中幼粒细胞,嗜酸性粒细胞和幼红细胞,并伴有异常原始细胞不均匀的浸润,这些改变多见于由 MDS 转化而来的急性白血病。少部分患者中可见结构脂肪占据绝大部分骨髓腔,在结构脂肪的间隙散在造红细胞,并可见多量的异常原始细胞,如果不仔细观察容易误诊为 AA,这种情况多见于低增生型 MDS 转变而来的急性白血病及老年患者。因此,在急性白血病诊断中,当骨髓穿刺涂片检查失败的时候,骨髓活检病理学检查是一个不可缺少的补充手段。此外,与骨髓涂片检查比较,骨髓病理检查对骨髓增生程度的判断更为客观可靠,并且尚能反映是否存在骨髓纤维化及其程度。

2.细胞形态学检查

细胞形态学检查是诊断急性白血病最基本的手段,由于在诊断中异常原始细胞和幼稚细胞的比例是诊断急性白血病的关键,因此首先必须在形态学上认识这些细胞。现将国内、外学者普遍认同的各种白血病细胞的形态特点分别描述如下。

（1）原始细胞（粒细胞或单核细胞）Ⅰ型原始细胞核/浆比例高，核染色质细致，有一个或多个明显的核仁，细胞质不成熟并且不含颗粒。

（2）原始细胞（粒细胞或单核细胞）Ⅱ型与原始细胞Ⅰ型相似，胞质量较少，含少量细小颗粒，不含粗大颗粒。

（3）异常的早幼粒细胞胞形常呈椭圆形，核偏于一侧，另一端胞质中有异常颗粒，这些颗粒有的粗大，可覆盖细胞核，有的较细。并且，胞质中常伴有 Auer 小体，有时甚至多如柴捆。

（4）异常的中性中幼粒细胞核浆发育显著不平衡，胞质呈橘黄色或偏碱，胞核有 1～2 个大核仁。

（5）异常中性晚幼粒细胞胞质中有中性粒细胞，可有空泡，核可有凹陷，在核凹陷处有一淡染区，更重要的是仍可见核仁。

（6）异常的嗜酸性粒细胞胞质中除有典型的嗜酸性颗粒外，还有大的不成熟嗜碱颗粒，并可存在不分叶的核。

（7）异常的幼稚单核细胞幼单细胞核扭曲或折叠，胞质呈灰蓝色，散在嗜天青颗粒。

（8）异常的原始巨核细胞形态多样，胞体可非常小，伴致密的核染色质，也可有较大的胞体伴致密的网状核染色质及 1～3 个明显的核仁，胞质可见气泡。光镜下可有淋巴样小巨核细胞、单圆核巨核细胞、多圆核巨核细胞、大单圆核巨核细胞、多分叶巨核细胞等。

（9）异常的幼稚红细胞细胞巨幼样变，双核或多核。

（10）L_1型原始和幼淋巴细胞以小细胞（直径≤12 μm）为主。胞质较少，核型规则，核仁不清楚。

（11）L_2型原始和幼淋巴细胞以大细胞（直径＞12 μm）为主。胞质较多，核型不规则，常见凹陷或折叠，核仁明显。

（12）L_3型原始和幼淋巴细胞以大细胞为主，大小较一致，胞质较多，细胞内有明显空泡，胞质嗜碱性，染色深，核型较规则，核仁清楚。

3.细胞免疫表型检查

细胞免疫表型检查已成为现代白血病诊断中的重要手段之一，在急性白血病各亚型之间及其与相关疾病之间的鉴别诊断中具有重要的应用价值，对急性白血病的预后估计和治疗方案的选择也有一定的指导意义。目前常用的检测方法有流式细胞仪法和免疫组织化学染色法。前者检测速度快，检测的细胞多，并且当被测标本中白血病细胞比例高而开窗准确时，所得结果客观可靠，此外，还可以对同一细胞同时检测多种表型。后者在骨髓或血涂片上或未固定的病理切片上结合形态学观察白血病细胞的免疫组化染色情况，因此结果能直接反映白血病细胞的表型，应用于白血病细胞比例不高的标本检测较为适合，但与前者比较相对速度较慢，被测的细胞较少，并且具有主观性，对操作者的要求较高。一般认为阳性的标准是，20％或以上的白血病细胞表达被测抗原。根据白血病细胞免疫表型分析，可以确定急性白血病细胞来源的系列，各系列的相对特异的抗原标记分数越高表明特异性越强，反之亦然。

4.细胞和分子遗传学检查

随着染色体显带分析和荧光原位杂交（FISH）等细胞遗传学技术及聚合酶链反应（PCR）、Northern、Southern 及 Western 印迹等分子生物学技术的发展和应用，人们对急性白血病生物学有了更深入的认识。目前已发现，约 2/3 初治急性白血病患者有染色体异常，其中一些染色体异常的白血病具有独特的形态学、免疫表型和临床特征，AML-M_3是一个典型的例子。染色体异常可以导致一些癌基因的突变或放大及一些特征性的融合基因形成,这些基因及其编码的蛋白质的检测对白血病的诊断,残留病灶的监护、治疗,发病机制的研究和预后估计都具有重要的价值。染色体异常包括数量和结构的异常。染色体数量异常常预示白血病细胞克隆的演变,多见于疾病进展或复发时。在染色体异常的 AML 病例中,15%~20%为数量异常,除性染色体外,其他染色体的增多或减少往往不会独立存在,常伴有其他染色体的结构异常,常见的有+8、−7、+4、−5、+19、−Y 等,此外还有报道+9、+21、+22、+13、+11 和−X等。在 ALL 病例中,染色体数量的异常多表现为高二倍体,约占核型异常患者的30%,伴有 50 或更多条染色体的儿童和成人 ALL 患者,预后一般较好,额外的染色体包括 X、21、6、18、14、10 和 4 等,低二倍体患者少于 10%,单一染色体非整倍体最少见,约占 4%,其中以+21 较为常见,其次为+6、+8、+18和−20。

5.电镜检查

电镜检查可观察细胞的超微结构,从而解决一些常规方法难以解决的诊断问题,提高急性白血病形态学分类的准确性。多毛细胞白血病肿瘤细胞表面的细毛样胞质突出在光镜下不易看清楚,而用扫描电镜检查能看得很清楚。AML-M_0、AML-M_5、ALL 和 AML-M_7 的原始细胞相互间的鉴别在光镜下有时可能很困难,而电镜细胞化学染色有助于明确诊断。目前有髓过氧化物酶(MPO)和血小板过氧化物酶(PPO)等电镜细胞化学染色。其优点是灵敏度高,特异性强,能揭示白血病细胞发生早期部分分化的特征。AML 的原始粒细胞对 MPO 呈强阳性反应,AML-M_5的原始细胞呈弱阳性反应,部分细胞阴性,ALL 和 AML-7 的原始细胞呈阴性。AML-M_7细胞对PPO 呈阳性反应,而 AML$M_{1\sim6}$ 和 ALL 的原始细胞均阴性。

(三)诊断

1.诊断步骤

急性白血病患者起病急,大部分患者在初诊时或多或少地有出血、感染发热、贫血和骨关节疼痛等中的一种或以上症状和体征,如果同时存在肝、脾和/或淋巴结肿大,就更要疑及本病,此时,外周血常规检查是不可缺少的,若外周血常规异常包括三系细胞中的一系或以上的减少、白细胞计数明显升高和/或出现原始及幼稚细胞等,则必须进行骨髓细胞学检查以明确诊断,有时,即使外周血常规正常也要进行骨髓细胞学检查。少数患者以其他髓外浸润引起的症状如皮肤结节、颅内高压或胸腔积液等为主要表现而就诊,可行相应的有关检查如局部结节或肿块的穿刺细胞学检查或活检、脑脊液或胸腔液细胞学检查,若发现原始和/或幼稚红细胞,进一步进行骨髓细胞学检查以了解骨髓内情况。此外,极少数患者因体检发现外周血异常,进一步进行骨髓细胞学检查而诊断为急性白血病。总之,急性白血病患者起病方式多种多样,上述的各种症状、体征及外周血常规的改变是急性白血病患者较为常见的初诊时表现,但大多数患者表现为非特异性,当难以用其他常见原因或疾病解释时,为疑诊本病的重要线索,而明确诊断依赖于骨髓细胞学检查。当骨髓穿刺失败、骨髓增生低下尤其重度低下时,必须进行骨髓活检滚片染色检查及病理学检查以明确诊断。一旦急性白血病诊断明确,尚需分型诊断。现代的急性白血病分型诊断要求在 FAB 的形态学分型诊断基础上,深入了解各种亚型的免疫学表型、细胞遗传学和分子生物学的改变,因此,有条件的单位在对高度怀疑本病的患者抽取骨髓液或/外周血进行细胞形态学检查的同时,应进行白血病细胞的免疫表型分析、核型分析及一些标志性的融合基因检查。对于难以分型诊断的病例有时需要送电镜检查加以区别。

2.诊断标准

从 1976 年起 FAB 协作组提出以骨髓和/或外周血原始细胞≥30％为急性白血病的诊断标准以后,国际上均统一采用此标准。在 2000 年 WHO 关于髓系肿瘤的分类中,将 AML 的诊断标准规定为原始细胞≥20％,而将原来 MDS 的 RAEB-T 型取消,理由是,研究表明原始细胞在20％～30％与≥30％患者的预后相似,因此,没有必要将两者区分开来。现将急性白血病的各种分型及其诊断标准简述如下。

(1)形态学分型诊断:我国学者参照 FAB 的分型标准略做修改,提出 ALL 和 AML 的形态学分型及其诊断标准。ALL 的诊断标准为骨髓和/或外周血原始＋幼稚淋巴细胞≥30％全部骨髓有核细胞,与 FAB 一样,形态学分型也分为 L_1、L_2、L_3 共三型,各型的诊断标准是,白血病细胞分别具备如前面"细胞形态学"中所述的 L_1、L_2、L_3 型淋巴母细胞的特征。AML 的形态学分型及其诊断标准,其中的原始细胞包括Ⅰ型和Ⅱ型原始细胞,原始和/或幼稚细胞比例均指占非红系细胞(NEC)的百分比。NEC 计数是指不包括浆细胞、淋巴细胞、组织嗜碱性粒细胞、巨噬细胞及所有有核红系细胞的骨髓有核细胞计数。

(2)免疫学分型诊断:急性白血病的免疫学分型一般分为两个阶段,首先,根据白血病细胞表达的系列相关抗原确定其系列来源,例如,以前对于形态学上呈原始细胞特征,且与 ALL-L_2 型细胞相似,细胞化学 POX 及 SB 染色＜3％细胞阳性的病例往往均诊断为 ALL,实际上,在应用免疫表型分析以后,现在已发现其中部分病例的白血病细胞的表型为髓系抗原 CD33 和/或CD13 阳性,而淋系抗原阴性,如进行电镜细胞化学染色则 MPO 阳性,目前将这些病例诊断为急性髓细胞白血病微分化型,即 AML-M_0;然后,根据白血病细胞表达的各系列分化期相关的抗原进一步分型。许多学者提出了白血病细胞系列相关抗原的特异性积分方法,本文应用 Garand等提出的积分方法,根据这一方法可将急性白血病分为四大免疫学类型,以供参考。根据白血病细胞表达的各系列分化期相关的抗原进一步分型仅见于 ALL 的免疫学分型诊断,也有多种分型诊断方法,目前国内大多数学者参照两大类七分法,先将 ALL 分为非 T-ALL 和 T-ALL两大类,前者在分为 6 个亚型,后者尚可分为Ⅰ、Ⅱ、Ⅲ期。

(3)急性白血病的 WHO 分型:随着对急性白血病的深入认识,目前已经发现急性白血病FAB 形态学分类的各亚型中除了个别类型的生物学特征具有均一性如 AML-M_3 外,大多数类型具有高度的异质性,尤其是在对治疗的反应性和预后等方面,即患同一亚型的急性白血病的不同个体对相同治疗方案的疗效反应不完全一致,预后也不一样。相反,具有相同的特殊细胞和分子遗传学异常的患者,其白血病细胞的形态、免疫表型和治疗反应性及预后较为一致,即使白血病细胞的形态和免疫表型等方面不一致,其预后也相似。鉴于上述认识,WHO 的最新分类将一些具有特殊细胞和分子遗传学改变的急性白血病重新归类,同时结合形态学和细胞免疫学将AML 和 ALL。在 AML 的分类中 WHO 分类还特别将伴有多系病态造血或与治疗相关的急性白血病分别归类,而将其他无特殊细胞和分子遗传学异常的 AML 均归于"未特指型 AML",并将这一类型基本上按 FAB 形态分型进一步分为多种亚型。WHO 将 ALL 分为 B 细胞性 ALL(B-ALL)、T 细胞性 ALL(T-ALL)和 Burkitt 细胞性白血病三大类,同时将 B-ALL 进一步分为四种细胞遗传学亚型。总之,WHO 分型强调,细胞和分子生物学的异常从根本上决定了急性白血病患者对治疗的反应性和预后,这样分型一方面有利于预后估计,更重要的是,能指导选择有效的治疗方案尤其分子靶的治疗,从而提高急性白血病的治愈率。

(四)鉴别诊断

1.粒细胞缺乏症

本病起病急,常表现为畏寒、高热、全身骨骼酸痛、咽峡溃疡、上呼吸道感染或肺炎甚至败血症等症状,外周血粒细胞严重减少,淋巴细胞比例相对增高,与一些急性白血病患者起病时的表现非常相似,但前者往往有服用解热镇痛药等明显的诱因,多无明显的贫血和出血的症状,外周血淋巴细胞绝对计数并不升高且形态正常,血红蛋白和血小板多在正常范围。而感染发热伴粒细胞明显减少的急性白血病患者一般无导致粒细胞减少的明显诱因,常或多或少地伴有出血和/或贫血的症状,因此两者一般不难鉴别。如果有胸骨压痛则更倾向于急性白血病的诊断,但明确的鉴别必须行骨髓细胞学检查。粒细胞缺乏症表现为粒系再生障碍或明显的成熟障碍,但形态正常,并且红、巨两系造血正常,而急性白血病常表现为骨髓增生显著或极度活跃,以大量的白血病细胞增生为主,正常三系造血均明显受抑制。值得注意的是,粒细胞缺乏症患者恢复早期的骨髓象中早幼粒细胞或幼单核细胞和单核细胞可以明显升高,初一看与 AML-M$_3$ 或 M$_4$ 患者的骨髓象相似,但 AML-M$_3$ 患者的早幼粒细胞多有异常的嗜苯胺蓝颗粒或存在奥氏小体,借此可对两者作出鉴别,如果在形态学上难以鉴别,不能贸然诊断急性白血病而给予抗白血病治疗,可观察 3~5 天,粒细胞缺乏者可见外周血粒细胞逐渐恢复,骨髓象也逐渐恢复正常,同时病情日趋好转,而白血病患者的血常规、骨髓象及病情则不会好转。此外,骨髓细胞和/或分子遗传学的检查也有助两者的鉴别。

2.原发性血小板减少性紫癜

少数急性白血病患者起病初期仅以皮肤黏膜出血和外周血血小板减少为突出表现,初诊时可被误诊为原发性血小板减少性紫癜,值得注意。如果仔细地体检,对于前者可能还会发现淋巴结、肝脾肿大或胸骨压痛等体征,然后进行骨髓细胞学检查即可作出明确的鉴别诊断。

3.急性再生障碍性贫血

起病急、感染发热、贫血、出血和外周血三系细胞进行性减少是急性再生障碍性贫血患者与一些急性白血病患者共同临床特点,初诊时两者容易混淆,如果发现淋巴结或肝脾肿大、胸骨压痛或外周血涂片有原始或幼稚细胞,则基本上排除了再障的诊断,大多数情况下借助骨髓细胞学检查即可对两者作出鉴别。但低增生性急性白血病与再障患者的骨穿标本均容易稀释,前者的骨髓涂片中也不易发现有白血病细胞,因此很容易误诊。此时,必须进行骨髓活检取材病理学检查或同时滚片染色检查以提高白血病细胞的检出率而对两者进行鉴别。有时,骨髓细胞遗传学检查能对两者作出明确的鉴别,因为急性白血病可有染色体的异常而再障一般没有染色体异常。

4.巨幼细胞性贫血

严重的巨幼细胞贫血和 AML-M$_6$ 患者均可表现为外周血三系细胞减少,骨髓红系细胞明显增生,粒/红比例倒置,伴红细胞巨幼样变,有时两者容易混淆。但巨幼细胞贫血患者的红细胞呈典型巨幼红细胞的形态,大小较一致,且无或少有其他的病态造血,有核红细胞 PAS 反应阴性,原始或早期的幼稚细胞少见,对叶酸和维生素 B$_{12}$ 治疗有效,而 AML-M$_6$ 患者则相反。

5.类白血病反应

类白血病反应是指可以由多种原因引起外周血常规暂时性发生白血病样血液学改变的一类疾病,表现为外周血白细胞总数显著增高[$(50~100)×10^9/L$]或出现幼稚、原始细胞伴白细胞总数增高、正常或减少。根据升高的白细胞或出现的幼稚、原始细胞的系列来源不同,可以将类白血病反应分为多种临床类型,其中需与急性白血病相鉴别的有以下几种类型。①中性粒细胞型类白血病反应:此型为最常见的一种类白血病反应,一般白细胞计数显著升高($>50\times10^9/L$),并伴有一定程度的核左移,常需与慢性髓细胞白血病鉴别。需与急性粒细胞白血病相鉴别的情况多见于播散性结核或其他严重感染等引起骨髓粒细胞储备缺乏,致外周血白细胞减少,并伴有不同程度的核左移,尤其在骨髓造血恢复时。②淋巴细胞型类白血病反应:此型需与慢性淋巴细胞白血病和急性淋巴细胞白血病相鉴别,需与后者相鉴别的情况最多见于传染性单核细胞增多症,骨髓和外周血中均可见到较高比例的淋巴母细胞和幼稚淋巴细胞。此外,肝炎、巨细胞病毒感染、流行性腮腺炎、先天性梅毒、结核以及某些药物过敏等也可出现 ALL 样类白血病反应。③单核细胞型类白血病反应:此型最常见于严重结核感染,其次为某些细菌的急性感染、急性溶血性贫血和多发性骨髓瘤等,需与 AML-M$_4$、M$_5$ 相鉴别。④红白血病型类白血病反应:此型最常见于严重的溶血性贫血,外周血出现幼稚的粒细胞和幼稚的红细胞,也见于骨髓转移癌和髓外造血等,需与 AML-M$_6$ 相鉴别。

类白血病反应与急性白血病之间的鉴别要点可归纳如下:①前者多有原发病及其一些特殊的临床表现,后者则无。②前者一般无贫血、出血和肝、脾淋巴结肿大,如果有,则明显可用原发病来解释,而后者常见。③前者的外周血常无血红蛋白和血小板减少,如果有也为轻度减少,除非为原发病所致如溶血性贫血,后者则常见,并呈进行性加剧。④虽然两者的外周血中均可出现原始、幼稚细胞,但前者的原始和幼稚细胞的比例多较低,更重要的是无形态异常,而后者则相反。⑤前者的骨髓象虽然可见原始和幼稚细胞的比例增高,但一般<20%,且无形态异常,而后者骨髓中可见大量形态异常的原始和幼稚细胞,且可伴有明显的病态造血如 AML-M$_6$。⑥前者一般无染色体异常,而后者则常见染色体异常。⑦前者的血液学异常是暂时的,在祛除病因或治疗原发病后即可恢复正常且不会复发,而后者只有在抗白血病治疗后才有可能恢复正常,并且容易复发。

6.骨髓转移癌

本病临床上以进行性贫血,消瘦及逐渐加重的骨痛为特征,诊断时外周血血红蛋白常中至重度减低,多见网织红细胞升高和出现晚幼红细胞,部分患者可见破碎红细胞,白细胞多正常或明显升高伴中、晚幼粒细胞或原始细胞,血小板减少多见,因此需与急性白血病鉴别。但本病患者的骨髓检查可发现瘤细胞呈成堆、片状和散在分布,以前者分布为多见,在涂片的起始部、边缘及尾部较易发现,不像白血病细胞多呈均匀分布。在病理上,骨髓转移癌以腺癌最多见,其次为未分化癌,鳞癌较少见,在多数情况下在形态学上与白血病细胞有明显的区别。值得注意的是,多见于儿童的神经母细胞瘤以及成人的小细胞肺癌和 Ewing 肉瘤发生骨髓转移时,骨髓中发现的瘤细胞在形态学上容易与急性淋巴细胞白血病细胞混淆,有时需免疫表型分析才能加以区分。此外,影像学检查一半以上骨髓转移癌患者可发现骨质破坏,常累及腰椎,其次为胸椎、肋骨、髂骨和股骨等,而急性白血病发生骨质破坏少见,有时借此也有助于两者的鉴别。

7.骨髓增生异常综合征(MDS)

本病临床上也常表现为贫血、感染和出血的症状和体征,外周血常规检查可发现一系或以上的红细胞减少伴病态造血,并可发现一定比例的原始和幼稚细胞,骨髓象多表现为增生显著活跃,明显的病态造血,原始或幼稚细胞比例可升高,因此需与急性白血病尤其伴病态造血的急性白血病相鉴别。两者的鉴别要点如下:①MDS 起病和进展常比较缓慢,可为不知不觉,因此常在就诊前往往已有较长的一段病史,而急性白血病起病急进展迅速。②骨髓或和外周血原始和幼稚细胞的比例是鉴别两者的根本依据,FAB 的诊断标准规定:MDS 患者的骨髓或外周血原始和幼稚细胞的比例<30%,急性白血病则≥30%,而2000年WHO诊断标准定为前者<20%,后者≥20%,大多数情况下凭此很容易对两者加以区分,但是当骨髓增生低下或极度低下时,骨髓涂片中造红细胞稀少,原始和幼稚细胞往往不容易发现和精确计数,此时需详细观察全片而计算原、幼细胞比例,才能下结论,最好借助骨髓活检取得较多造血组织进行检查以鉴别两者。③MDS患者肝脾淋巴结肿大和其他髓外浸润的症状远较急性白血病患者的少见,也有助鉴别。

8.原发性骨髓纤维化

本病患者常有贫血、出血和感染等临床表现,外周血红细胞和血小板常减少,而白细胞总数则可高、低或正常并可伴原始和/或幼稚细胞,因此需与急性白血病鉴别。在多数情况下,前者起病和进展缓慢,脾脏肿大多显著常为巨脾,早期骨髓增生明显或显著活跃伴原始、幼稚细胞比例轻度升高,巨核细胞数明显增多,并且,骨髓病理显示或多或少程度的纤维化,而后者起病急,进展迅速,常为轻至中度脾大,骨髓原、幼细胞比例显著升高,巨核细胞常减少,骨髓纤维化少见,因此不难鉴别两者。初诊时即为晚期的骨髓纤维化患者常与急性白血病患者一样表现为各种骨髓造血功能衰竭的症状和体征,骨髓穿刺常为干抽或稀释,与伴有骨髓纤维化的急性白血病或低增生性急性白血病较难鉴别,此时常需骨髓活检组织滚片染色检查及病理检查,根据原始细胞比例是否达到急性白血病诊断标准加以鉴别,如果已达到急性白血病的诊断标准并且伴有纤维化,则究竟是骨髓纤维化转化为急性白血病还是初发的急性白血病伴骨髓纤维化,只能根据这次就诊以前是否有较长时间的贫血、反复出血或感染以及脾大等症状或体征加以区分。

9.恶性组织细胞病(MH)

部分急性白血病临床上以高热、出血、肝脾肿大和全红细胞减少起病,与MH的表现相似,但其中多数患者在外周血和骨髓中可发现形态典型的白血病细胞,与MH不难鉴别。仅少数急性单核细胞白血病或急性淋巴细胞白血病患者的白血病细胞在形态学上与恶性组织细胞不易鉴别,此时可根据MH骨髓象中的肿瘤细胞形态、大小和成熟程度呈现多种不同特征,而白血病细胞相当一致、单调,并且骨髓中多无噬红细胞等加以鉴别。此外,尚可以通过免疫表型分析对急性淋巴细胞白血病和MH作出鉴别,后者T和B细胞相关抗原阴性,表达单核细胞/巨噬细胞抗原包括CD11b、CD11c、CD13、CD14、CD15、CD68、MAC-387、α1-抗胰蛋白酶和α1-抗胰凝乳蛋白酶等。

10.淋巴瘤

大多数情况下,淋巴瘤以局部或全身淋巴结肿大伴或不伴发热、贫血起病,出血少见,外周血和骨髓没有或仅有少量原始、幼稚细胞,由淋巴结活检病理检查而确诊,而急性白血病多数以同时存在贫血、感染或出血起病,外周血或骨髓存在大量原始、幼稚细胞为其突出的表现,因此两者不难鉴别。少数情况下,淋巴瘤患者起病时骨髓或外周血就有较多的淋巴母细胞,即所谓的淋巴肉瘤细胞白血病,常伴有一定程度骨髓造血功能不全的表现,与急性淋巴细胞白血病相似,国外学者认为当骨髓或外周血淋巴母细胞比例>20%时,已没有必要区分两者。另一方面,少数淋巴瘤患者淋巴结肿大不明显,而以外周血或骨髓淋巴细胞增多伴或不伴脾肿大为主要表现,如脾边缘区淋巴瘤,有时需与急性淋巴细胞白血病相鉴别,前者起病较缓慢,增多的淋巴细胞在形态上偏成熟,凭此可与急性淋巴细胞白血病鉴别,但当这些淋巴细胞发生母细胞变时即淋巴瘤发生Richter综合征转化时,在形态学上难以鉴别,此时,可根据病程的长短并结合细胞免疫表型对两者加以区别。

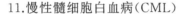

11.慢性髓细胞白血病(CML)

大多数 CML 患者起病和进展缓慢,外周血白细胞增多并以中、晚幼粒细胞增多为主,脾肿大甚至巨脾为其突出的表现,与急性白血病不难鉴别。少数 CML 患者就诊时已处于急变期,与原发的急性白血病的鉴别需要详细地询问病史,例如是否存在较长时间的贫血、脾肿大等表现。此外,如发现外周血嗜碱性粒细胞明显升高,Ph 染色体或 BCR/ABL 融合基因阳性,则多数情况下支持诊断 CML 急变期。但值得注意,约 1/3 的 ALL 患者和少数 AML 患者 Ph 染色体也可呈阳性,可通过比较 BCR/ABL 转录本的大小加以区别。

五、治疗

多年以来大多数急性白血病的治疗一直以细胞毒化学药物的联合治疗为主,而我国首先应用于 AML-M$_3$,即急性早幼粒细胞白血病(APL)治疗的全反式维 A 酸(ATRA)和三氧化二砷(ATO)已被国际公认为成功治疗 APL 的主要药物,并且以上两药的成功应用为急性白血病和其他肿瘤的治疗分别开拓了诱导分化治疗和诱导凋亡治疗两种新的极有意义的治疗模式。此外,现代的急性白血病治疗方法尚有自身或同种异基因造血干细胞移植、免疫治疗、多药耐受(MDR)逆转的治疗以及基因靶向治疗等。急性白血病的治疗一般分为诱导缓解治疗和缓解后治疗两个阶段,诱导缓解治疗的目的是达到临床和血液学的完全缓解(CR),而缓解后的治疗原则是尽可能减少机体亚临床的白血病细胞负荷即微小残留病灶(MRD),理论上最好能使白血病细胞完全消失,达到真正的治愈。由于急性白血病高度的异质性,对于特定的个体要选择相应适宜的治疗方案,各种方法治疗时机的选择也非常重要。此外,对症支持治疗是急性白血病治疗不可缺少的组成部分。

(一)诱导缓解治疗

1.非 APL 的 AML 诱导缓解治疗

蒽环类药物[包括柔红霉素(DNR)、去甲氧柔红霉素(IDA)等、阿克拉霉素(Acla)、吡柔比星(THP)、合成的蒽二酮即米托蒽醌(MTN)和高三尖杉酯碱(HHT)等]与阿糖胞苷(Ara-C)联合是目前 APL 以外 AML 标准的诱导缓解治疗方案。其中 DNR 45 mg/(m² · d),静脉推注(IV),连用 3 天,加 Ara-C 100 mg/(m² · d),静脉滴注,连用 7 天,即"3+7"方案(DA),是经典的诱导缓解治疗方案,可使 50% 以上的患者达 CR。

化疗药物推荐剂量——标准剂量 Ara-c 100～200 mg/(m² · d)×7 天。IDA 8～12 mg/(m² · d)×3 天、DNR 45～90 mg/(m² · d)×3 天、Acla 20 mg/(m² · d)×7 天、HHT 2.0～2.5 mg/(m² · d)×7 天或 4 mg/(m² · d)×3 天。临床工作中可以参照上述方案、药物剂量,根据患者情况调整。

2.APL 的诱导缓解治疗

蒽环类药物单用或标准的 DA 方案。1973－1988 年期间,以蒽环类药物为基础的细胞毒化疗方案治疗 APL 时,在适当控制凝血异常的前提下,CR 率可达 50%～80%,高于其他任何类型 AML 的 CR 率,无进展生存率(event free survival,EFS)也较其他类型 AML 的长。但是,即使在 CR 后给予巩固和维持治疗,APL 患者的中位 CR 持续时间也不会超过 1～2 年,仅20%～45% 患者可获长期存活,其余患者均死于出血、复发或疾病难治。在支持治疗条件较差的医疗机构,APL 的疗效仍较其他类型 AML 为差。

单用 ATRA:自从 1987 年上海瑞金医院首次应用 ATRA 治疗 APL 患者获得成功以来,在国内外,单用 ATRA 45 mg/(m² · d)曾经成为初治 APL 患者常规的诱导缓解治疗方案,大多数文献报道,CR 率均在 80%以上,早期因出血导致的病死率明显减少,无细胞毒药物引起的骨髓抑制等毒副作用,常见的不良反应有口唇及皮肤干燥、头痛、骨关节痛、肝功能受损和血脂升高。严重的不良反应包括维 A 酸综合征(RAS)和静脉血栓形成,RAS 又称白细胞增多综合征,因其常发生在白细胞明显或极度增高阶段。发生率在西方高达 25%～45%,国内和日本的发生率较低,多数在 7%～10%。RAS 的临床表现为发热、胸闷、呼吸困难、水肿、胸腔或心包积液、低血压,少数肾衰竭。故 RAS 是 ATRA 治疗 APL 过程中极为严重的并发症,若不及时发现和有效地处理,常可因呼吸窘迫、缺氧、呼吸功能衰竭而死亡。血栓形成的发生率很低,但如果发生在重要脏器,也可以是致死性的。近年来,我国的临床研究表明,小剂量 ATRA[25 mg/(m² · d)]治疗 APL 可以达到与常规剂量相似的疗效,而常见的毒副作用明显减少。

ATRA＋蒽环类药物该方案是目前 APL 诱导缓解治疗的标准方案。我国学者对于外周血白细胞没有明显升高的患者,常先用 ATRA 进行诱导分化治疗,在此过程中,约 2/3 患者发生高白细胞血症,对于这些患者加用常规剂量的蒽环类药物,其他 1/3 患者则不加任何细胞毒药物。对于伴高白细胞血症的初治 APL 患者,则同时应用 ATRA 和蒽环类药物进行治疗。这种治疗模式已使大多数 APL 患者达 CR,并且,似乎可以减少 RAS 的发生率。国外一组研究则表明,同时应用 ATRA 和蒽环类药物治疗 APL 的 CR 率比先用 ATRA 随后用蒽环类药物的 CR 率高,并且,前者早期病死率和复发率均较后者低,并且 3 年 OS 明显较后者高,因此认为同时应用 ATRA 和蒽环类药物是诱导缓解治疗 APL 的最佳方案。最近,国外有两个前瞻性随机研究比较了诱导缓解治疗中 ATRA 加或不加细胞毒药物与单用细胞毒药物的疗效,结果表明两组 CR 率无差别,但是 DFS 和 OS 在含 ATRA 组明显提高,70%病例能获得 4 年无病生存,且复发率较低,提示在现代支持治疗条件下,与单用细胞毒药物的方案比较,ATRA 的介入并不能提高 CR 率,重要的是能明显减少复发率从而提高长期的生存率。

ATRA＋ATO＋蒽环类药物:国内已用该方案用于初治 APL 患者,CR 率达 90%以上,并且与上述的诱导治疗方案比较时毒副作用没有增加。

3.ALL 的诱导缓解治疗

预治疗:Burkitt 淋巴瘤/白血病患者诊断后应进行预治疗,以防止肿瘤溶解综合征的发生。确诊 ALL(Ph 阴性或 Ph 阳性)的患者,若 WBC≥50×10⁹/L,或者肝、脾、淋巴结明显肿大,则进行预治疗,以防止肿瘤溶解综合征的发生。预治疗方案:糖皮质激素(泼尼松、地塞米松等)口服或静脉给药,连续 3～5 天。可以和 CTX 联合应用,200 mg/(m² · d),静脉滴注,连续 3～5 天。

诱导缓解:Burkitt 淋巴瘤/白血病的治疗 由于该类型患者细胞增殖速度快,建议采用短疗程、短间隔的治疗方案。如 MD Anderson 肿瘤中心(MDACC)的 Hyper-CVAD 方案[大剂量MTX(HD-MTX)＋大剂量阿糖胞苷(HD-Ara-C)方案]、德国多中心成年人急性淋巴细胞白血病研究组(GMALL)方案(A、B 方案)。鉴于 CD20 单克隆抗体(利妥昔单抗)可以明显改善此类患者的预后,有条件的患者可联合 CD20 单克隆抗体治疗。

Ph 阴性 ALL(Ph-ALL)的治疗:至少应予 VCR 或长春地辛、蒽环/蒽醌类药物[如柔红霉素(DNR)、去甲氧柔红霉素(IDA)、阿霉素、米托蒽醌等]、糖皮质激素(泼尼松、地塞米松等)为基础的方案(VDP)诱导治疗。推荐采用 VDP 联合 CTX 和门冬酰胺酶组成的 VDCLP 方案,鼓励开展临床研究。诱导治疗中蒽环/蒽醌类药物可以连续应用(连续 2～3 天,第 1,3 周或仅第 1 周用药);也可以每周用药 1 次。参考剂量:DNR 30～60 mg/(m² · d),连用 2～3 天,IDA 8～

12 mg/(m²·d),连用 2～3 天,米托蒽醌 6～10 mg/(m²·d),连用 2～3 天。单次应用 CTX 剂量超过 1 g 可给予美司钠解救。诱导治疗第14天复查骨髓,根据骨髓情况调整第3周的治疗。诱导治疗第(28±7)天判断疗效,未达 CR 的患者进入挽救治疗。

Ph 阳性 ALL(Ph⁺-ALL)的治疗:①非老年患者(年龄<55 岁)Ph⁺-ALL 的治疗:开始治疗和一般 Ph⁻-ALL 相同,建议予 VCR 或长春地辛、蒽环/蒽醌类药物、糖皮质激素为基础的方案(VDP)诱导治疗;鼓励进行临床研究。一旦融合基因或染色体核型/荧光原位杂交(FISH)证实为 Ph/BCR-ABL 阳性 ALL 则进入 Ph⁺-ALL 治疗序列,可以不再应用门冬酰胺酶。自第 8 天或第15天开始加用伊马替尼、达沙替尼等酪氨酸激酶抑制剂,伊马替尼用药剂量 400～600 mg/d,持续应用。若粒细胞缺乏(ANC<0.2×10⁹/L)持续时间超过 1 周、出现感染发热等并发症,可以暂停伊马替尼。建议于诱导化疗结束第(28±7)天复查骨髓和细胞遗传学(诊断时有异常者)、BCR-ABL 融合基因以判断疗效。②老年患者(年龄≥55 岁)Ph⁺-ALL 的治疗:可以在确诊后采用伊马替尼＋V(D)P 为基础的治疗。

(二)完全缓解后的治疗

1.非 APL 的 AML 完全缓解后的治疗

强化巩固治疗:目前主张 CR 后治疗应该是强烈的巩固治疗。按遗传学预后危险度分组治疗。可采用多疗程的大剂量 Ara-c 化疗、2～3 个疗程大剂量 Ara-c 化疗(可与蒽环/蒽醌类联合应用)后行造血干细胞移植、标准剂量化疗后行造血干细胞移植。

自身造血干细胞移植(Auto-HSCT):对于 65 岁以下的 CR 患者,在上述强化巩固治疗 3 个疗程后,可接受 Auto-HSCT 治疗,这样与单纯强化巩固治疗比较,稍可改善预后。

异基因造血干细胞移植(Allo-HSCT):对于 55 岁以下的 CR 患者,核型好的病例除外,在强化巩固治疗 1～3 个疗程后均可考虑接受 Allo-HSCT 治疗,尤其对于核型差的患者,因为 Allo-HSCT 是目前可能治愈这类 AML 患者唯一的方法。但是,Allo-HSCT 具有较严重的并发症如移植物抗宿主病(GVHD)等,早期的病死率较高,并且费用昂贵,对于特定的个体,一定要慎重权衡各种利弊因素后再作决定。

免疫治疗:几乎所有诱导缓解治疗后 CR 的患者都存在 MRD 而可能导致复发。因此,最大程度上减少或清除 MRD 是预防复发从而提高无病生存率或治愈率的根本手段。上述 CR 后的细胞毒药物治疗仍是目前减少 MRD 的主要方法。大量的临床资料显示,近年来随着支持治疗(包括自身干细胞的支持)的改善,巩固治疗的细胞毒药物强度的增加,确实能在一定程度上提高 DFS,推迟疾病的复发,但不能阻止复发,仅小部分患者可获长期生存,提示这种单一的非特异性细胞毒治疗方法已难以进一步地改善 AML 的预后。Allo-HSCT 虽是目前唯一可能治愈 AML 的方法,但是仅能使部分 AML 患者受益。重要的是,研究表明 Allo-HSCT 能够产生具有治疗作用的移植物抗白血病(GVL)效应,其机制是由细胞免疫介导的,可能涉及白血病特异的 T 细胞,NK 细胞或 T 细胞识别 HLA 和非 HLA 抗原差异性,后者包括供体和受体间的次要组织相容性抗原的差异。因此,许多研究已在努力寻找具有更大 GVL 效应而没有 GVHD 作用的方法用于 AML 的治疗。

2.APL 完全缓解后的治疗

APL 是 AML 中的一个特殊的类型,自从 ATRA 治疗本病以后,其预后有很大的改善,远较其他 AML 类型的好,但是 APL 的 CR 后最佳的治疗方案目前尚不清楚。可以肯定的是,CR 后继续单用 ATRA 维持,容易发生耐药,多数患者在短期内复发,一般不超过 12 个月,强化巩固治疗是必须的。一般认为，与其他类型 AML 不一样，APL 在 CR 后仅需 3 个疗程强化巩固治疗即可，方案可选用标准剂量的 DA 或 HiD-Ara-C，以后用包括 ATRA 在内的多种药物交替维持治疗。这种治疗模式已使 50%～60% APL 患者达 5 年生存，因此，对于首次缓解的患者，不主张用更强烈的细胞毒药物组成的方案包括 Auto-HSCT 进行较长时间的巩固治疗。尽管 Allo-HSCT 可能治愈 APL，但由于其早期病死率高，也不适于首次 CR 的 APL 患者治疗。由于 APL 对细胞毒药物、ATRA、ATO 均有很好的治疗反应，并且它们的作用机制不同，因此，在 CR 后短期巩固治疗后，用细胞毒药物、ATRA、ATO 单药交替维持治疗。

3. ALL 的完全缓解后治疗

Burkitt 淋巴瘤/白血病的治疗：采用短疗程、短间隔的治疗方案。治疗疗程应不少于 6 个，如 MD Anderson 肿瘤中心 (MDACC) 的 Hyper-CVAD 方案 [HD-MTX＋大剂量阿糖胞苷 (HD-Ara-C) 方案]、德国多中心成年人急性淋巴细胞白血病研究组 (GMALL) 方案 (A、B 方案)。鉴于 CD20 单克隆抗体 (利妥昔单抗) 可以明显改善此类患者的预后，有条件的患者可联合 CD20 单克隆抗体治疗。

治疗中应注意中枢神经系统白血病 (CNSL) 的预防和治疗，包括鞘注化疗药物和头颅放疗。

考虑预后不良的患者可进行造血干细胞移植，有合适供体者可以行异基因造血干细胞移植 (Allo-HSCT)，无供体者可以考虑自体造血干细胞移植 (Auto-HSCT)。

Ph 阴性 ALL (Ph$^-$-ALL) 的治疗：达 CR 后应根据患者的危险度分组情况判断是否需要行 Allo-HSCT，需行 allo-HSCT 者积极寻找供体。

达到 CR 后应尽快进入缓解后 (巩固强化) 治疗：缓解后强烈的巩固治疗可提高疗效 (尤其是高危组患者)。最常用的方案包括 6～8 个疗程的治疗：含大剂量 MTX、Ara-C、门冬酰胺酶的方案 2～4 个疗程，再诱导方案 1～2 个疗程。在整个治疗过程中应强调非骨髓抑制性药物 (糖皮质激素、VCR、门冬酰胺酶等) 的应用。①一般应含有 HD-MTX 方案：MTX 1～3 g/m^2 (T-ALL 可以用到 5 g/m^2)。应用 HD-MTX 时应争取进行血清 MTX 浓度监测，注意亚叶酸钙的解救，解救至血清 MTX 浓度 0.1 μmol/L (至少应低于 0.25 μmol/L) 可停止解救。选择 Ara-C (标准剂量或大剂量) 为基础的方案；②可继续应用含门冬酰胺酶的方案；③缓解后 6 个月左右参考诱导治疗方案再予诱导强化 1 次。

造血干细胞移植：有合适供体的患者 (尤其是高危组患者、微小残留病监测持续阳性或 >10^{-4} 的标危组患者) 建议行 Allo-HSCT 治疗。无合适供体的高危组患者 (尤其是微小残留病持续阴性者)、标危组患者可以考虑在充分的巩固强化治疗后进行 Auto-HSCT。Auto-HSCT 后的患者应继续给予维持治疗。无移植条件的患者、持续属于低危组的患者可继续巩固强化治疗。

ALL 患者强调维持治疗。维持治疗的基本方案：6-巯基嘌呤 (6-MP) 60～100 mg/(m^2·d)，MTX 15～30 mg/(m^2·d) 每周 1 次。

Ph 阳性 ALL (Ph$^+$-ALL) 的治疗。①非老年患者 (年龄 < 55 岁) Ph$^+$-ALL 的治疗：Ph$^+$-ALL 的缓解后治疗原则上参考一般 ALL，但可以不再使用门冬酰胺酶。伊马替尼应尽量持续应用至维持治疗结束。无条件应用伊马替尼的患者按一般 ALL 的治疗方案进行，维持治疗可以改为干扰素为基础的方案。有供体的患者可以在一定的巩固强化治疗后，尽早行 allo-HSCT；伊马替尼持续口服至 Allo-HSCT。Allo-HSCT 后应定期监测 BCR-ABL 融合基因表达，伊马替尼至少应用至 2 次融合基因检测结果为阴性。无供体、无条件或其他原因不能行 allo-

HSCT 治疗者,继续接受巩固强化化疗和伊马替尼的联合治疗。分子学阴性的患者可选择 Auto-HSCT,Auto-HSCT 后的患者可继续予伊马替尼(无条件者用干扰素)维持治疗。无条件应用伊马替尼者按计划化疗,化疗结束后给予干扰素为基础的维持治疗。维持治疗:有条件者采用伊马替尼维持治疗至 CR 后 2 年,可以联合 VCR、糖皮质激素。不能坚持伊马替尼治疗者,给予干扰素300 万单位、隔天 1 次维持治疗,可以联合 VCR、糖皮质激素,缓解后至少治疗 2 年。②老年患者(年龄≥55 岁)Ph$^+$-ALL 的治疗:伊马替尼连续应用,V(D)P 方案间断应用;整个治疗周期至缓解后至少 2 年。

(三)难治和复发的治疗

一般认为,难治性急性白血病是指诱导缓解治疗 2 个或以上疗程不能达 CR 者。疾病复发可分为早期复发和晚期复发,前者指首次 CR 后 1 年内复发,后者指在 1 年后复发。这些患者的白血病细胞对细胞毒化疗药物皆有不同程度的原发或继发耐药甚至多药耐药,只有通过改变治疗策略如诱导分化或诱导凋亡或免疫攻击,寻找与已用过药物无交叉耐药的新药,多药耐药逆转,或在机体能耐受前提下尽可能加大细胞毒力度以克服耐药等手段,才有可能达到缓解或再次缓解。

1.非 APL 的 AML 治疗

大剂量强力化疗大剂量 Ara-C 单一或与其他未用过的药物联合治疗是难治或复发 AML 诱导缓解治疗较为常用的方法。大剂量 Ara-C 的用法是:每次 3 g/m^2,持续静脉点滴,每 12 小时 1 次,连用 3～6 天。与之联用的药物可选择常规剂量的 VM26、IDA、MTX、或拓扑异构酶Ⅰ抑制剂羟喜树碱或拓扑特肯等。这些方案可使约 50% 难治或复发的患者达 CR,总的中位生存期约为半年,但 10%～20% 患者无病生存期达 4 年。本治疗方法仅适用于年龄<55 岁的患者。因为其毒副作用大,包括严重的骨髓抑制和髓外毒性,需强有力的对症支持治疗,费用大,且治疗相关的病死率较高,因此在选用之前必须与患者及其家属说明利弊关系。CR 后可选用小剂量 Ara-C 10 mg/m^2,每 12 小时 1 次,皮下注射,一直用至再次复发,本方案与不治疗组比较,可使更多病例的二次缓解期比首次缓解期长。对于 CR 后的患者,为达到治愈,Allo-HSCT 仍是目前唯一的选择,而 IL-2 的维持治疗和其他的免疫方法治疗将来可能会为这些患者带来新的生机,目前正在研究之中。

HSCT 在首次早期复发的 AML 患者实施 Allo-HSCT 或 Auto-HSCT 的效果较好,而在第 2 次缓解后进行则疗效反而较差。Auto-HSCT 能使 40% 左右的难治性和复发患者,包括一些对 HiD-Ara-C 耐药的病例达 CR,但缓解期短,复发率高。Allo-HSCT 的治疗能使未治疗的首次复发患者 5 年生存率达 20% 左右。

CAG 方案:其用法为 Ara-C 10 mg/m^2,每 12 小时 1 次,第 1～14 天,阿克拉霉素 14 mg/(m^2·d),静脉注射,第 1～4 天,G-CSF 200 μg/(m^2·d),皮下注射,第 1～14 天。本方案毒性小,影响生活质量程度小,适用于大多数复发和难治 AML 患者,也适用于初治 AML 老年患者。CAG 方案治疗这些患者的疗效可与大剂量强力化疗的相媲美,而毒副作用明显较轻,因此它是目前较为实用的治疗方案。

2.APL 的治疗

应用 ATRA 治疗初发 APL 的完全缓解率已接近 90%,其余对 ATRA 无效的病例用 ATO 也能达 CR,因此,对于初发 APL 除了早期因出血或脏器浸润而死亡的病例外,用 ATRA 和 ATO 治疗的 CR 率几乎达 100%,已不存在难治问题,若有难治初发病例,要重新检查这些病例是否真正为 APL,或者除了 PML/RARα 外,是否还存在其他细胞或分子遗传学改变。但是,APL 复发目前仍然很常见,这些病例的治疗如下。

ATRA 原先用联合化疗达 CR 以后复发的患者用 ATRA 重新诱导治疗,85%～90%患者可达第 2 次 CR。这些取得 2 次 CR 的患者若接着用强化巩固治疗和 Auto-HSCT 或 Allo-HSCT,则仍能取得长期存活。但是,用 ATRA 取得 CR 的患者,一旦复发,尤其在停用 ATRA 后 1 年内复发的患者,再用 ATRA 诱导缓解治疗的疗效很差,有报道 2 次 CR 率仅为 5.3%,若加用化疗 CR 率也只有 20%。

ATO 自我国首先发现 ATO 治疗 APL 有独特效果以后,目前 0.15 mg/(kg·d)ATO 静脉滴注已成为治疗复发 APL 患者的标准方法。一个多中心 40 例患者的研究资料表明,原先用化疗和/或 ATRA 取得 CR 后首次或多次复发的患者,甚至经过 HSCT(Auto-或 Allo-HSCT)治疗后复发的患者,用 ATO 再次诱导治疗后,总体上 CR 率达 85%,至骨髓缓解的中位时间为 35 天,至 CR 的中位时间为 59 天。对 29 例 CR 患者进行了 PML-RARα 的追踪检查,结果表明,其中 14 例在诱导缓解治疗后转阴,11 例在巩固治疗后转阴。18 个月的总体生存率和无复发生存率分别为 66%和 56%。ATO 治疗很少发生细胞毒化疗引起的严重恶心、呕吐和骨髓抑制等不良反应,常见的不良反应与 ATRA 的相似,包括皮疹、高甘油三酯血症、轻微的胃肠道反应、周围神经病变和低血钾症等,这些并发症均可经对症治疗而控制或自行缓解。25%患者在治疗过程中会发生维 A 酸综合征样的并发症,经糖皮质激素及时治疗可得到控制。约 69%患者发生 QTc 间期延长,可经补充镁和钾离子,保持血清镁和钾离子的浓度分别在 1.8 mg/dL 和 4 mEq/L 以上而纠正。此外,值得注意的是,部分患者在治疗过程中可发生血清肝酶的升高,一旦发现,若及时减量或暂时停药并给予辅肝治疗可以恢复正常,但若不及时处理,可以发生严重的肝功能损害甚至死亡。经 ATO 治疗取得 2 次缓解的患者,可接受 HSCT 治疗,无条件进行 HSCT 治疗者,可经强烈化疗巩固后用 ATO 维持治疗,5 周为 1 个疗程,每个疗程用常规剂量 ATO 25～28 天,每个疗程间间隙 3～6 周,一般认为至少维持 4 个疗程,何时停药目前尚无统一规定。

ALL 的治疗:目前治疗难治或复发的 ALL 患者可有以下几种措施,但总体疗效欠佳。①联合化疗:原则上应用以前未用过的药物如 VM26、AMSA、IDA 以及拓扑异构酶Ⅰ的抑制剂如羟喜树碱、拓扑替康等,与其他药物如门冬酰胺酶和 MTX 联合应用,但 CR 率仅约 30%;中、大剂量 MTX 或 Ara-C 单用或与其他药物联合也仅约 50%患者得到缓解。这些化疗即使取得 CR,平均缓解时间也不超过 6 个月,1 年和 5 年的生存率仅为 24%和 3%。②Allo-HSCT:是目前唯一能够使这些患者长期生存或治愈的方法,国际骨髓移植登记处的资料显示,成人难治 ALL 和处于 CR2 患者移植后 4 年生存率分别为 23%和 22%。但复发的 ALL 患者仅 30%～40%可获得第 2 次缓解,因此,Allo-HSCT 治疗的开展受到限制,仅少数患者受益。③免疫治疗:如单克隆抗体 Campath-1H 等。初步临床研究的疗效并不满意。

(四)对症和支持治疗

1.输注红细胞悬液

为了减轻贫血,输血应减少至最低限度,因而需严格掌握输血指征,其适应证是血红蛋白在 50～60 g/L 以下,且有组织缺氧症状者。原则上只要达到不发生缺氧症状,输血即应适可而止。长期多次输血者要注意同种免疫引起的输血反应,血液传播的传染性疾病的发生,如病毒性肝炎和巨细胞病毒感染等,以及血色病的发生。值得注意的是,对于高白细胞血症尤其白细胞计数 >100×10⁹/L者,尽管严重贫血,输注红细胞悬液也应暂缓,应该在控制高白细胞血症以后输

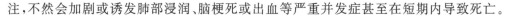

注,不然会加剧或诱发肺部浸润、脑梗死或出血等严重并发症甚至在短期内导致死亡。

2.止血

急性白血病出血的主要原因是严重的血小板减少,因此,最有效的方法是输注同种血小板悬液,其适应证是血小板计数在(10～20)×10⁹/L 以下和/或严重出血者,特别是有内脏出血时。部分患者尤其 APL 可伴凝血常规异常而存在严重出血或 DIC,常表现为皮肤大片瘀斑、血肿、静脉或皮肤穿刺部位延缓性渗血不止及内脏出血。若无 DIC 依据,应及时补充凝血因子如新鲜或冰冻血浆、人凝血酶原复合物(PPSB)、纤维蛋白原或Ⅷ因子等,对于原发纤溶亢进的患者尚可应用抗纤溶药。如果存在 DIC,则尽早给予小剂量肝素治疗,同时补充抗凝血酶Ⅲ(常用新鲜血浆替代)和凝血因子,抗纤溶药要慎用。

3.抗感染

对没有明显感染或发热的患者,一般认为不应采用抗生素作为预防感染的措施,以减少二重感染的机会,而无菌隔离治疗护理是关键,对于严重粒细胞缺乏的患者,最好住入无菌病房,实行全环境保护。患者一旦发生感染或无明显感染灶而发热在 38 ℃以上,应及时给予积极的经验性抗生素治疗。在此同时,应做好血培养等病原微生物监测。原则上选用广谱抗生素,剂量要足,当抗细菌感染治疗一周以上无显效时,要考虑加用抗真菌和/或抗病毒的药物。

4.中枢神经系统白血病(CNSL)的预防和治疗

业已证明 ALL 患者容易在完全缓解后发生 CNS 复发,因此一直以来 CNSL 的预防性治疗已成为 ALL 治疗的一个重要的组成部分。AML 中的 M_4、M_5 也被认为容易发生 CNS 浸润,故大多数学者认为给予预防性治疗是必要的。此外,现代的 APL 治疗已使较多患者获得长期生存,随之而来,CNS 白血病复发的 APL 患者越来越多,因此,不少学者已主张对 APL 患者也应该进行 CNSL 的预防性治疗。常用预防 CNSL 的方法是鞘内注射 MTX 和/或 Ara-C,MTX 的剂量为每次 $8～12 \ mg/m^2$,阿糖胞苷为每次 $30～50 \ mg/m^2$,一般在首次 CR 后即开始,每周 1～2 次,连续 4～6 次,以后每月 1 次,至少维持 1 年。

一旦确诊为 CNSL,应立即进行 CNSL 的治疗。常用的方法是,鞘内注射 MTX 或和 Ara-C(剂量同预防的方法),至少每周 2 次,甚至可以每天或隔天 1 次,至 CNS 症状和脑脊液检查改善后,适当延长鞘内注射的间隔时间,直至临床症状消失和脑脊液检查正常。以后仍需每月鞘内注射 1 次作维持治疗。对于颅内有明显肿块占位的 CNSL 患者,单用鞘内注射化疗药物往往不能完全奏效,还需借助局部放疗。

5.其他对症支持治疗

别嘌呤醇 0.1～0.2 g 口服,每天 3 次,化疗前和化疗中的水化、碱化对于高白细胞血症患者是必须的,以防止高尿酸血症和急性肾衰竭等并发症。此外,维持水、电解质平衡和提供足够营养也是治疗成功的必需条件。

(五)预后与注意点

用蒽环类抗生素和阿糖胞苷治疗非 APL 的 AML 患者的 CR 率为 50%～75%,ATRA 和 ATO 治疗 APL 患者的 CR 率已接近 90%。但是在 CR 的患者中,长期无病生存(DFS)率仅为 20%～30%,大部分 AML 患者仍然死于疾病的复发。AML 的几个宿主或疾病相关的因素具有重要的预后意义,年龄在 60 岁以上、原先存在 MDS、白细胞数升高、差的核型和表达 MDR 表型均提示预后差。诊断时的核型是最重要的独立预后因素之一,并能区别 3 组预后不同的 AM。①预后好:t(15;17)、t(8;21)、inv(16);②预后中等:正常核型、+8、11q23、del(7q)、del(9q)、

＋22、其他数目异常；③预后差：复杂核型、-7、-5、del(5q)、abn(3q)。此外，近年来支持治疗的改善、缓解后治疗强度增加和造血干细胞移植等已使 AML 患者的预后有了相当程度的改善，但总体上 AML 目前的疗效并不令人满意，新药的研制和成功治疗策略的摸索势在必行。

ALL 的自然病程较短，平均病程 2～3 个月。近 10 多年来，由于应用联合化疗与积极防治 CNSL，使生存期明显延长，特别是患儿。儿童 ALL 首次 CR 率高达 90% 以上，5 年生存率达 50% 以上。而成人 ALL 首次 CR 率为 60%～80%，5 年生存率仅为 20% 左右。影响 ALL 的预后因素有年龄、初诊时白细胞计数、细胞形态、免疫表型、核型、脏器浸润及 CNSL 等。年龄为 3～7 岁的 ALL 患者预后较好，而其他年龄组的患者预后均较差，以年龄<1 岁和>50 岁的患者预后最差。与 AML 一样，诊断时的核型是最重要的独立预后因素之一，高倍体、$6q^-$、t(8;21)提示预后好，而 t(9;22)、t(8;14)、t(4;11)和 $14q^+$ 等提示预后差。

（张树霞）

第二节　慢性粒细胞白血病

慢性粒细胞白血病（慢粒）是一种恶性克隆增殖性疾病，临床前期可以长达 6 年，一旦进入临床期，病程进展加快。大量临床研究表明，在慢粒慢性期、加速期和急变期的中位时间分别为 3.5～4 年、1 年和 3～6 个月，慢粒占全部白血病的 20%～35%，国内慢性白血病 90% 为慢粒。

一、病因和发病机制

接触苯和放射线是慢粒较明确的致病因素。日本广岛和长崎原子弹爆炸后幸存者、英国强直性脊柱炎及宫颈癌接受放疗后的患者中，慢粒的发病率明显高于正常人群。慢粒患者中 HLA-Cw3、Cw4 出现的频率较正常人高，提示它们可能是慢粒的易患标志。

90% 以上的慢粒患者中可发现有 Ph 染色体，9 号染色体上原癌基因 *c-abl* 的片段与 22 号染色体上的断裂点簇集区 *bcr* 发生易位融合，转录成一段 8 kb 的融合 mRNA，编码生成融合蛋白 p210，具有很强的酪氨酸蛋白激酶活性。现在已成功抑制 p210 表达的药物，有望通过此类药物控制慢粒的发病，达到根治的目的。

二、临床表现

起病缓慢，早期症状多与肿瘤负荷增高和贫血有关，如疲倦、乏力、食欲缺乏、多汗和体重减轻，许多患者可因脾大或白细胞增多在定期体检中发现而确诊。

(一)脾大

就诊时约 90% 患者有脾大，脾下缘可平脐，质韧无压痛，患者常感上腹部饱胀不适、少数患者因发生脾梗死或脾周围炎而出现显著左上腹和左肩部疼痛，可有局部压痛和摩擦音，脾破裂罕见。15%～20% 患者有肝大，程度较轻，淋巴结肿大较少见，但可作为早期急变的首发症状。

(二)发热、贫血和出血

高代谢可出现低热、消瘦和出汗，疾病早期甚少有感染、明显的贫血及出血多在急变期才出现。

(三)白细胞淤滞综合征

较少见,当白细胞计数增高至$100×10^9$/L以上时,由于白细胞淤滞可出现循环受阻,在儿童慢粒中多见。可出现呼吸困难、发绀、脏器梗死、眼底静脉扩张、视盘水肿、眼底出血、阴茎异常勃起、神志改变,甚至中枢神经系统出血等表现。

(四)其他

胸骨压痛较常见,多在胸骨下段。细胞破坏、血尿酸升高引起痛风性关节炎-嗜碱性粒细胞增多,组胺释放出现荨麻疹、皮肤瘙痒以及消化性溃疡。皮肤浸润较少见,可出现紫色结节状突起,多累及躯干、四肢和脸部等。

三、诊断与鉴别诊断

根据临床表现、血常规、骨髓象特征以及Ph染色体检查和bcr/abl融合基因检测,诊断并不困难。鉴别诊断包括以下几类。①类白血病反应,多发生在严重感染、肿瘤或炎症性疾病基础上,无Ph染色体和bcr/abl融合基因,外周血中以中性杆状核居多,可有少量晚幼粒细胞,原始及早幼粒细胞罕见,中性粒细胞NAP积分升高或正常。②其他骨髓增殖性疾病:慢粒可合并骨髓纤维化、也可同时有血小板和红细胞增多,慢性粒单细胞白血病和原发性骨髓纤维化鉴别;该类疾病白细胞增多不如慢粒显著,随访一定时间无明显变化,无Ph染色体检查和bcr/abl融合基因,且有相应病变的表现。③慢粒有贫血及脾大时需与肝硬化、血吸虫病、淋巴瘤等鉴别,发生脾梗死及脾周围炎时应与急腹症相鉴别。

四、临床分期

根据我国第二届全国白血病会议制订的分期标准,慢粒可分为3期。

(一)慢性期

(1)无症状或有低热、乏力、多汗、体重减轻等症状。

(2)白细胞计数增高,主要为中性中、晚幼和杆状核粒细胞。原始粒细胞(Ⅰ型+Ⅱ型)低于10%,嗜酸性粒细胞和嗜碱性粒细胞增多,可有少量有核红细胞。

(3)骨髓增生明显至极度活跃,以粒系增生为主,中、晚幼粒细胞和杆状粒细胞增多,原始粒细胞(Ⅰ型+Ⅱ型)低于10%。

(4)有Ph染色体。

(5)CFU-GM培养集落和集簇较正常明显增加。

(二)加速期

具备下列中两项者可考虑本期:①不明原因的发热、贫血、出血加重和/或骨骼疼痛;②脾脏进行性增大;③非药物引起的血小板进行性降低或增多;④原始细胞(Ⅰ型+Ⅱ型)在外周血或骨髓中超过10%;⑤外周血嗜碱性粒细胞超过20%;⑥骨髓中有显著的胶原纤维增生;⑦出现Ph以外的其他染色体异常;⑧对传统的抗慢粒药物无效;⑨CFU-GM增生和分化缺陷,集簇增多,集簇条落比值增高。20%～25%的患者无明显加速期阶段而直接进入急变期,加速期可持续半年至一年半最后进入急变期。

(三)急变期

具有下列之一者可诊断为本期:①原始粒细胞(Ⅰ型+Ⅱ型)或原始淋巴细胞-幼淋巴细胞或原始单核细胞+幼稚单核细胞在外周血或骨髓中超过20%;②外周血中原始粒细胞加早幼粒细

胞超过 30%；③骨髓中原始粒细胞加早幼粒细胞超过 50%；④骨髓外原始细胞浸润。此期临床症状、体征比加速期更恶化，CFU-GM 培养呈小簇生长或不生长。

慢粒急变通常为急粒变或急粒单变，约 10% 患者可出现红白血病变，偶见巨核细胞变、早幼粒细胞或嗜碱粒变，1/3 患者可急淋变，一旦急变后，多在 3～6 个月内死于各种并发症。

五、治疗

（一）慢性期治疗

目的是促进正常干细胞生长和抑制白血病克隆增殖。

1.化学药物

（1）羟基脲（HU）：是细胞周期特异性 DNA 合成抑制剂，毒性低，可延缓疾病进程。开始剂量 1～6 g/d，随白细胞数量的变化调整剂量，维持量每天 0.5～1 g。由于 HU 具有同时降低白细胞和血小板的功能，而且起效快、作用时间短、诱发急变率低，目前认为是治疗慢粒的首选药物。单用本药不能清除 Ph 阳性细胞，可使红细胞产生巨幼样改变。

（2）白消安：是一种口服烷化剂。常用剂量 4～6 mg/d，一般服药后 10～14 天白细胞计数开始下降，白细胞计数低于 $20×10^9/L$ 时即应减量，停药后作用仍可持续 2 周。长期应用可引起皮肤色素沉着、肺间质纤维化、停经、睾丸萎缩等。口服白消安的骨髓抑制时间长，不能抑制 Ph 细胞克隆，甚至有促使急变作用，所以目前临床已较少应用。

（3）靛玉红：是我国从中药青黛中提取的治疗慢粒药物，剂量 200 mg/d，甲异靛为其衍生物。可作为二线药物。

（4）其他药物：高三尖杉酯碱、Ara-c、6-MP、6-TG、苯丁酸氮芥、CTX 等都可使慢粒获得一定程度缓解，以 Ara-c 为主的多药联合化疗，可以迅速改变血液学表现，甚至可以一过性抑制 Ph 细胞克隆，但总生存期延长不明显。

2.干扰素

α-干扰素 400 万～500 万 U/m^2，每天皮下或肌内注射一次，可使 60%～70% 的慢性期患者获得血液学缓解，40% 患者 Ph 染色体阳性率下降。研究表明，α-干扰素联用羟基脲，血液学缓解率明显高于单用羟基脲者。此外，对于移植后复发的患者也可应用干扰素治疗，分子水平复发者比血液学复发者有效。使用干扰素早期有头痛、肌肉酸痛等流感样症状，延迟反应包括重要脏器功能受损、免疫性贫血、血小板计数减少和甲状腺功能减退等。对于白细胞计数明显增高者，最初可联用羟基脲或白细胞单采治疗，白细胞计数降至正常水平后再用干扰素治疗效果较好。

3.放疗

脾区照射，可用于化疗耐药、脾极度增大患者。若有骨骼、软组织浸润，也可采用局部放疗。

4.脾切除

脾切除适用于给患者带来痛苦的巨脾或有脾功能亢进者，以提高输注血小板的疗效。术后可能并发感染，栓塞或出血，甚至死亡。

5.骨髓移植

同种异基因骨髓或外周血造血干细胞移植是迄今最有希望治愈慢粒的疗法，3 年生存率为 50%～60%，复发约 20%。如果患者年龄在 40 岁以下且有 HLA 相配供者时，应首先考虑移植治疗，最好在发病后一年内进行；移植后复发的病例可再次输入供者的淋巴细胞，诱导移植物抗白血病反应（GVL）的产生而取得再次缓解。严重的 GVHD 和感染是移植失败的主要原因、

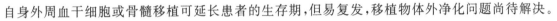

自身外周血干细胞或骨髓移植可延长患者的生存期,但易复发,移植物体外净化问题尚待解决。

6.白细胞单采

白细胞单采适用于白细胞计数过高($>100\times10^9/L$)或妊娠者,可缓解症状、减少化疗杀伤的白血病细胞数从而减少尿酸生成,但持续时间短、费用高。

7.辅助治疗

在慢粒初发或复发时为防止高尿酸血症引起尿酸性肾病,可服用别嘌呤醇 300 mg/d,补充水分和利尿。

8.基因靶向治疗

酪氨酸激酶抑制药伊马替尼(格列卫)是近年来开发的基因靶向治疗药物,2001 年 5 月美国食品与药品管理局批准用于临床,2002 年底美国国家肿瘤综合防治网络将其列为治疗慢粒的一线用药。二期临床研究结果显示,单用伊马替尼 400~800 mg/d 治疗。α-干扰素耐药的慢粒慢性期患者,完全缓解率为 88%,初治患者为 98%,治疗 3 个月时的主要细胞遗传学反应分别为 60% 和 76%;慢粒加速期患者的主要细胞遗传学反应为 21%,治疗慢粒急变期为 7%~13.8%,骨髓原始早幼细胞期为 6%~15%,返回到慢性期者为 22%~39.5%,总计血液学有效率为 46%~60.3%,主要细胞遗传学反应 5%~15%。结果与 MD Anderson 中心研究结果相似。体外实验表明,伊马替尼与传统的化学治疗药物几乎都有协同作用,但目前进入临床Ⅱ期试验的只有伊马替尼与 α-干扰素或阿糖胞苷联合。伊马替尼治疗 6 个月时未达到血液学完全缓解或 Ph 染色体阳性细胞大于 65% 者视为治疗失败。

伊马替尼治疗的不良反应在慢粒的不同阶段无显著性差别,主要表现为恶心、呕吐、局限性水肿、肌肉痉挛、腹泻、腹痛、皮炎、头痛、四肢关节痛、体重增加,以上不良反应大都能够耐受,极少需要对症治疗,重度的粒细胞、血小板计数减少和贫血,在慢粒急变期和加速期患者中发生率较高。不良反应与剂量相关,因此治疗应从一般剂量开始,逐渐增加到最大的耐受量。

(二)加速期和急变期治疗

慢粒一旦进入加速期或急变期应按急性白血病治疗,但缓解率低。化疗方案根据细胞类型而定,急非淋变时可选用急性非淋巴细胞白血病的联合化疗方案,如中剂量 Ara-c 加米托蒽醌、去甲氧柔红霉素或依托泊苷(Vp-16)治疗;急淋变时按照急性淋巴细胞白血病的治疗方案。在加速期行骨髓移植仍有 15%~25% 患者可长期无病生存,但急变期时的骨髓移植疗效很差。慢性期采集自体骨髓冷冻保存,一旦患者进入加速期或急变,通过自体骨髓移植可使患者重新回至慢性期,但持续时间很短。

六、预后

慢粒预后较差,中数生存期 39~47 个月,5 年存活率为 25%~35%。发病时外周血中白细胞和血小板计数、原幼细胞比例、肝脾大小和嗜酸性及嗜碱性细胞计数和预后有关。

(徐振刚)

第三节 慢性淋巴细胞白血病

慢性淋巴细胞白血病简称慢淋,是一种慢性肿瘤性疾病,以外用血、骨髓、脾脏和淋巴结中小淋巴细胞恶性增殖与积蓄为特征。细胞形态接近成熟淋巴细胞,以 B 细胞型多见,T 细胞型仅占 2%。我国慢淋发病率低,占白血病总数的 5% 以下,而欧美达 30% 左右。男女比例约为 2∶1,发病时 50 岁以上者占 90%,30 岁以下罕见。

一、病因和发病机制

研究发现,长期接触低频电磁场可能和慢淋发病有关。欧美慢淋的发病远比亚洲国家多见,慢淋患者的直系亲属中患慢淋的危险性比一般人群高 3 倍,男性比女性易患,说明遗传因素在慢淋的发病中占一定地位。

二、临床分期

Binet 等提出的分期方法,共 3 期。

(1)A 期:无贫血(Hb>100 g/L)或血小板计数减少(PLT>$100×10^9$/L),肝、脾与颈、腋下及腹股沟淋巴结共 5 个区域中累及 3 个以下。

(2)B 期:无贫血或血小板计数减少,但累及区域不少于 3 个。

(3)C 期:出现贫血和/或血小板计数减少。

三、临床表现

慢淋早期常无症状,因发现淋巴结肿大或不明原因的淋巴细胞绝对值升高而就诊。患者有轻度乏力、易疲劳等非特异性表现,一旦进入进展期,可表现为体重减轻、反复感染、出血和贫血症状。

(一)淋巴结肿大

淋巴结肿大最常见(占 80%),可为全身性,轻至中度肿大,偶可明显肿大,无压痛,触之有橡皮感,与皮肤不粘连,常累及颈部、锁骨上、腋下及腹股沟等处。累及扁桃体、泪腺、唾液腺时,可产生 Mikulicz 综合征。

(二)肝、脾肿大

半数患者有脾大,多为轻至中度,伴腹部饱胀感,晚期可达盆腔,偶可发生脾梗死或脾破裂,肝大或脾肿大少见。

(三)结外浸润

淋巴细胞可浸润至皮肤、结膜、肺、胸膜、胃肠道、骨骼、神经系统、前列腺、性腺和眶后组织。并发症患者由于体液免疫和细胞免疫均受影响,可合并免疫缺陷表现,如感染、自身免疫性疾病和第二肿瘤。

四、诊断和鉴别诊断

从年龄、临床表现、外周血白细胞计数超过 $10×10^9$/L、淋巴细胞比例不低于 50%,淋巴细绝对值>$5×10^9$/L、骨髓淋巴细胞超过40%且以成熟淋巴细胞为主以及淋巴细胞肿大等典型表现,多数病例诊断不难。持续性淋巴细胞增多最具有诊断意义。淋巴结肿大应与淋巴结结核、淋巴瘤及慢性炎症所致淋巴结病变相鉴别。淋巴细胞增多者应与传染性单核细胞增多症、麻疹、水痘、巨细胞病毒感染等反应性淋巴细胞增多或多克隆淋巴细胞增多,以及其他慢性淋巴细胞增殖性疾病,如幼淋巴细胞白血病及多毛细胞白血病等相鉴别。

五、预后

慢淋在发病过程中可发生的变异有:①Richter变,约3%的患者可出现发热、体重减轻,淋巴结、肝脾迅速肿大,慢淋转变为晚期淋巴瘤,病程进展快,多在5个月内死亡。②混合慢淋彻淋变,幼淋细胞占淋巴细胞总数的10%~50%,脾大。幼淋变者幼淋巴细胞比例更高,绝对计数超过$15×10^9$/L,脾大更显著,小鼠红细胞玫瑰花结形成减少,表面膜免疫球蛋白强阳性,中位生存期9个月。③急淋变甚罕见,免疫标记显示来自同一B细胞株,由于c-myc表达过度所致。原始细胞表达膜表面免疫球蛋白和末端脱氧核苷酸转移酶。

年龄大、发病时淋巴细胞数>$50×10^9$/L、幼淋细胞比例超过10%、骨髓弥漫性浸润以及染色体异常的晚期患者,预后较差,中位生存期35~63个月,各期有明显差异,也有长达10年以上。

六、治疗

(一)CLL的治疗指征

CLL是进展最缓慢的白血病,有人甚至提出是一种相对良性的克隆性疾病,约40%的患者未经治疗的自然病程在10年以上,多数均达5年以上。另一方面,大宗病例分析显示,早期化疗未能提供任何生存优势,相反,还带来各种风险,包括发生第二种肿瘤,根据国际上公认的Rai分期及Binet分期标准,分别将两种分期的0期或A期者定为低危,Ⅰ、Ⅱ期或B期者定为中危,Ⅲ、Ⅳ期或C期者定为高危。诊断时,低、中危患者原则上不予化疗,定期严密随访观察;如出现症状或提示疾病出现进展,包括淋巴、肝、脾大,血中淋巴细胞倍增时间短于12个月,则开始化疗。高危患者在诊断后应立即开始化疗。法国、西班牙研究组提出,CLL患者外周血的血红蛋白、血小板计数基本正常,白细胞计数少于$30×10^9$/L,淋巴结,肝、脾仅轻度肿大,血淋巴细胞倍增时间超过12个月,定义为冒烟型CLL,可定期观察,根据变化决定是否开始化疗。这种观点更严格了CLL治疗的指征。另有学者建议,具备下列情况之一者应开始化疗:①贫血;②血小板计数减少;③出现由CLL本身引起的症状;④肝明显肿大;⑤导致压迫症状的淋巴结肿大;⑥血淋巴细胞倍增时间短于6个月;⑦发生幼淋巴细胞转化;⑧转为Richter综合征(CLL转为高度恶性的侵袭性大细胞淋巴瘤)。单纯的外周血白细胞计数及淋巴细胞升高或无症状的轻、中度淋巴结肿大,不是治疗的指征。

上述建议在临床更具可操作性,尚无治疗指征的CLL患者,应定期随访,随访内容有:①血常规,注意白细胞及淋巴细胞数量变化,计算淋巴细胞的倍增时间,血红蛋白、血小板有无降低;②淋巴结、肝、脾变化,包括影像学检查结果。另有学者提出,血清乳酸脱氢酶或胆微球蛋白明显升高,也是疾病活动的指标,应予以重视。具备治疗指征的CLL患者开始治疗后,当最初的治疗目标已达到,即治疗指征已消失时应停止治疗。因为继续治疗尚无能延长生存期的证据,有时反而影响生活质量。

(二)化疗

1.烷化剂

20世纪50年代即应用于临床,代表药物有苯丁酸氮芥及环磷酰胺。烷化剂对进展期的CLL有肯定的效果,但并不能延长寿命。近几年,有人将CBl348改为脉冲式给药,$0.4\sim0.7$ mg/kg,口服,1天或分4天给药,每$2\sim4$周为1个疗程。其疗效和每天给药相似,CR为15%,PR为65%,但骨髓毒性减轻。另有报告CBl348按15 mg/d持续用至缓解或出现Ⅲ度毒性反应,疗效无明显提高,而骨髓毒性增加。CTX和CBl348疗效相似,也有间歇给药的报告,按$500\sim750$ mg/m²,静脉注射或口服,每$3\sim4$周1次。效果和每天给药或隔天给药相同。

2.核苷类似物

20世纪80年代后应用于临床,用于治疗CLL的有氟达拉滨(FDR)及2-氟去氧腺苷(克拉屈滨,2-CDA)。此类蓟物主要在淋巴细胞内积聚,故淋巴细胞成为理想的靶细胞。其磷酸化衍生物通过诱导细胞凋亡发挥疗效:①抑制DNA连接酶,DNA起始酶、DNA和RNA聚合酶及核糖核苷酸还原酶;②作为类似物掺入DNA、RNA,影响其合成及功能;③自发形成的DNA断裂修复受抑。

(1)氟达拉滨:标准用法为$25\sim30$ mg/(m²·d),静脉滴注,30分钟内完成,连用5天,每四周为1个周期。文献报道氟达拉滨(FDR)用于初治CLL的CR为38%,PR为60%,中位缓解期为31个月;用于复治CLL的CR率为20%,PR率为45%,中位缓解期为21个月;尽管FDR的疗效优于以往的化疗药物,但患者总寿命并未改善。远期疗效取决于其最初的治疗反应,CR者的长期存活率可达20%,PR者为10%,用烷化剂缓解后复发的CLL患者,有条件时应选用FDR,则再次总缓解率为30%~55%,如患者复发后对烷化剂仍敏感,则用FDR效果更好。以往用FDR缓解又复发者或初治即对FDR无反应者,换用烷化剂后总缓解率仅为7%。上述资料表明,FDR是目前治疗CLL相对理想的药物;如用2个疗程仍未达PR者,则预后不佳,即使更换其他药物也难以缓解。

FDR的主要不良反应:①骨髓抑制,但此也为治疗效应,适当调节剂量及用法,大多数患者可安全渡过骨髓抑制阶段;②免疫抑制,用药后外周血T细胞明显减少,特别是T4细胞减少更为显著,常持续至停药后2年,在此期间易并发各种条件致病源感染,常见有单纯疱疹病毒、带状疱疹病毒、李斯特芽孢菌、卡氏肺囊虫等;③免疫紊乱,可并发自身免疫性溶血性贫血(AIHA)、免疫性血小板减少性紫癜(ITP)、单纯红细胞性再生障碍性贫血(PRAA)。由于CLL本身即可有这些并发症,故和FDR的因果关系尚难定论;④神经毒性,发生率高达60%以上,与FDR的代谢产物在中枢神经系统内聚积有关,大多表现为周围神经病,少数为精神异常、抽搐,甚至昏迷;⑤高白细胞血症者用药后可发生肿瘤溶解综合征,故遇此情况应减量应用。为减轻FDR的不良反应,有人报告认为30 mg/(m²·d),连用3天,1个月为1个疗程可明显减少感染,但疗效也随之下降,CR率为10%,PR率为36%,总寿命尚不受影响。

(2)克拉屈滨:标准用法为0.12 mg/(kg·d),5天为1个疗程,同样经静脉滴注,维持2小时以上注入。初治CLL的CR率为40%,PR率也为40%;复治者CR率为4%~39%,PR率为33%~44%。初治及复治者的中位缓解期和FaraA相似。克拉屈滨(2-CDA)口服剂按10 mg/(m²·d)给药,5天为1个疗程,初治者总缓解率为75%。使用2-CDA两个疗程无反应者,应更换其他治疗方案。2-CDA和FDR有交叉耐药,不良反应同于FDR。另一种腺苷类似物去氧助间型霉素(DCF)是腺苷脱氨酶抑制剂,其治疗CLL的疗效远不如FDR及2-CDA,主要用于多毛细胞门血病,故不在此介绍。

3.联合化疗

(1)COP 方案:CTX 750 mg/(m² · d),静脉注射,第一天;长春新碱(VCR)1.4 mg,静脉注射,第一天;泼尼松 100 mg/d,口服,连用 5 天。3~4 周为 1 个疗程,疗效同上一方案。

(2)CHOP 方案:即上述 COP 方案加 ADM 50 mg/m²,静脉注射,第一天。每 4 周为 1 个疗程;和 COP 方案比较,中位生存期明显延长,3 年生存率增加(71%:28%);CHOP 方案中 VCR 方案,不影响疗效,文献报道 196 例 CLL 患者(包括初治、复治,处于 B、C 期),单用 FDR 与 CAP 方案的疗效比较,初治组的 CR 及 PR 二者相似,复治组 FDR 为优,但二者的中位缓解期无差别。

(3)FDR 与其他药物合用:FDR 分别和 CBl348、甲氨蝶呤(MTX)、CTX、顺铂、泼尼松等合用,疗效均未超过 FDR 单用组,而不良反应加重。较一致的意见是初治者无须联合用药,有条件者应尽量单用 FDR。有人报道初治用 FDR 复发者,选用 FDR 联合 CTX 治疗,缓解率达 89%,但 CR 者很少。2-CDA 和上述各种药物分别组成联合方案,其结果同样如此。因此,目前核苷类似物仍以单独应用为主。

(4)M2 方案:为常用于多发性骨髓瘤的标准方案。一组 63 例进展期或难治性 CLL 的疗效研究中,包括 CR、PR、中位缓解期,均未超过其他联合方案,提示强烈化疗不能提高 CLL 的疗效。

(三)放疗

历史上曾对 CLL 行全身放疗,虽可改善病情,但作用短暂,骨髓抑制严重,20 世纪 80 年代后已弃用。目前局部放疗仍用于少数患者,如巨脾伴脾梗死者,可达到快速止痛的目的。循环中白血病细胞途经脾脏也遭辐射,可明显减少。局部放疗缓解率低,缓解期短。此外,局部淋巴结明显肿大,且造成压迫症状者或因浸润致局部骨痛者,放疗能缓解症状。

(四)造血干细胞移植(HSCT)

1.异体造血干细胞移植

一组 54 例 60 岁以下(中位年龄 41 岁)处于不同病期、以往治疗也不一致的 CLL 患者,行 AutoHSCT。预处理大多用全身放疗(TBI)及大剂量 CTX。结果 70%的患者体征消失,血常规恢复正常,3 年生存率为 46%;移植相关死亡率(TRM)高达 50%,其中半数死于移植物抗宿主病。根据患者复发后输注供者的淋巴细胞仍有效,证明移植物抗白血病(GVL)效应也起重要作用。有报告 HSCT 后用敏感的 PCR 方法不能检出微小残留病变(MRD),即重排的 IgH 基因,表明有可能治愈 CLL。以往认为 CLL 发病年龄高,适合的供髓者少,因此满足 Allo HSCT 者较少;而且由于丁 RM 高,故 Allo HSCT 仅适合于经严格选择的少数 CLL 患者,但近几年出现的非清髓性 Allo HSCT 为患者提供了更多接受移植的机会,大多选用 FDR+CTX 行预处理。1 年时 TRM<20%,1 年无病生存率为 60%~80%。目前较一致的意见是,亲缘关系的 Allo HSCT 适于不超过 60 岁的 CLL 患者,非亲缘关系的 Allo HSCT 限制于不超过 50 岁的患者,非清髓性 Allo HSCT 可放宽至 70 岁。另据近几年报道,60 岁以下的 CLL,较以往增多,西班牙学者报道诊断时小于 60 岁者已占 33%,故适合于 AlloHSCT 者已有上升趋势。由于 CLL 是一组异质性很强的疾病,不少病例可长期稳定,无疾病进展,肯定不是移植的候选者,故移植应用于进展期 CLL 病例。也有学者提出,早期的低危 CLL 虽病情稳定,但如已具备不良预后因素者也应及早进行移植,包括血红蛋白不超过 130 g/L、淋巴细胞大于 30×10^9/L、明显的骨髓浸润、较快

的淋巴细胞倍增时间、血清胸腺嘧啶激酶升高、血清 β_2 微球蛋白升高、血清乳酸脱氢酶升高,白血病细胞表达 CD38 或检出 IgV 基因突变。

2.自体造血干细胞移植

由于 CLL 患者自体的造血干细胞易被白血病细胞污染,移植后 4 年复发率超过 50%,且生存曲线还未形成平台,目前一致的意见认为 Auto HSCT 不能治愈 CLL。为改进移植效果,已开展从外周血同时筛选 CD34$^+$、B 细胞阴性的祖细胞,如通过免疫磁珠吸附、分离 CD34$^+$ 细胞;采用针对 B 细胞的单抗,如 CD20、CD52 单抗清除回输祖细胞中的 B 细胞。回输后血液学及免疫学的恢复均延迟,增加了 TRM。虽然 Auto HSCT 的年龄可放宽至 70 岁,但鉴于疗效欠佳,更多的学者建议优先选择 Allo HSCT。

(五)免疫治疗

1.α-干扰素

IFN-α 用于早期 CLL,约 60% 的患者可达 PR。IFN-α 也可作为化疗缓解者的维持治疗用药、已属晚期的 CLL,即使加大用量也无效,甚至加速病情进展。

2.特异性单抗

(1)利妥昔单抗:是一种鼠/人嵌合单抗。用量为 375 mg/m^2,每周 1 次,共 4 周。对表达 CD20 的 B-CLL 有效。由于 CLL 中表达 CD20 者较少,仅为恶性淋巴瘤的 1/10,故其覆盖面窄。尽管如此,有人对 FDR 敏感的 CLL,治疗后再加用利妥昔单抗取得了更好的疗效;也有将 FDR 和利妥昔单抗同时应用的报道,且称缓解率提高,但缓解期未延长。

(2)抗 CD52 单抗:是一种人源化单抗。CD52 存在于大多数淋巴细胞表面,抗 CD52 单抗和 CD52 结合后,诱导补体介导及激活抗体依赖的 T 细胞发挥效应。用法为 30 mg 静脉滴注,每周 3 次,共 6 周。建议治疗第一周由小剂量开始,以后逐渐增加(第 1 次 3 mg,能耐受则增至 10 mg,然后 30 mg),将其用于一组 29 例 CLL,4% 达 CR,38% 达 PR,中数缓解期为 12 个月,有报告对 FDR 耐药者也有效,总缓解率为 33%,但对肿大的淋巴结无效。上述两种单抗均可致发热、寒战、恶心、呕吐、水潴留、呼吸困难等不良反应,还可引起血小板计数减少、肝酶升高及凝血障碍。用药前白细胞计数明显升高者可诱发肿瘤溶解综合征,建议采用剂量逐渐递增的用药方法预防。

(3)LymL:是一种针对人 B 细胞的特异性鼠源性单抗,与 ^{131}I 结合,进入体内后大部分分布于脾,其他脏器少,故主要用于巨脾患者。治疗后脾可明显缩小,血白细胞和老年白血病诊治应注意的问题淋巴细胞也明显下降。不良反应同上。

(六)脾切除术

手术指征:①巨脾伴脾功能亢进,且其他治疗无效者;②脾梗死伴剧痛;③AIHA 或 ITP,皮质激素治疗不能控制者,切脾对病程无影响。

(徐振刚)

第四节　成人 T 细胞白血病

成人 T 细胞白血病(ATL)是一种与人 T 细胞白血病病毒 I(HTLV-I)感染直接相关,发生于成人的特殊类型淋巴系统恶性克隆增生性疾病,其病变主要累及外周血淋巴细胞,也可侵及骨髓。其临床特征为肝、脾、淋巴结肿大,皮肤浸润,间质性肺浸润及高钙血症。

一、病因与发病机制

HTLV-Ⅰ是导致本病的最直接原因,其主要流行地区位于日本南部(如九州、四国、冲绳等地)、加勒比海地区和南北美洲沿海国家的一些特殊地区,以及非洲撒哈拉沙漠以南地区。我国台湾地区也曾出现过 HTLV-Ⅰ感染小流行。迄今为止,全世界各地均有散发 HTLV-Ⅰ感染和 ATL 病例报道。ATL 的流行与 HTLV-Ⅰ感染在人群中的流行密切相关。

HTVL-Ⅰ感染的传播方式主要有以下 3 种途径:①母婴垂直传播。②性传播。③血源途径传播。

HTLV-Ⅰ导致 ATL 发病已得到大量研究证实。HTLV-Ⅰ是一种亲 T 细胞的人类 C 型反转录病毒,其原病毒长为 9.1 kb。HTLV-Ⅰ感染后尚需长时间潜伏期才可能最终导致少数人患ATL,这说明 ATL 发病的复杂性,迄今尚未最终阐明 ATL 的发病机制。诸多资料表明,ATL发病可能与以下机制有关:①病毒末端含有病毒调节部分,调节蛋白 Tax 激活 HTLV-Ⅰ的转录功能从而调节病毒复制。②HTLV-Ⅰ感染者免疫功能降低。③癌基因激活和抗癌基因失活。

二、病理

外周血中可见许多花瓣样或多形核淋巴细胞,即花瓣细胞。细胞化学染色可见过氧化物酶阴性,酸性磷酸酶及 β 葡糖醛酸酶阳性。免疫标记检查证实花瓣细胞为成熟 T 细胞。

皮肤损害多为大量异常淋巴细胞浸润所致,2/3 的皮肤病变患者存在局灶性表皮浸润和 Pautrier 微小脓肿。此外,在淋巴结、肝、脾、肺部、胃肠道也可出现大量异常淋巴细胞浸润,表现为相关脏器肿大及功能障碍。

三、临床表现与分型

根据不同临床表现,本病可分为以下几种类型。

(一)急性型

急性型占 ATL55%左右,是 ATL 的主要临床类型,多有发热、咳嗽、呼吸困难、乏力、腹胀及腹痛等临床症状。体格检查常发现肝、脾、淋巴结肿大;皮肤损害可见红斑、斑丘疹、结节、肿瘤或溃疡形成,典型者形成红皮病;部分病例出现黄疸及腹水表现;脑膜受累可出现嗜睡、意识模糊等临床表现。

(二)慢性型

慢性型约占 ATL 患者的 20%。患者临床表现轻,皮肤损害见于 45% 左右的患者,仅少数患者出现轻度肝、脾、淋巴结肿大。血中 ATL 细胞>10%。近半数患者血清乳酸脱氢酶(LDH)升高,血清钙及胆红素正常。

(三)冒烟型

冒烟型约占 ATL 患者的 5%,常有皮损表现如丘疹、结节及红斑等,肝脾大较少见,可有轻度淋巴结肿大,少数患者外周血有>5%的 ATL 细胞,血清 LDH 多轻度升高或正常,血清钙多正常,部分冒烟型 ATL 可逐渐发展为急性 ATL。

(四)淋巴瘤型

淋巴瘤型约占 ATL 患者的 20%，淋巴结肿大较明显。少数患者可伴有肝脾大，皮肤损害约见于 25% 的患者，少数患者可出现中枢神经系统受累的表现。近 20% 的患者可出现高钙血症，血清 pH 多显著增高，周围血 ATL 细胞多<1%。

ATL 患者常伴有高钙血症，尤其易见于急性型或淋巴瘤型患者，是 ATL 预后不良的重要指标之一，与甲状腺分泌激素相关蛋白在 HTL V-Ⅰ 感染细胞上持续高表达有关。多并发细菌性肺炎、曲霉菌或念珠菌肺炎及巨细胞病毒性肺炎等。

四、实验室检查

(一)外周血和骨髓检查

ATL 患者一般可无贫血和血小板减少，即使有贫血及血小板减少者，程度也较轻，重度贫血和血小板减少者少见。白细胞数常增高，尤其见于急性型和慢性型患者。淋巴细胞占 10%～90%，淋巴细胞增多者主要见于急性和慢性型 ATL 患者。骨髓淋巴细胞可少于 30%，也可多于 60%。多形核淋巴细胞是本病特征之一，占外周血的 10% 以上。细胞化学染色常见 PAS 阳性，酸性磷酸酶阳性，TdT 阴性，过氧化物酶阴性。

(二)免疫表型

最常见的表型为 CD4+CD8-，但部分患者表现为 CD4+CD8+、CD4-CD8+ 或 CD4-CD8- 等表型。ATL 细胞常见复合表达为 CD2+、CD3+、CD4+、CD8-、CD25+。

(三)细胞遗传学

ATL 无单一突出的染色体易位，但有 28% 累及 14 号染色体上的 q32，15% 累及 q11。7 号染色体三倍体、6q-、13q-、+14q、+3p 也较为常见。

(四)病毒学检查

用酶标免疫分析法或间接免疫荧光试验可检测抗 HTLV-Ⅰ 抗体；用 RT-PCR 方法可检测肿瘤细胞 HTLV-Ⅰ 病毒 RNA 表达，尤其 HTL V 原病毒 DNA 阳性对本病诊断意义较大；用 PCR 技术检测 HTL V-Ⅰ 前病毒负荷，有利于早期评估 ATL 瘤负荷。

(五)其他

高血钙是较突出的实验室异常。大多数急性型或淋巴瘤型 ATL 患者伴有血清碱性磷酸酶和 LDH 增高，部分患者可见胆红素和肝细胞酶升高。X 线胸片扫描可显示双肺有弥漫性浸润，骨骼 X 线有溶骨性损害。

五、诊断与鉴别诊断

(一)国内诊断标准

1.白血病的临床表现

发病于成年人；有浅表淋巴结肿大；无纵隔或胸腺肿瘤。

2.实验室检查

外周血白细胞常增高，多形核淋巴细胞(花瓣细胞)占 10% 以上；属 T 细胞型，有成熟 T 细胞表面标志；血清抗 HTL V-Ⅰ 抗体阳性。

(二)ATL 国外诊断标准(Schimoyama Metal,1991)

(1)组织学和/或细胞化学证明为淋巴细胞白血病伴 T 细胞表面抗原(主要为 CD2+、CD3+、

CD4$^+$)。

(2)外周血必须有异常 T 淋巴细胞,包括典型成人 T 淋巴白血病细胞(也称花瓣细胞,即小而成熟的 T 细胞,细胞核有切入的凹陷或分叶核)。

(3)抗人类 T 淋巴细胞白血病病毒 I 型(HTLV-I)抗体阳性。

(三)ATL 亚型的诊断标准(Gessain 等,1992)

1.冒烟型

(1)外周血异常 T 细胞≥5%。

(2)淋巴细胞总数正常。

(3)无高血钙,LDH≤1.5×正常值。

(4)无淋巴结肿大,无肝、脾、CNS、骨、胃肠道受累。

(5)无腹水或胸腔积液。

(6)可有皮肤及肺损害。

(7)如果异常 T 细胞<5%,应有组织学证实的皮肤及肺损害。

2.慢性型

(1)淋巴细胞绝对数增加(≥4×10^9/L)伴 T 细胞>3.5×10^9/L,包括异常 T 细胞和偶有花瓣形细胞。

(2)无高血钙,LDH≤2×正常值。

(3)无 CNS、骨、胃肠道受累,无胸腔积液或腹水。

(4)可有淋巴结和脾、肝、肺、皮肤受累。

3.淋巴瘤型

(1)无淋巴细胞增加,伴异常淋巴细胞≤1%。

(2)组织学上有阳性淋巴结肿大病变。

4.急性型

除外上述 3 型的 ATL 患者,常具有白血病的表现及淋巴结肿大病变。

六、鉴别诊断

(一)蕈样霉菌病/Sezary 综合征

蕈样霉菌病/Sezary 综合征(MF/SS)是一种分化成熟的 T 细胞恶性疾病,与 ATL 相似,二者均有皮肤浸润病变。在新的 WHO 白血病及淋巴瘤分类中,两者均归类于成熟(外周)T 细胞肿瘤,区别在于:①ATL白血病细胞一般不浸润表皮。②ATL 细胞与典型 Sezary 细胞形态不同,前者细胞核多呈分叶核改变。③ATL 常累及骨髓。④ATL 临床过程比 MF/SS 更具侵袭性。

(二)T 细胞慢性淋巴细胞白血病(T-CLL)

T 细胞慢性淋巴细胞白血病(T-CLL)也是一种成熟 T 细胞恶性肿瘤,与 ATL 的区别在于:①ATL 细胞形态与 T-CLL 细胞形态不同。②ATL 临床进展具有侵袭性。③ATL 患者 HTLV-I 抗体为阳性,而 T-CLL 则为阴性。

七、治疗

本病多依据临床分型不同而决定治疗策略,慢性型或冒烟型患者多采用对症支持治疗,以积极控制感染和改善脏器功能为主,当出现病情进展或急性转变时,方可考虑采用积极治疗措施。急性型或淋巴瘤型 ATL 虽采用化学、生物学等积极治疗措施,但疗效不佳。

(一)化学治疗

最常用的治疗方案为 VEPA 方案,目前化学治疗仍是治疗进展期 ATL 的主要手段。

(二)全反式维 A 酸(ATRA)

ATRA 可能影响或阻断 ATL 细胞 Tax/NF-kB 信号通道,目前已用于化学治疗耐药的 ATL 患者。

(三)干扰素

IFN-α 可用于 ATL 治疗,单用疗效欠佳。近来已有数篇报道显示,IFN-α 与抗病毒药物齐多夫定联合应用有一定的疗效。

(四)免疫治疗

IL-2R 单克隆抗体可使部分患者缓解。

(五)造血干细胞移植

用于 ATL 治疗可获一定疗效。

八、预后

有资料显示,急性 ATL 中位生存期为 6.2 个月,慢性型 ATL 为 24.3 个月,淋巴瘤型 ATL 为 10.2 个月。4 年成活率:急性型为 5%,淋巴瘤型为 5.7%,慢性型为 26.9%,冒烟型为 62.8%。

预后不良指标有高钙血症、多脏器损害、LDH 升高及年龄大于 40 岁。

(徐振刚)

参 考 文 献

[1] 石红,蔡军,王善伟.肿瘤病理诊断与临床研究[M].汕头:汕头大学出版社,2022.

[2] 李雪芹.肿瘤与病理[M].长春:吉林科学技术出版社,2020.

[3] 任保辉.肿瘤综合防治[M].北京:科学技术文献出版社,2020.

[4] 许林,张勤.疑难胸部肿瘤手术学[M].南京:江苏凤凰科学技术出版社,2021.

[5] 施敏,罗念平.肿瘤的治疗与康复研究[M].长春:吉林科学技术出版社,2022.

[6] 王珏.现代肿瘤临床诊疗[M].北京:科学技术文献出版社,2020.

[7] 温娟,王国田,姬爱国,等.现代肿瘤病理诊断与治疗[M].哈尔滨:黑龙江科学技术出版社,2022.

[8] 章汉旺,靳镭,廖书杰.肿瘤与生殖[M].北京:人民卫生出版社,2021.

[9] 王嘉伟.肿瘤诊断与治疗[M].长春:吉林科学技术出版社,2020.

[10] 张绪风.肿瘤疾病临床诊治[M].天津:天津科学技术出版社,2020.

[11] 刘凤强.临床肿瘤疾病诊治与放化疗[M].哈尔滨:黑龙江科学技术出版社,2021.

[12] 樊代明,徐惠绵.妇科肿瘤[M].天津:天津科学技术出版社,2022.

[13] 易彤波.肿瘤疾病应用与进展[M].天津:天津科学技术出版社,2020.

[14] 林宇,宝莹娜.临床肿瘤放疗[M].长春:吉林科学技术出版社,2022.

[15] 赵达.现代肿瘤学[M].北京:科学出版社,2020.

[16] 王博,张婷婷,苑珩珩,等.常见肿瘤诊断与治疗要点[M].北京:中国纺织出版社,2021.

[17] 徐燃.新编肿瘤临床诊治[M].天津:天津科学技术出版社,2020.

[18] 杨忠光.肿瘤综合治疗学[M].西安:陕西科学技术出版社,2021.

[19] 朱德东,韦勇宁.肝脏肿瘤微创治疗[M].北京:科学技术文献出版社,2021.

[20] 陈海泉.胸部肿瘤个体化治疗[M].上海:上海科学技术出版社,2023.

[21] 周睿.泌尿系统肿瘤综合治疗[M].北京:中国纺织出版社,2021.

[22] 赫文,王晓蕾,王璟璐.肿瘤超声诊断与综合诊疗精要[M].北京:中国纺织出版社,2021.

[23] 陈兆红.临床内科肿瘤学[M].哈尔滨:黑龙江科学技术出版社,2020.

[24] 张丹丹.常见肿瘤疾病诊断与治疗[M].北京:中国纺织出版社,2022.

[25] 杨毅,李波.肿瘤放射治疗技术学[M].昆明:云南科技出版社,2021.

[26] 刘方.肿瘤综合诊断与治疗要点[M].北京:科学技术文献出版社,2021.

[27] 邢金良,谢晓冬.肿瘤标志物[M].北京:人民卫生出版社,2022.

［28］刘媛媛.肿瘤诊断治疗学［M］.北京:中国纺织出版社,2021.

［29］贾筠.恶性肿瘤的综合治疗［M］.北京:科学技术文献出版社,2020.

［30］訾华浦.临床肿瘤诊疗方法与实践［M］.长春:吉林科学技术出版社,2022.

［31］高海峰.肿瘤疾病诊疗与预防［M］.长春:吉林科学技术出版社,2020.

［32］梁廷波.实体肿瘤规范诊疗手册［M］.杭州:浙江大学出版社,2022.

［33］周生建.实用临床内科肿瘤学［M］.天津:天津科学技术出版社,2020.

［34］张龙,于洪娜.临床常见肿瘤诊断思维与治疗技巧［M］.北京:中国纺织出版社,2021.

［35］付凯.肿瘤诊疗技术的研究与应用［M］.北京:中国纺织出版社,2020.

［36］宋颂,雷林,张瑞,等.食管癌筛查的研究进展［J］.中华肿瘤防治杂志,2022,29(7):451-455.

［37］姚京,李晨,田文.甲状腺癌的规范诊治［J］.外科理论与实践,2021,26(6):467-471.

［38］孔为民,陈姝宁.规范妇科恶性肿瘤诊疗,关注临床新进展［J］.中国临床医生杂志,2023,51(3):253-257,250.

［39］张艳敏.多西他赛联合吡柔比星化疗治疗乳腺癌对患者肿瘤标志物水平的改善探讨［J］.临床普外科电子杂志,2022,10(2):87-90.

［40］陈烨,沈颖洁,彭红.肺部肿瘤多学科诊疗患者需求分析与对策探讨［J］.安徽医学,2023,44(4):474-478.